名医名方系列丛书

谢畅怀学术经验集

XIECHANGHUAI
XUESHUJINGYANJI

主编 谢文英 樊尊峰

中医古籍出版社
Publishing House of Ancient Chinese Medical Books

图书在版编目（CIP）数据

谢畅怀学术经验集 / 谢文英，樊尊峰主编．-- 北京：中医古籍出版社，2025．6．--（名医名方系列丛书 / 许二平主编）．-- ISBN 978-7-5152-2911-9

Ⅰ．R249．7

中国国家版本馆 CIP 数据核字第 2024UH3181 号

谢畅怀学术经验集

谢文英　樊尊峰　主编

策划编辑　郑　蓉

责任编辑　郭翠娟

封面设计　LUCKY

出版发行　中医古籍出版社

社　　址　北京市东城区东直门内南小街16号（100700）

电　　话　010-64089446（总编室）010-64002949（发行部）

网　　址　www.zhongyiguji.com.cn

印　　刷　万卷书坊印刷（天津）有限公司

开　　本　710mm×1000mm　1/16

印　　张　36.5

字　　数　542千字

版　　次　2025年6月第1版　2025年6月第1次印刷

书　　号　ISBN 978-7-5152-2911-9

定　　价　168.00元

《谢畅怀学术经验集》

编委会

主　编： 谢文英　樊尊峰

副主编： 李　亮　程　凯

编　委： 谢文霞　谢禹来　谢金豆　佘　悦　张宗晓　胡　珊　牛　贺　陈　壮　刘高阳　杨文君　郭　铮

简介

谢文英　女，河南中医药大学教授，硕士研究生导师，河南省学术技术带头人，河南省第八批中医诊断学重点学科带头人，中华中医药学会中医诊断学分会副秘书长、常务委员。主要从事常见病证的辨证规律研究，擅治中医慢性杂病。主持国家自然科学基金项目和省级、厅级课题多项，主持河南省教学质量工程项目3项。曾获河南省科技进步二等奖1项，河南省教学成果二等奖1项。先后在省级以上医学刊物发表论文50余篇，主编或参编著作40余部。主讲《中医各家学说》《中医基础理论》《中医诊断学》《中医误诊学》《女性健康与调理》等课程。

樊尊峰　男，河南中医药大学副教授，博士研究生。中华中医药学会中医诊断学分会青年委员会委员，河南省中医药学会诊断学分会副秘书长。从事中医诊断学教学与科研工作多年，主讲《中医诊断学》《中医经典选读》《中医养生学》《中医药学概论》等课程。主持省级科研项目1项，参与国家级、省级科研项目5项，参编著作10余部，发表论文10余篇。

前言

家父谢畅怀先生为名老中医，在教学临床过程中积累了丰富的经验。由于家父生前医、教、研工作繁忙，在世时除了撰写《中医儿科学讲稿》及读书笔记外，无暇总结自己的临床经验，迄今没有一本介绍家父临床经验的专著，故对于研究家父学术思想和临床经验的广大中医学者来说，总是一件令人遗憾的事情。近年来，学校为了抢救发掘家父的经验，成立了专门的工作室，并要求其弟子们努力做好家父学术思想的整理和传承，防止家父宝贵的医术经验湮没在历史的长河中。由此，我和工作室弟子依据家父临证有效病案记录资料，收集整理并编写此书。

我是家父的长女，深得家父垂爱，自幼受其影响较大，我的感受是，只要有家父的地方，就有患者，就有健康，个个都夸赞家父治病效果好，学校的学生认可家父课讲得好。懵懂时期的我耳濡目染，自幼便下定决心，将来长大也要像父亲那样学好中医，能为人类健康做贡献。当我读到初中一年级，就开始接触中医最基础的知识，如药性赋、中药、方剂等内容。1980 年，我有幸进入河南中医学院，经五年的读书学习、跟师各家、随家父侍诊，在中医方面有了较大长进，因学习成绩优秀，毕业后留校教学，现已是学校三级教授。同时，我在附属医院坐诊，风雨无阻，秉家父遗风，深受学生爱戴及患者好评。

本书选择的医案，皆为效案。书中的每一次诊治、每一张处方，其理法方药俱备，都能示人以法、授人以渔，足以垂范后世。

由于家父诊务繁忙，每次接诊患者数量较多，故医案比较简单，为了保持原貌，不做修改，便于读者领悟其主要神髓。家父手书的处方，早年（1975 年）由河南禹州门诊部跟师学习的学生张占成提供。书中涵盖了家父的读书笔记、临床体会、处方用药风格，可为研究家父学术思想的形成和演变过程提供借鉴，读者如能细心体会，定有收获。

在本书的撰写过程中，由于笔者学术水平有限，对家父学术思想的认识与其实际水平尚有较大的差距，希望借此抛砖引玉，使更多的同道从中获益。

谢文英

目录

绪 论

第一章 内科医案

第二章　外科医案

第三章 妇科医案

第四章　儿科医案

第五章　临床验方

绪论

一、生平介绍

1. 谢畅怀生平概述

谢畅怀，男，河南省固始县沙河铺村人（1927 年 7 月 9 日—1979 年 6 月 1 日）

1936 年 3 月—1942 年 8 月读私塾

1945 年 4 月—1949 年 6 月在固始县沙河铺村跟当地名医魏学臣学习中医

1949 年 10 月—1952 年 8 月在固始县沙河铺村行医

1952 年 10 月—1953 年 8 月在固始县沙河区第一联合诊所行医

1953 年 4 月—1953 年 8 月在固始县沙河区卫生所行医

1955 年 6 月—1955 年 10 月任固始县沙河区卫生所所长

1956 年 7 月—1957 年 7 月在河南省中医学校（开封）学习 1 年

1957 年 7 月—1958 年 8 月在河南省中医进修学校学习，结业后即留校任教

1958 年 8 月—1959 年 8 月在北京中医学院“师资班”进修 1 年

1959 年 8 月—1979 年 6 月在河南中医学院任教

2. 谢畅怀与河南中医药大学的渊源

河南中医药大学是全国建校较早的中医药院校之一，也是河南省属五所老本科院校之一。河南省卫生厅于 1953 年在开封市东大街河南省卫生人员训练班中附设一个短期中医进修班，名为“河南省第一届中医进修班”。1954 年初，第一届进修班结业。在此基础上，于 1955 年 6 月成立了河南省中医进修学校，直属省卫生厅管辖，校部设在开封市大袁坑沿街（即省卫生厅旧址）。1958 年 3 月，学校由开封迁至郑州市人民路中段，并于同年下半年在河南省中医进修学校基础上成立河南中医学院（现为河南中医药大学）。

河南省卫生厅为培养中医师资力量，将河南省中医进修学校第十一、十二期进修班延长了学习时间，增设了“四大经典”课程，使学员们在原有中医理论基础上再提高一步，并改名为“师资教研班”，谢老即为其中一

员。进修班学员结业后又分别被选派到北京中医学院（现为北京中医药大学）“师资班”和南京中医学院（现为南京中医药大学）“教学师资研究班”进修学习，谢老自北京中医学院“师资班”结业后即返校任教。学校十分重视师资培养，谢老先后又赴广州、北京、上海参加进修学习。

建校之初，河南中医药大学仅有河南省中医进修学校的中医教师 6 人，谢老即为其中之一。学校成立后，谢老参编了学校首批自拟教材，《黄帝内经》《金匮要略》《伤寒论》《温病学》均有涉及，主讲中医各科，后分科归为妇儿科。同时，在教学实践中，举办教学研究班，对在职教师进行培训，在河南中医药大学建设初期做出不可磨灭的贡献。

二、学术思想

1. 医案简明扼要，惜墨如金

医案早期称诊籍，是医生治疗疾病时辨证、立法、处方用药的连续记录，为后世医家学习提供了重要参考。中医历代传世的医案很多，风格各异，如叶天士的《临证指南医案》、秦伯未的《清代名医医案精华》等，均言简意赅、临床实用、说理透彻、文采飞扬。

谢老医案语言简练，字体清俊有力，初诊患者病史叙述清楚，中西医诊断兼顾，理法方药俱备。谢老的医案可谓简明至极，这既与就诊的患者有关，也是谢老的风格使然。有时仅一句话点明病机并针对病机而处方用药，如：王某，男，23 岁，患者平素体弱，容易感冒，现有鼻塞、喷嚏、怕冷，舌淡，右寸脉弱，早晨加重，病机责之肺脾气虚，土不生金，卫表不固而易感，体阳不足而食少。有时仅几个字概括治法，如：李某，女，15 岁，淋漓 18 天，伴腰酸腹胀，少腹下坠，舌淡，脉虚，治宜健脾益肾摄血。从医案中可知，患者青春期内分泌功能紊乱，属先天不足，后天失调，气虚不固摄，故给予补肾健脾摄血后，淋漓止。

谢老的医案言辞精练，说理透彻，几无赘言。如：黄某，女，19 岁，月经后错 40 天，胸胀，急躁易怒，舌红，脉弦数，用过四物汤无效，给予丹栀逍遥汤加减 4 剂，月经至。谢老的医案有多种描述方法：约半数以上首先描述症状，如患者心悸，失眠，健忘，说明病位在心，并依据伴随症状来进行辨证，若心悸，失眠多梦，健忘，面色淡白，舌淡，脉细弱，此为心血不足，若月经提前、色黑、量少，小腹下坠，则为虚热；也有先描述舌脉的情况，如脉细，寸小而缓，舌有齿痕，苔薄腻，此为心脾两虚，寸小而弱为气虚有痰；亦有先描述西医诊断而后记录中医治法的情况，如子宫内膜炎症、子宫脱垂，治宜清热益气温肾、健脾助运等。总之，不管病案如何描述，简明是其共同的特点。

谢老的医案除了病情描述简明扼要，处方用药也质朴。有些处方初看觉得平淡无奇，用药多在调理脾胃或者补益气血，没有奇特之处，而恰恰就是这些平淡的处方，疗效卓著，具有细雨润物之功，能“无功可言，无德可见，而人登寿域”，并暗合老子“大音希声，大象无形”之意，这才是真正大家的上乘功夫。

2. 诊疗病证结合，中西合参

谢老认为中医临床慢病较多，既要辨病更要辨证，辨病有利于从疾病的全过程、特征上认识疾病的本质，辨证则重在从疾病当前的表现中判断病变的位置与性质。正由于“病”与“证”对疾病本质反映的侧重面有所不同，所以中医学强调要“辨病”与“辨证”相结合。再加以进行临床思维分析时，有时先辨病然后再辨证，有时先辨证然后再断病。这是因为确定了病名，便可根据该病的一般的演变规律而提示常见的证型，因而是在辨病基础上进行辨证。当疾病本质反映的不够充分时，则先辨证不仅有利于当前的治疗，并且通过对证的变化的观察，有利于疾病本质的揭示，从而确定病名。谢老医案记载中，如气管炎症、高血压、慢性胃炎、糖尿病、不孕症等现代疾病名称比比皆是。他认为引入现代疾病的辨病，有助于中医诊断精准度的提升，而且对拓展中医远期疗效极为有益。如从气管炎症到肺气肿，再到哮喘，不同疾病，不同阶段，虽有相似的证，但其治法却各有不同，因此对疾病有全面的认识，有助于提高中医辨证的精准度。结合患者的症状表现，才能审症求因，落脚到正确的诊断上，辨证论治，立法处方，才能提出有效的治疗方法。如医案有雷某，女，26岁，产后5个月，哺乳期，外感后2个月一直有气管炎症，咳嗽、吐白黏痰，胃胀，舌淡暗、苔厚腻，脉细滑。患者舌脉诸症皆显示痰象，但不可不考虑产后体虚，故辨证为痰湿蕴肺，肺脾两虚，给以温肺化痰，益肺健脾后愈。

临床上对于老少体虚，四季容易感冒者，谢老认为多因体阳不足、卫表不固，给以玉屏风、桂枝汤之类每每应手而愈。因此，谢老的医案中，既重视疾病的西医诊断，又重视中医辨证，同时结合患者的体质，最终能提高患者远期疗效。

在处方用药中，谢老也充分吸收现代科学研究的成果，将其用于临床实践。他认为恢复健康之本，在于调理饮食与睡眠。如谢老常在辨证的基础上加麦芽、鸡内金来助消化、健脾胃，只有脾胃好了，才能吸收药物，治好身体疾病；常以炒酸枣仁、茯神促进睡眠，只有休息好了，自身免疫力才会提高，疾病也就迎刃而解。又如，运用二陈汤治疗急慢性支气管炎、早期肺气肿等所引起的咳痰，谢老认为二陈汤对痰湿阻肺，只要有痰有湿都可加减运用，患者临床见舌淡嫩、苔厚腻，甚至看不到舌质，均可使用本方，充分反映谢老临床中西医并用、病证结合的理念。

3. 脾为后天之本，法承东垣

调理脾胃就是调理饮食之运化，因脾胃位居中焦，脾宜升则健，胃宜降则和，职司纳化，为水谷之海，气血生化之源。历代医家多重视脾胃调治。明代周慎斋云："诸病不愈，必寻到脾胃之中，方无一失。"谢老重视脾胃体现在以下几个方面：

（1）脏腑辨证常从脾胃入手，盖脾胃是升降之枢纽，气血生化之源，从脾胃入手调理脏腑功能往往可以事半功倍。

（2）上中下三焦俱病取其中，临床疾病错综复杂，多脏兼病，很难理清头绪，从脾胃入手调理常会迎刃而解。

（3）久病重病多从脾胃入手，盖久病脾胃多虚，气血不足，脏腑失养。

（4）处方用药切忌过于苦寒，过于苦寒必伤中阳，损伤脾胃。

（5）处方中喜用炒麦芽。谢老用麦芽有三个理由：其一，加炒麦芽有行气消食和胃之功；其二，健脾开胃消胀，能使脾气升发畅达；其三，调和诸药，防止药物刺激影响脾胃的正常运化功能，有助于药物吸收，确保治疗收到预期的效果，更有利于长期服药的患者。这也是谢老重视脾胃思想的又一具体体现。

因此，在谢老的处方中，健脾益气血类处方居多，如四君、四物、归脾、八珍等方。谢老认为调理脾胃，宜润宜燥，宜升宜降，固当详辨，方证合拍，才能收效。用药处处顾护胃气，慎防苦寒辛燥而伤中败胃，强调健脾勿忘脾阴、和胃须辨虚实为调治脾胃之王道。

4. 注重气血

气血是生命活动的物质基础，宜充足协调、运行正常，方可保障健康。若因某些原因，可致“血气不和，百病乃变化而生”（《素问·调经论》)。《妇人大全良方·调经门》云：“大率治病，先论其所主。男子调其气，女子调其血。气血，人之神也，不可不谨调护。”谢老认为气血乃人身之宝，人的生命一时都离不开气血的滋养。气血不足，机体营养不足，则四肢九窍百骸失养而枯萎无力；气滞血瘀，血脉不利，不通则痛，则机体疼痛；大惊卒恐，暴饮暴食，气血逆乱，则会晕厥仆倒，不省人事。所以，人的养生无非气血二字，要在气血二字上下功夫，治病也是如此。如补气摄血治崩漏案：王××，女，45岁，河南禹县、东关人。患月经病已4个月，起初经来量多、色红，以后月经来而不止，面色发白无华，精神不振，食减、倦怠、乏力，舌淡、苔白，脉虚细数，血红蛋白60g/L，红细胞计数2.68×10^{12}/L，经禹县人民医院妇科和县城关人民医院妇科多次会诊诊断为：功能性子宫出血（崩漏）。用过许多止血西药和凉血中药均无效，后求谢老救治，给予补气摄血之参芪四物合补中益气汤加减，服药20多剂漏下即停，又续服10剂血虚痊愈。因气为血帅，当元气充足时，气才能统摄血液而正常循行，如脾胃之气虚损，中气不足，血液就会泛滥旁溢，唐容川说：“人身之生，总是以气统血，血之运行上下，全赖乎脾。”本例患者多因劳累过度，脾气受损，不能摄血，中气不足所致，故用凉血止血药无效，应补气以摄血，不可妄投凉血止血。改用补中益气，引血归经的药物，即收显效。

5. 注重寒热

寒热是今之“八纲辨证”之精髓，而谢老认为寒热多表明疾病的性质。历代医家对寒热理论肇始于《黄帝内经》，垂范于《伤寒杂病论》，确立于宋元明清等多位医家著作，是中医学最早的理论渊源之一，亦是贯穿临证妇儿科病、症、证、治各个方面。月经是了解女性身体状况，气血平衡的重要环节。临床表现多与“寒热”有关。最早阐述“寒热”与月经不调的关系，可追溯至《素问》云：“天地温和，则经水安静。天寒地冻，则经水凝泣。天暑地热，则经水沸溢。”此为“寒热”确立了论治月经不调的理论根基。宋代陈自明《妇人大全良方·调经门》阐述了“寒热”所致月经不调，“若冷热调和，则冲脉、任脉气盛，太阳、少阴所生之血宣流根据时而下……故为不调也”。其月经不调在临床表现为月经先期、后期、先后不定期、量多、量少、色淡、色暗等；寒热的不同，决定其临床表现多样。月经量多，先期多属热，可据月经的经量、经色辨别属实热或虚热，若月经量多，色红者，多为实热；反之，月经量少，色暗者，多属虚热。月经后期、量少者多属寒，亦需辨其实寒或虚寒。月经先后不定期者当属寒热错杂，需综合分析。谢老认为辨寒热宜结合患者的舌脉，舌脉是四诊合参的基础，舌象是判断邪气的深浅、明析寒热的最佳窗口，在调整月经时尤为重要。谢老在临床治疗月经病时尤其重视月经病的时间节律，主张一是当顺四时调寒热、调经血，《素问·四气调神大论》提出“春夏养阳，秋冬养阴，以存其根”的思想。春夏时节需激发人体内的阳气，因而注重养阳，阳虚者表现为月经后期，甚或痛经者，此时常用生姜为引以温阳固气。秋冬时节当需补阴，气血不足、月经后期、量少者冬季宜进补阿胶以暗藏阴血。二是当循周期调寒热，《妇科心法要诀·调经门》曰：“女子阴类也，以血为主。其血上应太阴，下应海潮。月有盈亏，潮有潮汐。”月经期间宜温而有泻，通而不藏，选药宜选温经活血、寒热平调之品等。如月经量少宜补益肝肾，调达气机。

如治月经量少案。患者李某，女，33 岁，1974 年 6 月 9 日初诊。主诉：月经量少 3 年。近 3 年出现月经量少，怕断经，月经周期 26 天，伴有腰酸乏力，心情不佳。末次月经：1974 年 5 月 25 日。舌淡红，尖红，苔薄白，脉弦细。西医诊断：月经失调；中医诊断：月经不调（月经量少），证属肝肾不足，心火偏旺。考虑寒热夹杂，以虚寒为主，且患者正处于排卵期，当以补益肝肾，调达气机为主，予养精种玉汤加减：菟丝子 12 g，女贞子 12 g，当归 12 g，熟地黄 15 g，益母草 20 g，川牛膝 12 g，炒白术 10 g，茯苓 20 g，鸡血藤 20 g，木香 10 g，鸡内金 10 g，麦芽 20 g，生甘草 5 g。6 剂，水煎服，每日 1 剂。

二诊（1974 年 6 月 16 日）：考虑月经前期，当予温肾散寒为主，阳中求阴，上方去鸡血藤、川牛膝，予山药 20 g，山茱萸 20 g。6 剂，水煎服，每日 1 剂。1974 年 6 月 23 日经期暂停药物治疗。

三诊（1974年6月30日）：考虑月经后，当以滋阴温阳为主，阴中求阳，首方去活血药，加墨旱莲20 g，覆盆子15 g，鹿角霜20 g。上方分服1个月。2个月后复诊，月经未行，脉诊为妊孕脉，顺利怀孕。王子亨曰："调经之法，但欲得其和平，详察其脉证……虚者极多，实者极少。"因而月经不调证多表现为上热下寒、本虚标实之证。但谢老认为，月经不调病因复杂、寒热错杂为多。因此，在审证求因、辨证论治中必须注重寒热平衡，阴阳调和，从"寒热"论治月经不调为治疗大法，在此基础上顺应四时、调节月经周期规律，为孕育健康新生命创造良好的体内环境。

6. 强调舌脉

谢老的医案，过半描述舌脉，有些甚至以舌脉为依据，提出治法，可见谢老对舌脉用于临床诊断的娴熟程度。谢老认为，舌、脉能客观反映患者的疾病情况，属于容易采集的主要体征。舌象属中医诊病的望诊内容，主要包括舌质、舌苔、舌下络脉；脉象属于中医切诊的内容，脉分左右，需详细分辨左右寸、关、尺三部脉象。根据舌、脉，再结合症状，就能探究病机，指明治法用药。如案云：舌胖嫩，苔薄见底，脉沉细而缓，此脾胃虚寒，当治宜温中健脾；舌红无苔，脉细数，左寸脉明显，为心阴不足，虚火上炎之失眠，当治宜滋阴降火。

通过舌脉亦可探究患者复杂病机的真相，如王某案：女，48岁，1974年11月9日初诊。主诉2个月前无明显诱因开始间断出现浑身燥热现象，1周后无分昼夜，经中西医治疗无缓解。患者自诉浑身燥热、不寐、口渴不欲饮、咽干、便秘、后背恶风，体温36～37℃。查体示面色潮红，体温36.3℃，心率78次/分钟，双脉浮大，舌淡，苔白，触诊手心微热无汗。首诊考虑阳虚便秘。予大黄附子细辛汤温阳散寒，通便，治疗阳虚寒结，于11月19日，复诊诉服用上方后，燥热、便秘稍缓解，1周后病症如初。辨证阳虚发热，予右归饮加减6剂，日1剂，分2次服。再诊，患者烦躁感减轻，身体发热白天不明显。后又服6剂，燥热、口渴、便秘等病症完全消除。为恐反复，嘱再进6剂以巩固疗效。本例患者为女性，既有燥热、便秘、声音高亢之实热表现，又有舌淡，苔白，后背恶风，纳食少之虚寒症状，通过仔细观察和辨析，舌淡、苔白为寒证，并非热极之积粉白苔，脉象又显示有虚阳外越之象，凭舌、脉，应辨析为真寒假热证，故而采用热因热用之法。

通过舌脉亦可动态掌握患者不同阶段的病机发展态势。身患心脏神经功能紊乱的雷某案：女，50 岁，患糖尿病 6 年，口服降糖药血糖平稳。1974 年 9 月中旬，突发胸闷、气短、心慌，烦躁伴失眠，夜间发作频繁，舌下含服硝酸甘油可缓解。心电图检查否定冠心病，诊断为心脏自主神经功能紊乱，多地就诊 3 个月余罔效。夜间胸闷逐渐加剧，闷甚犹如濒死，头汗如豆，平时纳差，咳痰多。查体示右寸、关脉濡滑，尺沉；左脉关、尺细，左寸沉细。舌青苔腻，舌体微有齿痕。考虑脾肺痰湿阻滞，影响心脉运行。给予半夏泻心汤加少量行血之品 6 剂，日 1 剂，分 2 次服。二诊诉服药后纳食转佳，咳痰量、次数减轻，胸闷无改善，日发作 3 ～ 4 次。另减少含服硝酸甘油，服后约 1 小时胸闷、憋气、心悸缓解。三诊，查体示右寸、关脉滑，左脉关、尺沉细，左寸沉细，舌青少苔。药用前方加减 6 剂后，纳食、咳痰见好，胸闷、心悸频率减少，每日于凌晨 4 ～ 6 点发作 1 ～ 2 次，较轻，仍需少服硝酸甘油即可缓解。四诊，查体示右寸、关脉濡缓，左脉关、尺沉细，左寸沉细，舌淡少苔。诉血糖餐后 2 小时为 16mmol/L，给予益气养阴之品 6 剂后，发作程度显著减轻，未服硝酸甘油可忍受，食欲正常，偶有咳痰。五诊，上方加减服 6 剂后，诸症消除。本案治疗初始苔腻脉滑，提示以痰湿为主，故以化痰湿养脾胃、通脉养心，合理饮食，四诊时舌脉显示，病机已由实转虚，痰湿祛除，心脉得以顺畅，故以益气养心而收功。

通过脉诊来辨识多脏腑相互关联的复杂病因病机。黄某，男，52 岁，1974 年 11 月就诊。自诉间断心慌伴气短半月余，劳累时加重，自觉肢冷，大便稀。心电图示窦性心动过速，心率每分钟 109 次，左脉寸、关细数，右关、尺沉弱，舌淡白，苔白腻。辨证为脾肾阳虚，水湿泛滥，水气凌心。治予温脾肾化湿浊。服药 6 剂后，诸症减轻，心悸于劳累时发作。又服 6 剂后未再出现心悸不适。复查心电图示窦性心律，心率每分钟 78 次。以济生肾气丸巩固。谢老认为，临床遇到的疾病和证候、症状多种多样，疾病的复杂性在脉象上也会有所体现，可以通过对脉象的细致解读，了解疾病的动态多样性，进而确立治法。本例右关、尺脉沉弱，脾肾阳虚，舌淡白，苔白腻，提示水湿泛滥，左脉寸、关细数，为水气凌心之象。综合脉象、舌象辨析为脾肾阳虚致水湿泛滥，水气凌心，主以温脾肾化水湿，而心阳得复，心悸自止。通过舌、脉诊的分析，找到心悸的根源，辨证精准，效果显著。因此，通过观察患者舌的色、形、态、质等变化，脉象的“位数形势”，可以了解患者脏腑寒热、虚实、气血盛衰、病情轻重等情况，可以确定相应的治疗方案。

谢老认为舌象的外在影响因素很多，脉象理解又较为抽象，临床的运用有一定难度，需要在明理的基础上，不断地通过临床实践，跟师学习才能达到一定的高度。对舌脉的精准把握，是在错综复杂的病症中找到疾病的关键所在，希望谢老的这本数十年临证医案的经验总结，能够帮助广大中医同道提升对中医舌诊、脉诊的认识，进而强化对中医四诊合参思维模式的理解，树立临床辨证思维，提高遣方用药的水平。

第一章 内科医案

中医内科学是中医极为重要的组成部分，在中医学中占据重要地位，在其数千年的发展中，形成了独有的特点。

由于内科病多为五脏相关疾病，因此将谢老的内科病案归纳为脑病篇、心病篇、肺病篇、脾胃病篇、肝胆病篇、肾病篇、杂病篇七方面的内容。

第一节 脑病篇

中医传统理论认为，脑为“奇恒之府”，有主管精神、意识、思维活动和运动感觉等功能，又称“脑髓”或“髓海”。《素问·五脏生成》云：“诸髓者，皆属于脑。”《灵枢·海论》云：“脑为髓之海。其输上在于其盖，下在风府。”脑深藏颅腔之中，是精髓和神明汇集之处，李时珍称其为元神之府。脑主人体的精神、意识和思维活动，脑还可以支配人体头面五官及四肢关节的活动，所以精神、情志的功能异常以及头面、四肢关节活动的失常，包括头面五官功能的失常、感觉失常、运动失常都可以纳入脑病的范畴。临床常见的脑病有头痛、眩晕、中风、痴呆、痫病、郁证。

一、头 痛

头痛是临床常见的病证，头颅上半部、眉弓、耳轮上缘和枕外隆突连线以上部位的疼痛统称头痛。头痛病因繁多，神经痛、颅内感染、颅内占位、脑血管疾病、颅外头面部疾病以及全身疾病，如急性感染、中毒等均可导致头痛。中医认为，头为诸阳之会，脑为精血所聚，清阳之府，五脏精华之血，六腑清阳之气皆上注于头。内伤外感均可上犯清空，恶阻清阳，如痰浊、瘀血痹阻经络，或肝阴不足，肝阳偏亢，或气虚清阳不升，或血虚头窍失养，或肾精不足，髓海空虚，均可致头痛。外感头痛多因感受外来风、寒、湿等邪气，内伤头痛多属脏腑失调气血逆乱，或伴有痰血瘀阻。外感头痛多浅暂，内伤头痛多沉绵。治之或以补益气血、填益精髓，或以化痰逐瘀、搜风通络，或寓攻于补，或攻补兼施。

头面居人体至高位，在治疗头面清窍诸疾中，风药是不可或缺的组成部分。李东垣强调“头痛皆以风药治之”“升者，充塞头顶，则九窍利也”。明代李中梓在《医宗必读·头痛》中说：“头痛自有多因，而古方每用风药者何也？高巅之上，惟风可到，味之薄者，阴中之阳，自地升天者也。”但风类药物大多味辛性散，走窜力强，易耗伤气血，不宜久服。因此，在临证治疗时，应灵活运用。

谢老历来非常重视风药在头痛中的运用，治疗头痛时多以祛风为先，药宜辛散为主。自拟养血头痛安汤加减，处方：当归 10 g，川芎 10 g，白芍 15 g，防风 10 g，菊花 15 g。加减如下：

（1）血虚风犯清窍者，加青葙子 10 g，荆芥 12 g（后下），钩藤 15 g（后下）。

（2）肝肾不足，脑髓失养者，加枸杞子 15 g，红参 20 g，鹿角胶 10 g（烊化），黄芪 30 g。

（3）寒湿头痛者，加川乌 10 g，草乌 10 g（先煎），羌活 15 g，苍术 10 g，细辛 10 g。

（4）肝郁脾虚、痰瘀阻络者，加清半夏 10 g，炒白术 12 g，茯神 20 g，龙齿 20 g。

（5）肝火上炎夹暑湿者，加鲜藿香、黑山栀各 10 g，炒苍术 10 g，炒黄芩 10 g，制半夏 10 g，制大黄 6 g，鲜荷叶 30 g。

（6）气郁血虚者，加百合 15 g，炒酸枣仁 15 g，茯神 10 g，阿胶 10 g（烊化）。

案一

赵某某，女，32 岁，1968 年 4 月 6 日初诊。

头隐痛半年多，痛无定处，时发时止。午后加重，双侧太阳穴处青筋隐隐可见，偶作针刺样痛，伴头昏、心悸。面色萎黄，口唇淡白。舌淡红，少苔，脉虚浮兼数。

辨证：血虚风犯清窍。

治法：养血祛风。

处方：自拟养血头痛安汤加减。

当归 10 g	川芎 10 g	白芍 15 g	防风 10 g
菊花 15 g	青葙子 10 g	荆芥 12 g（后下）	
钩藤 15 g			

6 剂，水煎服，分 2 次服。

二诊（1968 年 4 月 13 日）：服上方后头痛减轻，发作次数明显减少，针刺样痛未作，头昏、心悸消失，面色转润，口唇淡红，舌淡红，少苔，脉细数。按上方 6 剂，服法同上。共服 12 剂，头痛遂止，随访多年一直未发。

按：本案头痛已半年有余，症见痛势绵绵，头昏，心悸，面黄唇淡等血虚之候，又兼痛无定处，时作时止，脉虚浮等风邪的特征。太阳穴处青筋隐隐，偶作刺痛，示有瘀滞之象。谢老认为血虚风扰所致，风因血虚而生，痛因风扰而起。宗“治风先治血，血行风自灭”之旨。选养血祛风，自拟养血头痛安汤加减，方药符证，收效甚捷。

案二

张某某，女，39 岁，1968 年 2 月 5 日初诊。

患者在地里挖蒲公英时不慎跌落到沟里，被枯树砸伤头颅，流血甚多，当即昏厥，送医院抢救后苏醒。醒后头痛剧烈，不能俯仰顾盼，经治疗 20 余日不效，转谢老治疗，自诉心悸虚烦，时有呕恶，面色惨白。舌淡，脉弱。

辨证：因受外伤，精血大耗，肝肾不足，脑髓失养。

治法：滋养肝肾，补益奇经。

处方：自拟养血头痛安汤加减。

当归 10 g	川芎 10 g	白芍 15 g	防风 10 g
菊花 15 g	枸杞子 15 g	红参 20 g	鹿角胶 10 g（烊化）
黄芪 30 g			

服药 40 余剂，头痛渐止，运动自如，面色红润，脉亦有力。后以此方制丸，常服。

按：此例头痛为外伤所致，因流血甚多导致肝肾精血不足，头脑亦因之失于濡养，故头痛拘急不遂。肾藏精主骨，肝藏血主筋，补益肝肾为正治之法，然犹嫌迟缓，遂借用奇经之通路。谢老常说“大凡精血亏损之重证，往往补肝肾一时难效，可用峻补奇经之法，匡其不逮”。自拟养血头痛安汤加减，方中加用血肉有情之品，以鹿角胶峻补督脉之血，补精血而不呆滞，使精血流溢于脑，脑髓充，精血足，则诸症自愈。

案三

王某某，女，36岁，1968年3月30日初诊。

右侧头部钝痛1年，因汗出感寒而发作，现疼痛发作频繁，长则半月，短则2～3日，得温则减，遇寒更甚。感寒、劳累、情绪激动则发作，每次头痛发作需服止痛片方可缓解，且伴眩晕、恶心、形寒、肢冷。舌淡暗、苔白腻，脉沉缓。

辨证：寒湿头痛。

治法：祛湿散寒，活血通络。

处方：自拟养血头痛安汤加减。

当归 10g	川芎 10g	白芍 15g	防风 10g
菊花 15g	川乌 10g（先煎）	草乌 10g（先煎）	羌活 15g
苍术 10g	细辛 10g		

6剂，水煎服，日1剂，分2次服。

二诊（1968年4月7日）：服上方后，头痛及伴随症状减轻大半，上方加防风继续服用。治疗3个月病愈。随访2年未复发。

按：患者因汗出感寒，风寒夹湿侵袭上犯于头部，寒性凝滞，痹阻经络，气血不通而致头痛。外感六淫，皆能致病，治当辨为何邪而祛之。湿为阴邪，寒湿同体，非温不通，非辛不散，非淡不渗。治宜祛湿散寒，活血通络，自拟养血头痛安汤加减，川乌和草乌均味辛、苦，性热，毒大力强，能祛风除湿、散寒止痛，二者均善治寒湿顽痹、寒湿头痛诸症。入煎均当先下久煎，均不宜过量或久服。细辛、羌活、苍术等风药也是善于引经上达之品，羌活走太阳经，细辛主入少阴经，苍术入太阴经，三药合用，共奏祛湿散寒之功效，如清代医家汪昂的《医方集解》所言“巅顶之上，唯风药可到也”。拟方对证对因施药，故取得良好的效果。

案四

吴某，男，43岁，1968年5月17日初诊。

头痛反复发作1年，加重伴心烦意乱、失眠健忘3周。1年前，因工作压力及家庭纠纷，出现间歇性头痛，伴心烦、失眠，但尚可忍受，此后头痛程度及发作频率增加，在工作劳累或遇事不顺时出现头痛如针刺，连及枕后及巅顶，重则头痛如裹，曾间断服用多种中西药，疗效甚微。症见：表情痛苦，双眉紧蹙，面色晦暗。舌体胖，色暗紫，脉弦紧，重按关尺无力。

辨证：肝郁脾虚，痰瘀阻络。

治法：疏肝健脾，化浊通络。

处方：自拟养血头痛安汤加减。

当归 10 g	川芎 10 g	白芍 15 g	防风 10 g
菊花 15 g	清半夏 10 g	炒白术 12 g	茯神 20 g
龙齿 20 g（先煎）			

6剂，水煎服，日1剂，分2次服。

二诊（1968年5月24日）：服上方后，头痛程度明显缓解，频率减少，睡眠改善，但颈项仍感不适，伴有僵硬感。舌暗红，苔薄腻，脉沉弦。上方去白芍，加白芷10 g。12剂，服法同上。

三诊（1968年6月7日）：服上方后，头痛伴其他症状明显好转，守方加减治疗50余剂，诸症消除，头痛痊愈。随访2年无复发。

按：本案为劳累过度加之情绪不畅，导致肝郁脾虚、气滞血瘀，痰瘀交阻，脑络失养。故肝郁、脾虚、湿阻、瘀结是本病的症结所在。治疗上宜行气活血、化浊通络，兼以调理心脾。自拟养血头痛安汤加减，白术健脾益气、燥湿化痰，半夏化痰散结、降逆止呕，二药相配扶正祛邪，标本兼治；茯神、龙齿镇惊养心安神，清热除烦；全方虚实兼顾，扶正不留邪、祛邪不伤正，共奏疏肝健脾、祛浊通络止痛之效。此后根据症情变化，加减用药，不离调补心脾、疏肝通络之大法，故疗效显著。

案五

吴某某，男，37岁，1965年7月5日初诊。

偏头痛半年，曾治无效。平素性情急躁，最近左侧太阳穴剧痛已8日，头痛欲裂，持续10余小时方得减轻，痛甚时，日夜呼叫，卧地翻滚，面红目赤，心烦易怒，恶心，口渴，尿黄便艰。苔白腻而干，脉弦滑数。

辨证：肝火上炎，挟暑湿扰乱清灵之府。

治法：清肝祛暑化湿，化浊通络。

处方：自拟养血头痛安汤加减。

当归 10 g	川芎 10 g	白芍 15 g	防风 10 g
菊花 15 g	鲜藿香 10 g	黑山栀 10 g	炒苍术 10 g
炒黄芩 10 g	制半夏 10 g	制大黄 6 g	鲜荷叶 30 g

6剂，水煎服，日1剂，分2次服。

二诊（1965年7月12日）：服上方后，头剧痛程度十减七八，面红稍退，大便已通，胃纳渐增，苔腻前半得化，脉弦滑。予平肝清暑化湿，上方加羚羊角粉（口服）0.6 g，12剂，服法同上。

三诊（1965年7月26日）：服上方后，头痛消失，偶感作胀，根部腻苔已化，舌淡红，苔白，脉细有力。按上方加减服药30剂，头痛未作，随访1年，病情稳定，一切正常。

按： 本案为郁怒伤肝，化火上犯于头，且时值盛夏，兼受暑湿之邪，困蔽清阳，致使机体升降失调、经络痹阻、气血逆乱，治宜清肝祛暑化湿，化浊通络，自拟养血头痛安汤加减。合藿香、苍术以芳香化湿，栀子、黄芩以清热除烦，半夏燥湿化痰，荷叶清热解暑，大黄泻热通便，诸药合用，使肝火清，暑湿祛，浊瘀化而诸症自除。

案六

王某某，女，25岁，1968年8月21日初诊。

偏头痛2年，每逢情绪紧张、劳累、经前即犯，头痛偏右侧、颞侧及后脑部，伴涨跳、耳周紧滞或肩颈僵痛，或及眼胀，入寐难，或寐浅而易醒，面色晦滞，饮食、二便正常，时有痛经，心烦焦躁。舌偏红暗，苔薄润，寸脉弱。

辨证：气郁血虚。

治法：疏郁养血安神。

处方：自拟养血头痛安汤加减。

当归 10 g	川芎 10 g	白芍 15 g	防风 10 g
菊花 15 g	百合 15 g	炒酸枣仁 15 g	茯神 10 g
阿胶 10 g（烊化）			

6剂，水煎服，日1剂，分2次服。

二诊（1968年8月28日）：服上方后，诸症稍有改善，脑涨跳仍有。舌暗红，苔薄，脉近常。按上方12剂，服法同上。

三诊（1968年9月12日）：症状继续缓解。舌偏红，苔薄，脉二关部涩弱。按上方炒酸枣仁加至30 g，天麻20 g。12剂，服法同上。

四诊（1968年9月27日）：服上方后，头目胀痛明显缓解，睡眠好。舌暗红，苔薄，间有裂纹，脉同上。既已显效，治守前法。按上方12剂，服法同上。后加减断续服药40多剂，头痛未作，随访2年，未再复发。

按：本案病程2年，患者关脉较弱，且头痛部位在右颞侧，为少阳及厥阴所属部位，证系肝血不足，兼有少阳枢机不利，自拟养血头痛安汤加减，合百合、茯神以清心安神，炒酸枣仁以养肝阴，阿胶以养肝血，用于久病入络的顽固性头痛的治疗和巩固有疗效。

小结：谢老在治疗头痛时对于风药有着广泛的应用，合理配伍常有不凡疗效。以上医案虽证型各异，但皆有风药灵活运用于方中。但若运用不合理，配伍不适当，或久用过用，亦可出现明显的不良反应。如风药发散走窜之性很强，易耗散阳气；其性多温燥，易耗津伤阴；善于升动助火，阴虚阳亢者不宜使用。所以临证时，需依据个人体质以及所表现证候的不同，紧扣病机巧用验方随证灵活加减药物，其中活血通络和养血荣络亦是谢老治疗头痛的常用治法，可以很好地提高头痛患者的临床疗效，改善患者的生活质量。所以医者须以广博群书，又须灵活运用；经典必以诵读，又须善于化裁，将其临床应用予以扩大，而不可过分拘泥，盖继承创新之义也，方能窥其全貌。

二、眩晕

眩是指视物昏花或眼前发黑，晕是指自感身体或外界景物旋转摆动，站立不稳。二者常同时发生，故称为眩晕。与现代医学之椎－基底动脉供血不足、高血压病、梅尼埃病等疾病相似。轻度眩晕者闭目即止。重度眩晕者如坐车舟，或伴有恶心、呕吐、心慌、出汗，甚至肢体偏斜欲倒等症状。

眩晕，自古皆从风、痰、气、血、瘀、虚论治。朱丹溪立“无痰不作眩”之说，并提出“治痰为主”的治疗原则，后代众皆崇之。随着时代的变迁，如今疾病谱发生了变化。谢老对本病颇有独到见解。据《素问·至真要大论》“诸风掉眩，皆属于肝”，指出了眩晕多因肝风内动而发生。金元时期的《河间六书》中记载“风火皆阳，阳多兼化，阳主乎动，两阳相搏，则为之旋转”，又如，《灵枢·海论》篇“髓海不足，则脑转耳鸣，胫酸眩冒，目无所见，懈怠安卧”。说明眩晕与风、火，脾肾虚衰，气血精髓不足，脑窍失于濡养，神机失统，平衡渐失有关。治宜培补气血，填精益髓，自拟眩平补益汤加减。处方：黄芪 30 g，当归 10 g，川芎 10 g，熟地黄 10 g，白芍 15 g，石菖蒲 10 g，茯神 10 g，炒白术 15 g。加减如下：

（1）脾肾两虚者，加炙甘草、升麻、女贞子、枸杞子、怀牛膝、墨旱莲。

（2）痰浊内阻者，加半夏、远志、石菖蒲、茯神。

（3）肝阳上亢者，加菊花、天麻、钩藤、代赭石、石决明、大黄。

（4）痰热蕴中者，加半夏、姜竹茹、枳实、茯苓、陈皮。

（5）上热下寒者，加乌梅、姜黄连、吴茱萸、姜半夏、陈皮。

案一

王某某，男，58 岁，1968 年 5 月 23 日初诊。

眩晕、耳鸣 3 个月，伴精神不振，心慌气短，少寐多梦，神疲乏力，纳呆食差，腰膝酸软。舌淡、苔薄腻，脉沉细弱。

辨证：脾肾两虚，精血双亏。

治法：补益脾肾，养血填精。

处方：自拟眩平补益汤加减。

黄芪 30 g	当归 10 g	川芎 10 g	熟地黄 10 g
白芍 15 g	石菖蒲 10 g	茯神 10 g	炒白术 15 g
炙甘草 6 g	升麻 6 g	女贞子 15 g	枸杞子 20 g
怀牛膝 30 g	墨旱莲 30 g		

6 剂，水煎服，日 1 剂，分 2 次服。

二诊（1968 年 5 月 30 日）：服上方后眩晕减轻，精神渐爽，饮食倍增，心慌、气短、少寐多梦好转。舌淡红，苔薄白，脉沉细。按上方 12 剂，服法同上。

三诊（1968 年 6 月 15 日）：服上方后，自觉眩晕已停，精神、饮食好转，嘱其服六味地黄丸以巩固疗效。3 个月后，见其精力充沛，生活如常人。

按：本案由中气不足、清阳不升、气血不荣所致，病程3个月，病位在脑，源于脾病日久，健运失司，不能化生气血，反而耗伤，加之胃气渐衰，无能奉养先天，致肾精亏虚，藏精益髓受损，终使精血亏虚则脑失所养，阳气亏虚则清阳不展。《灵枢·海论》篇说："髓海不足，则脑转耳鸣"。治宜补脾肾，养血填精，自拟眩平补益汤加减，其中女贞子和墨旱莲即二至丸，有着很好的补益肝肾、滋阴止血之功效，药证相合，疗效极佳。

案二

李某某，女，59岁，1967年8月25日初诊。

素患肺心病4年，面色晦暗，眩晕，头重，胸憋气短，痰多食少，二便可。舌暗红，苔腻，脉涩滑。

辨证：痰浊内阻，血瘀阻络。

治法：祛痰清浊，活血化瘀。

处方：自拟眩平补益汤加减。

黄芪 30 g	当归 10 g	川芎 10 g	熟地黄 10 g
白芍 15 g	石菖蒲 10 g	茯神 10 g	炒白术 15 g
半夏 10 g	远志 10 g		

6剂，水煎服，日1剂，分2次服。

二诊（1967年9月2日）：服上方后，眩晕，头重及胸憋气短均明显好转，按"效不更方"，继服12剂，诸症告瘥，随访1年无复发。

按："脑窍气血通则清灵，痰瘀不通则眩冒"，气血津液循环不息，通畅无阻。痰浊败毒，痹阻经脉，血运不畅，痰瘀阻络，窍络不通，清窍失灵。《丹溪心法》云"头眩，痰挟气虚并火，治痰为主"。治宜祛痰清浊，活血化瘀。自拟眩平补益汤加温胆汤，使风痰内饮去而阳气自达，其中远志、石菖蒲为常用对药，相济奏效，使气自顺而壅自开，气血和畅不复上逆，痰浊消散不蒙清窍，神志自可清明。

案三

江某某，男，48岁，1968年4月15日初诊。

眩晕、耳鸣、高血压3年，面红，口干，五心烦热，小便黄赤，大便干结难下，腰膝酸困。舌红，苔黄，脉细数有力，血压165/100 mmHg。

辨证：肝阳上亢，肝肾阴亏。

治法：平肝潜阳，滋阴息风。

处方：自拟眩平补益汤加减。

黄芪 30 g	当归 10 g	川芎 10 g	熟地黄 10 g
白芍 15 g	石菖蒲 10 g	茯神 10 g	炒白术 15 g
菊花 15 g	天麻 15 g	钩藤 15 g（后下）	大黄 6 g（后下）
赭石 30 g（打碎先煎）		石决明 30 g（打碎先煎）	

6剂，水煎服，日1剂，分2次服。

二诊（1968年4月22日）：服上方后，诸症大减，继服上方12剂而诸症霍然，随访1年无复发。

按： 本案为肝肾阴亏、肝阳上亢。因人的生理平衡贵在“阴平阳秘”“阴阳平和”，有“脑窍阴阳平和则灵通，阴阳失和则脑转耳鸣”。肝为厥阴风木之脏，体阴而用阳，主升主动，需阴血涵养之而潜制肝阳。肾为先天之本，内藏一身之元阴元阳，能滋养肝体而制肝用。若肾阴亏虚或肝郁化火伤阴，皆可使肝阳风动，扰乱清空而发。治宜平肝潜阳，滋阴息风，自拟眩平补益汤加减。方中天麻、钩藤配伍，钩藤质轻气薄，清轻走上善于清热镇痉，天麻之质地柔润，厚重坚实，能养阴增液，平肝息风，二药相得益彰。赭石平肝镇逆，石决明清肝火、平肝阳，诸药配伍共奏清热平肝、息风止眩之效。

案四

陈某某，男，29 岁，1967 年 3 月 3 日初诊。

2 个月前感冒病愈后，突然眩晕旋转欲倒，继而呕逆、自汗，曾经用中药治疗效不佳。谢老诊其脉左弦细，右滑细，舌苔白腻微黄。自述眩晕突发无预感，2 ～ 3 日 1 次，需静卧 1 ～ 2 小时始定，头昏，目眩，间有耳鸣，神疲，便溏，口苦，纳呆，脘闷气逆。

辨证：痰热蕴中，上扰清窍。

治法：益气，涤痰息风。

处方：自拟眩平补益汤合温胆汤。

黄芪 30 g	川芎 10 g	炒白芍 15 g	石菖蒲 10 g
茯神 10 g	炒白术 15 g	半夏 10 g	姜竹茹 10 g
枳实 10 g	茯苓 20 g	陈皮 6 g	

6 剂，水煎服，日 1 剂，分 2 次服。

二诊（1967 年 3 月 10 日）：服上方后，头目清宁，胸胁舒畅，眩晕未再发。续服益气养阴之剂善后，随访 1 年未复发。

按：本案患者病在清窍，但与脾胃功能失调密切相关，脾虚五谷失化，痰湿内生，郁而化热，上扰清窍，而导致头晕不适，浊阴不降出现脘闷气逆。《丹溪心法》云："头眩，痰夹气虚并火……无痰不作眩，痰因火动。"故治宜健脾益气，清热化痰，自拟眩平补益汤合温胆汤加减。方中半夏、陈皮燥湿化痰，茯苓健脾化痰，枳实下气消痰，竹茹清痰热而除烦止呕，诸药合用，使痰热消而浊阴降，则诸症自解。

案五

于某，女，46 岁，1968 年 3 月 6 日初诊。

素有头晕病 5 年，就诊前 1 日，因情志不遂而致头晕加剧，始有耳鸣，继则头晕，甚为剧烈，感到四周景物旋转，站立不安，伴有频繁呕吐，饮食点滴不入。心烦胸闷，时作太息，大便溏薄，小便清长。舌苔白腻而厚，脉濡滑。

辨证：胃失和降，清阳不升，浊阴不降之上热下寒证。

治法：清上温下，寒热同调，降逆和胃。

处方：自拟眩平补益汤合乌梅丸加减。

黄芪 30 g	当归 10 g	川芎 10 g	熟地黄 10 g
白芍 15 g	石菖蒲 10 g	茯神 10 g	炒白术 15 g
乌梅 12 g	姜黄连 3 g	吴茱萸 3 g	姜半夏 10 g
陈皮 6 g			

6 剂，水煎服，日 1 剂，分 2 次服。

二诊（1968 年 3 月 13 日）：服上方后，呕吐已止，头晕减轻，旋转感已消失。但仍有头晕、头胀、胸闷不适，饮食少进。舌苔薄白，脉滑。按上方加白僵蚕 10 g。12 剂，服法同上。

三诊（1968 年 3 月 27 日）：服上方后，头晕消失，仍神疲乏力，舌、脉如常。按二诊方加五味子 6 g，以巩固疗效。12 剂，服法同上。1 年后随访，未见复发。

按：患者上热则头晕，目眩，视物旋转，耳鸣，心烦胸闷，下寒则大便溏薄，小便清长，呕吐痰涎。因肝阳虚导致肝木郁而火旺，肝木旺，导致肝之风火或风阳上逆清窍，故头晕，目眩，视物旋转。如《素问玄机原病式》云："所谓风气甚而头目眩晕者，由风木旺，必是金衰不能制木，而木复生火，风火皆属阳，多为兼化，阳主乎动，两动相搏，则为之旋转。"自拟眩平补益汤合乌梅丸加减，尤其注意方中乌梅的运用，乌梅味酸，其酸涩之性，可收敛肝阳虚致火郁之热，引气归元，使上热得清、下寒得温，如《本草经疏》中云："乌梅味酸，能敛浮热，能吸气归元，故主下气，除热烦满及安心也。"药证相合，效果理想。

小结： 谢老认为，眩晕常见病因，虚者以肝肾阴虚和脾胃气虚为主，实者多因肝风、痰火、血瘀上扰清窍，头窍受扰而发，亦有虚实夹杂者。病位在脑，但多与脾、胃、肝、肾功能受损有关。病机多属本虚标实、上盛下虚。对于本病的治疗，谢老统筹风痰虚瘀之轻重缓急，把握肝、脾、肾失调的基本情况，辨其是否相兼为病，补虚泻实，谨守“化痰瘀，调气血”作为治疗眩晕的基本思路和治疗原则，自拟眩平补益汤。临床根据症情，再配以解郁之品，或清泄之药，或化瘀之剂，或安神之方，灵活运用，随症加减，每获良效。

三、中风

中风又名“卒中”，指体内脏腑受扰，阴阳失调，气血逆乱引起以猝然昏仆，不省人事，口眼㖞斜，半身不遂，或未见昏仆，仅见㖞僻不遂为特征的病证。《管见大全良方》在论述中风病因时指出“皆因阴阳失调，脏腑气偏，荣卫失度，气血错乱，喜怒过伤，饮啖无节，恣情嗜欲”，主要因素在于患者平素气血亏虚加之忧思恼怒、饮酒饱食或操劳过度，以致阴亏于下，肝阳暴张，阳化风动，气血逆乱，兼夹痰火而致病发。中风属现代医学脑血管意外，包括脑出血、脑梗死、脑血栓形成和蛛网膜下腔出血等。谢老认为，本病经过救治后，常留有如半身不遂、偏瘫、语言不利或口眼㖞斜为主的中风后遗症，这种情况多属本虚标实，且侧重于本虚，表现在以气血亏虚、阴阳虚损为本，相互兼夹瘀、痰、浊为标。治宜补养气血、补阳益阴、化痰通络，自拟偏瘫复元汤加减。处方：黄芪 50 g，怀山药 30 g，怀牛膝 30 g，生杭芍 15 g，赤芍 10 g，川芎 10 g，当归 10 g，地龙 10 g，僵蚕 10 g。加减如下：

（1）风痰瘀阻者，加太子参 20 g，丹参 12 g，远志 10 g，炒酸枣仁 20 g。

（2）肝风内动、风火夹痰者，加麝香 2 g（分 2 次冲服），龟甲 20 g，胆南星 6 g，半夏 10 g。

（3）气血不足、痰热瘀阻者，加竹茹 10 g，三七粉 6 g（另冲），酒山茱萸 15 g。

（4）肝肾阴亏，虚阳上扰者，加山茱萸 15 g，羚羊角粉 5 g（分 2 次冲服），天麻 20 g，石决明 20 g，钩藤 15 g。

案一

陈某某，男，55 岁，1968 年 3 月 16 日初诊。

行走不稳、流涎 3 日。平时喜欢饮酒，早饭不食，晚饭过量。现头晕、头胀，乏力，入睡困难，大便 2 日一行。舌红，苔深黄腻，脉滑弦数。

辨证：风痰瘀阻。

治法：补养气血、化痰通络。

处方：自拟偏瘫复元汤加减。

黄芪 50 g	怀山药 30 g	怀牛膝 30 g	生白芍 15 g
赤芍 10 g	川芎 10 g	当归 10 g	地龙 10 g
僵蚕 10 g	太子参 20 g	丹参 12 g	远志 10 g
炒酸枣仁 20 g			

6 剂，水煎服，日 1 剂，分 2 次服。

二诊（1968 年 3 月 23 日）：服上方后，行走较前平稳，流涎消除，头晕、头胀明显减轻，乏力渐复，睡眠正常，舌红转淡，苔淡黄腻，脉滑。按上方 12 剂，服法同上。

三诊（1968 年 4 月 8 日）：服上方后，所有症状较前好转，按上方 12 剂续服。服法同上。后以上方略有加减服药近 3 个月，自觉全身症状皆愈，无不适，停药观察，随访 2 年无复发，一切正常。

按：患者年过半百，气血本虚，饮食、作息不调，脾胃运化失常，痰浊瘀血内生而出现中风之中络的前期征象。诊断时注意抓住中风先兆之主症：头晕、目眩、舌体强硬、步态蹒跚。因患者发病时间短，病情轻，以补养气血、化痰通络之法治之，一诊有效，二诊好转，三诊后症状逐步消失，再以巩固治疗，远期疗效好。鉴于中风的发病率、病死率高，加强对中风先兆的早期治疗则更为重要。

案二

刘某某，男，56岁，1969年7月12日初诊。

半身不遂、神志木呆、哑口无言15日，由家人抬来就诊。现症见：右侧肢体不遂，神志痴呆，无法言语，常手指头作痛苦状（不言语，只是比画），食少，便秘。舌红绛，苔薄黄，脉弦而滑。

辨证：肝风内动，痰瘀互结。

治法：补养气血，化痰通络，平肝息风。

处方：自拟偏瘫复元汤加减。

黄芪 50 g	怀山药 30 g	怀牛膝 30 g	生白芍 15 g
赤芍 10 g	川芎 10 g	当归 20 g	地龙 10 g
僵蚕 10 g	麝香 2 g（分2次冲服）	龟甲 20 g（先煎）	胆南星 6 g
半夏 10 g			

6剂，水煎服，日1剂，分2次服。

二诊（1969年7月19日）：服上方后，可开口简单说话，但语言尚不够流利清楚，下肢感觉稍有力，可扶着墙壁行走，大便日一行。舌红绛变浅，苔薄黄，脉弦而滑。按上方12剂，服法同上。

三诊（1969年8月5日）：服上方后，可自主行走，与人对话也听得清楚，可日行走1.5km，此次自行就诊。后以上方加减治疗巩固近5个月，生活可完全自理，而且可参加轻体力劳动。

按：本案为中老年精血渐耗，肾水不足，水不涵木，木不滋荣，致使肝阳上亢，阳化风动可使肝阳暴张，血随气逆，气机逆乱，阴亏于下，阳浮于上，阴阳失调，加之操劳过度，痰热内生，气血运行受阻而发中风。《医门补要》曰：“人至老年，未有气血不亏者。”《杂病源流犀烛》云：“人至五六十岁，气血就衰，乃有中风之病，少壮无是也。”《黄帝内经》则云：“年四十而阴气自半，起居衰矣。”以自拟偏瘫复元汤加减，方中麝香一味通窍活血，通阴达阳，香窜走络，开窍醒神；年老之人，下元空虚，不用血肉有情之品，难中肯綮，故以龟甲补肾填精，滋阴潜阳；半夏辛温，行散痰湿，健脾祛痰，和中降逆；胆南星苦凉，清热化痰，祛风定惊，《药品化义》言其：“主治一切中风”。半夏与胆南星相伍，半夏燥湿健脾以绝生痰之源，胆南星开泄化痰以祛经络中之风痰，治痰功宏，中风痰迷，从本而治。

案三

王某，男，60岁，1968年4月12日初诊。

突发口角流涎，言语欠流利3日。自认为受风寒而已，渐及进食、吞咽困难，嘴角右偏。舌红，苔黄腻，有瘀斑、裂纹，脉沉滑。

辨证：气血不足，痰热瘀阻脑窍。

治法：补养气血，化痰通络，平肝息风。

处方：自拟偏瘫复元汤加减。

黄芪 50 g	怀山药 30 g	怀牛膝 30 g	生白芍 15 g
赤芍 10 g	川芎 10 g	当归 20 g	地龙 10 g
僵蚕 10 g	竹茹 10 g	三七粉 6 g（另冲服）	酒山茱萸 15 g

6剂，水煎服，日1剂，分2次服。

二诊（1968年4月19日）：服上方后，口角流涎减轻，言语流畅，进食、吞咽渐顺，略有嘴角右偏。舌淡红，苔黄腻，瘀斑渐消，裂纹变浅，脉沉滑细。按上方12剂，服法同上。

三诊（1968年5月4日）：服上方后，所有症状均消除，为巩固疗效，按上方加减调理近3个月，症状稳定，随访1年，无复发。

按： 本案为气血不足而致痰热之邪阻滞脑窍，气血逆乱。《金匮要略》云："浮则血虚，络脉空虚；贼邪不泻，或左或右，邪气反缓，正气即急，正气引邪，歪僻不遂。"谢老认为，气血亏虚，血脉不充，邪气因入，发为歪僻偏枯。治宜补养气血，化痰通络，平肝息风，自拟偏瘫复元汤加减。方中竹茹清热化痰，除烦止呕，对中风痰迷、舌强不语者尤有良效；三七粉去瘀生新，具有扩张血管，溶解血栓，活血止血，提高抵抗力，改善微循环等作用；山茱萸补益肝肾，以固其本。中风患者痰热祛后，苔腻化薄，肝风内动之本必然显露，故中风的恢复期应注重滋水涵木，治本息风而善后收功。

案四

钟某某，男，46岁，1968年4月5日就诊。

右侧肢体不遂半月，经西医治疗效不佳。精神不振，形体偏瘦，面色苍赤，右眼睑下垂，闭目不合，口向右微歪，右上肢痹，两下肢痿软无力，头晕昏沉，筋惕肉瞤，夜寐不安，询知素喜熬夜，起居无常。舌红，无瘀斑，脉弦大略数。

辨证：肾阴亏耗，肝木失养，虚阳上扰。

治法：益气养肝，清络息风，育阴潜降。

处方：自拟偏瘫复元汤加减。

黄芪 30 g	怀山药 30 g	怀牛膝 20 g	生白芍 15 g
赤芍 10 g	川芎 10 g	当归 10 g	地龙 10 g
僵蚕 10 g	山茱萸 15 g	羚羊角粉 5 g（分2次冲服）	天麻 20 g
石决明 20 g（先煎）		钩藤 15 g	

6剂，水煎服，日1剂，分2次服。

二诊（1968年4月5日）：服上方后，症状减轻，前方去羚羊角粉，加龟甲15 g（先煎），鳖甲10 g（先煎），并随症加减服至7月初，口歪已正，闭目如常，四肢活动有力。上方去化瘀之品，加人参20 g，每周服2～3剂，随访2年，身体健康。

按： 张景岳在《景岳全书·非风》中提出："凡病此者，多以素不能慎，或七情内伤，或酒色过度，先伤五脏之真阴……阴亏于前而阳损于后，阴陷于下而阳泛于上，以致阴阳相失，精气不交，所以忽尔昏愦，卒然仆倒。"肾为先天之本，藏精，精生髓，脑为髓之海，肝为风木之脏，体阴而用阳，阳常有余，而阴常不足，且乙癸同源。谢老认为，该患者因起居无常而致肾精衰少，肝肾不足，精血衰耗，水不涵木，致使肝阳上亢，虚阳上扰清窍，发为中风病。证属肾阴亏耗，肝木失养，治宜益气养肝，清络息风，育阴潜降，自拟偏瘫复元汤加减。该方在补益气血的同时，既有石决明之重镇，又有牛膝之下引；山茱萸、白芍可起收敛阳气之功，助羚羊角粉平上亢之肝风；天麻与钩藤合用，息风定惊、平抑肝阳之时，不忘清热平肝，效果显著。其后的加减，亦体现"水亏阴虚，不独限于卒中之际而贯串于全病程之始终"之思想。

小结： 中风多为突然发生，早期一般容易发觉，特征是年龄较大的人，如常有头昏、眩晕、手指麻木等，常为中风的先兆，或过于肥胖，也易引起本病。应注意定期体检，及早防治。在日常生活中，避免情绪波动，应防止失足跌仆。平时少吃肥肉、动物内脏等高热量食物，多食芹菜、荠菜等新鲜蔬菜。谢老认为，中风多因积损正衰，烦劳过度，情志所伤，饮食不节，以致肝风夹痰，横窜经络，阻滞气血或上蒙清窍而成。在中风神志清醒之后，往往遗有精神迟钝，半身不遂，口眼㖞斜，言语不利等症，有待调理，以期逐渐恢复。若半身不遂，是气虚血亏，瘀阻脉络，宜益气养血，祛瘀通络。

四、痴呆

痴呆，多由七情内伤，久病年老等病因，导致髓减脑消，神机失用而致，是以呆傻为主要临床表现的一种神志疾病。谢老认为，"痴呆"分为两种：一是血管性痴呆，多因中风后所形成的病理产物，痰湿秽浊、瘀血、毒邪等，停留于脑窍，神明失用而致智能障碍，因此，先实后虚、虚实夹杂是血管性痴呆的发病特点。二是原发性痴呆，“脑为髓之海”“脑为元神之府”“肾藏精，生髓”“肝藏血，上络于脑”，肝肾之精血营养脑髓，“高年无记性者，脑髓渐空”，故老年肝肾亏虚，脑髓失养，神机失控，阴阳失司而呆滞愚钝，动作笨拙，以先虚后实为特点，本虚之候胜于标实。在治疗上，前者以祛痰活血通络为主，后者以益肾治呆为主，治宜“调补宗气，补肾生髓”，自拟益智脑复汤加减。处方：熟地黄 10 g，山茱萸 12 g，益智仁 6 g，鹿角胶 9 g（烊化），黄芪 15 g，石菖蒲 10 g，远志 10 g，当归 10 g，川芎 10 g。

案一

王某某，男，69 岁，1968 年 3 月 12 日初诊。

表情呆滞，神情倦怠，健忘 2 个月。素有高血压病史 15 年，糖尿病、冠心病病史 6 年，脑梗死病史 3 年。近半年渐现表情呆滞，神情倦怠，健忘，不能自理，语言謇涩，口角流涎，偶有强哭强笑，纳食差，睡眠较多，二便偶有失禁。舌暗红，苔白腻，脉弦细。

辨证：肾虚髓亏。

治法：益肾养血通络。

处方：自拟益智脑复汤加减。

熟地黄 10 g	山茱萸 12 g	益智仁 6 g	鹿角胶 9 g（烊化）
黄芪 15 g	石菖蒲 10 g	远志 10 g	当归 10 g
川芎 10 g	茯苓 15 g	僵蚕 10 g	半夏 10 g
大黄 6 g（后下）			

6 剂，水煎服，日 1 剂，分 2 次服。

二诊（1968 年 3 月 19 日）：服上方后，神情倦怠好转，自己可穿衣、穿鞋袜，口角流涎减轻，纳食增，白天睡眠减少，二便自知，大便仍干。舌暗红、苔薄腻，脉弦细。按上方加枳实 10 g 以通腑泻浊，12 剂，服法同上。随症加减近 3 个月，患者表情较自然，健忘较前好转，生活能自理，语言流利，口角流涎消失，无强哭强笑，纳食可，白天睡眠明显减少，小便频，夜尿 2 ～ 3 次，大便稍干，舌暗红，苔薄腻，脉弦细。又以上方加减调理近 5 个月以巩固，随访 2 年健康无复发。

按：本案患者核心病机为“元气虚滞，肾虚髓亏，神机失用”。但痴呆病程短，肾虚髓亏为本，兼夹痰实为标，治宜益肾养血通络，自拟益智脑复汤加减，方中合茯苓以健脾益气，合半夏以降逆化痰，合僵蚕以祛风定惊，化痰散结，合大黄以通下邪热，推陈出新。治疗及时，症状缓解理想，远期疗效较好。

案二

宁某某，男，68 岁，1968 年 8 月 20 日初诊。

记忆力减退，行为失常，逐渐失能半年（患者家属代述）。半年来患者记忆力减退尤甚，对近事遗忘突出，生活能力下降，做家务漫不经心，不能独立生活，情感淡漠，睡眠较多，食少腹胀，便秘，时有多疑，容易激怒，急躁不安，时间、地点感知障碍，出门半里即不能回家，穿衣困难，刷牙洗脸需要人帮助等。症见：神疲乏力，表情淡漠，头晕，时有急躁不安。舌淡，苔白厚腻黄，脉细弦。

辨证：肾虚髓亏，痰热生风，神机失用。

治法：益肾养血，清热化痰，息风开窍。

处方：自拟益智脑复汤合半夏白术天麻汤加减。

熟地黄 10 g	山茱萸 12 g	益智仁 6 g	鹿角胶 9 g（烊化）
黄芪 15 g	石菖蒲 10 g	远志 10 g	当归 10 g
黄连 6 g	天麻 12 g	白术 12 g	茯苓 15 g
法半夏 10 g	大黄 6 g（后下）		

6 剂，水煎服，日 1 剂，分 2 次服。

二诊（1968年8月27日）：服上方后，急躁不安明显减轻，大便通畅，其他症状同前。舌淡，苔白腻，脉弦细。按上方去大黄、黄连，加柴胡6g，人参15g。12剂，服法同上。

三诊（1968年9月12日）：神情淡漠，头晕腰酸，舌苔白腻，舌淡红，脉弦细，黄芪加量至60g，14剂，服法同上。后以二诊、三诊方加减治疗7个月余，患者能大致正确判断时间地点，方圆2km范围内能正常回家，其余症状也大幅改善。随后2年断续服药，病情稳定，能自理正常生活。

按：本案患者五脏虚衰，病机以元气虚滞、肾虚髓亏、神机失用为本，兼有痰热扰神之象，故治宜益肾养血、清热化痰、息风开窍，自拟益智脑复汤合半夏白术天麻汤加减，用药与病机相符，故症状逐渐改善。

案三

阎某，男，59岁，1968年2月10日初诊。

1年来无明显原因言语减少，时常默默不语，记忆力减退，渐次发展到认识、思维功能衰减，智力减退迅速，并伴有头晕，双下肢萎软无力，小便淋漓不尽。舌红少苔，脉细数。

辨证：肾虚髓空。

治法：补肾益智开窍。

处方：自拟益智脑复汤加减。

熟地黄10g	山茱萸12g	益智仁6g	鹿角胶9g（烊化）
黄芪15g	石菖蒲10g	远志10g	当归10g
川芎10g			

水煎服。

按上方加减治疗3个月后，智力减退缓解，小便淋漓、下肢痿软亦有所好转。

按： 本案为肝肾不足，精血衰少。肾藏精，生髓，脑为髓海。《内经》云："髓海不足则脑转耳鸣，胫酸眩冒，目无所见，懈怠安卧。"又云："肾精不足，则志气衰，不能上通于心，故迷惑善忘也。"治宜补肾益智、开窍复脑，自拟益智脑复汤加减，3个月后，患者生活、智能有所改善。

案四

王某某，男，57岁，1968年6月6日初诊。

其子代诉，近半年来记忆力逐渐减退，前说后忘，刚刚饭后，反云自己好几日未进饮食，走路不稳，沉默寡言，困倦嗜睡。曾在多家西医院治疗，未见好转。近来病情更加严重，外出迷路，小便自遗。症见：面色晦滞，语言不清，表情淡漠，反应迟钝，对自己的姓名、年龄、住址均不能作答。舌淡微紫，苔垢腻，脉滑。

辨证：肾虚髓空，脾肾阳虚，痰浊蒙蔽清窍。

治法：补肾益智开窍，温补脾肾。

处方：自拟益智脑复汤加减。

熟地黄 10 g	山茱萸 12 g	益智仁 6 g	鹿角胶 9 g（烊化）
黄芪 15 g	石菖蒲 10 g	远志 10 g	当归 10 g
川芎 10 g	附子 10 g（先煎）	肉苁蓉 12 g	半夏 10 g

6剂，水煎服，日1剂，分2次服。

二诊（1968年6月13日）：服上方后，精神好转，不再嗜睡，按上方12剂，服法同上。

三诊（1968年6月28日）：服上方后，记忆力渐复，小便已能自控，问诊时对答得当。上方加减治疗近3个月后，诸症悉除。随访2年，病告痊愈。

按： 本案痴呆，属肾精不足，髓海亏虚，清阳不升；代谢失常，聚而生痰，痰浊上蒙清窍而作。张锡纯云："老年人精气虚衰，气血不足，以至阳化风动，气血上逆，挟痰挟瘀，直冲犯脑，蒙蔽清窍，元神失聪，而灵机记忆皆失。"故治宜益肾填髓、化痰开窍、温补脾肾之法，获得良效。

小结：谢老认为，人至老年，肾中精气亏虚，髓海失养造成神机失用，反应迟钝，神志淡漠，言语颠倒，行为失常，为老年性痴呆的根本原因。《灵枢·海论》云："髓海有余，则轻劲多力，自过其度；髓海不足，则脑转耳鸣，胫酸眩冒，目无所见，懈怠安卧。"除此主因之外，肾气肾精亏虚，脏腑功能虚衰，津液失于蒸化而为痰浊，阴血无法运化而为瘀血，津血同源，痰瘀互结，上蒙清窍，亦可导致痴呆，如陈士铎在《辨证录》中指出："痰积于胸中，盘踞于心外，使神明不清而成呆病矣。"通过以上个例，谢老认为，中医学治疗痴呆有其自身的优势，尤其在预防和治疗相结合，辨证整体论治方面有独到的长处，既能改善症状，亦能提高患者的生活质量，值得后人研究。

五、痫 病

痫病是以发作时突然仆倒，昏不知人，口吐涎沫，两目上视，四肢抽搐，或口中如作猪羊叫声，移时苏醒，醒后如常的一种发作性神志异常的疾病，又名"痫症""羊痫风"。《素问·奇病论》说："人生而有病巅疾者……此得之在母腹中时，其母有所大惊，气上而不下，精气并居，故令子发为巅疾也。"这是先天因素导致的"脏气不平"。"痰涎壅塞""风痰上扰"也是导致痫病发作的常见病机。痫证属多发病、疑难病，往往久治难愈。谢老认为，痫病多属本虚标实、上盛下虚的证候。发作期以风阳、痰热、气逆、络阻的"标实"症突出。而风痰浊邪蒙蔽脑窍，壅塞清阳，元神失控致上盛的病症较为明显。采取急则治其标，以祛邪、开窍醒脑、平肝泄痰、养血通络等法治之，自拟痫病康复汤加减。处方：大蜈蚣 3 条，全蝎 10 g，僵蚕 12 g，龟甲 25 g（先煎），桃仁 10 g，石菖蒲 10 g，郁金 15 g。按照中医传统象思维，清朝唐容川在《本草问答》中记载："动物之功利，尤甚于植物，以其动物之本性能行，而且具有攻性。"特别是在痫病证治中，虫类药结合补气养血、平肝息风等治则，常能取得事半功倍之效。但同时也必须指出，有的虫类药物具有一定的毒性，异体蛋白有时可能会引起过敏反应。故应使用符合炮制规范的虫类药材，并宜在专业指导下，慎重合理选择应用，以尽量减少其毒副反应。

加减：

（1）脾肾亏虚，肝风内动者，加姜竹茹 10 g，天竺黄 10 g，胆南星 6 g，浙贝母 5 g，琥珀 3 g。

（2）肾虚肝旺，内风夹痰者，加金礞石 20 g（煅），沉香 3 g，黄芩 10 g，熟大黄 6 g。

（3）瘀血、痰浊内停者，加桂枝 9 g，胆南星 6 g，姜半夏 6 g，大黄 6 g（后下），天竺黄 6 g。

案一

王某，女，25 岁，1968 年 3 月 10 日初诊。

3 年前出现突然仆倒，昏不知人，口吐涎沫，两目上视，四肢抽搐，口中发出羊一样的叫声，移时苏醒，经省人民医院查脑电图提示：异常脑电波，诊断为痫病，给予西药苯妥英钠和丙戊酸钠口服，服后仍时有发作，发作后心前区不适、胸闷、头晕、乏力、疲劳、食欲减退，平素时有眩晕，记忆力减退，大便干燥，腰酸腿软，患者体态偏虚胖。舌暗淡，苔白腻，脉沉细无力。

辨证：脾肾亏虚，肝风内动，风痰上扰。

治法：补肾平肝，涤痰息风，开窍定痫，缓以图之。

处方：自拟痫病康复汤加减。

大蜈蚣 3 条	全蝎 10 g	僵蚕 12 g	龟甲 25 g（先煎）
桃仁 10 g	石菖蒲 10 g	郁金 15 g	姜竹茹 10 g
天竺黄 10 g	胆南星 6 g	浙贝母 5 g	琥珀 3 g

6 剂，水煎服，日 1 剂，分 2 次服。

二诊（1968年3月17日）：服上方后，诸症好转，痫病无再发，眩晕、乏力、便秘改善，饮食有增。舌暗淡红，苔白，脉沉细。效不更方，12剂，服法同上。

三诊（1968年4月3日）：服上方后，心前区不适、疲劳均已改善，饮食、睡眠、二便正常。舌淡红，苔白略厚，脉沉细和缓。上方继用20剂，服法同上。嘱其减量服用苯妥英钠和丙戊酸钠。

四诊（1968年5月2日）：服上方后，西药已停9日，痫病未有再发，情况良好，饮食有增，睡眠正常，自感精力充沛，仍按上方加减服药近3个月后，嘱其停药观察。1年后随访，病情稳定，一切正常。

按：本案为脾肾亏虚，风痰作祟，蒙蔽清窍，流窜经络，治宜补肾平肝，涤痰息风，开窍定痫，自拟“痫病康复汤”加减，效果良好，值得研究。

案二

朱某某，男，25岁，1969年3月10日初诊。

11年前因惊恐致痫病，常年发作，甚则1日发作几十次，四肢抽搐，口吐白沫，有时咬破口舌出血，不能正常生活。3月9日大发作，突然昏仆，口吐涎沫，两目上视，瞳孔散大，对光反应消失，四肢抽搐，面色青紫，小便失禁。舌苔厚腻，脉弦紧。

辨证：肾虚肝旺，内风夹痰，流窜经络，气逆痰涌，阻塞心窍。

治法：息风涤痰开窍。

处方：自拟痫病康复汤加减。

大蜈蚣3条	全蝎10g	僵蚕12g	龟甲25g（先煎）
桃仁10g	石菖蒲10g	郁金15g	金礞石20g（煅）
沉香3g	黄芩10g	熟大黄6g	

6剂，水煎服，日1剂，分2次服。

二诊（1969 年 3 月 10 日）：服上方后，前 3 日出现腹泻，排出陈便，5 日后便溏渐转正常，痫病未作。继服上方加减 3 个月后，随访 2 年，病情稳定，已能正常生活劳动。

按：本案为青年男性，患功能性痫病，病因为大惊大恐，伤及肝肾，肾虚肝旺，内风夹痰流窜经络，气逆痰涌，阻塞心窍。治宜降火、息风、涤痰、开窍，自拟“痫病康复汤”加减，远期疗效好。

案三

夏某，女，9 岁，1969 年 4 月 17 日初诊。

患痫病 2 年，有惊吓史。1 年多来，痫发频繁，每发则昏仆，肢体抽搐，二目斜视，口吐涎沫，持续约 5 分钟。醒后感胸闷、头昏。大便 3 日一行，解而不爽。长期服苯巴比妥、丙戊酸钠、苯妥英钠等药，仍不能控制。舌边红，苔薄黄微腻，脉弦滑而数。

辨证：瘀血，痰浊内停。

治法：开窍醒脑，平肝泄痰，养血通络。

处方：自拟痫病康复汤加减。

大蜈蚣 2 条	全蝎 6 g	僵蚕 6 g	龟甲 10 g（先煎）
桃仁 6 g	石菖蒲 10 g	郁金 10 g	桂枝 9 g
胆南星 6 g	姜半夏 6 g	大黄 6 g（后下）	天竺黄 6 g

6 剂，水煎服，日 1 剂，分 2 次服。

二诊（1969 年 4 月 24 日）：服药 1 周，痫病因发作仍较频，但持续时间明显缩短，症状亦减轻。大便已正常，黄苔亦退，上方去大黄，12 剂，服法同上。

三诊（1969 年 6 月 8 日）：服上方后，痫病发作仅 2 次，且持续时间不足 1 分钟，症状明显减轻，大便日 1 次。舌淡红，苔薄白。按上方 12 剂，服法同上。

四诊（1969年6月22日）：服上方后，痫病未发作，精神明显好转。大便日1次，渐减西药。按上方断续服药近10个月后，停止服用所有西药，随访2年，痫病未作。

按： 本案属瘀血、痰浊内停、遇惊恐而发，因痫之痰具有随风气而聚散和胶固难化的特性，治在开窍醒脑、平肝泄痰、养血通络，自拟痫病康复汤加减治疗而取满意疗效。《临证指南》云："以致脏气不平，经络失调，一触积痰，厥气风动，卒焉暴逆，莫能禁止。"

小结： 谢老认为，痫病多因脏腑失调，气机逆乱，痰浊阻滞，风痰上扰而发。《寿世保元·痫证》对痫证的病因病机有如下论述："则肝脾独虚，肝虚则生风，脾虚则生痰，蓄极而通，其发也暴，故令风痰上涌而痫作矣。"谢老认为，风阳内动，痰浊壅塞，气机逆乱蒙蔽清窍而发为痫病。其中尤以痰邪作祟最为重要，不容忽视。《丹溪心法·痫》云："非无痰涎壅塞，迷闷孔窍。"故采用疏风平肝、清热豁痰、重镇扶正之法治疗痫病取得了满意疗效。

六、郁 证

郁证有"广义""狭义"之分，广义的郁证是指包括外感邪气侵入血脉、情志怫郁而内着脏腑，以致气机阻滞，导致血瘀、痰结、食滞、火郁等证者，皆属于郁证的范畴。谢老的案例大多为狭义之郁证，指情志不畅、气机郁滞，使心情抑郁、情绪不宁、胸部满闷、胁肋胀痛，或易怒喜哭，或咽中如有异物梗塞等症，属西医学的抑郁症、焦虑症、癔病范畴。郁证病情易反复，症状繁多，变化无常，治疗颇为棘手。其病机主要为气机郁滞，脏腑气血阴阳失调，治宜调畅气机，安神定志，自拟疏郁汤加减，处方：太子参20g，炒酸枣仁20g，柴胡10g，当归10g，白芍10g，茯神10g，玫瑰花6g。

加减：

（1）肝郁气滞者，加莱菔子 15 g，炒麦芽 20 g，枳壳 10 g。

（2）心脾阴液不足者，加浮小麦 20 g，麦冬 10 g，生甘草 6 g，五味子 6 g。

（3）心脾两虚者，加远志 10 g，炙甘草 6 g，木香 10 g，莲子肉 10 g。

（4）气滞痰郁者，加法半夏 10 g，陈胆星 6 g，川贝母 6 g，海蛤粉 15 g，琥珀末 1.5 g（冲服）。

（5）肝郁化火，湿浊内蕴者，加知母 12 g，黄柏 12 g，地骨皮 15 g，石菖蒲 12 g，炒麦芽 30 g，藿香 12 g，炒谷芽 30 g。

案一

赵某，女，42 岁，1968 年 9 月 5 日初诊。

心烦易怒，胸脘痞闷半年。曾服西药治疗，效果不显。现仍心烦易怒，情绪不宁，胸脘痞闷不舒，伴嗳气，纳呆，便秘，入睡困难。舌淡，苔薄腻，脉弦细。

辨证：肝郁气滞。

治法：疏肝解郁，畅达气机。

处方：自拟疏郁汤加减。

太子参 20 g	炒酸枣仁 20 g	柴胡 10 g	当归 10 g
白芍 10 g	茯神 10 g	玫瑰花 6 g	莱菔子 15 g
炒麦芽 20 g	枳壳 10 g		

6 剂，水煎服，日 1 剂，分 2 次服。

二诊（1968 年 9 月 12 日）：服上方后，心烦易怒、胸脘痞闷明显减轻，仍失眠，入睡难，纳谷不香。舌淡，苔白腻，脉弦细。上方加合欢花 20 g。12 剂，服法同上。

三诊（1968 年 10 月 6 日）：服上方后，情绪明显好转。舌淡苔白，脉弦。上方加减继服 2 个月后，诸症悉减。停药随访 1 年后，症状稳定，无复发。

按： 本案虚实兼夹，病机错杂，用药慎用攻伐，否则欲速则不达，应理气而不耗气，活血而不破血，清热而不败胃，补益而不过燥，滋养而不过腻，以“调”为主，升降气机，调畅气血，相互为用。除了药物治疗外，采取支持鼓励、耐心疏导等心理治疗。《临证指南医案》云“郁证全在病者能怡情易性”“心病终须心药医”。

案二

某女，20岁，1968年3月12日初诊。

20日前患者担心母亲患上不治之症，每天寝食不安，烦躁异常，动则汗多，精神恍惚。舌红绛，苔薄白，脉弦细。

辨证：心脾阴液不足，虚阳上扰心神。

治法：养心安神，养阴润燥。

处方：自拟疏郁汤加减。

太子参 20 g	炒酸枣仁 20 g	柴胡 10 g	当归 10 g
白芍 10 g	茯神 10 g	玫瑰花 6 g	浮小麦 20 g
麦冬 10 g	生甘草 6 g	五味子 6 g	

6剂，水煎服，日1剂，分2次服。

二诊（1968年3月12日）：服上方后，寝食稍安，烦躁减轻，汗出减少，精神恍惚较前明显有改善。舌红暗，苔薄白，脉弦细。按上方12剂，服法同上，后以上方调治近40日即愈。

按： 本案为忧郁伤神，情志不遂，肝郁抑脾，耗伤心气，营血消耗，心失所养，神失所藏而致。症见精神恍惚，心神不宁。感情易激动，易产生幻觉，治宜养心安神，养阴润燥，自拟疏郁汤加减，以养心安神而愈。

案三

高某，男，32 岁，1968 年 3 月 12 日初诊。

因家庭纠纷，思虑太过，心情抑郁，继而出现头晕，神疲，心悸，夜寐不安，面色少华，口干，纳呆，便秘。舌红，苔黄腻，脉弦细数。

辨证：心脾两虚。

治法：养心健脾，疏郁安神。

处方：自拟疏郁汤加减。

太子参 20 g	炒酸枣仁 20 g	柴胡 10 g	当归 10 g
白芍 10 g	茯神 10 g	玫瑰花 6 g	远志 10 g
炙甘草 6 g	木香 10 g	莲子肉 10 g	

6 剂，水煎服，日 1 剂，分 2 次服。

二诊（1968 年 3 月 19 日）：患者服药后，头晕、神疲等症状缓解，但想起家中纠纷，心情仍郁郁不舒。上方加珍珠母 20 g，且加强思想开导工作，嘱患者保持心情舒畅，后续服 12 剂后病愈。为巩固疗效，又续服近 2 个月中药，随访 1 年病情稳定。

按： 本案为劳心思虑伤心脾，脾失健运，气血乏源，加之思虑伤心，造成气血两虚，治宜养心健脾，疏郁安神，患者服用自拟疏郁汤加减后，症状很快消除。

案四

朱某某，男，45 岁，1968 年 3 月 10 日初诊。

始患感冒咳嗽，咳吐黄痰 20 日。后因家务问题，气郁不舒。先服感冒止咳类药物，而病未痊愈，夜间咽中感觉有痰，咳之不出，有时心悸不安，夜寐不宁，多梦。舌红，苔黄腻，脉弦细。

辨证：气滞痰郁。

治法：养心润肺，利咽，疏郁安神。

处方：自拟疏郁汤加减。

太子参 20 g	炒酸枣仁 20 g	柴胡 10 g	当归 10 g
白芍 10 g	茯神 10 g	玫瑰花 6 g	法半夏 10 g
陈胆星 6 g	川贝母 6 g	海蛤粉 15 g	琥珀末 1.5 g（冲服）

6 剂，水煎服，日 1 剂，分次口服。

二诊（1968 年 3 月 17 日）：服上方后，夜间咳痰渐爽，心悸渐安，但夜寐仍不宁，上方加石菖蒲 10 g，12 剂，服法同上。后以上方加减续近 2 个月，所有症状消失。停药观察，随访 1 年病情稳定无复发。

按：本案为气滞痰郁证，因体虚、感冒夹痰，加之情志不畅导致肝郁气结，蕴湿生痰，致气滞痰郁。治宜疏郁安神、化痰利气解郁、养心润肺、利咽，自拟疏郁汤加减效果极好。

案五

许某某，女，47 岁，1969 年 8 月 2 日初诊。

闷闷不乐，时时欲哭，时轻时重 3 年，经多家医院按抑郁症治疗无效，2 年前自杀未遂。一直服用西药。症见：心烦，烘热，盗汗，夜寐差，纳差。舌暗红，苔厚腻，脉弦滑。

辨证：肝郁化火，湿浊内蕴。

治法：疏肝理气，清热化火，健脾化湿。

处方：自拟疏郁汤加减。

太子参 20 g	炒酸枣仁 20 g	柴胡 10 g	当归 10 g
白芍 10 g	茯神 10 g	玫瑰花 6 g	知母 12 g
黄柏 12 g	地骨皮 15 g	石菖蒲 12 g	炒麦芽 30 g
藿香 12 g	炒谷芽 30 g		

6 剂，水煎服，日 1 剂，分 2 次服。

二诊（1969 年 8 月 9 日）：服上方后，心烦、烘热稍轻，胃纳增加，夜寐仍差，口干。舌暗红，苔薄白，脉弦滑。湿邪已祛，肝火未平，方拟清热化火，平肝，养心安神。按上方去炒麦芽、藿香炒谷芽，加焦山栀 12 g，莲子心 1 g。12 剂，服法同上。

三诊（1969 年 9 月 3 日）：服上方后，夜寐稍增，多梦，烘热阵作。舌暗红，苔薄白，脉弦滑。虚热未清，肝火未解，按二诊方加灯心草 1 g，12 剂，服法同上。

四诊（1969 年 9 月 17 日）：服上方后，夜寐好转，时有口干，烘热，盗汗少作，胃纳可，大便调。舌暗红，苔薄，脉弦滑，按三诊方，加浮小麦 30 g，12 剂，服法同上。

五诊（1969 年 10 月 3 日）：服上方后，夜寐转安，时有盗汗、烦躁，大便已调。舌红，少苔，脉弦细。按四诊方加炙龟甲 15 g，12 剂，服法同上。

六诊（1969 年 10 月 17 日）：服上方后，盗汗、烦躁明显减轻，夜寐已安睡 7、8 小时左右，胃纳可。舌红，少苔，脉弦细。按五诊方，先后加减调理近半年，停服西药，症状稳定，随访 1 年，未复发。

按：本案患者七七之年而肾气衰，冲任虚少，天癸将竭，肾阴不足，阳失潜藏，脏腑经络失于滋养，脏腑功能失调，阴阳失于平衡，致肝郁化火，湿浊内蕴。《医碥》曰：“百病皆生于郁，郁而不舒则皆肝木之病矣。”肝为藏血之脏，肝郁气滞，血流不畅，瘀阻肝络，肝郁化火。治宜疏肝理气，清热化火，健脾化湿，自拟疏郁汤加减效果较好。

小结：郁证是一种常见的心理障碍性疾病，可由多种原因引起，以显著而持久的心境低落为其主要临床特征，且心境低落与其处境不相称。谢老认为，郁证患者心情多执拗、多偏颇，性格内向者多见，事不如意，不能排解或自释，情志抑郁，遂致肝失疏泄，气滞于里，蕴结不通，于是发病。《金匮要略·妇人杂病脉证并治》记载了属于郁证的“脏躁”及“梅核气”多发于女性。《素问·举痛论》：“百病生于气也，怒则气上，喜则气缓，悲则气消，恐则气下，惊则气乱，思则气结，忧则气聚。”这是对七情致病的规律性阐述。在情志活动中，以肝为枢，肝为五脏之魂，肝主五脏之气机升降，肝气正常，则气机条达。肝主疏泄，喜条达而恶抑郁，气机在五脏定位于肝。如《素问·灵兰秘典论》谓：“肝者将军之官，谋虑出焉。”因此，郁证的病位主要在肝。肝郁日久，可发生诸多病理变化，如肝气蕴结化火，则为肝火；气滞则津液不得正常流通，聚湿成痰；气滞则血亦滞，进一步演变成气滞血瘀等，引起诸多病证。谢老从理、法、方、药，典型案例，认为本病的主要病位在肝，情志怫郁是郁证的主要病因，同时与心、脾、肾有关，临床应运用辨病与辨证结合，立法遣方，如能解除病人的思想顾虑，树立战胜疾病的信心，适当结合气功、太极拳等，往往可收事半功倍之效。

第二节 心病篇

本篇心病包含中医学的功能之心，与解剖学的实体之心。因此，心的功能出现异常时，一是“心主血脉”相关的疾病，包括西医的心血管系统疾病；二是“心主神明”有关的疾病，包括西医的高级神经系统病变及精神疾病；三是心与其他脏腑功能失调的疾病。“心者，君主之官”（《素问·灵兰秘典论》），心的功能失调会诱发其他脏腑疾病，包括心悸、胸闷、不寐等。

一、心悸

谢老认为，心悸指心中急剧跳动，惊惕不安，甚则不能自主，且常伴有胸闷气短，甚则眩晕、喘促、晕厥，脉数或迟，又或时有一止的一种病证。按病情轻重，分为惊悸、怔忡。由惊而悸，病情轻者为惊悸。久病、重病无惊而悸者为怔忡。从整理谢老医案中发现心悸的发生多与体质虚弱、饮食劳倦、七情所伤、感受外邪及药食不当有关，多由心失所养或心神不宁导致。治疗时应在辨病的基础上再进行辨证治疗，分为虚实两端。虚证分别予以补气、养血、滋阴、温阳；实证则应祛痰、化饮、清火、行瘀，同时配合安神宁心之法。自拟宁心汤加减，处方：黄芪 30 g，人参 15 g，麦冬 10 g，五味子 6 g，炙甘草 6 g。

加减：

（1）心脾两虚者，加丹参 10 g，川芎 10 g，当归 10 g，赤芍 10 g，桂枝 6 g，沙参 15 g。

（2）心阳不振，瘀血内阻者，加丹参 10 g，川芎 10 g，当归 10 g，桃仁 10 g，红花 10 g，地龙 10 g，降香 6 g，桂枝 10 g。

（3）气阴两虚者，加沙参 10 g，玉竹 10 g，生龙骨、牡蛎各 15 g。

（4）心脾两虚，胆郁痰扰者，加炒酸枣仁 20 g，竹茹 10 g，半夏 10 g，制远志 10 g，生龙骨、牡蛎各 20 g。

（5）心脾肾俱虚者，加巴戟天 15 g，锁阳 15 g，桂枝 15 g，肉苁蓉 15 g，酸枣仁 20 g，干姜 6 g。

案一

孟某，女，48 岁，1967 年 5 月 16 日初诊。

心悸、心慌、头晕 1 周，1 周前在厨房做饭时突发头晕、心悸、气短、意识不清跌倒，经家人搀扶后，感疲乏无力，症见：精神不振，面色少泽。舌淡，苔薄白，脉沉细迟，脉搏每分钟 52 次。

辨证：心脾两虚，心失所养。

治法：益气养心，养血化瘀，通络复脉。

处方：自拟宁心汤加减。

黄芪 30 g	人参 15 g	麦冬 10 g	五味子 6 g
炙甘草 6 g	丹参 10 g	川芎 10 g	当归 10 g
赤芍 10 g	桂枝 6 g	沙参 15 g	

6 剂，水煎服，日 1 剂，分 2 次服。

后按上方加减调理近 3 个月症状消除，随访 1 年，无复发。

按：本案为心气亏虚，在问诊时，了解家中丈夫患重病 1 年，患者劳累、思虑太过，损伤脾胃，致心血不足，使心气无所依，日渐亏虚而成。因其发病时间短，经服用自拟宁心汤加减后，在服用生脉饮的基础上增加益气养血之品，症状很快得到改善，且远期疗效较好。

案二

王氏，女，52 岁，1965 年 11 月 2 日初诊。

心悸、气短、胸闷不舒半年，劳累后加重 7 日，但休息后可缓解。最近 1 周心悸、气短加重，伴胸闷、呼吸不利，时有胸部隐痛不适，睡眠时常憋醒，疲乏无力。症见：精神不振，面色苍白，形体虚胖。舌淡，苔薄白滑，脉沉细弱。

辨证：心阳不振，瘀血内阻。

治法：益气养心，化瘀通络。

处方：自拟宁心汤加减。

黄芪 30 g	人参 15 g	麦冬 10 g	五味子 6 g
炙甘草 6 g	丹参 10 g	川芎 10 g	当归 10 g
桃仁 10 g	红花 10 g	地龙 10 g	降香 6 g
桂枝 10 g			

6 剂，水煎服，日 1 剂，分 2 次服。

后以上方加减调理近 5 个月，症状消除，随访 1 年无复发。

按：本案患者为年过半百，心气极虚，心阳不振。心的阳气能鼓动血脉运行，温养全身，若久病或劳倦不当，耗损心阳，心阳虚不能温运血脉，致瘀血内阻，心失所养而悸动。治宜益气养心，化瘀通络，自拟宁心汤加减，在增强活血化瘀力度的基础上，以桂枝甘草汤振奋心阳，服药后症状消除，且远期疗效甚好。

案三

梁某，女，15 岁，1967 年 3 月 16 日初诊。

心悸、汗出，动则加剧 1 个月。1 个月前因感冒后，始畏寒发热，咽痛，咳嗽，经治疗后热退。之后常感体虚乏力，汗出，动则加重，心悸不舒，懒动少言，饮食乏味。症见：精神不振，形体略瘦。舌淡，苔白薄略滑，脉沉细无力。

辨证：心之气阴两虚。

治法：益气养心，滋阴复脉。

处方：自拟宁心汤加减。

黄芪 30 g	人参 15 g	麦冬 10 g	五味子 6 g
炙甘草 6 g	沙参 10 g	玉竹 10 g	生龙骨 15 g
牡蛎 15 g			

6 剂，水煎服，日 1 剂，分 2 次服。

后以上方加减调理近 1 个月，症状消失，随访 2 年无复发。

按：本案患儿心悸由外感寒邪引起，邪热内舍于心，正邪相争，热邪伤阴，久则耗伤心气，表现为气阴两虚之征象。服用自拟宁心汤加减，合沙参、玉竹以增强益气养阴之功，合生龙牡以加强安神定悸之效，药后心悸渐缓，汗出渐愈，体力渐增，经2个月调理，诸症皆愈。

案四

王某，女，38岁，1967年4月16日初诊。

心悸、失眠、多梦、疲乏无力3个月余，加重2周。素有月经量偏大，近来持续天数也增多。3个月前因家中变故，始现胆小，遇事易惊恐渐重。就近诊治，服安定片及朱砂安神丸不见好转。症见：胆怯易惊、头眩、心悸、心烦不眠、夜多异梦、呕恶、呕逆、眩晕、形体不充，口唇略淡。舌淡，苔白腻，脉弦滑细。

辨证：心脾两虚，胆郁痰扰。

治法：益气复脉，理气化痰，和胃清胆。

处方：自拟宁心汤加减。

黄芪30g　人参15g　麦冬10g　五味子6g
炙甘草6g　炒酸枣仁20g　竹茹10g　半夏10g
制远志10g　生龙骨20g　牡蛎20g
水煎服，日1剂，分2次服。

后以上方加减调理近4个月，症状消失，随访2年无复发。

按：“女性天生三分郁”，本案患者血虚肝（胆）郁，痰扰，思虑过度，劳伤心脾。女性以血为本，血虚肝郁化火，肝魂不藏，母病及子，心肝火旺，加之忧思暗耗心血，血失心统，心失血涵者，不任惊恐，而现悸动不安，情志不遂，胆失疏泄，气郁生痰，胆郁痰扰，胆胃不和。治宜益气复脉，自拟宁心汤加减，合炒酸枣仁以宁心安神，合半夏降逆止呕，燥湿化痰，消痞除满；合竹茹清热止呕，下气消痰；合远志宁心安神，祛痰开窍。调理近4个月后，使心脾之功得以充盛，心悸诸症皆愈。

案五

李某某，女，37岁，1968年8月6日初诊。

自觉心悸、气短10年，动则加剧1个月。10年前分娩二孩后休养失当，不慎受凉，之后全身关节疼痛，阴天、下雨时加重，经多家医院诊断为“风湿性心脏病”，伴胸闷不适，四肢关节肿胀、疼痛、不温，逢阴天、下雨则加重，头晕，食少脚肿，全身困乏无力，白天多睡，夜晚失眠。舌红，苔黄腻，脉细数无力。

辨证：心脾肾俱虚，兼阴血不足。

治法：温阳益气，滋阴养血，宁心安神。

处方：自拟宁心汤加减。

黄芪 30 g	人参 15 g	麦冬 10 g	五味子 6 g
炙甘草 6 g	巴戟天 15 g	锁阳 15 g	桂枝 15 g
肉苁蓉 15 g	酸枣仁 20 g	干姜 6 g	

6剂，水煎服，日1剂，分2次服。

二诊（1968年8月13日）：服上方后，诸症均减。阳气渐复，心悸、气短减轻，脚肿消退，四肢不温改善，食欲增进，脉象有力。以此方为基础随症加减药味，连服90余日，心悸消失，体力恢复正常，随访2年症状无复发。

按：本案因产后伤及心、脾、肾，气血不足，正气亏虚所致，证属心、脾、肾俱虚，兼阴血不足，一旦血少，络脉空虚，则心失所养，悸动不安，而急数之脉斯乃见矣。久之，阴病及阳，心气亦损。治宜温阳益气，滋阴养血，宁心安神，服用自拟宁心汤加减方药后，效果极为理想。

小结：心悸的病变部位主要在心，临床虽有虚实之分，但虚证较为常见，多为心脏的气、血、阴、阳不足。平素体质虚弱、情志所伤、劳倦、汗出受邪为心悸的常见病因。故补虚是治疗本证的基本原则，治当寓补兼通，本病邪实，以痰饮内停和瘀血阻络为最常见，化痰涤饮、活血化瘀也是本证常用的治则。心悸不安是临床的主要症状，故在补虚及祛邪的基础上，常配用安神之法。自拟宁心汤加减，远期疗效好。

二、胸 痹

胸痹指心脏络脉受阻，以膻中或左胸部发作性憋闷、疼痛为主要临床表现的一种病证。轻者胸闷如窒，呼吸欠畅，重则胸痛剧烈，甚至心痛彻背、背痛彻心。胸痹进一步可发展为真心痛，其特点为剧烈而持久的胸骨后疼痛，伴有心悸、水肿、肢冷、汗出、喘促、面色苍白等症状。胸痹相当于西医的心绞痛，真心痛相当于西医学的心肌梗死等。从整理谢老医案中发现，胸痹的发生，多与体内的痰湿阻滞、气阴两虚、胸阳不振、阴虚阳亢、心阳欲脱等病理变化有关，多本虚标实之证。基于胸痹的病机特点，谢老在治疗此病时常以自拟益气养心汤加减。处方：党参 30 g，陈皮 10 g，姜半夏 10 g，柴胡 6 g，桂枝 10 g，枳壳 10 g，甘草 6 g。

加减：

（1）痰湿阻滞心脉者，加全瓜蒌 30 g，厚朴 10 g，细辛 6 g。

（2）气阴两虚者，加炒当归 9 g，木香 10 g，百合 10 g，沙参 20 g，玉竹 9 g。

（3）胸阳不振者，加炮附子 10 g，怀山药 10 g，炒酸枣仁 15 g，石菖蒲 10 g。

（4）阴虚阳亢、痰湿瘀阻者，加全瓜蒌 15 g，钩藤 12 g，竹茹 10 g，胆南星 6 g。

（5）心阳欲脱之危候者，加炮附子 10 g，细辛 6 g，丹参 15 g。

案一

顾某某，男，55 岁，1968 年 1 月 2 日初诊。

心前区隐约闷痛半年，劳累、受凉加重 10 日。平时有咳嗽病史、咳痰、气喘、乏力，受凉加重。症见：咳喘、胸闷、气短、心悸、咳痰、头晕，纳谷欠馨，便秘。苔白腻，脉细弦滑。

辨证：痰湿阻滞心脉，气虚血瘀。

治法：益气化痰通络，活血。

处方：自拟益气养心汤加减。

红参 20 g	陈皮 10 g	姜半夏 10 g	柴胡 6 g
桂枝 10 g	枳壳 10 g	甘草 6 g	全瓜蒌 30 g
厚朴 10 g	细辛 6 g		

6 剂，水煎服，日 1 剂，分 2 次服。

二诊（1968 年 1 月 9 日）：服上方后，胸闷痛明显减轻，咳嗽、咳痰少作，仍心悸、气短，胃纳欠馨，大便不畅。苔薄白腻，脉小弦滑。按上方 12 剂，服法同上。

三诊（1968 年 1 月 23 日）：服上方后，各项症状明显好转，时有咳嗽、咳痰，苔薄白腻，脉弦细滑，守上方加川贝母 6 g。12 剂，服法同上。

四诊（1968 年 2 月 6 日）：服上方后，所有症状改善颇多，胃纳可，大便日一行。苔薄腻，脉弦滑。按三诊方 12 剂，服法同上。

按：本案为痰湿阻滞心脉，气虚血瘀，治宜益气化痰通络、活血，自拟益气养心汤加减。以通调气机为贵，注重调理气血。《寿世保元·血气论》云：“调气为上，调血次之，先阳后阴也。若夫血有败瘀，滞泥诸经，壅遏气之道路，经所谓去其血而后调之，不可不通其变矣。”

案二

李某某，女，49 岁，1969 年 1 月 27 日初诊。

活动后胸痞伴隐痛 3 个月，加重 10 日。症见：面色苍白，失眠、心烦易怒，神疲乏力，精神不振，食少，胃胀，便秘，恶心，呕吐。舌淡红，边有齿印，苔少，脉细滑。

辨证：气阴两虚。

治法：益气养阴，化痰通络。

处方：自拟益气养心汤加减。

红参 20 g	陈皮 10 g	姜半夏 10 g	柴胡 6 g
桂枝 10 g	枳壳 10 g	甘草 6 g	炒当归 9 g
木香 10 g	百合 10 g	沙参 20 g	玉竹 9 g

6 剂，水煎服，日 1 剂，分 2 次服。

二诊（1969 年 2 月 3 日）：服上方后，胸痞伴隐痛少作，但精神状态明显改善，面色稍滋润，失眠有好转、心烦易怒消失，食欲稍增，胃胀减，大便日 1 次，恶心消除，无呕吐，余安好。舌淡红，齿印变浅，苔薄白，脉细滑。上方加全瓜蒌 20 g，12 剂，服法同上。

三诊（1969 年 2 月 17 日）：服上方，活动后胸痞伴隐痛未作，精神振作，面色滋润，纳馨，寐安。苔薄，舌中微腻，脉小滑。按上方 12 剂，服法同上。后继续随症加减，巩固调理，诸症逐渐缓解。随访 1 年，病未作。

按：本案患者年过半百，肾气渐衰，肾阴亏虚则不能滋养五脏之阴，导致心阴亏虚，阴血不足，血液滞行或心脉失于濡养，血脉空虚而发。症属气阴两虚，治宜益气养阴，化痰通络，自拟益气养心汤加减，合木香以消胃胀，合百合、沙参、玉竹以益气养阴，获得良好的疗效。《景岳全书·脏象别论》载：“血者水谷之精也，源源而来，而实生化于脾，总统于心，藏受于肝，宣布于肺，施泄于肾，而灌溉一身。”

案三

吴某某，男，50 岁，1960 年 3 月 5 日初诊。

胸闷，失眠健忘 1 年余。现症见：胸部窒闷隐隐而痛，心区偶见阵发性疼痛，头晕，耳鸣，健忘，心悸，失眠，多梦，纳呆食少，神疲乏力，咳吐白稠痰，畏寒肢冷，下肢轻度水肿，大便溏，小便清长。舌淡，苔白腻，脉沉迟而无力。

辨证：胸阳不振，痰瘀痹阻。

治法：通阳宣痹，祛瘀化痰。

处方：自拟益气养心汤加减。

党参 30 g	陈皮 10 g	姜半夏 10 g	柴胡 6 g
桂枝 10 g	枳壳 10 g	甘草 6 g	炮附子 10 g
怀山药 10 g	炒酸枣仁 20 g	石菖蒲 10 g	

6 剂，水煎服，日 1 剂，分 2 次服。

二诊（1960 年 3 月 5 日）：服上方后，胸闷减轻，心胸部疼痛消失，食纳增，咳痰减，但仍畏寒肢冷，下肢水肿，大便溏，脉沉细无力。按上方去党参改红参 20 g，12 剂。服法同上。药后余证减轻，但见寐差，健忘，舌淡红，苔薄白，脉沉细有力。足见患者脾肾阳气见复，痰浊、寒湿、瘀血已除，心脉得畅。仍按二诊方加减服药 20 多剂后，症状皆除，随访 1 年，病情未复发。

按：本案为胸阳不振，痰瘀痹阻，血行不畅，阻遏胸阳，气机不通，脉络涩滞，影响心脏正常生理功能而发生的病理变化。《素问》记载："疼者寒气多也，有寒故疼也。""风寒湿三气杂至合而成痹也……以夏遇此者，为脉痹，脉痹不已，复感于邪，内舍于心……"三因相互影响，致使痰浊、气滞、血瘀阻碍而痹闭不通，治宜通阳宣痹，祛瘀化痰，自拟益气养心汤加减，合炮附子以振奋心阳，合怀山药以健脾益气，合炒酸枣仁以安神助眠，合石菖蒲以化痰开窍，药证相符，最终疗效显著。

案四

张某，女，52 岁，1968 年 3 月 6 日初诊。

胸前区憋闷不舒 1 年余，每因情志刺激而心胸部疼痛，曾诊为冠心病。就诊时症见心胸胀满，隐隐而痛，喘息气短，咳吐黄稠痰量多。心胸部疼痛发作时，牵引肩背亦痛，重时疼不可忍，不得平卧。心悸，怔忡，自汗，烦躁易怒，寐差，五心烦热，腰膝酸软。舌红，苔黄腻，脉弦数无力。

辨证：阴虚阳亢，痰湿、瘀血痹阻心脉。

治法：通络祛痰，滋阴潜阳。

处方：自拟益气养心汤加减。

太子参 30 g	陈皮 10 g	姜半夏 10 g	柴胡 6 g
桂枝 10 g	枳壳 10 g	甘草 6 g	全瓜蒌 15 g
钩藤 12 g	竹茹 10 g	胆南星 6 g	

6 剂，水煎服，日 1 剂，分 2 次服。

二诊（1968 年 3 月 13 日）：服上方后，症有所减轻，但不显效，按上方加赤芍 10 g，厚朴 10 g，以祛痰浊、化瘀血，治疗 1 个月余，诸症悉减，身体日趋康复，后随访心前区已无不舒之感，心痛未作。

按： 本案为阴虚阳亢，痰湿、瘀血痹阻心脉。因"人过四十，阴气自半"，在此病理基础上，又因情志不畅，气滞血瘀，痰阻胸中，导致胸闷、胸痛反复加重，经久不愈，久病入络，久痛入络，故选赤芍入血分，厚朴入气分而使气血得活，瘀血得化，自拟益气养心汤加减而获痊愈。

案五

聂某某，男，32 岁，1968 年 3 月 5 日初诊。

心慌，气短，心前区隐隐刺痛半年，不能负重，日益加甚。症见：左胸心前区持续剧痛不解，心悸气短，面色苍白，口唇青紫，冷汗出，四肢厥冷。舌淡，苔白腻，脉细弦。

辨证：胸痹之心阳欲脱之危候。

治法：回阳救逆，通络开窍。

处方：自拟益气养心汤加减。

红参 30 g	陈皮 10 g	姜半夏 10 g	柴胡 6 g
桂枝 10 g	枳壳 10 g	甘草 6 g	炮附子 10 g
细辛 6 g	丹参 15 g		

6 剂，水煎服，日 1 剂，分 2 次服。

二诊（1968 年 3 月 12 日）：服上方后，药进 2 剂，疼痛减轻，6 剂后疼痛明显改善，诸症均有好转，危候已得缓解，按上方减附子 6 g，加山楂 15 g，继服 6 剂。

三诊（1968 年 3 月 19 日）：服上方后，心悸，气短，倦怠乏力，寐差。舌淡，脉细而缓。余症消失，按一诊方去炮附子、细辛、丹参，加黄芪 20 g，炒酸枣仁 20 g，焦三仙各 20 g，服用 20 剂后，诸症痊愈。随访 1 年，症状稳定，无反复。

按：本案为胸中阳微不运，阴邪搏结，气机不畅，水饮、痰涎壅滞胸中，阻遏心阳而发。证属心阳欲脱之胸痹危候，治宜回阳救逆，通络开窍，自拟益气养心汤加减而获卓效。《类证治裁·胸痹》载："胸痹，胸中阳微不运，久则阴乘阳位，而为痹结也。"

小结：谢老认为，胸痹多虚实夹杂，在本虚的基础上，痰湿、气阴不足、胸阳不振、心阳欲脱、阴虚均能导致胸阳失运，心脉痹阻，常可相兼为病。急则治其标，缓则治其本，辨明虚实主次缓急而兼顾同治，不拘验方、经方、时方、随症加减，终获痊效。

三、不寐

不寐是以经常不能获得正常睡眠为特征的一类病证，主要表现为睡眠时间、深度的不足。轻者入睡困难，或寐而不酣、时寐时醒，或醒后不能再寐，重者彻夜不寐。不寐属"不得卧""目不瞑"范畴。西医学中的神经官能症、更年期综合征、慢性消化不良、贫血、动脉粥样硬化等，以不寐为主要临床表现时，均可参照本病治疗。

不寐属临床常见慢性疾病，整理谢老医案时发现，其发病原因多样，饮食不节、情志失调、劳逸失度、病后体虚都可引起。但根本病机属阳盛阴衰，阴阳失交，治宜补虚泻实，调整阴阳，使阴平阳秘而睡眠自佳。自拟平衡睡眠方。处方：黄连 6 g，炒栀子 6 g，茯神 15 g，石菖蒲 10 g，麸炒白术 12 g，蜜远志 10 g，炒酸枣仁 30 g，龙眼肉 10 g，炙甘草 6 g。

加减：

（1）土虚木乘，气血两虚者，加白芍 15 g，生晒参 10 g。

（2）胃阴不足，阴阳失交者，加生地黄 15 g，玉竹 10 g，竹茹 10 g。

（3）阴血亏虚，心失所养者，加炙黄芪 20 g，龙眼肉 12 g，麦冬 15 g，五味子 5 g。

（4）肝胆郁火，痰热扰神者，加黄芪 20 g，龙眼肉 12 g，夏枯草 20 g，柴胡 10 g，天竺黄 6 g。

案一

陈某，女，52 岁，1968 年 9 月 15 日初诊。

心烦、失眠、疲倦乏力 2 周。平时血压偏高，半月前与丈夫生气后出现心烦，急躁易怒，神疲体倦乏力，自觉全身潮热，手足心热，纳食欠佳，寐差，不易入睡，睡后易醒，每天睡眠只有 2 小时，焦虑，抑郁。舌淡，苔薄白，脉细数。

辨证：土虚木乘，气血两虚。

治法：益气补血，健脾养心，宣透郁热。

处方：自拟平衡睡眠原方。

黄连 6 g	炒栀子 6 g	茯神 15 g	石菖蒲 10 g
麸炒白术 12 g	蜜远志 10 g	炒酸枣仁 30 g	龙眼肉 10 g
炙甘草 6 g	白芍 15 g	生晒参 10 g	

6 剂，水煎服，日 1 剂，分 2 次服。

二诊（1968年9月23日）：服药后患者心烦、疲倦乏力较前改善，纳可，睡眠好转，睡眠时间达到5小时左右，全身潮热、手足心热改善不明显，舌淡，苔薄白，脉弦细数，左关偏弱。上方加首乌藤20g，牡丹皮10g，12剂，服法同前。

三诊（1968年10月8日）：服药后患者睡眠恢复正常，每天睡眠时间达6～8小时。无心烦、手足心热，精神佳，余无不适。舌淡红，苔薄白，脉细。无特殊不适，遂停中药汤剂。嘱患者合理饮食，适当运动，保持心情愉快。随访3个月血压控制良好，未再发心烦失眠。

按：本案患者失眠属七七之际，历经、带、胎、产，气血耗损，营阴、肝血不足，肝失所养，肝失疏泄，气机郁滞化热，热扰心神，虚烦不寐。土虚木乘，气血两虚，治宜益气补血，健脾养心，自拟平衡睡眠方加减，合白芍养血柔肝，补肝体以制其阳用，合生晒参益气补中，养心安神，疗效明显。《辨证录》所言："气郁既久，则肝气不舒，肝气不舒，则肝血必耗，肝血既耗，则木中之血，上不能润于心，则不寐。"

案二

胡某，女，34岁，1969年8月12日初诊。

失眠伴胃脘部隐痛20多日。20多日前因食辣而现胃脘部隐痛、失眠。症见：胃脘部隐痛，时轻时重，脘痞，无灼热感，恶心欲呕，心烦，纳呆，寐差。舌淡红，苔薄白，脉细数。

辨证：胃阴不足，阴阳失交。

治法：益胃养阴，清热除烦。

处方：自拟平衡睡眠方。

黄连6g	炒栀子6g	茯神15g	石菖蒲10g
麸炒白术12g	蜜远志10g	炒酸枣仁30g	炙甘草6g
生地黄15g	玉竹10g	竹茹10g	

6剂，水煎服，日1剂，分2次服。

二诊（1969年8月19日）：服上方3剂，能眠7小时左右，6剂服完后诸症消除，未予方。嘱患者按时进餐，勿过辣、过饥、过饱。随访3个月病情稳定。

按： 本案因饮食辛辣刺激，更伤胃阴，虚火上扰于心，故心烦，寐寝不安。证属胃阴不足，阴阳失交，治宜益胃养阴，清热除烦，自拟平衡睡眠方加减，合生地黄、玉竹养阴清热，生津润燥，合竹茹以除烦止呕，药证相符，效如桴鼓。《景岳全书》云："寐本乎阴，神其主也，神安则寐，神不安则不寐。"

案三

方某某，男，55岁，1968年9月27日初诊。

心烦失眠、夜尿频多3周。3周前无明显诱因出现心烦失眠，伴夜尿增多。症见：心烦，夜间入睡困难，睡后易醒，醒后难以再次入睡，每天睡眠少于3小时，伴夜尿次数增多，每夜4～5次。舌暗淡，苔薄白，脉细数。

辨证：阴血亏虚，心失所养。

治法：滋阴养血，心脾两调。

处方：自拟平衡睡眠方。

黄连 6g	炒栀子 6g	茯神 15g	石菖蒲 10g
麸炒白术 12g	蜜远志 10g	炒酸枣仁 30g	炙甘草 6g
炙黄芪 20g	龙眼肉 12g	麦冬 15g	五味子 5g

6剂，水煎服，日1剂，分2次服。

二诊（1968年10月5日）：服上方后，心烦，睡眠好转，夜尿4～5次，舌脉同前。原方炙黄芪加至50g，6剂，服法同前。

三诊（1968年10月12日）：无心烦，睡眠恢复正常，夜尿4次。舌暗淡、苔薄白，脉细。原方去黄芪、白术、龙眼肉，加益智仁、金樱子、山茱萸、菟丝子、芡实各 15 g，五味子 5 g，6 剂，煎服法同前。

四诊（1968 年 10 月 19 日）：夜尿 2 ～ 3 次，口干，余无不适。舌暗淡、苔薄白，脉细。去茯苓，加女贞子 15 g，6 剂，煎服法同前。

五诊（1968 年 10 月 26 日）：服上方后，诸症皆愈，睡眠良好。首诊原方 12 剂巩固疗效，嘱患者合理饮食，适当运动，保持心情愉快。随访半年，未再发。

按：本案患者年过半百，阴血衰少，五脏皆虚，内生虚热，神失所养，故而出现心烦失眠，此类失眠的特点往往表现为睡后易醒，醒后难以复睡，治宜滋阴养血，心脾两调之法，选自拟平衡睡眠方加减，合黄芪、龙眼肉以益气养血，合麦冬、五味子以养阴宁心，疗效颇佳。《难经》云："老人血气衰，肌肉不滑，荣卫之道涩，故昼日不能精，夜不得寐。"《冯氏锦囊秘录》亦载"是以壮年肾阴强盛，则睡沉熟而长，老年阴气衰弱，则睡轻而短"。

案四

孙某某，女，49 岁，1968 年 6 月 24 日就诊。

睡眠时间减少，难以入眠，眠浅易醒，烦躁易怒，平素心情不畅、郁闷、所欲不遂，烦躁不安。舌偏红，苔黄腻，脉弦数。

辨证：肝胆郁火，痰热扰神者。

治法：清肝利胆，泻热化痰，安神宁志。

处方：自拟平衡睡眠方。

黄连 6 g	炒栀子 6 g	茯神 15 g	石菖蒲 10 g
麸炒白术 12 g	蜜远志 10 g	炒酸枣仁 30 g	炙甘草 6 g
夏枯草 20 g	柴胡 10 g	天竺黄 6 g	

12 剂，水煎服，日 1 剂，分 2 次服。

2周后，烦躁易怒减轻，睡眠时间恢复，仍以上方12剂，3个月后随访无不适。

按：《黄帝内经》云：“七七，任脉虚，太冲脉衰少，天癸竭，地道不通……”本案患者正值七七之年，肾气衰退，阴液自半，加之心情不畅，气机郁滞，郁久化火生痰，扰及心神，则心烦不寐。故治宜清肝利胆，泻热化痰，安神宁志，自拟平衡睡眠方加减，合夏枯草以清肝泻火，合柴胡以疏肝，合天竺黄以清热豁痰，凉心定惊，疗效极为显著。

小结：失眠病机虽然复杂，谢老认为不外虚证、实证及夹杂证候。如《景岳全书·不寐》云：“不寐证虽病有不一，然知邪正二字则尽之矣……其所不安者，一由邪气之扰，一由营气之不足耳。有邪者多实，无邪者皆虚。”实证之气滞、血瘀、痰湿，均可引起气机不利，影响阴阳顺接而致失眠；虚证之气虚、血虚、阴阳亏虚，均可致心神失养，引起失眠。故临证宜遵《灵枢·邪客》“补其不足，损其有余，调其虚实，以通其道而去其邪”的治则。人体睡眠的功能活动与阴阳出入潜伏相关，昼主阳，夜主阴，昼则阳出于阴，夜则阳入于阴，从而维持昼醒夜寐。《灵枢·邪客》有“人与天地相参与，与日月相应也”，《灵枢·寒热病》云：“阳气盛则瞋目，阴气盛则瞑目。”谢老临证注重对失眠患者的调护，主张动静相宜，即白天适当活动，晚上睡前保持安静。如此顺应天时，“与天地同纪”（《灵枢·营卫生会》），昼养阳，夜养阴，使阴阳消长自然有序，逐步恢复患者紊乱的生物节律。同时，常鼓励患者放松心情，重拾睡眠信心，再配合药物治疗，常可达到满意的安眠效果。

第三节 肺病篇

肺主气，司呼吸，故肺病多以气机升降失常的证候为主。肺朝百脉，全身的气、血、津液都要经过肺，能通调水道，参与水液代谢，故痰饮、水湿等证候亦多与肺有关。肺为华盖，居诸脏之高位，与外界直接接触，构成机体的第一道防线，与防御功能有密切关系，输精于皮毛，主一身之卫表，又为清肃之脏，不容异物，故外感和内伤因素都易伤损肺脏而引起病变。本篇包括感冒、咳嗽、哮喘、肺痈、肺胀、肺痿等肺系病。

一、感冒

谢老认为，感冒是人体感受六淫邪气，邪侵卫表所致的外感疾病，临床以鼻塞、流涕、打喷嚏、咳嗽、头痛、恶寒、发热、脉浮等为其主要特征。根据病情，辨风寒、风热或暑湿兼夹之证，还应注意体虚感冒的治法，一味补虚扶正，有关门留寇之虞。对于感冒善后处理，主张热退后要饮食清淡，忌辛辣、多食。《黄帝内经》云：“病热少愈，食肉则复，多食则遗。”此其禁也。

从整理谢老医案中看出，感冒分为虚实两大类，实证有四，分别为风寒证、风热证、风燥证以及暑湿证；虚证有二，分别为气虚证、气阴两虚证。古有“其在皮者，汗而发之”，确定了实证感冒当治宜解表宣肺。风寒者，应宣肺散寒、辛温解表，方用麻黄汤加减；邪热较甚者，应疏风清热、辛凉解表，方用银翘散加减；风燥者，应辛凉宣透、润燥生津，方用桑菊饮加减；暑湿者，应解表清暑祛湿，方用藿香正气散加减。虚证感冒，应益气扶正，方用参苏饮加减；气阴两虚者，应益气滋阴解表，方用生脉散加减。正气不足、卫外不固导致感冒反复发作者，经解表宣肺治疗恢复如常时，根据体内气血阴阳虚损之不同，分别以温阳、益气、养阴，宜选玉屏风散、补中益气汤等加减。遵循急则治标、缓则治本的原则，发作时宜解表宣肺为主，平素益气固表。

四季感冒验方（适用于发热、恶寒、流涕）

功效：清热解表。

处方：炙麻黄 6 g，桂枝 6 g，杏仁 10 g，连翘 10 g，大青叶 10 g，焦栀子 6 g，黄芩 6 g，金银花 10 g，芦根 15 g，甘草 6 g

加减：

（1）痰黄量多者，加陈皮 6 g，半夏 10 g，茯苓 15 g。

（2）恶寒重者，加干姜 6 g，生姜 6 g，炮附子 10 g。

（3）体虚、频繁感冒者，加黄芪 15g，太子参 15g，白术 10g。

（4）大便干硬者，加大黄 6g（后下），枳实 10g。

案一

刘某，男，35 岁，1973 年 7 月 19 日初诊。

因“发热、恶寒、流涕 3 日”就诊。平素季节交替、气温变化即易感冒，夏、冬季频繁。3 日前因受凉后出现恶寒、流清涕、发热，偶有咽痒、干咳。昨天因食辛辣食物后症状加重。现发热，恶寒，鼻塞，流浊涕，鼻窍、咽喉干痛，伴咳嗽、有少量黄色黏稠痰，平素易疲困、乏力。舌边尖红，苔薄黄，脉细数。体温 38.8℃，咽部充血，扁桃体Ⅱ度肿大，呼吸音粗。

辨证：感冒风热犯肺证。

治法：辛凉透表，清热解毒。

处方：方用四季感冒验方。

炙麻黄 6g	桂枝 6g	杏仁 10g	连翘 10g
大青叶 10g	焦栀子 6g	黄芩 6g	金银花 10g
芦根 15g	甘草 6g		

3 剂，水煎服，日 1 剂，分 2 次服。

二诊（1973 年 7 月 22 日）：3 日后复诊，症状均消，但气虚乏力明显，加之感冒容易反复发作，给以益气固表，上方去麻黄、大青叶、焦栀子、黄芩、金银花，加黄芪 20g，太子参 20g，白术 15g，枳壳 10g，嘱其断续服用 3 个月。后随访，诉 10 月初因受凉后有恶寒、流清涕症状，多服白开水后症状好转，后感冒未再发作。

按：本案初为风寒袭表，后因辛辣刺激，风寒入里化热，转为风热犯肺证，经辛凉透表、清热解毒之四季感冒验方效果好，但虚人反复感冒宜遵循急则治标、缓则治本的原则，发作时解表宣肺以驱邪为主、平素应益气固表以扶正为主，使“正气存内，邪不可干”，方可巩固疗效，否则反复感冒可诱发支气管炎、哮喘、肺炎等长期慢性肺病。

案二

丁某，男，34岁，1974年12月4日初诊。

3日来，因食辣、饮酒后，先鼻窜热气，流浊涕，后又感寒，出现恶寒发热，时有汗出，体温最高38.5℃，时阵寒，大便日1次，排便艰难，痰黄量多，舌红，苔薄黄，脉浮弦。

辨证：风热犯表证。

治法：辛凉透表，清热解毒。

处方：方用四季感冒验方。

炙麻黄 6 g	桂枝 6 g	杏仁 10 g	连翘 10 g
大青叶 15 g	焦栀子 10 g	黄芩 10 g	金银花 10 g
芦根 15 g	甘草 6 g	大黄 6 g（后下）	枳实 10 g
陈皮 10 g			

3剂，水煎服，日1剂，分2次服。

二诊（1974年12月8日）：服后觉发热汗出，口鼻顺畅，鼻塞流涕减轻，浊涕转为少量清涕，大便日1次，便软不臭，偶有咳嗽两声，音清脆。舌红，苔薄白，脉浮。守上方去黄芩、焦栀子，加炒白术15 g，3剂，服法同上。

三诊（1974年12月15日）：各种症状明显好转。原方去麻黄、连翘、大青叶、加黄芪15 g，5剂，服法同上。

按：本案初因摄食不当，邪热内生，故舌红苔黄，大便秘结不畅，为里热证之征象，理当通因通用，又感受风寒发为感冒，出现恶寒发热，为表证之征象。此时患者为表里同病，表热与里热兼有，故治疗时宜表里双解，既辛凉透表，清热解毒，又兼以泻热导滞，以四季感冒验方合大黄、枳实，解表的同时，导热从肠胃而下行。三诊患者热象已退，正虚略显，故加黄芪以扶正，邪去自安。

案三

刘某，男，2岁，1975年6月7日初诊。

形瘦神萎，自汗畏风，时有外感，今又复感外邪而诱发，既往常服解表药无效。咳嗽痰稀，便溏，日3～4次，伴完谷不化。舌淡，苔白，脉浮细。

辨证：肺脾两虚，以肺虚为主。

治法：益气解表，补脾益肺。

处方：如下。

炙黄芪 10g　　炒白术 10g　　防风 6g　　甘草 3g
红枣 3枚　　薄姜 2片
连服3剂，水煎服，日1剂，分2次服。

二诊（1975年6月15日）：感冒已愈，自汗减少，方已获效，不再更张，原方再进6剂。药尽后自汗已止，大便正常，神情转佳。嘱常服补中益气丸3g，每日2次。尔后，体已日益健壮矣。

按：本案为肺气虚弱、卫外不固之感冒，虽有表邪，但不宜过散，过散则表越虚，虚人尤易外感。同时亦不宜过补，过补则邪气留，反致纠缠不解。谢老用玉屏风散，取其以补为主，补中有散，加生姜、甘草、大枣调和营卫。此扶正祛邪之法，治小儿本虚者，尤不可不忖度者也。本方有肺脾同补之意，后服补中益气丸着重补脾（稍佐补肾药亦可）。盖“肺为五脏之天，脾为百骸之母，乾坤同补，坎离从生，于小儿稚阴稚阳之体尤有补益”。

小结：谢老对感冒的治疗，遵循“其在皮者，汗而发之”之理，来解表达邪，风寒以辛温，风热以辛凉，暑湿杂感以清暑祛湿解表，体虚感邪以扶正解表，然不可专行发散，重伤肺气。应据感受邪毒的性质和所侵袭的部位，结合患者体质辨证论治。临床寒热二证，宜分辨，当偏寒、偏热不著，予辛平轻剂。表寒里热互见，以解表清里，宣肺泻热。时行感冒、偏风热、传染力强，应重用解毒清热。小儿感冒夹惊，夹食者，宜加养肝止痉、消食导滞之品，老年人、少儿体质虚弱者，酌加扶正、达邪。感冒虽为小病，但治疗不当亦可引发诸多脏腑病变，因此，感冒的中医疗法要结合患者的具体病情，从根本病机入手，切勿盲目用药，以增强患者免疫力为根本，从本源实现患者的康复，保证患者能够在康复后快速恢复正常生活，达到治疗目的。

二、咳 嗽

咳嗽是肺系病证中最常见的症状，指外感或内伤等因素，导致肺失宣肃，肺气上逆，冲击气道，发出咳声或伴咳痰为临床特征的一种病证。究其病因：一是外感六淫，邪气多从口鼻而入，首先犯肺。《河间六书·咳嗽论》言：“寒、暑、湿、燥、风、火六气，皆令人咳嗽。”二是脏腑功能失调，痰湿、火热内生，阻塞于肺，致肺气上逆而作咳；或肺病日久，迁延不愈，耗气伤阴，肺不能主气，肃降无权而肺气上逆作咳。无论外感还是内伤，均可使肺脏功能受损，宣发肃降失常。《景岳全书·咳嗽》言：“咳证虽多，无非肺病。”《杂病广要》载：“咳之为病，有新久虚实之殊。新咳者肺有实邪……久咳者属虚属郁。”从慢性咳嗽的临床表现特点来分析，应属“内伤咳嗽”范畴。内伤咳嗽多属邪实与正虚并见，病因多为痰、热、虚，故谢老认为咳嗽以痰湿阻肺、痰热蕴肺、肺阴亏虚较为常见。除痰、热、虚外，风邪也可致咽喉发痒，亦可导致阵发性剧烈咳嗽等。对患者临床症状应注意以下几点：

第一，要注意痰的色、质、量，痰白清稀为寒，痰黄黏稠为热，痰多壅盛、色白为痰湿，痰少清稀透明为寒饮；夜间平卧时突然咳嗽，坐起后咳嗽减轻者，多为少阳证；说话、受风则咽喉痒而干咳者，多为风邪郁滞。

第二，当外感咳嗽痰质由稀变稠，痰色由白转黄，有化热趋向者，多是向愈之象。痰白而黏稠者仍是热或燥。痰湿或风寒咳嗽，治宜宣肺化痰，痰饮之邪为寒，治当温化，忌用寒凉。尤其需要注意的是，咳嗽久治不愈，饮邪郁而化热，出现口干、口苦，但舌胖润，苔薄黄或薄白，当为本寒标热，寒仍是重点，同样忌用寒凉之品。

第三，阳盛者感受寒邪，容易化热，治宜清泻痰热；虚寒者感受热邪，亦可寒化，治宜温化寒饮；阴虚者感受外邪，易化燥伤阴，应润燥滋阴为主。

第四，伴随症状：①干咳、咽痒即咳，为刺激性干咳，夜间咳嗽加剧，遇冷空气、灰尘、油烟等易诱发或加重咳嗽者，舌苔大多薄白，脉细或弦细，属现代医学变异性哮喘，其干咳的病机是气机逆乱，与肝、肺、胃有关。②干咳或咳少量白色黏痰，夜间易于发作，卧睡中呛咳而醒，进食后有饱胀、嗳气，上腹部灼热、嘈杂、反酸、胸闷等，为食管反流性咳嗽，辨证多属肝火犯肺。③咳痰、鼻咽痒、咽喉不利、鼻塞、流涕、打喷嚏等，为鼻后滴流综合征。若遇风寒则咳嗽流涕加重，咳清稀样痰或黄痰，舌淡，苔薄白，脉虚，证属肺脾气虚；若咳痰，鼻塞，前额或眉棱骨痛，伴鼻窦炎、额窦炎，舌红，苔薄黄，脉浮或浮数，证为肝肺郁热，上壅清窍。④咳痰，声音嘶哑，外感后咳嗽迁延不愈，表现为刺激性干咳或咳少量白色黏液痰，为感冒后咳嗽，属风热犯肺或燥邪伤肺。⑤咳嗽，伴月经不调，行经前后出现痰阻，咽部不适，少痰或无痰，多属肝气郁结，宜从肝辨治。

第五，咳嗽治疗，“宣”与“降”是关键。新咳当“宣”，久咳当“降”。不论新久，宣降正常是治法之关键。因此，治宜宣降肺气、健脾化痰止咳，自拟宣降利肺汤。

处方：炙麻黄 6 g，桂枝 6 g，杏仁 10 g，紫苏子 15 g，葶苈子 10 g，茯苓 20 g，山药 20 g，枳壳 10 g，姜半夏 6 g，五味子 6 g

加减：

（1）恶寒、咽痒、咳重者，加麻黄 9 g，桂枝 10 g。

（2）痰多色黄者，加前胡 6 g，川贝母 5 g，痰稀者加陈皮 10 g。

（3）寒重，可加干姜 6 g，细辛 3 g。

（4）干咳、咽痒即咳，为刺激性干咳，加紫苏叶 10 g，蝉蜕 10 g。

（5）反复感冒汗出，诱发咳嗽加重者，加黄芪 30 g，防风 10 g。

方解：谢老认为，方中麻黄、杏仁宣发肺气，紫苏子、葶苈子肃肺降气，有一宣一降，桂枝解表、散寒、通阳，用于痰饮症。《新修本草》桂枝有温通经脉，平冲降气的功效。茯苓利水渗湿、益脾和胃，增强机体免疲力，茯苓、桂枝相合为温阳化气，利水平冲之常用组合。山药补气而不滞，养阴而不腻，平补三焦，以补脾胃、生津益肺，对肺虚喘咳，药食两用。枳壳善于宽胸利膈，行气消痞，对胸闷、气滞、咳逆，有助胃降肺之功。姜半夏燥湿化痰、止咳，五味子敛肺、滋肾、生津、收汗、涩精，对肺虚喘咳尤佳。《本草蒙筌》："风寒咳嗽，南五味为奇，虚损劳伤，北五味最妙。"该方对久咳久喘，终不能愈者尤良，服之如沟渠壅塞而得到疏浚，气展痰豁，而咳症得愈。

案一

张某，男，45岁，1975年9月12日初诊。

咳嗽2个月，先后中西医治疗，咳嗽未见好转。现咳嗽气急，喉中痰鸣，痰多色白。舌淡，脉浮。

辨证：表邪未解，痰湿阻肺。

治法：解表祛风，化痰止咳，行气理肺。

处方：方选宣降利肺汤。

炙麻黄 6 g	杏仁 10 g	桂枝 6 g	紫苏子 15 g
葶苈子 10 g	茯苓 20 g	山药 20 g	枳壳 10 g
姜半夏 6 g	五味子 6 g	陈皮 10 g	

6剂，日1剂，水煎服，分2次服。

二诊（1975年9月20日）：服药后咳嗽大减，上方继服5剂，咳嗽及所有症状全部消失。

按：本案为肺失宣降，肺不能宣发则壅遏不畅，而致肺气逆、咳嗽。肺为清虚之脏，不耐外邪，受邪则失其清肃之职而咳嗽不已；肺气宣发与肃降相辅相成，有宣有降，气才能出入有常，保证气的内外交换；有宣有降，津液才能布散全身，水液下输膀胱，化为尿，排出体外，肺气壅遏，宣降失常是产生咳嗽的主要机制。故机体一旦遭受外邪，特别是风、寒、燥、热之邪，则肺的宣降功能失常，影响肺气之升降出入而发为咳嗽。治宜解表祛风，化痰止咳，行气理肺，给予宣降利肺汤原方加减，二次获愈。

案二

吴某，男，32岁，1975年8月12日初诊。

自小脾胃虚弱，平素痰多，1周前复感风寒，恶寒发热，无汗，咳呛频作，气急音哑，咽喉肿痛，吞咽亦痛，食少，便秘。舌红，苔薄黄腻，脉滑数。

辨证：外寒内热证。

处方：方选宣降利肺汤加减。

炙麻黄 6 g	杏仁 10 g	桂枝 6 g	紫苏子 15 g
葶苈子 10 g	枳壳 10 g	姜半夏 6 g	五味子 6 g
陈皮 10 g	荆芥 12 g（后下）	薄荷 12 g（后下）	

7剂，水煎服，日1剂，分次口服。

二诊（1975年8月20日）：服后汗出畅快，寒热并退，大便日1次，顺畅，咳呛、气急音哑、咽喉肿痛均减，仍有咳痰不利，属外邪已解，痰火内盛，仍以上方加贝母5 g，冬瓜子12 g，6剂，服法同上。

三诊（1975年8月30日）：服上方后，能食，精神渐好，大便日1次，顺畅，咳嗽、咽痛消失。

按：本案患者素有痰饮，郁久化热，复感风寒，故既有恶寒发热，无汗等表寒表现，又有咽喉肿痛、舌红、苔薄黄腻等内热症状，故应解表清里，内外同调。患者经服宣降利肺汤加减后，寒热之象已退，说明表邪已解，以内在痰热为主，故加贝母、冬瓜子以清肺化痰，除湿利水。药证相符，邪退正复，诸症杳然而愈。

案三

陆某，女，教师，42 岁，1975 年 7 月 12 日初诊。

咳嗽 1 个月就诊，1 个月前因外感后发热，伴恶寒、流涕、鼻塞、周身酸痛，自行口服解热西药汗出热退，后出现咳嗽、咳痰，伴鼻塞、咽痒、咽干，先后口服抗生素、中成药等，效果欠佳。症见：阵发性咳嗽，闻油烟及刺激性气味后加重，咳少量白黏痰，咽痒、咽干，痒甚作咳，自觉有痰黏滞，情绪失畅后明显，倦怠乏力，易汗出，纳差，寐一般，二便调。舌淡嫩，边有齿痕，苔薄白，脉弦数。

辨证：风邪犯肺，气阴两虚，肺失宣降。

治法：祛风润肺，益气养阴。

处方：自拟宣降利肺汤加减。

炙麻黄 6 g	桂枝 6 g	杏仁 10 g	紫苏子 15 g
葶苈子 10 g	枳壳 10 g	姜半夏 6 g	五味子 6 g
太子参 15 g	蝉蜕 10 g	炙甘草 6 g	

7 剂，水煎服，日 1 剂，分 2 次服。

二诊（1975 年 7 月 20 日）：咽痒、咽干、阵咳减轻，但闻及刺激性气味后仍咳，有少量白黏痰，倦怠乏力，汗出，食少。舌淡嫩，苔薄白，边有齿痕，脉弦数。仍以上方加大用量，改为桂枝 15 g，太子参 25 g，10 剂，服法同上。

三诊（1975 年 8 月 12 日）：咽痒、咽干、阵咳均减轻，能闻油烟及刺激性气味，倦怠乏力渐减，无汗出，能食。舌淡红，边有齿痕变浅，苔薄白，脉细。仍按初诊原方，10 剂，服法同上。

四诊（1975 年 9 月 9 日）：咽痒、咽干、阵咳均消除，闻油烟及刺激性气味无不适，能食，精神转佳，无汗出。舌淡红，无齿痕，苔薄白，脉细有力。仍按初诊原方以巩固疗效，10 剂，服法同上。

按：本案患者痰少、咽干而痒，倦怠乏力，易汗出，且工作中言语过多、情绪不畅时诸症加重，结合临床表现，此咳嗽为风邪犯肺、气阴两虚、肺失宣降所致，治当祛风润肺，益气养阴。自拟宣降利肺汤加减，合蝉蜕以疏风清热，合太子参以益气养阴，断续服用近30剂，获效颇佳。

案四

李某，男，59岁，1975年3月13日初诊。

咳嗽反复发作10余年，加重2周就诊。患者有慢性支气管炎病史10余年，2周前因受凉后引发，输液1周后咳嗽未缓解。症见：咳嗽，咳白稀痰，量多质黏，稠厚成块，胸闷、气短，痰出则咳减，胸闷、憋气减轻，尤以晨起咳甚，咳声重浊，体倦乏力，脘痞，腹胀，大便时溏。舌淡，舌尖边有齿痕，舌苔白腻，脉濡滑。

辨证：痰湿内蕴。

治法：燥湿化痰，理气止咳。

处方：自拟宣降利肺汤合二陈汤加减。

炙麻黄 6 g	杏仁 10 g	桂枝 6 g	枳壳 10 g
姜半夏 10 g	陈皮 15 g	麸炒白术 30 g	茯苓 30 g
党参 30 g	广藿香 10 g	佩兰 10 g（后下）	干姜 6 g

7剂，水煎服，日1剂，分2次服。

二诊（1975年3月20日）：服药后胸闷、气短、咳嗽、咳痰症状明显好转，痰量减少，腹胀减轻，大便成形。舌淡红，尖边有齿痕，舌苔白，微腻，脉濡滑。仍以上方续服14剂。

三诊（1975年4月3日）：咳嗽、胸闷、气短，晨起偶有痰外，其他无不适，纳可，二便调，眠可。舌淡红，苔薄白，脉滑。为巩固疗效，以上方去广藿香、佩兰、干姜，续服7剂，后随访咳嗽完全消失。

按： 本案为内外合邪，因患者素有咳痰久病，肺脾两虚，气不化津，则痰浊滋生，遇凉即发，表现为寒痰咳嗽，证属痰湿内蕴，治宜燥湿化痰，理气止咳。自拟宣降利肺汤合二陈汤加减，合藿香芳香温煦，散表邪、化里湿、醒脾开胃；合佩兰气香味辛性平，醒脾化湿。诸药合用，疗效显著。

案五

李某，女，42岁，1975年8月7日初诊。

受凉后感冒1个月余，现感冒症状已经完全消失，但反复咳嗽20余日，干咳无痰，偶有痰但少而粘连成丝，咳痰不爽，咽痒干痛，唇、鼻干燥，口干，咽部有异物感，受烟雾及冷空气刺激后加重，鼻塞，头痛，微恶寒，纳可，便干，眠欠安（因咽痒、咳嗽无法入睡）。舌红少津，苔薄黄，脉浮。经胸部X线透视检查示：未见明显异常。

辨证：风热犯肺（温燥）。

治法：疏风泻肺，润燥止咳。

处方：自拟宣降利肺汤合桑杏汤加减。

炙麻黄6g	桂枝6g	炙杏仁10g	紫苏子15g
葶苈子10g	枳壳10g	姜半夏6g	桑叶10g
浙贝母3g	北沙参15g	荆芥10g	

7剂，水煎服，日1剂，分2次温服。

二诊（1975年8月16日）：咳嗽大有缓解，但口干、咽痒，痒甚则咳甚，不痒则不咳，鼻塞、恶寒消失，以上方加蝉蜕10g，麸炒白僵蚕10g，再服7剂。

三诊（1975年8月22日）：咽干、咳嗽消失，偶有咽痒，以二诊方续服7剂，诸症消失。

按：本案为外感后咽部异物致咳嗽数周，迁延不愈，风湿合邪留恋于咽部，影响肺之宣降，卫外不固，咳嗽不愈，证属风湿停滞于咽，治宜疏风泻肺，润燥止咳，自拟宣降利肺汤合桑杏汤加减。二诊时患者咽痒，故合蝉蜕、僵蚕。蝉蜕甘寒，入肺肝，“其气清虚”（《本草纲目》），“其体轻浮”（《神农本草经疏》），长于轻宣发散透达，能入肺，疏外风而解表、透疹、止痒、宣肺利咽开音。僵蚕外可散风热，内能化痰散结。二药配伍，相得益彰，共奏疏散风热、化痰利咽之功。药证相符，终获痊愈。

案六

张某某，女，61岁，1975年12月5日初诊。

咳嗽2个月余，口服抗生素、各种止咳药无效，特求中医诊治。症见：咳痰，气息急促，喉中有痰声，痰色黄量多质稠黏，咳吐不爽，咳引胸痛，面赤，纳可，大便秘结，3日1次，排便困难，小便色黄。舌红，苔黄厚腻，脉滑数。胸部X线透视显示：右肺下叶支气管黏液栓形成；双肺少许陈旧性病变；双侧胸膜增厚、钙化；主动脉及冠状动脉粥样硬化。

辨证：湿热内蕴，痰浊壅肺。

治法：宣降利肺，清热化痰止咳。

处方：自拟宣降利肺汤合黄连温胆汤加减。

炙麻黄 6g	桂枝 6g	杏仁 10g	紫苏子 15g
葶苈子 10g	枳壳 10g	姜半夏 6g	黄连 6g
竹茹 10g	浙贝母 6g		

7剂，水煎服，日1剂，分2次温服。

二诊（1975年12月12日）：自述服上方3剂后咳嗽大减，服完7剂后咳嗽、胸闷、胸痛减轻大半，喉中痰鸣音减轻，痰黄量多，已能咳出。舌、脉如前。效不更方，以上方续服7剂，服法同上。

三诊（1975年12月19日）：喉中痰鸣音消失，咳嗽、胸痛消失，偶有胸闷，痰少色黄易咳出，纳可，大便日1次，顺畅，小便微黄，眠可。诸症减轻，几近痊愈，为巩固疗效，以原方黄连减量，改为3g，续服7剂，服法同上。

按： 本案患者咳嗽20余日，多种药物治疗不见好转。舌苔黄厚而腻，辨为湿热内蕴，痰浊壅肺，此时治疗重在宣降、清热利湿，治宜宣降利肺、清热化痰止咳，自拟宣降利肺汤合黄连温胆汤加减而获佳效。

案七

某女，53岁，1975年10月9日初诊。

自诉半年前切除甲状腺肿瘤后出现咳嗽，每于入夜加重，服中药、西药诸多，罔效。症见：咳嗽，痰色白，微黏，难以咳出，情绪波动时则加重，口干苦，背恶寒，反酸，胃灼热，胁痛，纳差，便干，失眠。舌苔腻而黄白，脉弦长。

辨证：痰饮内停。

治法：宣降利肺。

处方：自拟宣降利肺汤合大柴胡汤加减。

炙麻黄 6 g	桂枝 6 g	杏仁 10 g	紫苏子 15 g
葶苈子 10 g	炒枳实 10 g	姜半夏 6 g	柴胡 10 g
黄芩 10 g	清半夏 10 g	干姜 6 g	五味子 6 g

7剂，水煎服，日1剂，分2次温服。

二诊（1975年10月16日）：诉服上方后诸症均减，上方去大黄，续服7剂。后电话随访，共服14剂中药，咳嗽痊愈。

按： 本案患者咳嗽不已，兼脘腹痞满，口干苦而不欲饮，反酸，胃灼热，纳差，舌苔腻而黄白相杂者，证属痰饮内停，治宜宣降利肺，自拟宣降利肺汤合大柴胡汤加减，获效甚为理想。

案八

王某，女，36岁，1975年7月25日初诊。

患者1个月前感冒后出现发热，体温最高达38.7℃，伴咳嗽，咳黄黏痰，伴四肢乏力、鼻塞、咽痛。经口服和输液使用西药后体温降至正常，鼻塞、咽痛症状消失，痰量减少并逐渐转至白色，然咳嗽无缓解。患者诉近1个月呈阵发性干咳，夜间及晨起时咳剧，不能闻油烟等刺激气味。患者居家自服用止咳药效果不佳，还诉既往体质差，易患感冒，病后精神萎靡，恶风，夜眠差，遂来谢老门诊求治。症见：患者精神萎靡、干咳，咳声低而短促，伴咽干、咽痒，无发热，无胸闷、气喘、头痛等其他明显不适，食欲欠佳。舌淡红，少苔，舌下络脉稍迂曲，脉细数。

辨证：肺气阴两伤兼瘀证。

治法：补肺益气、滋阴润燥为本，兼祛风、化瘀。

处方：自拟宣降利肺汤合沙参麦冬汤加减。

炙麻黄6g	炙杏仁10g	紫苏子15g	葶苈子10g
枳壳10g	炙五味子6g	黄芪20g	南沙参15g
玉竹10g	麦冬10g	蝉蜕6g	桃仁10g

6剂，水煎服，日1剂，分2次服。

二诊（1975年8月6日）：患者服上方后咳嗽、咽痒症状明显缓解，纳、眠可。仍按上方，续服7剂，痊愈。

按：此案为风温病后，余热未清，热邪胶着于肺，致气阴两虚兼夹瘀滞。咳嗽经久不愈，病程缠绵，与最早过用苦寒、解热药有关，加之平素体虚，祛邪无力致外邪入里，暗耗营阴，肺气受损，治宜补肺益气、滋阴润燥兼祛风、化瘀，自拟宣降利肺汤合沙参麦冬汤加减，使气阴复、血脉通、余邪去，诸药协同故病愈。

案九

王某，女，43岁，1974年3月6日初诊。

反复咳嗽 4 个月余。咳痰色黄稠，咽喉痒，闻烟味加重，易感冒，头痛。舌红，苔薄黄，脉濡数。

辨证：痰热蕴肺。

治法：清热化痰，益气固表。

处方：自拟宣降利肺汤加减。

炙麻黄 6 g	炙杏仁 10 g	紫苏子 15 g	葶苈子 10 g
枳壳 10 g	炙五味子 6 g	黄芪 30 g	黄芩 10 g
瓜蒌皮 15 g	浙贝母 6 g		

6 剂，水煎服，日 1 剂，分 2 次服。

二诊（1974 年 3 月 16 日）：服药后咳嗽、咳痰好转，咽痒即咳。去浙贝母加防风 10 g，白术 10 g，6 剂，服法同上。

三诊（1974 年 3 月 26 日）：患者自述咳嗽、咽痒等症状明显缓解，效不更方，仍按二诊方，继进 6 剂，水煎服，服法同上。随后二诊方续服 10 剂，5 月底随访，患者痊愈，嘱其注意预防感冒，饮食宜清淡。

按：本案患者咳嗽长达 4 个月，痰色黄稠，为痰热蕴肺。自拟宣降利肺汤加减，由于患者易感冒，加玉屏风散（黄芪、白术、防风）益气固表，终获满意效果。

小结：咳嗽为临床常见的肺系疾病，随着空气污染的日益严重，咳嗽患者有增无减。经整理谢老临床多年经验发现，谢老对咳嗽的治疗有方有法，据以上典型医案以点带面，从自拟宣降利肺汤加减的治疗效果来看，无论是何种病因导致的慢性咳嗽，皆宜调畅气机、恢复肺之宣降，顾护脾胃，以防驱邪伤正。分析医案中的处方用药、辨证思路是挖掘名老中医学术经验的重要途径，对中医药的继承和创新发挥着至关重要的作用。这些中医临床经验的积累与总结，对于提高临床医师的辨证论治水平具有一定的帮助。师其法而不师其方，学习谢老的辨证思路，灵活加减用药，对提高临床诊治水平有着重要的意义。

三、哮 喘

哮喘病既是肺系疾病中的常见病、多发病，更是一个难治病。《黄帝内经》虽无哮病之名，但有“喘鸣”“够贻”之记载，与本病的发作特点较相类似。《金匮要略》将本病称为“上气”，不仅具体描述了本病发作时的典型症状，并给出了治疗方药，从病理上将其归属于痰饮病中的“伏饮”，后世称顽痰伏肺为哮病夙根。《诸病源候论》称本病为“呷嗽”，明确指出本病病理为“痰气相击，随嗽动息，呼呷有声”，治疗应加“消痰破饮之药”。元代朱丹溪首创“哮喘”病名，阐明病机专主于痰，提出“未发以扶正气为主，既发以攻邪气为急”的治疗原则，不仅把本病从笼统的“喘鸣”“上气”中分离出来，成为一个独立的病名，而且确定了本病的施治要领。明代《医学正传》进一步对哮与喘作了明确的区别。

谢老认为，哮喘的病因病机为宿痰内伏于肺，复因感受外邪与情志、饮食、劳倦，使内伏之宿痰，阻塞气道，肺失宣降，致肺气上逆，喘息痰鸣，一旦发病，气息逆乱，病程日久，久病多虚，尤以肺、脾、肾亏虚为主，痰成为发病潜在之“宿根”，与肺、脾、肾失调有关，且以正虚为本，痰伏为标。治疗时采用辨证施治，以益气健脾补肾为本，兼顾祛痰。在治疗时要分轻重缓急，急则治其标，缓则固本化痰。对痰阻气道、肺失肃降，肺气上逆，久治不愈者，自拟三子克喘汤。

处方：紫苏子 10 g，莱菔子 15 g，五味子 6 g，麻黄 6 g，杏仁 6 g，僵蚕 10 g，蝉蜕 10 g，干姜 6 g，罂粟壳 6 g，甘草 6 g

功能：降肺、止咳、平喘。

加减：

（1）脾气虚者，以培土生金，加太子参 30 g，黄芪 30 g。

（2）肾虚者，加山茱萸 15 g，熟地黄 10 g。

（3）肺肾两虚引起的气喘、咳嗽，加蛤蚧 1 对。

（4）食少纳呆者，加鸡内金 10 g（包煎），麦芽 20 g。

（5）脾虚痰多者，加姜半夏 10 g，茯苓 15 g。

案一

王某某，男，40 岁，1974 年 12 月 9 日初诊。

患者10年前淋雨后发生哮喘，断断续续发作，近2年发作频繁。发作时，食少纳呆，胸闷，气急，咳喘，不能平卧，痰多色白，呈泡沫状，便秘。脉弦滑，舌胖色淡，苔薄白腻。

辨证：痰阻气道，肺失肃降，肺气上逆。

治法：降肺，止咳平喘。

处方：自拟三子克喘汤。

紫苏子 10g	莱菔子 15g	五味子 6g	麻黄 6g
杏仁 6g	僵蚕 10g	蝉蜕 10g	干姜 6g
罂粟壳 6g	甘草 6g	太子参 15g	鸡内金 10g
麦芽 20g			

6剂，水煎服，日1剂，分2次服。

二诊（1974年12月16日）：服上方喘大减，偶有气急，白色黏痰较多，余症均减，脉弦滑，苔中腻。上方加大干姜用量至10g，6剂，服法同上。

三诊（1974年12月25日）：少气无力，食少，大便顺畅，其他症状均明显好转。原方去紫苏子、罂粟壳、莱菔子，加太子参至30g，黄芪30g，蛤蚧1对。6剂，服法同上。

四诊（1975年1月10日）：哮喘未作，食可，精神佳，无胸闷，气急，咳喘，睡眠正常，二便调。舌淡，苔薄白，脉细有力。6剂，服法同上，此后按三诊方断续服用3个月，随访2年未复发。

按：痰是哮喘发作的主要病因，故治哮多以祛痰为先。《丹溪心法》载有“哮喘专主于痰”，《症因脉治》亦曾记载“哮病之因，痰饮留伏，结成窠臼，潜伏于内，遇有七情之犯，饮食之伤，或外有时令之风寒束表，则哮喘之病作矣”。本案咳喘日久，久病则伤及肺、肾，形成本虚标实，正虚邪恋，错综复杂的病理过程。当急则治标、缓则治本，谢老所选三子克喘汤正是基于以上理论，并结合多年临床实践而取得的，其远期疗效特别满意。

案二

王某，女，45岁，1974年12月9日初诊。

1954年6月16日，患者生第2个孩子时，因难产大出血后体虚，患上了哮喘且反复发作，年甚一年。现咳喘动则加重，夜不能卧，伴胸闷、气短、食少，纳差，咳吐白色黏痰，大便干。舌有裂纹，脉细数。

辨证：气虚，痰阻气道，肺失肃降。

治法：益气肃肺，止咳平喘。

处方：自拟三子克喘汤。

紫苏子 10g	莱菔子 15g	五味子 6g	麻黄 6g
杏仁 6g	僵蚕 10g	蝉蜕 10g	干姜 6g
罂粟壳 6g	甘草 6g	黄芪 20g	太子参 15g
鸡内金 10g	麦芽 20g		

6剂，水煎服，日1剂，分2次服。

二诊（1974年12月18日）：服药后哮喘即缓，停药后哮喘时轻时重、胸闷、气短、食少，纳差，咳吐白色黏痰均无变化，大便稍顺。舌裂偏红，苔少，脉弦细。上方去干姜加蛤蚧1对，12剂，服法同上。

三诊（1975年1月22日）：上方服后，哮喘大减，偶有小发作。舌色尚正，苔薄白，中剥，脉弦细而不扬。仍以二诊方去罂粟壳，12剂，服法同上。此方加减又断续服药近8个月，哮喘完全控制，唯觉气短，嘱其常服冬虫夏草，补养肺之气阴。3年后随访，哮喘未再复发。

按：哮喘发作时虽以邪实为多，但正虚为主者也不少见，盖哮喘之证多有夙根，经久反复，每易耗散肺气，损及肾元。肾为气之根，肾之真元亏虚，根本不固，则气失摄纳，上逆于肺，若仍主祛邪治标之说，纵投大剂祛痰降气之品，亦鲜有效验，故不必囿于常法，当慎审肺肾之阴阳偏虚、标本虚实的主次，扶正祛邪兼顾，方能切中肯綮。本例患者素禀赋不足，产后体虚，气血耗伤，复加感邪诱发哮喘，故需扶正祛邪，滋阴清肺，以补肾纳气、清肺化痰之法治之。全程治疗宣肃并用，咳缓后平调以治本，终获根治。

案三

林某，女，24岁，未婚，1975年8月4日初诊。

咳喘已有10年，每于秋冬复发，发作时用氨茶碱、麻黄碱、青霉素、红霉素、氢化可的松等，症状缓解，但始终未能根治。近1周来，宿疾顿发，呼吸急促，不得平卧，喉间有哮鸣音，咳呛阵作，痰多色白，咳吐不利，便秘，面赤口干，头痛。舌暗略红，苔薄黄根腻，脉滑细数。

辨证：痰阻气道，肺失清肃。

治法：降气肃肺，止咳平喘。

处方：自拟三子克喘汤。

紫苏子 10g	莱菔子 10g	五味子 6g	麻黄 6g
杏仁 6g	僵蚕 10g	蝉蜕 10g	干姜 6g
罂粟壳 6g	甘草 6g	太子参 20g	黄芩 6g

6剂，水煎服，日1剂，分2次服。

二诊（1975年8月12日）：哮喘好转，已能平卧，哮鸣音减弱，咳嗽，痰不多，口干。舌苔如前，舌尖略红，脉小滑。仍用原方加天花粉6g，再服6剂，服法同上。

三诊（1975年8月22日）：诸症已平，自觉气短体倦，食纳尚少，舌苔薄白，脉软缓。此属形气俱虚，宜予调补正气，从本图治。初诊方去黄芩、麻黄、干姜、罂粟壳，加枳壳10g，黄芪20g，紫河车粉10g（冲服），山茱萸12g，蛤蚧1对。6剂，服法同上。

四诊（1975年9月1日）：服三诊方后，无咳喘，症状稳定，舌淡苔薄白，脉细有力。后又断续服药3个月，又次年，按三诊方服用1个月，3年后随访，未见复发。

按：本案患者为季节性哮喘，发作时间较短，起初仍以本虚标实为主，以扶正清肺，据虚实寒热而施治加减用药，缓则治本，以补肺、健脾、益肾予以培补，冀减和控制发作，达到根治。

案四

郭某，女，34岁，1974年7月29日初诊。

痰鸣哮喘1年，形体消瘦，加重3日，去年6月20日因胎停育，流产后感寒发热咳嗽，经用西药感冒痊愈，继发咳喘至今，时轻时重，最初自行服用止咳平喘药有效，但停药后哮喘仍旧发作，入夜喘息不得卧。现恶寒、咳喘，汗出不畅，痰鸣如吼，咳吐灰白色痰块，咽喉腻痒，渴喜热饮，形寒怕冷，面色青晦，脉弦紧滑，舌淡苔白厚腻。

辨证：寒痰阻肺，肺失宣降。

治法：降肺，止咳，平喘。

处方：自拟三子克喘汤。

紫苏子 10 g	莱菔子 10 g	五味子 6 g	麻黄 6 g
杏仁 6 g	僵蚕 10 g	蝉蜕 10 g	干姜 10 g
罂粟壳 6 g	甘草 6 g	姜半夏 10 g	茯苓 15 g

6剂，水煎服，日1剂，分2次服。

二诊（1974年8月12日）：服上方后，痰鸣渐小，痰量渐少，咳逆之状减轻，夜卧得安，偶有稀薄痰涎，咳之可出。舌淡，苔白厚腻，脉弦滑。可知外邪将解，守上方减干姜至6g，再作6剂，继服，服法同上。

三诊（1974年8月22日）：初诊之状皆已减轻，仍有神疲乏力，食少纳呆。舌淡，苔白厚腻，脉弦细滑。以上方去麻黄、罂粟壳加太子参20g，黄芪20g，鸡内金10g，麦芽20g。6剂，服法同上。

四诊（1974年9月3日）：服上方后神疲渐减，恶寒、咳喘、汗出、痰鸣消除，面色转润。舌淡，苔白，脉细。仍按三诊方12剂，服法同上。后断续服三诊方加减 3 个月，症状明显好转，停服。嘱见月经，病情稳定均可停药，发作续调。

按：哮喘成因虽繁，但因痰致哮者，实不鲜见，内有壅塞之气，膈有胶固之痰，外遭六淫之感，三者相合，痰湿郁热，闭拒气道，宣肃失司，肺痞失展，治宜遵“善治痰者，不治痰而治气，气顺则一身之津液亦随气而顺矣”之法治之。此方经笔者临床验证，屡有效验。

案五

李某，女，52 岁，1974 年 10 月 23 日初诊。

喘憋反复发作 10 余年，加重 2 个月。患者有长期慢性咳嗽病史，10 余年前突发喘憋，甚时张口抬肩，不能平卧，于当地医院就诊，给予西药对症治疗后，症状稍可缓解，但自此喘憋反复发作，每于秋冬季节及夜间加重，易感冒。2 个月前因入秋后感受风寒，由感冒引发喘憋加重。症见：喘息频繁，动则喘甚，胸膈憋闷，夜间喘憋加重难以入眠，咳嗽，咳大量淡黄色泡沫样痰，鼻流大量黄稠涕，畏寒肢冷，后背部僵痛，纳可，眠差，大便稀溏。舌淡红，苔黄腻，脉沉细。

辨证：痰热阻肺，肺脾肾虚。

治法：降肺，止咳，平喘，扶正固本。

处方：自拟三子克喘汤。

紫苏子 10 g	莱菔子 10 g	五味子 6 g	麻黄 6 g
杏仁 6 g	僵蚕 10 g	蝉蜕 10 g	干姜 6 g
罂粟壳 6 g	太子参 15 g	黄芪 20 g	黄芩 10 g
甘草 6 g			

6 剂，日 1 剂，分 2 次服。

二诊（1974年11月3日）：已可平卧，喘轻，大便日1次，成形，仍有较多黄稠涕。舌淡红，苔黄腻，脉沉细弱。上方去麻黄、干姜，加川贝母3g，6剂，服法同前。

三诊（1974年11月12日）：痰和鼻涕量减少，颜色变白。舌淡红，苔薄黄，脉沉细。仍以二诊方加蛤蚧1对，6剂，服法同上。

四诊（1974年11月22日）：哮喘明显减轻，发作次数减少。舌淡红，苔薄白，脉沉细较前有力。仍以三诊方12剂，服法同上。此后继续按三诊方加减服药3个月，喘息、憋闷明显好转，偶有发作，不影响活动和夜间睡眠，偶有咳嗽，有痰易咳，别无不适。

按：本案患者为年过半百，喘咳日久，肺肾耗损，久喘伤肺，肺气渐虚，肺卫不固，故易感冒，易为外邪引发喘咳。肺虚影响及脾，脾虚聚湿生痰，上贮于肺，又因外寒化热，则见黄痰、稠涕，为本虚标实之证。宗“平喘为先、治肺为主、扶正为重”的治疗思想，治拟降肺、止咳、平喘，扶正以固本，自拟三子克喘汤，随症加减数月而获良效。

四、肺痈

肺痈是指由于热毒血瘀，壅滞于肺，以致肺叶生疮，形成脓疡的一种病症。表现以咳嗽、胸痛、发热、咳吐腥臭浊痰，甚则脓血相兼为主要特征。谢老认为本病起因于外感，风热伤肺，以致气血凝滞，而成痈脓，提出未成脓者治宜泻肺祛壅，成脓者治宜排脓解毒。古有“始萌可救，脓成则死”的说法，强调早期治疗的重要性。

医案

吴某，男，56岁，1974年5月31日初诊。

患者因发热两周，咳嗽痰多，右胸闷痛，来院急诊。胸部X线透视提示右肺下叶肺脓疡。5月31日住院治疗，曾用多种抗生素等西药，咳痰夹血，盗汗不止，痰培养显示阳性，邀谢老中医会诊。症见：身有微热，咳嗽痰多，时有咳吐腥臭脓血痰，胸中隐隐作痛。舌红，苔黄腻，脉滑数。

辨证：热毒壅肺，痰瘀互结，血败肉腐成痈。

治法：清肺化痰，逐瘀排脓。

处方：方选千金苇茎汤合当归六黄汤加减。

苇茎 20 g	冬瓜子 15 g	薏苡仁 15 g	桃仁 10 g
当归 10 g	黄芩 10 g	黄连 6 g	黄柏 6 g
生地黄 10 g	黄芪 20 g		

6 剂，水煎服，日 1 剂，分 2 次服。

二诊（1974 年 6 月 7 日）：服上方后，身微热，脓痰、盗汗均已减少。舌红苔剥，脉仍滑数，咽干、口渴明显，此因毒火耗损肺阴，仍以上方加沙参 20 g。6 剂，服法同上。

三诊（1974 年 6 月 15 日）：服上方后，脓痰、咽干、口渴、微热渐减，但舌红苔剥，脉滑细数，此因毒热耗损肺阴，仍以上方加沙参 30 g。6 剂，服法同上。

四诊（1974 年 6 月 22 日）：服上方后，脓痰、咽干口渴、微热消失，舌淡红苔薄，脉细无力。此为气阴两伤，仍以上方加太子参 30 g。6 剂，服法同上。

五诊（1974 年 7 月 2 日）：神疲乏力，食少纳呆，口干，舌红少津，脉细数，但胸部 X 线片发现右侧第三肋间片状致密阴影，中间见椭圆形 2cm×0.7cm 大小空腔。为正虚邪恋，肺叶受损。改以清养肺阴，药用苇茎 20 g，太子参 30 g，黄芪 20 g，百合 15 g，合欢皮 30 g，白蔹 10 g，麦冬 12 g，北沙参 20 g，桔梗 6 g，生甘草 5 g。6 剂，服法同上。

六诊（1974 年 7 月 12 日）：服上方后，神疲乏力，食少纳呆，口干均减，舌红转润，脉细。仍以五诊方加鸡内金 10 g，麦芽 20 g。6 剂，服法同上。

七诊（1974 年 7 月 20 日）：以六诊方先后连服 12 剂后，胸部 X 线片提示阴影透光区已消失，边缘较前片清晰。又以清养之药调理之，带药出院，随访半年，康复如常。

按： 本案肺痈病机复杂，然究其本质，成痈化脓的病理基础主要为热壅血瘀，证属本虚标实，本虚多为肺胃阴虚、气阴虚损，标实为痰热瘀血，本虚和邪实相互影响。初期以活血排脓，清热解毒为治则。此案因病程较长，脓未去而气阴已伤，故后期转为清养肺阴之法，根据患者的病程阶段，辨证、遣方用药，终获满意疗效。

五、肺 胀

本病多因肺病日久，卫外不固，感受外邪入里化热，使肺中伏痰郁久而致痰热郁肺，也是多种慢性肺系疾病反复发作，致肺气胀满，不能敛降的一种病证，包括现代医学慢性阻塞性肺气肿、肺源性心脏病、呼吸衰竭、心力衰竭、肺性脑病等。病情复杂，治疗较难。而谢老根据患者临床所表现的咳、痰、喘、闷、哮等症反复发作的特点，确立辨证施治，采用清肺化痰、扶正平喘、化瘀等法，阻止病情发展，提高患者生活质量，远期疗效好。自拟消（肺）胀汤加减，处方：鱼腥草 20 g，黄连 6 g，紫苏子 15 g，川贝母 6 g，地龙 10 g，麻黄 6 g，杏仁 12 g。

加减：

（1）痰量多、色白者，加白芥子 10 g，白果 10 g，射干 6 g。

（2）黄痰量多或吐涎沫者，加葶苈子 15 g，莱菔子 10 g。

（3）喘重痰黏者，加麻黄至 12 g，半夏 15 g。

（4）咳喘伴颜面、四肢水肿者，加炮附子 10 g（先煎），人参 15 g，黄芪 30 g，蛤蚧 1 对。

（5）胸闷、咳喘、便秘者，加全瓜蒌 30 g，姜半夏 10 g，陈皮 10 g。

案一

李某，女，35 岁，1974 年 8 月 9 日初诊。

咳喘反复发作 3 年，近几日因受凉，引起发热、咳嗽吐痰，喘促加剧，胸膈烦闷，不能平卧，俯伏方舒，痰黄黏稠、量多，口干渴，大便秘结，排便困难。舌暗红，苔黄，脉弦滑数。

辨证：痰热伏肺，肺失宣肃。

治法：清肺化痰，平喘，化瘀。
处方：自拟消（肺）胀汤加减。

鱼腥草 20 g	黄连 6 g	麻黄 6 g	杏仁 12 g
紫苏子 15 g	葶苈子 15 g	川贝母 6 g	地龙 10 g
葶苈子 15 g	莱菔子 15 g		

6 剂，水煎服，日 1 剂，分 2 次服。

二诊（1974 年 8 月 17 日）：服药 6 剂后，自感诸症减轻，咳痰利，哮鸣音基本消失。因患者来自外地，居住不便，开药 10 剂带回，余述不详。

按：患者有哮喘病史 3 年，本有宿根“伏痰”隐于肺，近日受凉后，因外感化热，触发伏痰，阻塞气道，导致肺气壅滞，聚湿生痰，故咳嗽、吐痰，喘促加剧。治宜清肺、化痰、平喘、降气、润肠之法。服药 6 剂后，症状大为缓解而获效。

案二

吴某，男，50 岁，1975 年 8 月 6 日初诊。

哮喘 6 年有余，近因身体感寒，头痛，身痛，发热有汗，呼吸急促，喉间带哮鸣音，胸闷，张口抬肩，不能平卧，咳嗽阵作，痰黏色黄，不易咳出，面赤烦闷，口渴喜饮。舌红，脉浮紧。

辨证：热痰交阻，肺失宣肃。

治法：清肺化痰，平喘。

处方：选自拟消（肺）胀汤加减。

鱼腥草 20 g　黄连 6 g　麻黄 6 g　杏仁 12 g
紫苏子 15 g　川贝母 6 g　地龙 10 g　葶苈子 15 g
莱菔子 10 g
6 剂，水煎服，分 2 次服。

二诊（1975 年 8 月 15 日）：服药 6 剂后症状减轻，有喘促，胸部憋闷感亦减轻，痰量减少，夜能平卧。舌淡红，脉沉细有力。继服原方 6 剂，诸症大减。服药有效，又续服 6 剂病安。

按：本案患慢性支气管哮喘 6 年余，有宿根“伏痰”隐于肺，因感受寒邪，触发伏痰，故头身疼痛，发热汗出，哮喘复现，属痰热蕴肺，壅阻气道，肺失清肃。治宜清热宣泄，化痰平喘，降气润肠而获理想之效果。

案三

程某，男，56 岁，1974 年 8 月 6 日初诊。

患肺气肿 10 年，近日咳逆上气，肺胀痛，痰多质黏色黄，间见血色，胸中烦闷，身热，有汗，口渴喜冷饮。面赤，咽干，小便赤涩，大便秘结。舌红，舌苔薄黄，脉滑数。

辨证：痰热壅肺，肺气上逆。

治法：清热化痰，宣肺平喘。

处方：自拟消（肺）胀汤加减。

鱼腥草 20 g　黄连 6 g　麻黄 6 g　杏仁 12 g
紫苏子 15 g　川贝母 6 g　地龙 10 g　全瓜蒌 30 g
姜半夏 10 g　陈皮 10 g
6 剂，水煎服，日 2 次。

二诊（1974 年 8 月 15 日）：服药 1 周后症状减轻，有喘促，胸部胀感亦减轻，疼痛消失，大小便正常。继服原方 14 剂，服法同上。

三诊（1974 年 9 月 2 日）：服药 3 周后各种症状消除。舌淡红，苔薄白，脉细有力。断续继服原方加减。

按：本案患肺胀（肺气肿）多年，此次咳嗽发作，由于内生邪热壅滞于肺，不能疏散，邪热熏蒸肺之津液，炼化津液生成热痰，最终导致痰热壅滞于肺，肺失肃降，引起咳嗽复发。治宜清热化痰、宣肺平喘而获理想疗效，值得研究。

小结：谢老认为，肺病日久，心、肺、肾三脏俱虚。卫外不固，易感外邪致血滞难行，百病丛生，若气化不利，水湿内停。肺气不宣、肺间胀满、久病肺虚是导致肺胀的重要原因，病情复杂，治疗难度较大。针对肺胀患者，应该坚持化痰祛瘀的治法，祛瘀可使脉道通利，化痰可达到气畅血调的治疗效果。

六、肺 痨

肺痨是以咳嗽、咯血、潮热、盗汗及身体逐渐消瘦为主症，多因身体虚弱，感痨虫所得，其病程漫长，缠绵难愈。本病历代医家多有研究，《素问·玉机真藏论篇》就对肺痨有过生动的描写："大骨枯槁，大肉陷下，胸中气满、喘息不便，肉痛引肩项，身热脱肉……肩髓内消。"《诸病源候论·尸疰候》中"死后复易旁人……乃之灭门"指出了本病具有强烈的传染性，在当时的医疗条件下，医治隔离不当，甚至"灭门"。明代虞抟《医学正传·劳瘵》确立了杀虫与补虚的两大治疗原则。谢老认为该病的根本病因为阴虚火旺，病位主要在肺，与肺、脾、肾有关，肺损日久，可致子虚，不能滋肾而肾阴日亏，阴亏则虚火上乘，可见骨蒸潮热、盗汗等症；子盗母气，则脾气亦虚，脾虚失运，谷气不能上达于肺，可伴见疲乏、食少、便溏等症。治疗时应抓住阴虚火旺这一主要矛盾，随症施治，用药得当，对本病治愈有促进作用。治宜益气养阴、清热、止咳。自拟清金养肺汤加减。

处方：太子参12g，阿胶10g（烊化），全蝎10g，黑栀子10g，白及10g，地骨皮10g，石斛6g，知母10g，黄芪20g，五味子6g。

加减：

（1）久咳且剧者，加川贝母5g，知母9g，百部9g。

（2）痰多者，加茯苓15g，海浮石9g。

（3）干咳无痰者，加麦冬12g，地骨皮15g。

（4）咯血者，加黑蒲黄10g，槐花30g，三七粉6g（冲服）。

（5）潮热者，加秦艽10g，鳖甲12g。

（6）脾肾虚弱者，加熟地黄15g，山茱萸15g。

案一

李某，男，36岁，1975年7月15日初诊。

咳嗽，胸痛，发热1年，经胸部X线片提示，左肺下叶有一球形病灶，诊断为空洞型肺结核（厚壁）。一直服用抗结核药物，病情不见好转，体质日渐衰弱，曾三次到专科医院，医师劝其手术切除，患者不接受，前来求治。症见：咳嗽，吐痰，咳少量鲜红色血，胸痛，低热，心慌气短，神疲乏力，纳差，盗汗。舌红，苔微黄而腻，脉沉滑而微数。胸片显示：左侧第5、第6肋间有6cm×3cm卵圆形病灶，边界清晰，密度高低不均，诊为厚壁空洞型肺结核。

辨证：气阴两虚型（极重型）肺痨。

治法：益气养阴，清热。

处方：自拟清金养肺汤加减。

太子参20g	阿胶10g（烊化）	全蝎10g	黑栀子6g
白及10g	地骨皮10g	石斛6g	知母10g
黄芪20g	五味子6g		

6剂，水煎服，日1剂，分2次服。嘱停用西药。

二诊（1975 年 7 月 25 日）：服上方后咳嗽、胸痛减轻，低热断续发作，少有干咳，心慌气短，神疲乏力，纳差，盗汗，舌红，苔微黄，脉沉细数。按上方加麦冬 12 g。6 剂，服法同上。

三诊（1975 年 8 月 8 日）：服上方后低热已经稳定，食少、盗汗稍好，仍时有干咳，心慌气短，神疲，舌淡红，苔薄白，脉沉细无力。患者气虚表现明显，仍以二诊方加大太子参剂量至 30 g。6 剂，服法同上。

四诊（1975 年 8 月 16 日）：服上方后低热、干咳、心慌气短、神疲均渐轻，仍按三诊方加乌梅 10 g。应患者要求多拿 1 周药，12 剂，服法同上。

五诊（1975 年 9 月 5 日）：精神转佳，能食，无咳嗽、低热。舌淡红，苔薄白，脉细有力，仍按四诊方 12 剂，服法同上。

六诊（1975 年 9 月 25 日）：精神好，食欲佳，体重增加 3.5kg，低热、咳嗽未作。舌淡红、苔薄白，脉细有力。仍按四诊方 12 剂，服法同上。

七诊（1975 年 10 月 16 日）：患者先后服药近 3 个月，自觉症状基本消失，复查胸部 X 线片，病灶处呈索条状改变，中心见一小透光区，与前片对比，空洞缩小 2/3。嘱继服四诊方，稍有加减 3 个月，经拍胸部 X 线片复查，空洞闭合。3 年后随访，病未复发，身体尚好，经常参加劳动。

按：本案患者病程日久，乏力，纳差，潮热，盗汗，虚损之象显著，咳血鲜红，为阴虚之火迫血妄行。故治宜益气养阴、清热为主，方选清金养肺汤加减施治，效如桴鼓，经随访远期疗效稳定。

案二

王某，男，22 岁，1974 年 3 月 1 日初诊。

发热、汗出、咳嗽、吐痰带血近 1 年，当时医院检查确诊为肺结核，住院系统治疗近 4 个月后，症状控制出院。回家后第 9 日突然大口咯血，即送附近医院住院治疗，经用各种止血药均无效，输血 1 次，但咯血仍不止。住院 17 日，先后咯血多次，每次咯血量都在 60mL 左右，院方已给家属下病危通知书。患者家属第 2 日找到谢老求治。当时患者表现为面色苍白，精神恍惚，每次咯血前自觉左胸部不适。舌淡，苔腻，脉细数较弱。X 线检查报告提示：左肺野片状不均匀影，密度增高（其中可能有空洞）。

治法：益气，止血，养阴清热。

处方：自拟清金养肺汤加减。

太子参 20g	阿胶 10g（烊化）	黑栀子 6g	白及 10g
地骨皮 10g	石斛 6g	知母 10g	黄芪 20g
五味子 6g	黑蒲黄 10g	槐花 20g	三七粉 6g（冲服）

10 剂，水煎服，日必要时 2 剂，频服，以观后效。

二诊（1974 年 3 月 15 日）：服上方后，患者未再咯血，面色、精神较前稍好，汗出无力。舌淡，苔薄黄，脉虚细无力。仍以上方加炒酸枣仁 15g，甘草 6g，浮小麦 30g。12 剂，日 1 剂，服法同上。

三诊（1974 年 4 月 5 日）：服上方后，发热、汗出、咳嗽、吐痰带血均未作，精神转好，能食，体重渐增。舌淡红，苔薄白，脉细有力。仍按初诊方，12 剂，服法同上。以后仍按初诊原方加减，先后调理约 1 年，患者完全康复。

按： 谢老认为，咯血一症在肺痨病的发展过程中甚为重要，轻则耗伤阴血，重则因为大咯血导致病情急剧加重、危及生命。对本案患者按照急则治其标的原则，采取益气以固血，清热以凉血，配以收敛止血之白及，炭炒以涩血之黑蒲黄，化瘀止血之三七，多路并进，终获理想疗效，其诊治思路值得研究与探讨。

案三

贺某，女，41 岁，1975 年 3 月 2 日初诊。

咳嗽、低热、乏力持续不愈半年，患两侧浸润型肺结核（好转期），常服抗结核西药。现内热，咳嗽气急阵作，口干，咳黄痰，易汗，苔黄。

治法：益气，养阴清热。

处方：自拟清金养肺汤加减。

太子参 20 g	天冬 10 g	麦冬 10 g	黑栀子 6 g
白及 6 g	地骨皮 10 g	石斛 6 g	知母 10 g
黄芪 20 g	五味子 6 g	川贝母 5 g	

6 剂，水煎服，日 1 剂，分 2 次服。

二诊（1975 年 3 月 12 日）：服上方后，咳嗽频次减少，口不干，咳痰也减少，仍以初诊原方 10 剂，服法同上。后又以此方加减调理近 2 个月，一切正常，随访无反复，唯有大便时有干结。

按：肺痨咳嗽、低热、乏力为本病的常见症状，轻者常随治肺而愈。若咳嗽剧烈，一则反映病情加重，二则可导致病情恶化，还有可能使肺气郁滞，损伤血络而引起大咯血等不良后果。

案四

张某，男，48 岁，1975 年 12 月 27 日初诊。

咳嗽、咯血，骨蒸潮热 1 年。X 线检查提示：双肺慢性纤维空洞型肺结核，痰菌培养阳性，右下肺自发性气胸，肺气肿。口服抗结核药效果不佳。现症见：体质极差，盗汗，遗精，声哑失音，形寒恶风，喘息气短，面浮肢肿，食少，便秘。舌尖红，无津，脉沉而微细。

辨证：肺痨累及脾肾。

治法：益气，健脾，补肾。

处方：自拟清金养肺汤加减。

太子参 20 g	阿胶 10 g（烊化）	全蝎 10 g	黑栀子 6 g
白及 10 g	地骨皮 10 g	石斛 6 g	知母 10 g
黄芪 20 g	五味子 6 g	熟地黄 15 g	山茱萸 15 g

6 剂，水煎服，日 1 剂，分 2 次服。

二诊（1976年1月8日）：体力稍好，其余症状变化不大。舌尖红，少津，脉沉而细微。仍按上方去黑栀子，加大黄芪至35g。12剂，服法同上。

三诊（1976年1月22日）：自感体质一天比一天强，盗汗遗精减轻，声哑失音、气短喘息、食少、便秘均有所改善，面浮肢肿减轻，形寒恶风亦减轻。舌尖红，少津，脉沉细微。仍以二诊原方12剂，服法同上。

四诊（1976年2月12日）：精神、气力较前均有好转，能食便顺，恶风寒、面浮肢肿消失，盗汗遗精未作。舌红润，苔薄，脉沉细弱。仍按二诊原方12剂，服法同上。

五诊（1976年2月28日）：自感体力恢复较好，余无不适。舌淡红，苔薄白，脉沉细。仍以二诊原方调理，先后用药至4个月后，经复查X线及相关指标均正常，先渐停西药，以中药巩固为主，又断续服中药近半年。病情稳定后断药，随访2年，无复发。

按：此案肺痨为气阴两虚之重证，肺、脾、肾三脏均已累及，辨证时宜抓住主要矛盾，在益肺的基础上加大益气及补肾药后，症状改善明显，且远期疗效好，说明中医治疗慢性病的优势是值得继承与发扬的。

案五

刘某，男，32岁，1975年2月25日初诊。

咳嗽，咯血3个月，加重3日，现形体羸瘦，咽燥，潮热，自汗，盗汗。X线提示：双侧浸润型肺结核（好转期），右肺上部有空洞。近2日内咯血约150mL。现症见：咯紫色血块，胸腔刺痛已3天，夜寐多梦，耳鸣。

治法：益气养阴，健脾补肾。

处方：自拟清金养肺汤加减。

太子参 20g	阿胶珠 10g	黑栀子 6g	白及 10g
麦冬 10g	知母炭 10g	黄芪 20g	五味子 6g
黑蒲黄 10g	槐花 30g	三七粉 6g（冲服）	

6剂，水煎服，日1剂，分2次服。

二诊（1975年3月6日）：服上方后，咯紫色血已减，空洞肺一时难治，仍用前法加减，6剂，服法同上。

三诊（1975年3月16日）：服上方后，咯紫色血1周未作，空洞肺一时难治，仍用前法加减，12剂，服法同上。后以上方加减调理近3个月后，症状稳定，停药观察。后随访2年无复发。

按：患者咯血色紫有块和胸腔刺痛，为肺痨阴虚，肺热伤络，迫血妄行之故，咯血是外在表现，阴虚火旺是根源。用益气养阴、健脾补肾的自拟清金养肺汤加减用药后，效果显著，且远期疗效更为理想。

小结：肺痨病以咳嗽、低热、咯血、汗出为主症。对咳嗽轻者治肺可愈，若咳嗽剧烈，说明病情加重，肺气郁滞，极易损伤血络而继发咯血。低热，是全身性症状，见于肺痨病各个不同阶段，是判断病变轻重的重要依据。若患者持续发热，则说明肺阴耗损较剧，表明病变有加重趋势，而低热日渐平复，则提示病变向缓，因此，对低热应及时控制，对于抑制病情发展十分重要。咯血，轻则耗伤阴血，重则导致病情加剧、危及生命，治疗时当先折其火，后滋其阴，紧守“滋阴降火”四字，但是在临床上也当圆机活法，不可胶执。盗汗乃由于虚热蒸逼，津液外泄，因此，应及时控制汗出，避免伤津耗液，对肺痨的恢复也十分重要。

第四节　脾胃病篇

脾胃同居中焦，互为表里，既密不可分，又功能各异。胃主受纳和腐熟水谷，脾主运化和输布营养精微；脾主升清，胃主降浊，一纳一化，一升一降，共同完成水谷的消化、吸收、输布及生化气血之功能。本篇包括胃脘痛、胃痞、呕吐、呃逆、噎膈、腹痛、泄泻、便秘、痢疾、消渴等疾病。

一、胃脘痛

胃脘痛，常见上腹部胃脘部近心窝处规律性疼痛、恶心、呕吐、泛酸、嘈杂、嗳气、呕吐、便血等症，传统上归属于“胃脘痛”“胃胀”“心胃气疼”“肝胃气疼”等范畴，包括西医胰腺炎、胆石症、胃神经官能症、胃肠道慢性炎症、溃疡、乙型肝炎、肝硬化、胆囊炎等病。从整理谢老医案中发现，胃痛原因众多，症状各异，临床较为常见的类型多为慢性，多出现与饮食、季节相关的上腹部疼痛，伴恶心、呕吐、嗳气、泛酸等消化系统症状，可有固定的压痛。结合此类证型，自拟胃宁汤加减，处方：柴胡12 g，蒲公英20 g，白芍15 g，鸡内金10 g，枳壳10 g，延胡索6 g，海螵蛸10 g。功能：疏肝理气，清胃化湿，和胃止痛。临床可用于治疗湿热内蕴、肝胃不和、脾虚肝郁化热、肝胃郁热夹湿等相关证型。

加减：

（1）气滞、胸胁胀满痛甚，嗳气频繁者，加陈皮10 g，香附10 g，沉香2 g。

（2）血瘀、痛有定处而拒按，舌暗红或有瘀血者，加蒲黄10 g，田三七6 g，延胡索10 g。

（3）胃热炽盛、口干、口苦、心烦、舌红苔黄、脉弦细数者，加黄连6 g，焦栀子6 g。

（4）食积中阻、纳呆，苔腻舌根厚者，加神曲15 g，生麦芽20 g。

（6）胃阴虚者，加沙参15 g，麦冬10 g，乌梅10 g。

案一

郭某，男，42岁。1974年3月13日初诊。

反复上腹部胀痛1个月。1个月前因饮酒后出现上腹胀痛，反复发作，伴嗳气。症见：上腹胀痛，进食后及夜间加重，嗳气，口干苦，纳可，大便正常。舌红，苔黄厚腻，脉弦滑。

辨证：脾胃湿热兼肝郁气滞。

治法：清胃化湿，疏肝理气，和胃止痛。

处方：自拟胃宁汤加减。

柴胡 12 g　蒲公英 20 g　白芍 15 g　鸡内金 10 g
枳壳 10 g　延胡索 6 g　海螵蛸 10 g　陈皮 10 g
香附 10 g　沉香 2 g
12 剂，水煎服，日 1 剂，分 2 次服。

二诊（1974 年 3 月 27 日）：服药后仍胃脘胀痛，但程度较前减轻，偶有嗳气，频次较前减少，余症如前。上方加大延胡索至 20 g，12 剂，服法同上。

三诊（1974 年 4 月 10 日）：服上药后症状减轻，偶有胃脘胀痛，偶嗳气，舌偏红，苔薄黄腻，余症如前。上方加焦栀子 6 g，续服 12 剂，服法同上。

四诊（1974 年 4 月 24 日）：胃脘无不适，无明显嗳气，嘱按三诊方不变，续服 14 剂。随后上方断续加减又调理了 3 个月后，患者一切均好，随访 3 年无复发。

按：本案以上腹部胀痛为主，多因工作紧张，忧虑过度，肝郁气滞，加之酒毒酿生湿热，蕴结脾胃，阻滞气机而出现上腹胀痛，进食后食积气滞，故疼痛发作加重。口干苦，舌红，苔黄厚腻，弦滑脉均为湿热内蕴之象。治宜清胃化湿、疏肝理气、和胃止痛。自拟胃宁汤加减治疗，经四次复诊，前后治疗 2 个月，症状基本消失。为巩固疗效，又断续服用近 3 个月，病情稳定，随访多年无复发。

案二

郭某，男，40 岁，1975 年 11 月 24 日初诊。

上腹部疼痛 2 年，加重 1 个月。最近因母亲有病，生活压力大，思虑过多，反复出现上腹部胀满隐痛，连及胸胁，嗳气，晨起口干、口苦明显，纳差，眠差多梦，大便偏干。舌暗红，苔薄黄，脉弦。

辨证：肝胃不和，湿热内阻。

治法：疏肝利胆，清胃化湿止痛。

处方：自拟胃宁汤加减。

柴胡 12 g	蒲公英 20 g	白芍 15 g	鸡内金 10 g
枳壳 10 g	延胡索 10 g	海螵蛸 10 g	陈皮 10 g
香附 10 g	沉香 3 g		

14 剂，水煎服，日 1 剂，分 2 次服。

二诊（1975 年 12 月 10 日）：服药后上腹隐痛减轻，未连及胸胁疼痛，仍有嗳气，舌淡胖，苔白，脉弦，余症如前。表明仍有肝胃不和，且残留湿热之邪，守上方加黄连 6 g。14 剂，服法同上。

三诊（1975 年 12 月 24 日）：服上方后，上腹部疼痛基本消除，少有嗳气，舌、脉如前。仍按二诊方减沉香 2 g，续服 14 剂，服法同上。

四诊（1976 年 1 月 10 日）：患者上腹部稍有胀闷，余无特殊不适，上腹部不适症状亦基本消除。为巩固疗效，继以三诊方调理 14 剂，服法同上。后又加减服用 2 个多月，病情稳定，随访 1 年，身体健康。

按：“思则气结”可致肝气不疏，横逆犯胃。思虑伤脾，可致脾失健运，水湿不运，日久则蕴湿化热，内阻中焦，气机不畅，而见上腹部隐痛，嗳气频频。湿热熏蒸肝胆，故痛连胸胁，口干、口苦明显，舌暗红，苔薄黄，脉弦亦为肝气犯胃、湿热内阻之象。治宜清胃化湿、和胃止痛，自拟胃宁汤加减治疗后，远期疗效更好。

案三

孙某，女，34 岁，1975 年 10 月 21 日初诊。

上腹部隐痛不适 2 个月，自取中成药治疗后无明显缓解，此后上腹部隐痛时发，精神紧张时加重，伴有嗳气，泛酸，口苦，眠差多梦。舌稍红，苔黄腻，脉弦滑。

辨证：湿热中阻，肝脾不和。

治法：调和肝脾，清热化湿。

处方：自拟胃宁汤加减。

柴胡 12 g	蒲公英 20 g	白芍 15 g	鸡内金 10 g
枳壳 10 g	延胡索 10 g	海螵蛸 10 g	神曲 15 g
生麦芽 20 g	黄连 6 g	焦栀子 6 g	

6 剂，水煎服，日 1 剂，分 2 次服。

二诊（1975 年 10 月 28 日）：胃脘部隐痛不适好转，泛酸、嗳气减少，仍有睡眠不佳及口苦。既往有脱肛史。舌淡红，稍胖，苔滑，脉弦缓。守上方加大柴胡 15 g，升麻 10 g，14 剂，服法同上。

三诊（1975 年 11 月 15 日）：胃脘隐痛较前明显好转，近期偶有发作，但程度较轻，仍有轻微反酸，大便溏，日 2 ～ 3 次，眠差及脱肛已消除。舌边尖红，苔黄稍腻，脉濡。湿邪较前偏盛，守上方去白芍、升麻，加大黄连量至 9 g，14 剂，服法同上。

四诊（1975 年 12 月 6 日）：胃脘隐痛等症状基本消失，大便亦趋于正常。近期又因情志不畅及食辣后出现上腹部隐痛并牵涉后背，程度较前明显减轻，微反酸，大便质偏软及牙痛不适。舌淡红，苔薄黄，脉滑数。按三诊方加茯苓 30 g，14 剂，服法同上。继以上方加减又服了 2 个月后，症状稳定。

按：此案病在脾胃，疼痛与精神紧张有关，《素问》有云：“木郁之发，民病胃脘当心而痛。”提示胃痛虽病在胃，但常与肝脾有关。胃痛治法当注意“通”字立法。《医学真传》云：“调气以和血，调血以和气，通也。”自拟胃宁汤亦以“通”为核心组方思路，故治疗胃痛每每能收到良好的疗效。

案四

杨某，女，39岁，1974年11月26日初诊。

反复上腹胀、隐痛5年，加重2个月，伴上腹胀，饭后明显，嗳气，大便不畅，质稀烂，日2～3次，紧张时易便溏、腹痛，泻后痛止，自觉胸闷，呼吸不顺畅，乏力气短。舌淡白，苔薄黄，脉细弱。

辨证：脾虚肝郁化热。

治法：疏肝解郁，健脾理气。

处方：自拟胃宁汤加减。

柴胡12g	蒲公英20g	白芍15g	鸡内金10g
炒枳壳10g	延胡索10g	海螵蛸10g	茯苓20g
炒白术20g	炮姜6g		

6剂，水煎服，日1剂，分2次服。

二诊（1974年12月2日）：服上方后，上腹胀减，大便成形。此肝气得舒，脾气得运，但仍有肝郁脾虚，兼有热邪。上方去炒白术、炮姜加黄连6g。6剂，服法同上。

按：此案属脾虚肝郁化热，因平素工作紧张，思虑太过，肝气郁结，横逆犯脾，脾虚不运，而出现上症。治宜疏肝解郁、健脾理气。自拟胃宁汤加减，效果极好。

案五

萧某，男，36岁，1975年3月15日初诊。

反复胃脘疼痛10年余。就近求医，服药后症状可缓解，但病情易反复。1年前因症状加重，间断服用西药治疗，效果不著。现少气无力，胃脘胀痛，稍进食则胀满加重，嗳气，纳差，口干，大便溏，日1～2次。舌红，苔薄黄，脉弦。

辨证：肝胃郁热夹湿。

治法：疏肝理气和胃，清热化湿。

处方：自拟胃宁汤加减。

柴胡 12 g	蒲公英 20 g	白芍 15 g	鸡内金 10 g
炒枳壳 10 g	延胡索 10 g	海螵蛸 10 g	茯苓 20 g
炒白术 12 g	炮姜 6 g		

7 剂，水煎服，日 1 剂，分 2 次服。

二诊（1975 年 3 月 22 日）：患者胃脘无疼痛，胀满减轻，仍有嗳气，大便先溏后结，日 1 次，口干。舌红干，苔薄黄，脉弦。继服初诊方 10 剂，服法同上。

三诊（1975 年 4 月 2 日）：胃脘仍稍有胀闷，大便溏，日 1 次。加神曲 15 g，生麦芽 20 g，14 剂，服法同上。

四诊（1975 年 4 月 26 日）：胃脘稍有胀闷，程度轻，矢气多伴肠鸣，大便成形，日 1 次。舌淡红略胖，苔薄白，脉沉略弦。此肝胃郁热渐清，胃气和而湿热之邪未尽，按上方去炮姜，加黄连 6 g。14 剂，服法同上。后以上方断续加减服用近 5 个月，一切症状消失，停药观察，随访 2 年病情稳定未复发。

按：此案患者情志不调，肝气不疏，郁久化热而犯胃，致使肝胃郁热；又因嗜食辛辣之品，湿热内生，阻于中焦影响气机升降，故可见胃脘痞满胀痛之症，湿热之邪下注于肠道，故见大便溏而不成形。治宜疏肝理气和胃、清热化湿，自拟胃宁汤加减。服药近半年，切中病机，收效甚快，多年胃痛得以根除。

案六

苏某，男，22 岁，1974 年 9 月 22 日初诊。

胃脘部胀痛反复发作半年，加重7日。最近因工作压力大，入眠难，精神不佳，心烦焦虑，口干，口苦，呃逆，纳呆。舌红，苔微黄，脉弦数。

辨证：肝气犯胃夹热。

治法：疏肝清热和胃。

处方：自拟胃宁汤加减。

柴胡 12 g	蒲公英 20 g	白芍 15 g	鸡内金 10 g
炒枳壳 10 g	延胡索 10 g	海螵蛸 10 g	黄连 6 g
焦栀子 6 g			

6剂，水煎服，日1剂，分2次服。

二诊（1974年9月29日）：服上方后，胃脘胀痛渐好，纳食量稍有增加，睡眠转佳，其余各症均减轻。舌红，苔薄白，脉细数。仍以前方6剂，服法同前，巩固疗效。

按：《素问·玉机真脏论》云："五脏有病，各传其所胜。"此案患者胃脘胀痛，责其根本，与长期精神紧张，情志不畅有关。肝气郁结，化火上扰，证属肝气犯胃夹热，治宜疏肝清热和胃，自拟胃宁汤加减疗效好，值得深入研究。

案七

杜某，男，58岁，1974年9月16日初诊。

胃脘灼痛反复半年。现胃脘灼痛，口干咽燥，消谷善饥，大便干硬。舌红少苔，脉细数。

辨证：胃阴亏耗，胃失濡养。

治法：养阴清热，生津益胃。

处方：自拟胃宁汤加减。

柴胡 12 g	蒲公英 20 g	白芍 15 g	鸡内金 10 g
炒枳壳 10 g	延胡索 10 g	黄连 9 g	焦栀子 6 g
沙参 15 g	麦冬 10 g	乌梅 10 g	

6 剂，水煎服，日 1 剂，分 2 次服。

二诊（1974 年 9 月 23 日）：服上方后，胃脘灼痛、口干咽燥均减轻，饮食有味，大便顺畅。舌红少苔，脉细数。仍以上方 7 剂，服法同上，巩固疗效。

按：本案为胃脘灼痛反复半年，胃为中焦阳土，喜润恶燥，热灼阴伤，胃失濡养，脘部灼痛；津伤失润，口燥咽干，大便干硬；胃阳偏亢，消谷善饥。证属胃阴亏耗，胃失濡养，治宜养阴清热，生津益胃，自拟胃宁汤加减，辨证施治效果好。

小结：明代张景岳《景岳全书·心腹痛》记载“胃脘痛证，多有因食、因寒、因气不顺者，然因食、因寒，亦无不皆关于气，盖食停则气滞，寒留则气凝”，故治当以理气为主。“食滞者兼乎消导，寒滞者兼乎温中，若止因气逆，则但理其气，病自愈矣”。胃的生理特征核心在一个“降”字，胃的病机特点突出在一个“滞”字，胃病的治疗强调一个“通”字。谢老对胃痛的治疗，注重疏肝理气、清湿热，实为治胃必然之理也。

二、胃痞

胃痞是指自觉心下痞塞，触之无形，按之柔软，压之无痛为主要症状的病证。《伤寒论》“但满而不痛者，此为痞”“心下痞，按之濡”，提出了痞的基本概念。痞满常伴有胃脘饱胀感、嗳气、吞酸、脘痛、纳差、恶心、呕吐、腹胀、肠鸣等症状。胃痞分虚实，实者多因饮食内伤、痰浊湿热、情志失调，致湿热痞、气痞等证，方选清热化湿、疏肝理气、和胃消痞之法；虚者多因久病缠绵，脾胃虚弱，中焦运化失司，乃发痞满，法宗虚则补之，补益脾胃，健运中焦之法。对于胃脘痞满的治疗，应重视调畅脾胃气机，结合脏腑虚实，以调气理脾为先，兼顾时令之气，用药轻巧灵活，疗效方能显著。自拟调虚消痞汤加减，处方：黄连 6 g，竹茹 10 g，枳实 10 g，半夏 10 g，橘红 10 g，生姜 6 g，茯苓 15 g，酸枣仁 15 g。

案一

黄某，女，46 岁，1968 年 9 月 25 日初诊。

口苦、痞满、纳差半年。平素喜食甜味，半年前胃脘痞满、胀闷，恶心欲呕，口干不思饮，纳少，头身困重，夜寐欠安。舌红，苔黄厚腻，脉滑数。

辨证：湿热内阻。

治法：清热化湿，和胃消痞。

处方：自拟调虚消痞汤加减。

黄连 6 g	竹茹 10 g	枳实 10 g	半夏 10 g
橘红 10 g	生姜 6 g	茯苓 15 g	酸枣仁 15 g

6 剂，水煎服，日 1 剂，分 2 次服。

二诊（1968 年 10 月 2 日）：服上方后，口苦、痞满好转，余症减轻。随症加减 28 剂后，诸症皆去。

按：本案为胆郁痰扰之湿热痞。中满积滞热郁，痰热内蕴，气机瘀滞不通，胆腑失于疏泄。清阳不升，湿浊阻滞，加之胆气不舒，气郁化火。《证治汇补·痞满》载："有湿热太甚，土来心下为痞者，分消上下，与湿同治。"治宜清热化湿、和胃消痞，方选自拟调虚消痞汤加减，效果好。

案二

吕某，女，49 岁，1968 年 1 月 7 日初诊。

脘腹痞闷、口干 3 个月余。现胃脘痞满，口燥咽干，大便不畅，饥不思食，嗳气欲呕。舌红、苔少，脉细。

辨证：胃阴亏虚。

治法：养阴益胃，调中消痞。

处方：自拟调虚消痞汤加减。

黄连 6 g	竹茹 10 g	枳实 10 g	半夏 10 g
橘红 10 g	生姜 6 g	茯苓 15 g	酸枣仁 15 g
北沙参 15 g	麦冬 10 g	白芍 10 g	玫瑰花 10 g

6 剂，水煎服，日 1 剂，分 2 次服。

二诊（1968 年 1 月 14 日）：服上方后，各症状大减。后随病症加减，续服 28 剂病愈，3 个月后随访病情稳定。

按： 该案为阴虚之痞，中焦脾胃阴亏。《素问》“脏寒生满病”，《医学正传·痞满》“因虚而下陷于心之分野，故心下痞”。素有脾胃虚弱，运化无力，加之湿热之邪外客，耗伤阴液，脾胃失去濡养，日久由实转虚，中焦气机失调。自拟调虚消痞汤加减，效果好。缪希雍：“世人徒知香燥温补为治脾虚之法，而不知甘凉滋润益阴之有益于脾也。”自拟调虚消痞汤加减甘凉之品，脾胃阴虚者，甘凉之品尤宜，切不可香燥而复伤阴也。

三、噎膈

噎膈是由于食管狭窄导致食物哽咽不顺，饮食难下，或者食而复出的疾病。噎即噎塞，指的是吞咽之时哽咽不顺，膈为格拒，指的是饮食不下。根据噎膈的表现，西医学中的食管癌、贲门癌、贲门痉挛、食管狭窄等，均可参照本节内容辨证论治。

膈之名首见于《黄帝内经》。其发病主要因七情内伤、酒食不节、久病年老，导致气痰瘀交结，津气耗伤，胃失通降。初期治疗重在治标，宜理气消瘀化痰降火；后期重在治本，宜滋阴润燥，或补气温阳。方选食管通方，处方：太子参 25 g，昆布 12 g，夏枯草 12 g，川贝母、浙贝母各 4.5 g，光杏仁 9 g，全瓜蒌 15 g，生甘草 6 g，川石斛 10 g。

案一

孙某某，男，48 岁，1969 年 4 月 5 日初诊。

吞咽困难、咽而即吐加重 20 日。平素喜食味重、辛辣刺激。2 年前进食时胸骨后不适，有痛感、异物感，因这些症状很轻微，时隐时现，初未在意。最近 20 天出现吞咽困难，咽而即吐，饮食减退，病情日深，经做胃镜检查，确诊为食管癌晚期。患者不愿手术治疗，选择中药治疗。症见：患者脸色青黑，机体消瘦，精神颓废，吞咽阻梗，胸膈满闷，嗳气，呕吐，仅依稀粥度命，大便 10 天未排，无便意。舌淡，苔白，边有瘀点，脉沉涩不扬。

辨证：痰瘀互阻，胃气欲绝。

治法：开导润燥，补虚益损，以固根基。

处方：方选食管通方。

太子参 25 g	昆布 10 g	夏枯草 10 g	浙贝母 3 g
杏仁 10 g	全瓜蒌 15 g	生甘草 6 g	川石斛 10 g
沉香 3 g	枳实 12 g	生姜 10 g	

6 剂，水煎服，日 1 剂，分 2 次服。

二诊（1969 年 4 月 12 日）：服上方后，有时药汁呕吐而出，服至第 3 剂已不再吐，饮食稀粥、细面条已能顺服。仍以上方加山慈菇 10 g，麝香 2 g（早晚冲服），12 剂续服。先后调治 3 个月，呕吐停止。饮食由米粥渐进为汤泡馍饼，诸症好转，精神振作。舌略红，苔薄，脉缓有力。继用上方，隔日服药，半年后病情稳定，饮食顺畅，停药后随访 6 个月，未再复发。

按：本案患者因喜食味重、辛辣刺激，炼津为痰，痰热内蓄，津伤血燥，津液不布，聚而生痰，痰气交阻，血行不畅，积而为瘀，阻于食管而成，日久饮食难入，则气血虚衰，为本虚标实之证。治拟开导润燥，补虚益损，以固根基，方选食管通方加减而获良效，且远期疗效理想。

案二

贾某，女，45 岁，1969 年 6 月 12 日初诊。

吞咽有物梗堵 2 个月。患者平时容易生气，2 个多月前，因与儿子争吵，当时吃饭时顿感吞咽不适，到某省人民医院经钡餐检查确诊为食管癌，当时医生建议手术治疗。由于种种原因，患者及家属拒绝了手术治疗。曾在省人民医院中医科服启膈散、通幽汤治疗 2 周无效，改用抗癌药化疗 21 天，病情未见好转。症见：时时呕吐黏涎，心烦不安，昼夜不能安睡，气短乏力，舌苔薄白，脉沉缓稍滑。

辨证：肝郁气结，痰滞血瘀。

治法：理气活血，化痰散瘀。

处方：方以自拟食管通方。

太子参 25 g	昆布 10 g	夏枯草 10 g	浙贝母 3 g
杏仁 10 g	全瓜蒌 15 g	生甘草 6 g	川石斛 10 g
柴胡 10 g	半夏 12 g	甘草 6 g	

6 剂，水煎服，日 1 剂，分 2 次服。

二诊（1969年6月19日）：服上方后，时呕时吐，至第5剂时已不再吐，饮食进稀粥、面条皆可，按上方稍加减续服至 1 个半月，食欲大增，还可以食馒头。又以上方续服 3 个月，症状稳定，随访 6 个月无不适。

按：本案患者为肝郁气结，痰滞血瘀，脉沉者郁也，缓者湿痰郁滞也，滑者痰也，脉证合参，自拟食管通方效果好，且远期疗效更好。

案三

吴某某，男，38岁，1967年4月5日初诊。

吞咽不畅、时轻时重约3个月。饮食受阻，经医院检查为食管癌早期，建议手术治疗，因家境贫寒，求助中药，渴望延年。症见：面色暗红，神情烦躁，失眠，消瘦，便秘，近6日未排大便，泛吐清涎。舌暗红，苔黄、脉细数。

辨证：精气亏损。

治法：益气，养阴，润燥。

处方：方选食管通方。

太子参 25 g	昆布 10 g	夏枯草 10 g	浙贝母 3 g
杏仁 10 g	全瓜蒌 15 g	生甘草 6 g	川石斛 10 g
玉竹 10 g	炒酸枣仁 20 g	焦栀子 6 g	麝香 1 g(早晚冲服)

6剂，日1剂，分2次口服。

二诊（1967年4月12日）：服上方后，可食软稀饭，无有不舒之感，前后调治4个月，体重增加，日常生活能自理，治疗较为理想。

按：本案患者属精气俱损，阴不制阳，阴虚阳亢，治宜益气、养阴、润燥，是以先服药使得药食得以顺行。方选食管通方加减，前后调治4个多月，体重增加，日常生活自理较为理想，疗效令人满意。

案四

周某某，女37岁，1968年6月10日初诊。

吞咽困难渐重 3 个月，平时胃气不顺，容易出现嗳气频作，急食必吐。近半月每食必 2 小时方毕。曾在河南医学院确诊为中期食管癌。症见：消瘦，神情烦躁，失眠，便秘，进食困难，容易上泛作吐。舌苔白滑，脉沉细而弦。

辨证：胃气不降，痰瘀交阻。

治法：益气降胃，化痰行瘀。

处方：方选食管通方。

太子参 25 g	昆布 10 g	夏枯草 10 g	川贝母 3 g
浙贝母 3 g	杏仁 10 g	全瓜蒌 30 g	生甘草 6 g
川石斛 10 g	姜半夏 9 g	莱菔子 15 g	

6 剂，日 1 剂，分 2 次口服。

二诊（1968 年 6 月 17 日）：服上方后，食汤面均顺，无不适，仍按上方加炮穿山甲 6 g，12 剂，服法同上。

三诊（1968 年 6 月 29 日）：前药服后，爱吃面条，能进 2 碗，大便尚畅。按二诊方加郁李仁 12 g。先后服药近 3 个月后，症状消除，无不适，随访半年，病情稳定无复发。

按：本案属胃气不降，痰瘀交阻，阻滞气机，治宜益气降胃，化痰行瘀，方选食管通方，胃气和，肠得润，气得畅而诸恙自蠲。

小结：谢老认为，噎膈之因很多，临床常见饮食不节，辛辣味重，忧思恼怒，酒食不节造成痰气交阻而成。对本证的辨治，应全面分析，权衡轻重为法。急者通其道，化痰、理气、行瘀、降火以治其标，缓则甘凉濡润，和胃降逆，甘温益气，斡旋中阳以治其本。正气尚强，攻其邪，正气虚弱，则攻补兼施或攻补相间而用。值得注意的是，久病重病患者，若纯用草木之品，难以见功。

四、呕 吐

呕吐是胃失和降，胃气上逆导致胃内容物从口而出的病证。呕吐的发病多由于外邪侵犯、饮食不节、情志失调、素体脾胃虚弱等。临床以和胃降逆止呕为基本治法，结合标本虚实进行辨证论治。正如《景岳全书》中所说，呕吐一证，最当详辨虚实。实者去其邪则愈，虚者由胃气之虚也。方选清胃降浊汤加减，处方：黄连 6 g，半夏 10 g，枳壳 10 g，莱菔子 15 g，竹茹 10 g，荷叶 15 g，生姜 10 g。

加减：

（1）痰结心下者，加全瓜蒌 15 g，大黄 6 g。

（2）胃气不足者，加太子参 30 g，焦栀子 6 g。

案一

陈某某，男，35 岁，1966 年 7 月 12 日初诊。

纳呆、泛恶 14 日，加重伴呕吐 3 日，泛恶前曾有过食凉物，经对症治疗，效果不明显。症见：胸中痞闷，口气秽臭，呕吐酸腐，夹稠厚痰涎，嗳气，不能进食，食则更甚，大便 3 日未解，小溲黄赤，上腹部压痛，苔薄黄腻，脉滑数。

辨证：痰结心下，夹滞内阻。

治法：宽胸散结，和胃降逆。

处方：方选清胃降浊汤加减。

黄连 6 g	半夏 10 g	枳壳 10 g	莱菔子 15 g
竹茹 10 g	荷叶 15 g	生姜 10 g	全瓜蒌 15 g
大黄 6 g（后下）			

6 剂，水煎服，日 1 剂，分 2 次服。

二诊（1966 年 7 月 19 日）服上方后，呕吐止，能饮少量稀粥，胸中痞闷大减，上腹部压痛除，大便畅，仍以上方加谷芽 20 g，6 剂，以巩固疗效，服法同上。

按：本案患者因为饮食不节，食滞内阻，胃失和降而致浊气上逆发为呕吐。盖胃不腐熟，郁而化热则呕吐酸腐，脾失运化，宿食停滞，津液失布，聚而为痰，痰食停滞中脘，气机不利则见胸脘满闷，嗳气不能饮食。舌苔薄黄腻，脉象滑数为食滞内停之候，治宜宽胸散结，和胃降逆。方选清胃降浊汤加减，6 剂，症情大减，继用获全功。

案二

刘某某，男，36 岁，1968 年 7 月 12 日初诊。

胃脘不适近 2 个月，加重伴呕吐 7 天。7 天前因食剩饭后，出现呕恶、泛酸，伴口苦、食少、腹胀、便秘。舌红，苔黄厚，脉弦细数。

辨证：胃气不足，胆气上泛。

治法：清肝利胆，和胃降逆。

处方：方选清胃降浊汤加减。

黄连 6 g	半夏 10 g	枳壳 10 g	莱菔子 15 g
竹茹 10 g	荷叶 15 g	生姜 10 g	太子参 30 g
焦栀子 6 g			

6 剂，水煎服，日 1 剂，分 2 次服。

二诊（1968 年 7 月 19 日）：服上方后，呕恶、泛酸未作，大便顺畅，仍按上方加谷芽 20 g，6 剂，服法同上。

三诊（1968 年 7 月 26 日）：服上方后，呕恶、泛酸，口苦均减，腹胀消除，食量较前有增加，大便顺，日 1 次，胃脘不适缓解，仍以上方加乌梅 10 g。6 剂，服法同上。

四诊（1968 年 8 月 3 日）：服上方后，所有症状消失，无不适，为巩固疗效，要求再服中药 6 日。仍以三诊方，服法同上。

按：本案为胃气不足，胆气上泛，因脾胃为后天之本，气血生化之源，是人体气机升降之枢纽，气、血、津液运化之动力。若胃气不足，浊气上泛，胆胃之气倒流。治宜清肝利胆，和胃降逆。方选清胃降浊汤加减，效如桴鼓。

小结：呕吐之病机为邪气冲逆，阻滞胃降。如邪客胃脘，则邪气与食饮相兼，亦呕亦吐，饮食皆出。又如胃病日久，饮食不慎，劳顿伤伐，致胃气乃伤，湿浊停留，湿蕴生热，闭阻气机，胃阳被遏，胃失和降，气逆于上而致呕吐。故谢老治宜和胃降逆，方选清胃降浊汤加减，每获良效。

五、呃 逆

呃逆是指喉间频发短促呃呃声响不能自制为主要表现的病证。其发病多由于外邪犯胃、饮食不当、情志不遂、正气亏虚等，导致胃失和降，胃气上逆，动膈冲喉。辨证宜分清虚实寒热为基础，治宜调气和中、降逆止呃。自拟平呃止逆汤加减，处方：太子参 20 g，莱菔子 15 g，大黄 6 g，枳实 10 g，厚朴 10 g，槟榔 10 g。

加减：

（1）寒热互结，阳明瘀滞者，加红花 10 g，桃仁 10 g，桂枝 6 g，党参 30 g，玄明粉 6 g（冲）。

（2）胃阴不足，虚火上逆者，加玉竹 10 g，石斛 6 g，柴胡 10 g，豆蔻 6 g（后下）。

（3）阳气素虚，虚气上逆者，加炒白术 15 g，茯苓 20 g，干姜 6 g，丁香 1 g。

（4）燥热内盛、腑气不通者，加竹叶 10 g，石膏 20 g，麦冬 12 g，当归 15 g，牵牛子 5 g（包煎）。

（5）悲伤过度者，加蒺藜 15 g，柴胡 6 g，白芍 15 g，肉桂 6 g。

案一

黄某某，男，28 岁，1967 年 6 月 12 日初诊。

断续呃逆半年，加重 7 日，影响工作与生活。从事专业司机工作 6 年，饮食无规律，很少吃早餐，长年奔波在外，时有呃逆，近 7 日加重，经针灸、推拿、中药多方治疗，未能获效。自述胸胁痞满，食少，呃声沉缓而音弱，时断时续，食后呃逆加重，大便干结，五六日 1 次。舌淡红，无苔，脉沉缓。

辨证：寒热互结，阳明瘀滞，胃气上逆。

治法：通腑逐瘀，降气止呃。

处方：方选平呃止逆汤加减。

大黄 6 g	枳实 10 g	厚朴 10 g	槟榔 10 g
红花 10 g	桃仁 10 g	桂枝 6 g	党参 30 g
玄明粉 6 g（冲）			

6 剂，日 1 剂，水煎服，分 2 次口服。

二诊（1967 年 6 月 19 日）：服上方后，泻软便 2 次，胸胁痞满减轻，呃逆缓和，饮食增加，药中病机，上方去玄明粉，再进 6 剂而收功。

按：本案为寒热互结，阳明瘀滞，胃气上逆，患者曾接受针灸、推拿、中药等治疗，因辨证失当，故止呃未效。谢老投以通腑逐瘀，降气止呃之剂，药病相符，而获全效。

案二

吴某某，男，39 岁，1968 年 7 月 12 日初诊。

反复呃逆 3 个月，加重 10 日。近 3 个月来，无明显诱因出现呃逆、嗳气频作，餐后尤甚。自觉胸中气逆上冲咽喉，时反酸，胃脘时有胀闷不适。平素嗜食酸辣，口干、口苦、时欲饮水，最近入眠难，两胁痞闷，乏力气短，五心烦热，汗多，纳欠佳。大便多日一行、艰涩。舌红，苔少，脉弦细数。

辨证：胃阴不足，虚火上逆。

治法：益气养阴和胃，调气降逆止呃。

处方：方选平呃止逆汤加减。

太子参 20 g	莱菔子 15 g	大黄 6 g（后下）	枳实 10 g
厚朴 10 g	槟榔 10 g	玉竹 10 g	石斛 6 g
柴胡 10 g	白豆蔻 6 g（后下）		

6 剂，日 1 剂，水煎服，分 2 次口服。

二诊（1968 年 7 月 19 日）：服上方后，呃逆基本消失，口干、口苦、睡眠、大便均有改善，胸胁满闷不舒仍有，按上方续服 6 剂，病愈。

按：本案患者嗜食酸辣，耗伤阴液，肝络失养，肝气横逆犯及胃腑，胃失和降发为呃逆，证属胃阴不足，虚火上逆。治宜益气养阴和胃，调气降逆止呃。方选平呃止逆汤加减效如桴鼓。

案三

李某某，女，38 岁，1967 年，7 月 12 日初诊。

宿患虚劳，复加呃逆，症见：呃声低长，气短，胃脘不适，时作隐痛，食少腹胀，便秘，畏寒肢冷，腰膝酸软无力，气怯神疲。舌淡苔白，脉弱。

辨证：阳气素虚，虚气上逆。

治法：健脾温阳，和胃降逆。

处方：自拟平呃止逆汤加减。

太子参 30 g	莱菔子 15 g	大黄 6 g（后下）	枳实 10 g
厚朴 10 g	槟榔 10 g	炒白术 15 g	茯苓 20 g
干姜 6 g	丁香 1 g		

6 剂，日 1 剂，水煎服，分 2 次口服。

二诊（1967年7月19日）：服上方后，呃逆消除，食增胃顺，便通，体力恢复，按上方继服6剂，服法同上。

按：本案属劳倦伤中，脾胃阳气更损，虚气上逆，故作呃也。因患者久病虚劳，体质羸弱，治宜健脾温阳，和胃降逆，自拟平呃止逆汤加减，使中阳舒展，阴霾散尽，阳光和煦，膈气自如，升降复常，呃逆自降而止。

案四

肖某某，男，45岁，1967年6月11日初诊。

呃逆2个月。2个月前因感冒后始发呃逆，就近中西医诊治（具体用药不详），现呃逆不止，呃声响亮，冲逆而出，食后加重，痛苦不堪，口臭，烦渴，咳痰黄稠，胁肋憋胀不舒，腹微痛，大便秘结，小便短赤。舌边尖红，苔黄，脉滑数。

辨证：燥热内盛，腑气不通。

治法：泻热通腑，益气和胃。

处方：自拟平呃止逆汤加减。

太子参 30 g	莱菔子 15 g	大黄 6 g（后下）	枳实 10 g
厚朴 10 g	槟榔 10 g	竹叶 10 g	石膏 20 g
麦冬 12 g	当归 15 g	牵牛子 10 g（包煎）	

6剂，水煎服，日1剂，分2次服。

二诊（1967年6月17日）：服上方后，呃逆次数减少，烦渴减轻，大便通，胁胀、腹满痛好转，继服6剂后复诊，无呃逆，口不渴，咳痰顺畅，痰淡黄不黏，两胁稍胀，腹不痛，小便顺畅，大便日1次，略干。舌淡红、苔薄黄，脉滑。上方加杏仁10g。6剂，服法同上。呃逆未作，其余症状消除，后停药观察，随访半年未复发。

按：本案为燥热内盛，腑气不通，治宜泻热通腑，自拟平呃止逆汤加减，药到病除，桴鼓相应，无一不效。

案五

王某某，女，46岁，1967年7月12日初诊。

呃逆频作1个月余。1个月前丧子，悲伤过度，加以饮食不慎，而致呃逆频作，不能自控。症见：呃逆连声，胃脘不舒，胸闷不适，时有呕吐，记忆力减退，大便干燥。舌红，苔黄，脉弦数。曾服旋覆代赭汤、丁香柿蒂散未效。

辨证：悲伤过度致脏腑气机逆乱。

治法：疏肝健脾，肃肺和胃，纳气降逆。

处方：自拟平呃止逆汤加减。

太子参30g　莱菔子15g　大黄6g（后下）　枳实10g
厚朴10g　槟榔10g　白蒺藜15g　柴胡6g
白芍15g　肉桂6g（后下）
6剂，水煎服，日1剂，分2次服。

二诊（1967年7月19日）：服上方后，呃止纳增，再服5剂，余症皆除。

按：本案属悲哀忧伤过度致肝失疏泄，肺气不降，肾不纳气，脾胃之气机不利，而发为呃。自拟平呃止逆汤加减，诸药合用，脏腑并治，气机升降适宜，而呃逆自平。

小结：呃逆属临床常见病，时有多方诊治无效者，痛苦不堪，辨证无所从，方药难取效。研究谢老医案，渐觉明朗，观其临证遣方，剖其医案，深悟其辨证精当，遣方用药切准病机为其治病神效之关键。谢老认为，调理脾胃气机升降，采取调气和中，对顽固性呃逆病机总由胃气上逆动膈所致。辨证不外虚、实、寒、热四个方面：凡寒积于胃，或燥热内盛，或气逆痰阻等，皆属于实证范畴；而胃阴不足，或脾胃阳虚者，皆为虚证。病机明，辨证准，则投药无不效。

六、腹痛

腹痛是指胃脘部以下，耻骨毛际以上部位发生的疼痛。其发病多由于感受外邪、饮食所伤、情志失调、素体虚弱、劳倦内伤等，致气机阻滞，脉络痹阻或经脉失养而发生。临床以虚实寒热为纲。治宜“通”为顺，实则攻之，虚则补之，热者寒之，寒者热之，滞者通之为原则。自拟腹痛安汤加减，处方：太子参 20 g，莱菔子 15 g，广木香 6 g，焦三仙各 15 g。

加减：

（1）湿热伤中者，加黄芩 10 g，黄连 6 g，白芍 15 g，炒白术 12 g，马齿苋 20 g，炙甘草 6 g。

（2）胃肠气滞者，加竹茹 10 g，大黄 6 g（后下），三七粉 6 g（另冲），沉香 2 g。

（3）胃肠寒热失和者，加乌梅 15 g，细辛 5 g，干姜 6 g，桂枝 6 g，大黄 6 g（后下）。

（4）肠道湿热者，乌梅 15 g，细辛 5 g，干姜 6 g，熟附子（先煎）10 g，蜀椒 5 g，桂枝 6 g，槐花 20 g。

案一

毕某某，男，47 岁，1967 年 6 月 3 日初诊。

腹痛、腹泻 20 余日。20 日前，因饮食不洁后始发热、呕吐、腹泻、腹痛，近 5 日经中西医诊治后（用药不详），发热、呕吐皆愈。现症见：腹痛时轻时重，大便日行 3 次，排出不畅，夹有黏液，肛门轻度坠胀。舌暗红、苔薄黄，脉细滑。

辨证：湿热伤中，升降失司。

治法：清热祛湿，调和肝脾。

处方：自拟腹痛安汤加减。

太子参 20 g	莱菔子 15 g	广木香 6 g	焦三仙各 15 g
黄芩 10 g	黄连 6 g	白芍 15 g	炒白术 12 g
马齿苋 20 g	炙甘草 6 g		

6 剂，水煎服，日 1 剂，分 2 次服。

二诊（1967 年 6 月 10 日）：服上方后，大便中已无黏液，肛门坠胀亦减，舌、脉同上。按上方去马齿苋加茯苓 25 g。6 剂，服法同上。三诊复诊诉腹痛消失，大便已成形，别无不适症状。

按：本案为湿热壅盛于胃肠，升降失司，治宜清热祛湿，调和肝脾，自拟腹痛安汤加减，方中配伍巧妙，通因通用之法融入其中，使邪去正自安。

案二

程某某，男，46 岁，1967 年 8 月 6 日初诊。

上腹部剧烈疼痛 10 小时。自述昨日食凉玉米面窝头 2 小时后即感上腹部疼痛，伴恶心、呕吐，曾就近诊治，口服西药、中成药（药名不详），腹痛未缓解。神志清楚，痛苦面容，辗转呻吟不止，腹部发胀。舌暗红、苔黄腻，脉弦数。

辨证：胃肠气滞，瘀血阻络。

治法：调胃行气，和胃止痛。

处方：自拟腹痛安汤加减。

太子参 20 g	莱菔子 15 g	广木香 10 g	焦三仙各 15 g
竹茹 10 g	大黄 6 g（后下）	三七粉 6 g（另冲）	沉香 2 g

3 剂，水煎服，日 1 剂，分 2 次服。

二诊（1967 年 8 月 9 日）：服上方第 1 剂后，腹痛即减，第 2 剂痛消，第 3 剂后所有症状痊愈，要求再服原方 3 剂以巩固疗效。随访半年未再复发。

按：本案为急性上腹部顽固性疼痛，证属胃肠气滞，瘀血阻络，治宜调胃行气，和胃止痛，自拟腹痛安汤加减效果好。

案三

陈某，女，18 岁，1967 年 6 月 9 日初诊。

脐周疼痛时发时止 10 余日。10 余日前月经刚干净后，始出现脐腹疼痛，便秘，3 日 1 次。先后就近诊治，口服中、西药后，疼痛仍反复发作。现症见：腹痛以脐周为甚，有轻压痛，疼痛时轻时重，纳差，乏力。舌红，苔黄，脉弦滑。

辨证：胃肠寒热失和，气机通降失调。

治法：温寒清热，调畅气机。

处方：自拟腹痛安汤加减。

太子参 20 g　莱菔子 15 g　广木香 10 g　焦三仙各 15 g
乌梅 15 g　细辛 5 g　干姜 6 g　桂枝 6 g
大黄 6 g（后下）
6 剂，水煎服，日 1 剂，分 2 次服。

二诊（1967 年 6 月 15 日）：服上方后，疼痛减轻，再服 10 剂，疼痛消失未发。

按：本案为寒热错杂，正气不足，气血不调所致。治宜温寒清热，补养气血，邪正兼顾，自拟腹痛安汤加减效果好。

案四

刘某某，男，38岁，1975年6月9日初诊。

发作性腹痛，便黏液脓血半年余。先后中西医救治，效果不著，病情时轻时重，受凉、劳累、饮食失当则病情随时加重。现症见：小腹隐隐胀痛、下坠，泻下黏液夹少许脓血便，伴里急后重，肠鸣，食欲不振，消瘦乏力，夜间口干苦。舌淡胖略暗，苔腻微黄，脉细弦略滑。

辨证：肠道湿热，脾胃虚弱，气血不调。

治法：清化湿热，温补脾胃，调气和血。

处方：自拟腹痛安汤加减。

太子参 20 g	莱菔子 15 g	广木香 10 g	焦三仙各 15 g
乌梅 15 g	细辛 5 g	干姜 6 g	熟附子 10 g（先煎）
蜀椒 5 g	桂枝 6 g	槐花 20 g	

6剂，水煎服，日1剂，分2次服。

二诊（1975年6月15日）：服上方后，症状减轻，后依此方加减，服药50余剂后停药，随访1年未发。

按： 本案为肠道湿热，脾胃虚弱，气血不调所致。治宜清化湿热，温补脾胃，调和气血，自拟腹痛安汤加减即可。只要审明病机，对寒热不和所致的多种病症，随症加减每可获满意疗效。

小结： 从谢老医案中可以看出，腹痛是一种常见病，发病原因较多，临床证型复杂，虚、实、寒、热皆可见之，主要病机为经脉、脏腑气滞不通，脏腑失养。对腹痛患者进行诊治时，当思“通则不痛”之理，以“通”为主。治疗时应根据患者的寒热虚实之别，明确相应治疗方案，使寒热调，腑气通，才能解除患者的病痛。

七、泄 泻

泄泻是指以排便次数增多、粪质稀溏，甚至泄出如水样便为主要表现的病证。其发病多与感受外邪，饮食所伤，情志失调，禀赋不足，年老体衰，大病久病之后脏腑虚弱有关。基本病机为脾虚湿盛，脾失健运，治宜健脾化湿、理气运脾为主，权衡轻重缓急，辨证论治，方可达到理想效果。自拟腹泻停汤，处方：藿香 20 g，党参 20 g，茯苓 30 g，炒白术 30 g，炒山药 30 g，炒枳壳 10 g。

加减：

（1）肝气犯胃者，加炒麦芽 30 g，炒苍术 15 g，干姜 6 g，黄连 5 g。

（2）脾虚寒湿不化者，加附子 10 g（先煎），干姜 6 g，炒芡实 30 g。

（3）脾胃虚弱者，加升麻 6 g，煨肉豆蔻 12 g，黄芪 20 g，木香 6 g。

案一

刘某某，男，35 岁，1975 年 6 月 9 日初诊。

泄泻伴腹痛 3 个月。3 个月前因劳累过度后，出现泄泻伴右胁及胃脘部疼痛，纳差，时有反酸，胃灼热，打嗝，大便稀溏，每日 3 ～ 4 次，肠鸣，受凉后即暴泄如注，四肢倦怠乏力。舌淡，苔薄白，边有齿痕，脉弦滑。

辨证：肝气犯胃，脾虚湿盛。

治法：疏肝解郁，和胃止酸，健脾祛湿。

处方：自拟腹泻停。

藿香 20 g	党参 20 g	茯苓 30 g	炒白术 30 g
炒山药 30 g	炒枳壳 10 g	炒麦芽 30 g	炒苍术 15 g
干姜 6 g	黄连 5 g		

6 剂，水煎服，日 1 剂，分 2 次服。

二诊（1975 年 6 月 15 日）：服上方后，泄泻稍有改善，但胃痛、反酸、胃灼热、打嗝症状明显好转。按上方续服 12 剂，服法同上。

三诊（1975年6月29日）：服上方后，大便基本正常，每日2次，饮食增加，右胁不适，四肢倦怠，反酸、胃灼热、打嗝症状消失，精神明显改善。仍以上方加减治疗3个月后，病情稳定，遂停药观察，后随访1年未反复。

按：本案为木郁土壅，脾虚湿盛所致。治宜疏郁，和胃止酸，健脾祛湿，自拟腹泻停汤加减，泄泻自止，病获痊愈。谢老认为“泄泻之治，健脾不如运脾，运脾不如燥湿。”方中燥湿主药为藿香，《本草正义》云：“藿香清分微温，善理中州湿浊痰涎，为醒脾快胃，振动消阳之妙品。”

案二

王某某，女，34岁，1975年6月9日初诊。

泄泻伴乏力、纳差1个月余，加重10日。1个月前因食剩饭后出现腹泻、腹痛，就近诊治，腹痛痊愈，但腹泻依旧，现泄泻日5～6次，晨起必泄，肠鸣，形体消瘦，食少、乏力，面色淡白无光泽。舌淡，苔薄白，脉细弱。

辨证：脾虚寒湿不化。

治法：健脾温阳化湿。

处方：自拟腹泻停加减。

藿香 20 g　党参 20 g　茯苓 30 g　炒白术 30 g
炒山药 30 g　炒枳壳 10 g　附子 10 g（先煎）　干姜 6 g
炒芡实 30 g
6剂，水煎服，日1剂，分2次服。

二诊（1975年6月15日）：服上方后，便次减少，日3次，早晨能忍至餐后排便，且稍成形，自觉腹部舒适，食量较前增多，乏力较前好转。

舌淡红，苔薄白，脉细有力。仍按上方 12 剂，服法同前。三诊复诊时告知一切正常，要求停药观察。后随访 1 年病情稳定未复发。

按：《素问·痹论》云：“饮食自倍，肠胃乃伤。”脾胃被伤，致运化失职，水湿停滞，清浊不分，并走大肠而泄泻。谢老认为，本案为饮食不洁，邪客胃肠，阳气受遏，气机不畅，传化失常而致泄泻，证属脾虚寒湿不化。治宜健脾温阳化湿，自拟腹泻停汤加减，药进 3 周泻止而愈。

案三

张某某，男，36 岁，1972 年 6 月 7 日初诊。

泄泻 2 年。2 年前夏天因食生冷食物而腹痛、腹泻、腹胀、腹鸣、便溏肛坠，间夹黏液，此后每逢夏季发病，服西药即愈。近 2 个月来不分季节，稍有饮食不慎即发病。曾服多种抗生素及化学药品无效，后改服中药 12 剂仍无效。症见：腹痛隐隐，肛门重坠，大便日五六次，重则 10 余次，肛坠腹痛，夹有黏液，不思食，喜热饮，腹部热敷较舒适，腰酸腿软，身冷，四肢乏力，面色萎黄，精神倦怠。舌淡，苔薄白，脉弦细。

辨证：脾胃虚弱，脾阳下陷。

治法：补脾健胃，益气升阳。

处方：自拟腹泻停加减。

藿香 20 g　党参 20 g　茯苓 30 g　炒白术 30 g
炒山药 30 g　升麻 6 g　煨肉豆蔻 12 g　黄芪 20 g
木香 6 g
6 剂，水煎服，日 1 剂，分 2 次服。

二诊（1972 年 6 月 13 日）：服上方后，大便减至日三四次，仍有黏液，腹痛坠胀均有减轻，饮食较前有所增加，仍精神不振，倦怠乏力，腰酸腿软，脉舌同前。按上方续服 20 余剂后腹痛、腹泻痊愈，仍按上方加乌梅

12 g，续服以巩固疗效。症状消除停药观察，后随访 1 年，症状未复发。

按：本案为脾胃虚弱而致泄泻。胃主纳，脾主化，脾虚则气不能升，胃虚则气不能降，升降失调，则脘闷不舒，食欲不振。清阳之气行于下，则大便时泻时溏，或谷不化。浊气上逆，则头晕，脾胃为后天之本，气血生化之源，脾胃虚弱，气血来源不足，则面色萎黄，精神倦怠，舌淡，脉弱。故治宜补脾健胃，益气升阳，方选自拟腹泻停加减疗效确切。

小结：从谢老以上医案可了解到，对泄泻一病的治疗，抓住病机为取效之关键。《明医杂著》云："元气素弱，饮食难化，食多则腹内不和，疼痛泄泻，此虚寒也。"《黄帝内经》："脾病者……，虚者腹满肠鸣，飧泄食不化。"谢老在治疗泄泻时，用药灵活，以益气健脾、化湿、理气为主，权衡轻重缓急，分清疾病的各个阶段，辨证论治，依据健脾温阳、化湿止泻这一治法而创立的自拟腹泻停汤，临床随症加减每每获得良好疗效。

八、痢 疾

本病以腹痛、里急后重、下利赤白脓血为主症。多由外感湿热、疫毒之邪，内伤饮食，损及脾胃与肠，邪气客于大肠，与气血搏结，肠道脂膜血络受损，传导失司而成。治宜当重视阳气，以调气行血为基本治则。赤多用血药，白多用气药，扶正祛邪，辨证论治。自拟健脾清热痢止汤加减，处方：黄连 6 g，黄芩 10 g，焦山楂 15 g，炒白芍 15 g，生山药 20 g。

加减：

（1）湿热结于大肠者，加乌梅 12 g，柴胡 10 g，枳壳 10 g。

（2）脾胃虚弱者，加乌梅 12 g，党参 30 g，茯苓 30 g，炒白术 20 g，炮姜 6 g。

（3）脾胃气虚，大肠湿热者，加黄芪 30 g，太子参 20 g，炒白术 20 g，茯苓 20 g，乌梅 12 g，生甘草 6 g。

（4）脾虚不运，湿热蕴结者，加党参 20 g，白术 20 g，木香 10 g，防风 10 g，焦山楂 12 g，焦神曲 12 g，秦皮 10 g，炮姜 6 g。

案一

王某某，男，26 岁，1973 年 7 月 9 日初诊。

痢疾2年，反复2周，加重4日。2年前患痢疾，治疗后大便次数已正常，但便时仍有腹痛下坠感，有时带脓血。此后饮食稍不注意，如吃生冷、过饱、不易消化的食物等即腹痛、下坠，脓血便。每次复发，服药即止，但始终未痊愈，这次因食凉饭后，发病已 4 日，服药无效。症见：脘腹胀满，不思饮食。大便日五六次，腹鸣，里急后重，腹痛下坠，食欲不振，全身无力，大便脓血及黏冻。舌红，苔黄腻，脉滑而微数。

辨证：湿热结于大肠。

治法：燥湿清热，调气化滞。

处方：自拟健脾清热痢止汤加减。

黄连 6 g	黄芩 10 g	焦山楂 15 g	炒白芍 15 g
生山药 20 g	乌梅 12 g	柴胡 10 g	枳壳 10 g

6 剂，水煎服，日 1 剂，分 2 次服。

二诊（1973 年 7 月 16 日）：服上方后，大便日 1 ～ 2 次，腹痛下坠减轻，饮食有所增加，上方继服 12 剂，服法同上。

三诊（1973 年 7 月 30 日）：服药后大便日 1 次，成形，腹痛下坠均消失，饮食增加而有食欲，为巩固疗效，按上方续服月余停药观察，半年后随访，一切正常，未再犯病。

按：本案为湿热蕴结于大肠，传导失职，则腹痛、腹泻；肠道气机不利，病邪与气血相搏，湿热积滞，壅塞肠道伤气，则大便脓血。证属湿热结于大肠，治宜燥湿清热，调气化滞，自拟清热痢止汤加减效果好。刘河间《素问病机气宜保命集·泻痢论第十九》云：“行血则便脓血自愈，调气则后重自除。”

案二

王某某，男，30岁，1972年6月7日初诊。

腹痛、腹泻、便脓血黏液1年余，加重2周。1年前因饮食不洁后，始发热，腹泻，经西药治疗后，发热、腹泻痊愈，唯脓血便时发时止，发作时服西药有效，但终不能根治。后经针灸、服中药等多方治疗脓血减少，但停药即作。症见：腹部隐痛，按之觉舒，大便时觉下坠，腹泻伴大便溏夹有黏液、脓血便，日六七次，饮食不香，口淡有甜味，喜热饮，脘腹时有胀满不舒，心慌气短，精神不振。舌淡，苔白微腻，脉沉细而弱。

辨证：脾胃虚弱，中气不足。

治法：补脾健胃，温中益气。

处方：自拟健脾清热痢止汤加减。

黄连6g	黄芩10g	焦山楂15g	炒白芍15g
生山药20g	乌梅12g	党参30g	茯苓30g
炒白术20g	炮姜6g		

6剂，水煎服，日1剂，分2次服。

二诊（1972年6月14日）：服上方后，大便日3次，无脓血、黏液，仍有不消化食物，便时肛门有坠胀感，腹痛、腹胀已减，口稍觉有味，甜味消失，吐清涎，舌苔已不腻，脉仍沉细而弱。按上方续服12剂，服法同上。

三诊（1972年6月28日）：服上方后，大便日1次，色黄成形，无黏液和不消化食物，腹胀、腹痛均消失，唯觉饭后脘部微胀，食后运化迟缓。按上方去黄连、黄芩加砂仁6g，继服。后随三诊方加减服药2个月，症状消除停药观察，半年后随访，无反复。

按：本案因食物不洁而起，胃肠阻滞，宿食积久化热，传化失常，加之脾胃虚弱，中气不足，感染湿毒，升降失常，清浊不分所致痢，治宜清热化湿，健脾温中益气，自拟健脾清热痢止汤加减效果好。

案三

邓某某，女，36 岁，1973 年 6 月 7 日初诊。

半年前因饮食不节后便脓血，且腹痛、腹泻。初不在意，经中西医治疗稍见好转，即自行停药。渐至大便溏结不爽，腹胀痛，便中夹杂有脓血，食少乏力，缠绵不愈。近 2 周右下腹疼痛较剧，呈阵发性，痛则肠鸣，腹胀加甚，便后疼痛缓解，倦怠乏力，心悸，失眠多梦。舌淡，苔白腻，脉沉细弱。

辨证：脾胃气虚，大肠湿热。

治法：健脾清热化湿。

处方：自拟健脾清热痢止汤加减。

黄连 6 g	黄芩 10 g	焦山楂 15 g	炒白芍 15 g
生山药 20 g	黄芪 30 g	太子参 20 g	炒白术 20 g
茯苓 20 g	乌梅 12 g	生甘草 6 g	

6 剂，水煎服，日 1 剂，分 2 次服。

二诊（1973 年 6 月 14 日）：服上方后，右下腹疼痛减轻，大便成形，日 1 次，无腹胀，眩晕、头痛较前减轻，其他症状同前，继按上方服 12 剂，服法同前。

三诊（1973 年 6 月 28 日）：服上方后，右下腹疼痛、腹胀消失，精神、面色、情绪均明显好转，胃纳稍增，舌红、苔转薄白，脉沉细，仍按上方 12 剂巩固治疗，此后依照此方略加减，共治疗 3 个月余，症状消失停药观察，1 年后随访病情无复发。

按：本案为饮食不节、劳逸失调，伤及脾胃，升清化浊功能失职，导致脾胃气虚、大肠湿热，治宜健脾清热化湿，自拟健脾清热痢止汤加减调理，效果理想，值得探讨。

案四

张某某，男，45岁，1973年6月12日初诊。

腹痛、腹泻便脓血已1年，加重2周。平时饮食无规律，喜饮酒。近2周腹痛、腹泻、便脓血量增多，纳少，疲倦乏力，面色萎黄，形瘦，时有排便前腹痛加重，排便不爽，里急后重，每日5～8次。舌淡，苔薄根腻，脉细弦。

辨证：脾虚不运，湿热蕴结于肠中。

治法：健脾清热化湿。

处方：自拟健脾清热痢止汤加减。

黄连 6 g	黄芩 10 g	焦山楂 15 g	炒白芍 15 g
生山药 20 g	党参 20 g	白术 20 g	木香 10 g
防风 10 g	焦山楂 12 g	焦神曲 12 g	秦皮 10 g
炮姜 6 g			

6剂，水煎服，日1剂，分2次服。

二诊（1973年6月19日）：服上方后，脓血便明显减少，便次减少至2～3次，腹痛减轻，其他症状同前。仍按上方12剂，服法同上。

三诊（1973年7月5日）：服药后，7日未排脓血便，每日便次减至1次，舌苔根腻已化，舌淡红，苔薄白，脉细有力。精神渐振，诸症已除。仍以上方加减调理近4个月后停药以观察，1年后随访健康。

按：酒为湿热之品，本案患者饮酒日久伤中而致脾虚不运，湿热蕴结于肠中，证属虚实夹杂。《素问·阴阳应象大论》说："清气在下则生飧泄……湿胜则濡泄。"故以健脾清热合用而获愈。

案五

张某某，男，37岁，1973年6月7日初诊。

腹痛、便脓血，时轻时重 1 年，加重 2 周。平时喜欢饮酒，食辣，不食早餐。1 年前曾患胃肠型感冒，治疗后大便次数已正常，但便时仍有腹痛下坠感，有时带脓液。此后饮食稍不注意，如吃生冷、不易消化食物即腹痛、下坠、脓血便，便次增至日七八次，每次复发服西药即止。如今发作 2 周，一直服西药也无效果。症见：腹痛、腹胀、下坠，便次增至七八次，大便脓血黏液较多，头晕，食少，神疲乏力。舌红，苔黄腻，脉细数。

辨证：湿热滞于大肠。

治法：清热化湿。

处方：自拟健脾清热痢止汤加减。

黄连 6 g	黄芩 10 g	焦山楂 15 g	炒白芍 15 g
生山药 20 g	柴胡 6 g	槟榔 6 g	枳壳 10 g
乌梅 12 g			

6 剂，水煎服，日 1 剂，分 2 次服。

二诊（1973 年 6 月 19 日）：服上方后，大便次数明显减少至日二三次，腹痛、下坠，便脓血黏液减少，上方续服 12 剂，服法同上。

三诊（1973 年 7 月 6 日）：服上方后，大便日 1 次，无脓血黏液，腹痛下坠均消失，饮食增加，有精神，不头晕。舌淡红，苔薄白，脉细有力。仍以上方巩固治疗 2 个月后，停药观察，半年后随访未再复发。

按：本案为湿热滞于大肠，传导失常，清浊不分，升降失常，湿热蕴结肠道，则便次增多，脓血黏液便。治宜清热化湿，自拟健脾清热痢止汤加减，诸症得除，疗效巩固。

小结：本病的主要病理变化在脾，脾气受损，不能消导运化，造成水谷混杂，清浊不分，夹脓带血，升降失常。张景岳说："泄泻之本，无不由脾胃，盖胃为水谷之海，而脾主运化。使脾健胃和，则水谷腐熟而化气化血，以行营卫。若饮食不节，起居不时，以至脾胃受损，则水反为湿，谷反为滞，精化之气不能输，以致合污下降，而泄利作矣。”本病以脾虚为本，邪实为标。需要注意的是，脾胃运化动力，有赖于命门之火的温养，故治疗上在清热化湿基础之上，常兼以健脾温中、益气之法，临床当根据患者病情，在自拟健脾清热痢止汤基础上随症加减。

九、便秘

便秘是以大便排出困难，排便周期延长，或周期不长，但粪质干结，排出艰难，或粪质不硬，虽频有便意，但排出不畅为主要表现的病证。本病多因体内气、血、阴、阳亏虚，热结、气滞、寒凝，致使邪滞胃肠、壅塞不通，肠失温润，推动无力，糟粕内停，大便排出困难，发为便秘。治宜清胃润肠，自拟清润汤加减，处方：当归 15 g，太子参 30 g，火麻仁 15 g，枳实 10 g，厚朴 10 g。

加减：

（1）肠胃积热者，加白芍 10 g，大黄 6 g（后下）。

（2）气滞血瘀者，加槟榔 10 g，柴胡 6 g，桃仁 6 g，红花 6 g，石斛 6 g。

（3）热病伤阴者，加玄参 20 g，生地黄 12 g，麦冬 10 g。

（4）血虚肠燥者，加肉苁蓉 15 g，制何首乌 15 g，槐花 15 g，莱菔子 15 g。

（5）胃肠积热，气滞血瘀者，加酒大黄 6 g，槟榔 10 g，红花 10 g，桃仁 10 g，郁李仁 15 g。

案一

刘某某，女，42 岁，1973 年 8 月 6 日初诊。

便秘 2 年余，加重 3 周。2 年前因喜食辛辣，出现大便干结，伴有腹胀，腹痛，心烦，口苦、口干、口臭，小便短赤，舌红、苔黄燥，脉滑数。

辨证：肠胃积热。

治法：清热润下。

处方：自拟清润汤加减。

当归 15 g	太子参 30 g	火麻仁 15 g	枳实 10 g
厚朴 10 g	白芍 10 g	大黄 6 g（后下）	

6 剂，水煎服，日 1 剂，分 2 次服。

二诊（1973 年 8 月 13 日）：服上方后，大便顺畅，日 1 次，成形，腹胀、腹痛消除，口苦、心烦减轻，时有口干，口臭亦减轻许多，小便清畅。舌红，苔黄，脉滑。按上方去大黄，加槟榔 10 g，12 剂，服法同上。

三诊（1973 年 8 月 27 日）：服上方后，大便日 1 次。舌淡红，苔薄白，脉细有力。仍按上方断续服药以巩固治疗，1 年后随访，一切正常。

按：本案为过食辛辣，造成胃肠积热，热则伤津，影响脾之“水精四布”，致使水液“但输膀胱”，加重津亏肠燥。正如成无已所言：“脾主为胃行其津液者也。今胃强脾弱，约束津液不得四布，但输膀胱，致小便数而大便硬。”故治疗宜润肠泻热。自拟清润汤加减，具有下不伤正、润而不腻、攻润相合的特点，使燥热去，阴液复，而大便自调。

案二

王某某，女，46 岁，1973 年 8 月 6 日初诊。

大便干涩难行 3 年，加重 3 周。多年食少眠差，大便干涩难行，常七八日都未有便意，时有呃逆，胸胁胀闷，走窜疼痛，口干不欲饮。舌紫暗有瘀斑，苔白，脉弦涩。

辨证：气滞血瘀，津枯血燥。

治法：行气活血，润肠通便。

处方：自拟清润汤加减。

当归 15 g	太子参 30 g	火麻仁 15 g	枳实 10 g
厚朴 10 g	槟榔 10 g	柴胡 6 g	桃仁 6 g
红花 6 g	石斛 6 g		

6 剂，水煎服，日 1 剂，分 2 次服。

二诊（1973 年 8 月 13 日）：服上方后，大便前日排了 1 次，便量较前增多，食欲较前稍有增加，睡眠较前也有改善，呃逆未作，胸胁轻松，走窜疼痛减少，口干略轻。舌紫暗、瘀斑变浅，苔白，脉弦细。按上方续服 12 剂，服法同上。

三诊（1973 年 9 月 2 日）：服上方后，大便日 1 次，较顺畅，食欲明显增加，睡眠可，舌质紫暗、瘀斑变浅淡，脉细有力。后按上方略加减，断续服药 3 个月后，病情稳定，停药观察，1 年后随访一切正常。

按：本案为气血津液不足，机能减退，脾胃受损，升降失常，致气不行血，瘀血内生，治宜行气活血，润肠通便，自拟清润汤加减，全方少加“辛润”之药，使血、津液得以正常输布、排泄，从而达到畅气机，润肠燥，治便秘的目的。

案二

张某，女，52 岁，1973 年 8 月 6 日初诊。

大便秘结 3 年，加重 2 周。平时有习惯性便秘多年，每每食辣、睡晚则便秘加重。3 年前因外感高热持续 20 余日，经住院输液、口服西药后，高热退，但便秘程度加重。现 9 日未排大便，腹胀甚，两颧红赤，心烦，眠差，口渴，食少。舌红，少苔，脉细数。

辨证：热病伤阴，津亏肠燥。

治法：增液润燥，增水行舟。

处方：自拟清润汤加减。

当归 15 g	太子参 30 g	火麻仁 15 g	枳实 10 g
厚朴 10 g	玄参 20 g	生地黄 12 g	麦冬 10 g

6 剂，水煎服，日 1 剂，分 2 次服。

二诊（1973 年 8 月 13 日）：服上方后，排便 2 次，腹胀消除，颧红减轻，近 3 日睡眠均可，口不渴，食欲、食量较前均有所增加。舌淡红，舌苔从中间至周边渐长，脉细。按上方 12 剂，服法同上。

三诊（1973 年 9 月 2 日）：服上方后，排便顺畅，日 1 次，无腹胀，时有颧红但持续时间较短，食欲、食量均增加，睡眠可，有精神。舌淡红，苔薄白，脉细有力。按上方断续服用 3 个月后停药，1 年后随访一切正常。

按：本案为津亏肠燥之便秘，热病虽愈，津液已伤，阴亏液涸，不能濡润大肠，则“无水舟停”，津液亏乏，气阴亏虚。治宜养阴增液润燥，增水行舟，自拟清润汤加减，以补药之体为泻药之用，使肠燥得润、大便得下。

案四

张某，男，57 岁，1973 年 9 月 6 日初诊。

大便干结数年，加重 3 周。年轻时喜食辣，口味重。近 3 周排便艰难，状如羊粪，10 多天不排便，仍无便意，伴口干少津，面色淡白，神疲乏力，纳呆。舌淡胖，苔少，脉细数。

辨证：血虚肠燥。

治法：补血润燥，通便。

处方：自拟清润汤加减。

当归 15 g	太子参 30 g	火麻仁 15 g	枳实 10 g
厚朴 10 g	肉苁蓉 15 g	制何首乌 15 g	槐花 15 g
莱菔子 15 g			

6 剂，水煎服，日 1 剂，分 2 次服。

二诊（1973 年 9 月 13 日）：服上方后，排大便 1 次，较前顺畅，面色少润，精神较前好，口干减轻，食量稍增。舌淡胖，苔少，脉细。按上方 12 剂，服法同上。

三诊（1973 年 9 月 27 日）：服上方后，大便日 1 次，较顺畅，饮食较前增加，精神好。舌淡红，苔薄白，脉细有力。仍以上方断续调理治疗 3 个月，停药观察，1 年后随访一切正常。

按： 本案为气虚血亏津少，大肠失于濡润和鼓动。血虚各组织器官、肠道失去濡养，大肠传导功能紊乱而现大便难。《丹溪心法·燥结》曰："邪入里则胃有燥粪，三焦伏热，则津液中干，此大肠夹热然也。"

案五

丁某，女，19 岁，1973 年 8 月 9 日初诊。

便秘 6 年，加重半月。6 年前因学习紧张，未养成良好的排便习惯，出现大便秘结，艰涩难出。少则二三日一行，多则四五日一行，偶有腹痛，矢气少，月经 3 个月未行，最近脱发严重。舌红，苔白，脉弦。

辨证：胃肠积热，气滞血瘀。

治法：通腑泻热，活血通便。

处方：自拟清润汤加减。

当归 15 g	太子参 30 g	火麻仁 15 g	枳实 10 g
厚朴 10 g	酒大黄 6 g	槟榔 10 g	红花 10 g
桃仁 10 g	郁李仁 15 g		

6 剂，水煎服，日 1 剂，分 2 次服。

二诊（1973 年 8 月 16 日）：服上方后，大便一二日一行，顺畅，8 月 13 日月经行，无腹胀痛。舌红，苔白，脉弦。按上方去红花、桃仁、酒大黄加莱菔子 15 g。12 剂，服法同上。后断续巩固服上方 3 个月，症状稳定，停药观察，7 个月后随访，大便正常，月经如期而至，经量、色、质和周期均可。

按：本案为青年女性患者，因学习紧张，压力大，久坐少动，气机郁滞，郁久化热，导致大肠传导障碍，糟粕停滞，壅塞气机，升降失常，气滞血瘀，则月经延迟。正如《黄帝内经》中所云："热气留于小肠，肠中痛，瘅热焦渴，则坚干不得出，故痛而闭不通矣。"治宜通腑泻热，活血通便。自拟清润汤加减，活血化瘀，调经润肠通便效果显著。

小结：谢老对便秘治疗，据病因病机，遵循"以通为顺"的治则，清·李用粹《证治汇补·秘结》曰："虽有热燥，风燥，火燥，气血虚燥，阴结阳结之不同，皆血虚所致，大约燥属肾，结属脾，须当分辨。"故燥者当采用不同的润法，从以上有效案例中，谢老用到清润、辛润、增润、滋润等不同润法，临证需灵活辨证，因人而异。便秘一般病程较长，收效后应坚持服药 3 个月以上，方可达到稳定持久的疗效。此外，便秘者并非全为热证，如脾肾亏虚而便秘者，多因过用寒凉苦伐药物，长期攻下伤阳所致。《景岳全书·杂证谟·秘结》指出："大便本无结燥，但连日或旬日欲解不解，或解止些许而不能通畅，及其既解，则仍无干硬，凡此数者，皆非火证，总由七情、劳倦、色欲，以致阳气内亏不能化行，亦阴结之属也。"

十、消 渴

消渴是以多饮、多食、消瘦、乏力为主要症状的病证，多由于先天禀赋不足、饮食不节、情志失调、劳倦内伤等所致。其基本病机以阴虚为本，燥热为标，故清热润燥，养阴生津为基本治则。自拟养阴生津方加减，处方：太子参 30 g，乌梅 10 g，石斛 10 g，黄连 6 g，玉竹 10 g。

加减：

（1）气阴俱虚者，加炒酸枣仁 20 g，茯神 15 g，远志 10 g，怀山药 15 g，莱菔子 15 g。

（2）胃肠火盛，气阴两虚者，麦冬 6 g，焦栀子 10 g，炒酸枣仁 20 g，茯神 15 g，远志 10 g，大黄 6 g（后下）。

（3）肾阴亏虚者，加生地黄 10 g，生石膏 20 g，枸杞子 15 g，山茱萸 15 g，牡丹皮 10 g，五味子 6 g。

（4）胃火炽盛者，加生山药 20 g，生地黄 10 g，生石膏 30 g，牡丹皮 10 g，五味子 6 g，竹叶 10 g。

（5）湿浊内停、郁而化热者，加藿香 20 g，佩兰 20 g，陈皮 15 g，法半夏 15 g，厚朴 15 g。

案一

陈某某，女，45 岁，1973 年 8 月 6 日初诊。

口渴欲饮半年，加重 2 周。半年前因与家人生气时，持续失眠 20 多日，始口渴欲饮，消瘦，乏力，失眠，急躁，焦虑，就近医治，口服中西药，失眠恢复，但口渴时轻时重。最近因爱人有病住院，失眠反复，已是 2 日未眠，口渴欲饮明显加重，伴消瘦，乏力，急躁，大便干结，小便短赤。舌红，苔黄，脉细数。

辨证：气阴两虚。

治法：养阴清热生津。

处方：自拟养阴生津方加减。

太子参 30 g	乌梅 10 g	石斛 10 g	黄连 6 g
玉竹 10 g	炒酸枣仁 20 g	茯神 15 g	远志 10 g
怀山药 15 g	莱菔子 15 g		

6 剂，水煎服，日 1 剂，分 2 次服。

二诊（1973 年 8 月 13 日）：服上方后，能睡眠至 7 小时，口渴能控制，饮水量减少至正常，急躁、焦虑明显减轻，大便日 1 次，小便顺畅。舌淡红，苔薄，脉细有力。按上方 12 剂续服，服法同上。后按上方加减，断续服药至 3 个月时，症状消除停药，1 年后随访，所有症状稳定，无复发。

按：本案为情志刺激，刘完素指出“五志过极皆可化火”，又说“热能耗液为燥”，故火旺日久则伤阴耗气，造成体内气阴俱虚，且以阴虚为本，燥热为标。治宜养阴清热生津，自拟养阴生津方加减，补其不足，泻其有余，使阴虚津复，内热得清，使人体趋于阴平阳秘而诸症悉除。

案二

李某某，男，39岁，1972年9月6日初诊。

口渴不欲饮2年，加重2周。从小体质较差，经常服用中西药。2年前因脾胃不好，导致经常便秘，常三五日毫无便意，排便量极少，呈羊粪样，从不吃早饭，晚睡，爱操心，好失眠，容易患口腔溃疡。现症见：口渴不欲饮，头晕失眠，烦躁，食少、呕恶、便秘，7日未排大便，左下腹胀微痛，触之有硬结。舌暗红，苔少色黄，脉细数。

辨证：气阴两虚，胃肠火盛。

治法：益气养阴，清热生津。

处方：自拟养阴生津方加减。

太子参 30 g	乌梅 10 g	石斛 10 g	黄连 6 g
玉竹 10 g	竹茹 10 g	麦冬 6 g	焦栀子 10 g
炒酸枣仁 20 g	茯神 15 g	远志 10 g	大黄 6 g（后下）

6剂，水煎服，日1剂，分2次服。

二诊（1972年9月13日）：服上方后，口渴减轻，大便3日排1次，顺畅，饮食增加，睡眠明显好转，呕恶未作，左下腹微痛消除。舌暗红变浅，苔少，脉细。按上方12剂，服法同上。

三诊（1972年9月27日）：服上方后，无口渴，大便日1次，饮食增加，能眠7小时。舌淡红，苔薄，脉细有力。按上方加减服药近3个月，症状稳定，停药观察，1年后随访，无不适。

按： 本案为先天不足，后天失调，加之长期服药伤及脾胃，致肠胃积热，耗伤津液，损及气阴，肠道干涩失润，粪质干燥，难以排出。治宜益气养阴，清热生津，自拟养阴生津方加减，药证相符，相得益彰。

案三

高某某，男，46岁，1975年6月7日初诊。

口干口渴，善食易饥3个月，加重2周。平素喜食辛辣，饮水、食量均增，且饥饿较快，但明显消瘦，疲乏无力，时有胃脘部空虚感，尿频量多，混浊如脂膏，头晕，腰膝酸痛。舌红少津，脉细数。

辨证：肾阴亏虚证。

治法：滋阴益肾。

处方：自拟养阴生津方加减。

太子参 30 g	乌梅 15 g	石斛 10 g	黄连 6 g
玉竹 10 g	生地黄 10 g	生石膏 20 g	枸杞子 15 g
山茱萸 15 g	牡丹皮 10 g	五味子 6 g	

6剂，水煎服，日1剂，分2次服。

二诊（1975年6月14日）：服上方后，口干、口渴好转，食量明显减少，饥饿感减轻，精神稍好，头晕、腰膝酸痛消失。舌红，苔少，脉细。仍按上方12剂，服法同上。

三诊（1975年6月28日）：服上方后，精神转佳，无头晕，口渴，饮食正常。舌淡红，苔薄白，脉细有力。仍按上方加减服药近2个月后停药观察，半年后随访一切正常。

按： 本案为心胃火盛，移热于肾，阴伤日久，必及其气，造成元气不升，内热不降。因此，对本案调理要把肾阴虚内热的“热”降下来，取滋阴以清热、益肾，自拟养阴生津方加减，正如王冰所言“壮水之主，以制阳光。”

案四

范某，男，47 岁，1975 年 6 月 7 日初诊。

口渴，喝水较多 2 周，自诉每日能喝五茶瓶水，依然饮不解渴，喜冷饮，心烦热，身体较壮实。舌红，苔黄，脉数。

辨证：胃火炽盛。

治法：清胃泻火。

处方：自拟养阴生津方加减。

太子参 30 g	乌梅 15 g	石斛 10 g	黄连 6 g
玉竹 10 g	生山药 20 g	生地黄 10 g	生石膏 30 g
牡丹皮 10 g	五味子 6 g	竹叶 10 g	

6 剂，水煎服，日 1 剂，分 2 次服。

二诊（1975 年 6 月 14 日）：服上方后，喝水基本正常，心烦减轻，尚有点口干，不喝水也可以控制。续服 6 剂，服法同前。

按：本案为胃火炽盛，移热于肺，导致肺阴耗伤，津不能布的上消病。治宜清胃泻火，自拟养阴生津方加减，以清阳明之热，使肺不受其灼，热清而津生，症消而渴愈。

案五

邵某，男，51 岁，1976 年 5 月 2 日初诊。

口渴而不欲饮，胸脘痞闷不舒，全身困倦。舌淡，苔白厚腻，脉滑。半月前体检，空腹血糖 9.6mmol/L，餐后 2 小时血糖 12.6mmol/L，确诊为 2 型糖尿病。未服用任何药物，亦未控制饮食。

辨证：湿浊内停，郁而化热。

治法：芳香化湿，兼以清热。

处方：自拟养阴生津方加减。

太子参 30 g	乌梅 15 g	石斛 10 g	黄连 6 g
玉竹 10 g	藿香 20 g	佩兰 20 g	陈皮 15 g
法半夏 15 g	厚朴 15 g		

6 剂，水煎服，日 1 剂，分 2 次服。

二诊（1976 年 5 月 9 日）：服上方后，空腹血糖 7.5mmol/L，全身困倦消失，口渴减轻，仍觉胸脘痞闷。前方加杏仁 10 g，白豆蔻 6 g。12 剂，服法同上。

二诊（1976 年 5 月 23 日）：空腹血糖 6.0mmol/L，胸脘痞闷大为好转。舌淡，苔白微腻，脉滑。仍按二诊方继服。此后多次来诊，予上方加减服用，空腹血糖控制在 6.0mmol/L 左右。

按：脾通于长夏，长夏之令多湿，湿盛则困脾，必影响脾之健运，再用滋阴之药，势必助湿增滞，与病不应，故宜加醒脾、悦脾、健脾之剂，则使湿气化而枢机开，病已中鹄，则血糖很快下降。由此可知中医辨证论治的重要性。

小结：从以上谢老医案可了解到，消渴表现以多饮、多食、多尿、身体消瘦，或尿浊为特征。病理机制为饮食不节，情志失调，素体阴虚，劳欲过度而致阴虚燥热，阴虚为本，燥热为标，如病程迁延，可阴损及阳导致气阴两虚或阴阳两虚，同时又可兼血瘀。病变脏腑在肺、胃、肾，而以肾为关键。辨证多以上、中、下三消之名作为标志，把多饮症状较突出者称为上消，多食症状较突出者称为中消，多尿症状较突出者称为下消。治法上《医学心悟·三消》篇说："治上消者，宜润其肺，兼清其胃""治中消者，宜清其胃，兼滋其肾""治下消者，宜滋其肾，兼补其肺"，可谓深得治疗消渴之大旨。谢老根据临床实践，治疗消渴应用滋阴、益气、升清、清热等法，效果显著。采取整体调养，以补元气，调理阴阳平衡，不仅有利于降糖，而且在治疗调理过程中有利于增强人的体质。

第五节 肝胆病篇

肝胆病包括胁痛、黄疸、积证、聚证、臌胀等病。现代医学中的急性黄疸型肝炎、慢性乙型肝炎、肝硬化腹水、脂肪肝、胆石症并胆囊炎等可参考本篇。

一、胁 痛

胁痛是以胁肋部疼痛为主要表现的一种肝胆病证。肝胆经脉布于两胁，故“胁”又指两侧下胸肋及肋缘部，肝胆胰所居之处。临床有许多病证都是依据胁痛来判断为肝胆的疾病。《医方考·胁痛门》又谓：“胁者，肝胆之区也。”其主要病机为气滞、血瘀、湿热蕴结致肝胆疏泄不利，不通则痛，或肝阴不足，络脉失养，不荣则痛。治宜疏肝理气，利胆通络，方选疏肝利胆化湿汤加减，处方：太子参 30 g，枳壳 10 g，黄连 6 g，栀子 6 g，郁金 15 g。

加减：

（1）湿浊内蕴肝胆者，加竹茹 10 g，莱菔子 15 g，柴胡 6 g，丹参 10 g，钩藤 10 g。

（2）肝郁化热者，加竹茹 10 g，牡丹皮 10 g，山栀 6 g，白芍 20 g，白术炭 15 g，茯苓 20 g，香附 10 g。

（3）肝胆湿热者，加白芍 15 g，茵陈 15 g，龙胆 6 g。

（4）肝气郁结者，加柴胡 6 g，青皮 6 g，莱菔子 15 g，延胡索 6 g，竹茹 10 g。

案一

杨某，男，34 岁，1975 年 4 月 25 日初诊。

左胁下疼痛不适 1 个月余，且按之隐隐作痛，餐后嗳气，头晕，呕恶，便秘，偶有胸闷，平时喜食辛辣，饮酒，口味重。舌尖红，苔薄白，脉弦细数。

辨证：肝胆湿浊内蕴。

治法：疏肝利胆，化湿。
处方：自拟疏肝利胆化湿汤加减。

太子参 30 g	枳壳 10 g	黄连 6 g	栀子 6 g
郁金 15 g	竹茹 10 g	莱菔子 15 g	柴胡 6 g
丹参 10 g	钩藤 10 g		

6 剂，水煎服，日 1 剂，分 2 次服。

二诊（1975 年 5 月 2 日）：服上方后，胁下隐痛、嗳气、头晕、呕恶、便秘均有明显改善，胸闷未作。舌淡红，苔薄白，脉细。仍按上方 12 剂，服法同上。

三诊（1975 年 5 月 16 日）：服上方后，所有症状均消除。舌淡红，苔薄白，脉细有力。停药观察，后随访胁痛未作。

按：《症因脉治·胁痛》曰："内伤胁痛之因，或痰饮、悬饮，凝结两胁，或死血停滞胁肋，或恼怒郁结，肝火攻冲，或肾水不足，……皆成胁肋之痛矣。"谢老认为，本案为肝胆湿浊蕴结，疏泄不利，气机阻滞，不通而成胁痛。治宜疏肝行气，利胆通络，方选疏肝利胆化湿汤加减，疗效良好。

案二

刘某某，女，34 岁，1973 年 5 月 11 日初诊。

两胁及少腹胀痛，月经错后 2 个月，伴心烦、少寐。因琐事生气后，两胁及少腹胀痛。于 4 月 8 日突然阴道出血，量多，色紫黑有块。经服药血止，停药后又继续流血，且少腹及两胁疼痛，心烦，失眠。面色青黄，舌红，苔黄，脉弦细数。

辨证：肝郁化热。

治法：疏肝泻热。

处方：方选疏肝利胆化湿汤加减。

太子参 30 g	枳壳 10 g	黄连 6 g	栀子 6 g
郁金 15 g	竹茹 10 g	牡丹皮 10 g	白芍 20 g
白术炭 15 g	茯苓 20 g	香附 10 g	

6 剂，水煎服，日 1 剂，分 2 次服。

二诊（1973 年 5 月 18 日）：服上方后，胸胁痛减，但阴道流血同前。按上方加棕榈炭 50 g，地榆炭 30 g，服法同上。

三诊（1973 年 5 月 25 日）：服药后血止，3 日后痊愈出院。随访半年，月经正常。

按：肝具有协调精神、情志的作用，如《素问·灵兰秘典论》谓“肝者，将军之官，谋虑出焉”，充分说明肝与精神、情志的关系。本案为情志刺激，气机郁滞，肝郁化火，火热内盛，热伤冲任，迫血妄行。治宜疏肝泻热，方选疏肝利胆化湿汤加减效果良好。

案三

沈某，男，52 岁，1973 年 2 月 7 日初诊。

右胁胀痛数月，肝功能反复异常，久治未果。刻下：自觉右胁胀痛不舒，厌食油腻，呕恶，口苦，大便干结，小便黄。舌红，苔黄腻，脉弦数。

辨证：肝胆湿热。

治法：清肝利胆，解毒疏肝。

处方：自拟疏肝利胆化湿汤加减。

太子参 30 g	枳壳 10 g	黄连 6 g	栀子 6 g
郁金 15 g	白芍 15 g	茵陈 15 g	龙胆 6 g

6 剂，水煎服，日 1 剂，分 2 次服。

二诊（1973 年 2 月 14 日）：服上方后，胁胀痛减。舌红，苔黄，脉弦。仍按上方 12 剂，服法同上。三诊时，患者无不适，上方加减继服 4 个月，复查肝功能基本正常，B 型超声检查提示肝回声稍有增粗。又守上方随症加减用药 2 个月后，8 月 19 日，B 型超声检查提示肝胆无明显异常。病告痊愈，停药观察，1 年后随访，一切正常。

按：本案为肝胆湿热，疏泄功能失常，气郁化火，湿热之邪蕴郁肝胆，熏蒸肌表，而现胁痛，肝功能异常。肝气郁滞，胃失和降，气滞则脘腹胀痛，胃不和则饮食减少。湿热熏蒸，胃浊上逆，故厌食油腻、呕恶、口苦。舌、脉均为湿热之象。治宜清肝利胆，解毒疏肝，自拟疏肝利胆化湿汤加减效果显著。

案四

张某，女，32 岁，1971 年 6 月 8 日初诊。

两胁胀痛 2 年，加重 2 周。结婚后夫妻不和，时常吵架。6 月 2 日行经，提前 8 日，量少，色暗，有小血块，痛经持续 2 日。近半年月经紊乱，提前或错后，时多时少，痛经，经前乳房胀痛，有肿块，急躁易怒，积聚，食欲不振，恶心，呕吐，嗳气不舒，胸脘痞满，口苦，腹痛，便秘。舌暗红，苔黄厚，脉弦细数。

辨证：肝气郁结。

治法：疏肝理气，利胆通络。

处方：方选疏肝利胆化湿汤加减。

太子参 30 g	黄连 6 g	栀子 6 g	郁金 15 g
柴胡 6 g	青皮 6 g	莱菔子 15 g	枳壳 10 g
延胡索 6 g	竹茹 10 g		

6 剂，水煎服，日 1 剂，分 2 次服。

二诊（1971年6月15日）：服上方后，两胁胀痛、腹痛均减，急躁转轻，食欲较前有好转，恶心、呕吐未作，无嗳气，服药3剂后胸脘痞满即减，口苦时作，大便较前顺畅，2日1次。舌暗红减轻，苔黄，脉弦细。按上方续服12剂，服法同上。

三诊（1971年6月29日）：服上方后，两胁胀痛、腹痛、急躁均明显好转，食欲增加，嗳气、胸脘痞满、口苦、恶心、呕吐消除，大便日1次。舌淡红，苔薄黄，脉弦细有力。仍按上方续服，12剂，服法同上。

四诊（1971年7月13日）：服上方后，7月3日行经，无腹痛、胸胀，也未痛经，本次月经顺畅，别无不适，上方略加减断续服用，3个月后无症状停药观察，后随访一切均好。

按：本案为情志刺激，肝失柔养所引起的肝气郁结，气机阻滞，故两胁胀痛，气滞则血瘀而出现痞块（乳房肿块）。肝气横逆，侵犯脾胃，胃失和降，故食欲不振，恶心、呕吐，嗳气不舒，胸脘痞满也为气滞所致，腹痛便秘为阴血不足，肠道失濡。肝经与冲、任二脉相连，肝经气血不畅，影响冲任引起月经不调，肝经循行乳房，肝气郁滞时，则两乳房胀痛、有块，脉弦细数。治宜疏肝理气，利胆通络，方选疏肝利胆化湿汤加减，终获痊愈。

小结：从谢老医案中可以了解到，胁痛主要责之于肝、胆。因肝位居于胁下，其经脉循行两胁，胆附于肝，与肝呈表里关系，其脉亦循于两胁。肝为刚脏，主疏泄，性喜条达；主藏血，体阴而用阳。若外感湿热、情志不畅，饮食不节，累及肝、胆，导致气滞、血瘀、湿热蕴结，肝、胆疏泄不利，肝阴不足，络脉失养，亦可引起胁痛。治宜疏肝理气，利胆通络，方选疏肝利胆化湿汤加减，远期效果好。

二、黄疸

黄疸是由于感受湿热疫毒等外邪，导致湿浊阻滞，脾、胃、肝、胆功能失调，胆液不循常道，随血泛溢引起的以目黄、身黄、尿黄为主要临床表现的一种肝胆病证。谢老认为，黄疸多因湿热邪毒侵犯脾胃，病邪经脉络入肝，使肝疏泄不利，更由于肝郁不达，使胃气不宣，脾气呆滞，致使黄疸，胸闷脘胀，食欲减退，恶食油腻等，也就是肝郁造成的肝胃不和、脾被湿困的综合证候。若机体的抵抗力强，湿浊病毒尚未化热，则为无黄疸型肝炎；也可因机体抵抗力弱，机体和病毒的交争不激烈，而表现为无黄疸型肝炎。治宜疏肝利胆，调理脾胃之机，自拟疏肝化湿汤加减，处方：柴胡 6 g，黄连 6 g，竹茹 10 g，太子参 20 g，茵陈 20 g。

加减：

（1）湿浊中阻，脾胃受困者，加藿香 20 g，佩兰 20 g，川厚朴 6 g，姜半夏 9 g。

（2）风湿闭郁，湿热熏蒸者，加麻黄 6 g，连翘 15 g，赤小豆 15 g，淡黄芩 10 g。

（3）肝胆湿热熏蒸，胃浊不降者，加莱菔子 15 g，龙胆 12 g，焦山栀 9 g，大黄 9 g（后下）。

（4）湿热内阻，太阴阳明为病者，加焦山栀 9 g，姜黄 6 g，陈皮 6 g，穿山甲 6 g，赤猪苓（各）12 g。

（5）“急黄”热毒内陷心包，扰乱神明者，加鲜生地黄 30 g，牡丹皮 9 g，连翘心 30 g，紫草 24 g，羚羊角粉 1.5 g（研末吞服），安宫牛黄丸 1 粒（研末吞服）。

（6）湿热不清，土壅木郁者，加柴胡 15 g，焦山栀 9 g，紫丹参 15 g，炙鳖甲 15 g，穿山甲 6 g。

案一

陆某，男，38 岁，1973 年 7 月 8 日初诊。

平日素体强健，近 2 日忽感肢体疲乏，黄疸较轻，厌食，胸闷，恶心，微有发热，小便微黄，尚能劳动。舌苔白腻，脉濡缓。

辨证：湿浊中阻，脾胃受困。

治法：化湿健中。

处方：自拟疏肝化湿汤加减。

柴胡 6 g	黄连 6 g	竹茹 10 g	太子参 20 g
茵陈 20 g	藿香 20 g	佩兰 20 g	川厚朴 6 g
姜半夏 9 g			

6 剂，水煎服，日 1 剂，分 2 次服。

二诊（1973 年 7 月 13 日）：服上方 2 剂后，胸闷、恶心略减，胃纳未旺，仍倦怠乏力，更见面目发黄，小溲黄赤，上方再加焦山栀 6 g。按上方 12 剂，服法同上。三诊时黄疸退清，体力康复如初。

按：本案初诊时，黄疸尚轻，根据当时脉证，乃是湿困脾胃，药用自拟疏肝化湿汤，疏肝健脾，清热，芳香疏化，阻止黄疸发展，使热清、浊化，缩短黄疸病程。

案二

李某，女，24 岁，1976 年 6 月 7 日初诊。

面、目、周身发黄、发热 4 日，微恶寒，肢节酸楚，胸闷泛恶，不思饮食，小溲黄赤，昨起肌肤灼热而无汗，神烦不宁。苔厚腻，脉浮滑而数。

辨证：风湿闭郁于外，湿热熏蒸于里，不得外泄。

治法：解表，清湿热。

处方：自拟疏肝化湿汤加减。

柴胡 6 g	黄连 6 g	竹茹 10 g	太子参 20 g
茵陈 20 g	麻黄 6 g	连翘 15 g	赤小豆 15 g
淡黄芩 10 g			

6 剂，水煎服，日 1 剂，分 2 次服。

二诊（1976年6月14日）：服上方后，汗泄甚畅，恶寒发热、肢酸等均除，肤黄亦见减退，上方去麻黄，加焦栀子6g。6剂，服法同上。三诊时诸恙悉瘥，上方又续服2周后，停药未复发。

按：本案为外有表邪，内有湿热，湿热熏蒸于肌表而发热、发黄所形成的表里俱病，治宜解表、化湿、清热，自拟疏肝化湿汤加减。《症因脉治》说："外因风湿相搏，闭郁腠理，湿热熏蒸，合而成黄，则诸黄疸之症乃作。"

案三

倪某某，男，26岁，1973年6月7日初诊。

四肢疲乏10余日，纳呆，厌食油腻，继即面、目、周身发黄，恶心，呕吐，小便黄赤、短少，便秘，腹胀。舌红，苔黄腻，脉细数。

辨证：肝胆湿热熏蒸，胃浊不降。

治法：清肝利胆。

处方：自拟疏肝化湿汤加减。

柴胡6g	黄连6g	竹茹10g	太子参20g
茵陈30g	莱菔子15g	龙胆12g	焦山栀9g
大黄9g（后下）			

6剂，水煎服，日1剂，分2次服。

二诊（1973年6月14日）：服上方后，黄疸已退，继以健脾化湿养胃之剂，调理而愈。

按：本案为湿热阳黄，阳明热盛，灼伤津液，积滞成实，湿热并重。治宜清肝利胆，自拟疏肝化湿汤加减，为防热甚伤阴，在大队苦寒药中，加莱菔子以降气泻热以解毒，且以制苦寒化燥之弊，效果满意。

案四

虞某，男，31岁，1970年8月16日初诊。

发黄1周。伴食欲不振，时有恶心，胸闷腹胀，大便溏而不爽，小便黄浊。体检：剑突下三指，右锁骨中线下二指，中等硬度，有压痛。化验检查：尿胆红素阳性，总胆红素25μmol/L，凡登白试验即刻反应阳性，谷丙转氨酶250U/L。舌苔厚腻微黄，脉濡缓。

辨证：湿热内阻，太阴阳明为病。

治法：清肝利胆。

处方：自拟疏肝化湿汤加减。

柴胡6g	黄连6g	竹茹10g	太子参20g
茵陈30g	焦山栀9g	姜黄6g	陈皮6g
穿山甲6g	赤猪苓（各）12g		

6剂，水煎服，日1剂，分2次服。

二诊（1970年8月23日）：服上方后，症状均减，后以上方出入加减，每日1剂，又服药21日后复查肝功能正常，症状消失，停药休息，半年后随访健康。

按： 本案为湿遏热伏，胆液不循常道，溢于肌肤，故身目色黄。湿在太阴，热在阳明，而湿重于热，致脾胃运化失常，困遏肝胆所致。自拟疏肝化湿汤加减，采取寒温互用，恰到好处，故奏效较速。

案五

王某某，女，36岁，1975年7月7日初诊。

发现黄疸近10日，加重2日。10日前患者以急性传染性黄疸型肝炎收住入院，入院时尿胆原阳性，凡登白试验即刻反应阳性，谷丙转氨酶400U/L以上，总胆红素50μmol/L。2日后，黄疸迅速加深，并出现高热40.5℃，烦躁不宁，神昏谵语，西医除补液外，加用激素、维生素C等治疗。于1975年7月7日邀谢老会诊，诊得脉弦数，舌红绛，苔黄燥。

辨证：热毒内陷心包，扰乱神明，津液被灼，肝风惊厥之象堪虞。

治法：清热解毒，凉血开窍。

处方：自拟疏肝化湿汤加减。

柴胡6g	黄连6g	竹茹10g	太子参20g
茵陈30g	鲜生地黄30g	牡丹皮9g	连翘心30g
紫草24g	羚羊角粉1.5g（研末吞服）	安宫牛黄丸1粒（研末吞服）	

6剂，水煎服，日1剂，分2次服，嘱停一切西药，住院服中药以观疗效。

二诊（1975年7月14日）：服上方后，体温降至36.6℃，烦躁消除，热退神清。按上方去羚羊角粉、安宫牛黄丸，加金银花30g，姜黄10g。上方加减，共服15剂，黄疸退清，肝功能正常而出院，后以上方略加减以巩固。

按：本案发病迅速，全身金黄，高热烦躁，神昏谵语，中医属于“急黄”症范畴。舌红绛，为热毒入营的特征，苔黄燥，脉弦数，热毒内炽，津液被灼，有动风之虑。亟投自拟疏肝化湿汤，再加以大剂清热息风、凉血解毒、开窍之剂，乃得热退神清，继进清热利胆退黄之剂，终告痊愈。

案六

严某，男，35岁1971年4月26日初诊。

2年前曾患急性传染性黄疸型肝炎。治疗后黄疸退而未净，肝区隐痛，时作时止，神倦乏力，口苦，纳差，大便溏结不调，小溲黄，每日下午低热，体温37.4～37.8℃。肝下界位于右锁骨中线肋缘下1.5cm，剑突下3cm，肝区质中等硬度，脾可触及边缘。肝功能检查：总胆红素偏高。舌红，苔薄黄，脉弦细。

辨证：肝胆湿热不清，土壅木郁。

治法：疏肝利胆，调理脾胃。

处方：自拟疏肝化湿汤加减。

柴胡 6 g	黄连 6 g	竹茹 10 g	太子参 20 g
茵陈 20 g	焦山栀 9 g	紫丹参 15 g	炙鳖甲 15 g
穿山甲 6 g			

6 剂，水煎服，日 1 剂，分 2 次服。

二诊（1971 年 6 月 26 日）：上方加减治疗 2 个月后，黄疸、低热、苔黄均退，肝功能中的总胆红素下降，肝区隐痛已除，纳谷不旺。舌淡红，苔薄白，脉细有力。后续以上方加减以巩固治疗 3 个月，停药观察，1 年后随访病情一直稳定。

按：本案为黄疸日久，肝郁脾虚，运化失调，治宜疏肝利胆，调理脾胃，自拟疏肝化湿汤加减，以疏肝理脾，使肝气调畅，脾运恢复，气血双调，所选方药，补而不滞，疏而不伐，使肝脾得调，疾病向愈。

小结：谢老认为，黄疸多因感受湿热疫毒，致湿浊阻滞，脾、胃、肝、胆功能失调，胆液不循常道，随血泛溢引起的以目黄、身黄、尿黄为主要临床表现的一种肝胆病证。如《金匮要略·黄疸病脉证并治》有“黄家所得，从湿得之”。治疗大法为祛湿利小便，健脾，疏肝利胆。应依据湿从热化、寒化的不同，分别施以清热利湿和温中化湿之法。急黄则应在清热利湿基础上，合用解毒凉血开窍之法。《金匮要略·黄疸病脉证并治》又云：“谷气不消，胃中苦浊，浊气下流，小便不通……身体尽黄，名曰谷疸。”黄疸久病应注意扶助正气，如滋补脾肾、健脾益气等。各证均可适当配伍化瘀之品。同时，要注意清热应护阳，不可过用苦寒；温阻应护阴，不可过用辛燥。黄疸消退之后，有时并不意味着病已痊愈，仍需善后治疗，做到除邪务尽。从以上案例可了解到，中医药治疗本病有较好的疗效，对其中某些证候具有明显优势。

三、积 证

积在《黄帝内经》即为肿块之意。积证，主要是指因气血痰浊停留郁积，致腹内结块的一类病证，以腹部可扪及大小不等，质地较硬的包块，常伴有疼痛、恶心、呕吐、腹胀，以及倦怠乏力、胃纳减退等症。积证的后期，除上述症状加剧外，虚损症状也较为突出。《济生方》卷四："积者伤滞也，伤滞之久，停留不化，则成积矣。"谢老认为，积证的形成多由忧喜过度，饮食失节，痰水凝结，瘀血蕴里而致。治宜清热祛湿，软坚行瘀，自拟化浊行瘀方，处方：太子参 30 g，莱菔子 20 g，穿山甲 6 g，鳖甲 15 g，柴胡 6 g。

加减：

（1）气血不足，浊滞内停者，加川芎 10 g，葛根 30 g，黄连 6 g，钩藤 20 g，制半夏 12 g，金钱草 30 g，海金沙 30 g。

（2）湿浊蕴热，胃气不降者，加黄连 6 g，吴茱萸 1 g，制半夏 12 g，枳壳 12 g，延胡索 15 g，白芍 15 g。

（3）脾虚肝郁、气血瘀阻者，加砂仁 6 g，焦三仙各 12 g，薏苡仁 30 g。

（4）情志郁结，气滞血瘀者，加牡蛎 60 g（醋炙先煎），茯苓 20 g，白芍 15 g。

（5）痰浊与气血搏结者，加三棱 10 g，莪术 10 g，蜈蚣 3 条。

案一

姚某，男，52 岁，1970 年 6 月 17 日初诊。

右胁部胀满不适半年，伴见喜哈欠，时头晕。舌红，苔黄厚腻浊，脉弦缓。有高血压病史，服药治疗，血压控制不佳，目前血压 150/100 mmHg。B 型超声检查提示：非均质脂肪肝，右肾囊肿伴结石，左肾结石，胆囊切除术后。

辨证：气血不足，浊滞内停。
治法：化浊行瘀，息风通络。
处方：自拟化浊行瘀方。

太子参 30 g	莱菔子 20 g	穿山甲 6 g	鳖甲 15 g
柴胡 6 g	川芎 10 g	葛根 30 g	黄连 6 g
钩藤 20 g	制半夏 12 g	金钱草 30 g	海金沙 30 g

14 剂，水煎服，日 1 剂，分 2 次服，另嘱患者继服降压药，监测血压。

二诊（1970 年 7 月 2 日）：服上方后，自诉诸症缓解，测血压 118/85 mmHg，舌偏红，黄厚腻苔有所化，脉弦缓。病情向愈，然余邪尚存，继按上方 14 剂，服法同上。患者每半月复诊，上方基本不变，服药近 3 个月后，头晕、胸胁胀满不适基本消失，苔转薄，精神亦转佳。

按：本案患者为中年男性，有高血压病史、胆囊切除史。B 型超声检查提示肾囊肿及结石、脂肪肝。患者肝胆疏泄失职，气血不畅，积滞内停，导致出现各种病症。治宜化浊行瘀，息风通络。自拟化浊行瘀方加减后，症状平稳改善。

案二

许某，女，46 岁，1973 年 4 月 29 日初诊。

胃癌术后 1 年余，时有呕恶，胃脘不适，偶感疼痛，纳差，大便干，小便赤。舌暗红，苔黄，脉弦细数。

辨证：湿浊蕴热上泛，胃气不降。
治法：清热解毒，降逆和胃，化浊行瘀。
处方：自拟化浊行瘀方。

太子参 30 g	莱菔子 20 g	炮穿山甲 6 g	鳖甲 15 g
柴胡 6 g	黄连 6 g	吴茱萸 1 g	制半夏 12 g
枳壳 12 g	延胡索 15 g	白芍 15 g	

14 剂，水煎服，日 1 剂，分 2 次服。

二诊（1973 年 5 月 14 日）：服上方后，呕恶、便秘、疼痛等不适已基本消失，纳增，舌暗红变浅，苔黄变淡。按上方去延胡索，14 剂，服法同上。以后患者每半个月至 1 个月复诊，未感明显不适，继以上方加减治疗，随访 2 年，病情稳定。

按： 本案为胃癌术后，湿浊化热上泛，胃气不降，治宜清热解毒，降逆和胃，化浊行瘀。自拟化浊行瘀方，兼顾扶正以治本，疗效满意。

案三

张某，男，38 岁，1975 年 5 月 4 日初诊。

两胁胀痛 10 日，左胁下积块伴隐痛 2 日。患者于 10 日前因饮酒过量出现两胁胀痛、胸脘痞满、纳差，就近住院医治，经 B 型超声及肝功能检查确诊为慢性肝炎，给予对症治疗，病情好转出院。但之后每因情志不遂或饮酒后病情加重，3 日前左胁下按之有积块，伴隐痛。经 B 型超声检查示：肝右叶缩小，肝表面不光滑，有结节样改变，脾厚 65mm，脾静脉内径 11mm，门静脉内径 15mm。症见：左胁下按之有积块，腹胀，纳差，嗳气，身倦乏力，齿衄，大便溏薄、日 3 ～ 4 次，面色晦暗，形体消瘦。舌暗淡，体胖大，边见齿痕，苔白，稍腻，脉弦细。

辨证：脾虚肝郁，气血瘀阻。

治法：健脾疏肝，理气化瘀。

处方：自拟化浊行瘀方。

太子参 30 g	莱菔子 15 g	穿山甲 6 g	鳖甲 15 g
柴胡 6 g	砂仁 6 g	焦三仙各 12 g	薏苡仁 30 g

14 剂，水煎服，日 1 剂，分 2 次服。

二诊（1975 年 5 月 18 日）：服上方后，精神转佳，腹胀、纳差、嗳气减轻，乏力，偶有齿衄。舌淡暗，体胖大，苔薄白，脉弦。上方加茯苓 30 g，炒白术 15 g，14 剂，服法同上。

三诊（1975 年 6 月 2 日）：纳食增加，腹胀、嗳气大减，齿衄消失，周身较前有力。守方续服。此后又宗上方加减调治 3 个月，患者诸症消失，复查 B 型超声提示脾厚 43mm。守方加减继服，以善后调治。

按：本案为慢性肝炎，脏腑失和，气机阻滞，瘀血内停，脉络受阻，结而成块，故胁下按之有积块，肝郁乘脾，脾气虚弱，故见腹胀、纳差、便溏。证属脾虚肝郁、气血瘀阻。治宜健脾疏肝，理气活瘀，自拟化浊行瘀方加减，诸药合用，则肝郁得疏，气血畅行，瘀散积消。

案四

龚某，男，50 岁，1975 年 3 月 5 日初诊。

左上腹持续性疼痛，出现包块已 4 个月。4 个月前突发左上腹刀割样剧痛，大汗淋漓。10 分钟后自行缓解，但仍有持续性隐痛，阵发性剧痛及恶寒发热，就近住院治疗，经抗炎治疗后寒热已解，疼痛减轻出院。20 日后，又突发左侧腹部持续胀痛，阵发性加剧，伴恶心。紧急送至河南省人民医院，检查提示：左腹部触及一拳头大包块，质硬，触痛不明显。B 型超声检查提示：左上腹可探及 10.5cm×6.9cm×8.6cm 回声不均匀之包块，左肾前壁稍隆起。诊断：左上腹实质性包块，左肾前壁可能受累。遵医嘱做中西医加理疗 7 日，复查 A 型超声结果：左腹可探及回声不均匀之实质性包块，上下径 11.3cm，前后径 10.9cm，横径 9.3cm，包块后壁与左肾前壁直接靠拢、粘连。停止理疗，求谢老诊治。症见：精神忧郁，面色晦暗、微黄，形体消瘦，皮肤干燥，口涩不适，饮食减少。左上腹稍偏外可见腹壁稍隆起。左腹时有疼痛，痛处固定，触之包块如拳头大，质硬不移。有时包块处鼓起超过 1.5cm，肠鸣作响后包块又低回原处。二便正常。舌淡，两边有紫色瘀斑，苔黄腻，脉弦滑。

辨证：忧思所伤，情志郁结，气滞血瘀而成积块。

治法：疏肝健脾，理气化瘀。

处方：自拟化浊行瘀方。

太子参 30 g	莱菔子 15 g	穿山甲 6 g	鳖甲 15 g
柴胡 6 g	牡蛎 60 g（醋炙先煎）	茯苓 20 g	白芍 15 g

6 剂，水煎服，日 1 剂，分 2 次服。

二诊（1975 年 3 月 12 日）：服上药后，疼痛减轻，食欲稍增，睡眠较好。仍按上方加全蝎 10 g，蜈蚣 2 条。14 剂，服法同上。

三诊（1975 年 3 月 26 日）：服上药后，左腹肿块变软，稍缩小，腹部已无高低起伏现象，舌两边紫色瘀斑比前淡，黄腻苔稍退，脉滑。守 3 月 12 日方加海浮石 15 g，以增加清热化痰作用。14 剂，服法同前。

四诊（1975 年 4 月 10 日）：服上方后，包块缩小如鸡蛋大，不痛，精神舒畅，苔黄。仍按 3 月 9 日方加夏枯草 20 g。14 剂，服法同上。

五诊（1975 年 4 月 24 日）：服上方后，摸不到包块，为巩固疗效，守 3 月 9 日方 14 剂，继续服用。后经 A 型超声检查：左腹未探及原包块。断续服药以巩固，后停药随访未见复发。

按：本案患者积块疼痛，痛处固定不移、坚硬，曾两次做超声检查提示：均为左上腹实质性包块，且与左肾前壁粘连。但此包块虽未行手术切除、难以定性，据中医辨证属忧思所伤，情志郁结，气滞血瘀，治宜疏肝、理气、化瘀。自拟化浊行瘀方，服药近 3 个月后，使肿块消失，观察年余未见复发。

案五

陈某，男，40 岁，1975 年 5 月 6 日初诊。

胃痛半年，加重 20 日。半年前因患胃底部肿瘤，曾行胃大部分切除术。平素喜食烟酒。20 日前胃脘部觉疼痛并有压迫感，且发现剑突下有一肿物，逐渐增大，疼痛日增，呈刺痛样，痛而不移，按之不减，不得仰卧，纳食减少，睡眠不安，形体逐渐消瘦，大便秘结，就近诊治未见好转，急转谢老门诊要求吃中药。症见：胃脘部一肿物隆起，触之如拳头大，疼痛拒按，边缘不清，表面不光滑，质硬，不能推移。舌暗瘀，脉弦略滑。

辨证：酒食不节，脾胃受损，胃络壅阻，痰浊与气血搏结，日渐瘀结肿大。

治法：活血祛瘀，兼益气健胃，清热解毒。

处方：自拟化浊行瘀方。

太子参 30 g　莱菔子 15 g　穿山甲 6 g　鳖甲 15 g
柴胡 6 g　三棱 10 g　莪术 10 g　蜈蚣 3 条
6 剂，水煎服，日 1 剂，分 2 次服。

二诊（1975 年 5 月 13 日）：服上方后，上腹部疼痛消失，纳食稍增，包块亦随之缩小。3 日前行钡餐检查提示：胃黏膜较整齐，吻合部未见狭窄及扩张征象，钡剂通过未见受阻，超声检查提示：上腹部探及 8cm×10cm×8cm 大小实质性肿块，波形与肝不相连。细审病情，脉舌同前，此属胃络瘀阻之积证无疑。守原方，连服 30 剂，服法同上。

三诊（1975 年 6 月 12 日）：服药后，腹部包块明显缩小，剑突下尚可触及 2cm×2cm 大小肿物。6 月 10 日，超声检查提示：左上腹探及厚 2cm 液性界面反射。身体较前恢复，精神、纳食转佳，病情好转。嘱仍按二诊方继续服药，再进 20 剂后，自觉包块全消。7 月下旬复查，一切正常。2 年多来随访数次，腹部无肿物，远期效果好。

按：本案患者已行胃大部分切除术，脾胃本虚，加之平素喜好辛辣及烟酒，损伤脾胃，脾失健运，不能输布水谷精微，以致湿浊凝聚成痰，痰阻气滞，积成日久，气结而成，脉络阻滞，故见积块日渐增大而变硬，痛处不移，诊为气结血瘀。表现为纳少消瘦，精神一般，声音尚洪亮，舌暗瘀，脉弦略滑等为虚实并见之证。详细分析，病程尚短，正气未衰，故治宜攻逐之法，活血祛瘀为主，兼益气健胃，清热解毒。自拟化浊行瘀方，全程服药60余剂，包块消失，终获全功。《医宗必读》云："初者，病邪初起，正气尚强，邪气尚浅，则任受攻，中者，受病较久，邪气较深，正气较弱，任受且攻且补，末者，病魔经久，邪气侵凌，正气消残，则任受补。"

小结：从以上典型案例，可了解到积证的形成，与七情郁结有关，因肝的疏泄直接影响气机的调畅，气行则血行，气滞则血瘀，所以肝气郁结，气机不畅，可出现胸胁刺痛。因此，疏肝则有助于肝气的调达，脾胃的升降，使积自化。脾为后天之本，气血生化之源，脾旺则体壮，正气足。治宜健脾祛湿，软坚散结。自拟化浊行瘀方，浊瘀清除，脾旺正盛自然健运，邪无所留，则积自消。《黄帝内经》曰："壮者气行则已，怯者着而成病。"古人云："壮人无积，虚人则有之。"

四、聚 证

聚证则无积块，腹中之气时聚时散，发无休止，痛无定处，病程较短，多属气分，病情较轻，治疗较易。《金匮要略·五脏风寒积聚病脉证并治》说："积者，脏病也，终不移；聚者，腑病也，发作有时，辗转痛移，为可治。"古称聚证为"瘕""痞块"等。聚证发作时病变部位有气聚胀满的现象，但扪不到包块，缓解时气聚胀满全消。因聚证病在气分，治宜疏肝理气、行气消聚为主，自拟消聚汤加减，处方：柴胡6g，生白芍15g，川芎10g，延胡索10g。

加减：

（1）肝郁气滞者，加乌药6g，沉香2g，槟榔10g，香附10g，甘草6g。

（2）脾虚湿阻者，加生晒参20g，茯苓20g，炙甘草6g，生黄芪30g。

（3）气滞血瘀、寒湿不化者，加人参 20 g，茯苓 20 g，小茴香 6 g，枳壳 15 g，黑附子 6 g。

（4）气滞痰扰者，加枳实 15 g，郁金 10 g，木香 10 g，香附 10 g，清半夏 10 g。

案一

王某，女，30 岁，1972 年 3 月 15 日初诊。

脐两侧时痛，时有硬块 5 日。5 日前因心情不好，出现脐两侧疼痛，时有硬块，就近诊治，按炎症对症治疗，效不佳。症见：脐两侧有硬块，可游走聚散，时或疼痛，腹胀不舒，矢气后痛胀减轻，情志不畅则加重，食欲下降，饮食减少，体倦乏力，偶有头晕、心悸。舌体胖，质淡红，苔薄白，脉弦滑。

辨证：肝郁气滞。

治法：疏肝解郁，理气止痛。

处方：自拟消聚汤加减。

柴胡 6 g	生白芍 15 g	川芎 10 g	延胡索 10 g
乌药 6 g	沉香 2 g	槟榔 10 g	香附 10 g
甘草 6 g			

7 剂，每日 1 剂，水煎服，分 2 次服。

二诊（1972 年 3 月 22 日）：服上方后，脐两侧疼痛减轻，仍时觉腹中硬块，食欲稍增。舌淡红，苔薄白，脉弦。上方去沉香、香附，加高良姜 10 g，吴茱萸 2 g，焦三仙各 15 g。继服 7 剂，服法同上。

三诊（1972 年 3 月 29 日）：服上方后，脐两侧疼痛明显转轻，食后腹中不再胀满，腹中硬块消失。舌淡红，苔薄白，脉沉滑。方予初诊方去槟榔、沉香，加党参 20 g，白术 15 g。7 剂，服法同上。

四诊（1972 年 4 月 5 日）：服上方后，脐两侧未再疼痛，胃脘不适消失，食欲恢复。舌淡红，苔薄白，脉沉缓。方予三诊方，继服 15 剂。停药 3 个月随访，患者病情未复发。

按：本案为情志不畅，肝气郁滞，气结成形，腹中气聚，故见脐腹疼痛，时有硬块，气聚则痛，气散痛止，肝胃失和，则见胃脘痞塞不舒，因气滞，故矢气痛胀减轻，而情志不畅则痛胀加重。《证治汇补·腹痛》曰："暴触怒气，则两胁先痛而后入腹。"治宜疏肝解郁，理气止痛，自拟消聚汤加减，先以疏肝为主，后以健脾，加强培土制木之力，以巩固疗效。

案二

陈某某，45岁，1977年5月21日初诊。

2年前因劳作太过，复与邻里争吵后，出现胃纳不佳，胸闷，善太息，继而出现腹胀，脐周有气块攻窜，气窜明显时伴疼痛，大便时干时溏。服逍遥散、柴胡疏肝散等方剂加减，胸闷、善太息稍缓解，胃纳稍增，但乏力甚，形体逐渐消瘦。腹部超声检查提示：胆囊壁毛糙；胃镜检查示：慢性浅表性胃炎伴糜烂。舌淡嫩，苔白腻，脉弦细滑。

辨证：脾虚湿阻，气机郁滞。

治法：益气健脾，燥湿散结。

处方：自拟消聚汤加减。

柴胡 6 g	生白芍 15 g	川芎 10 g	延胡索 10 g
生晒参 20 g	茯苓 20 g	炙甘草 6 g	生黄芪 30 g

7剂，每日1剂，水煎服，分2次服。

二诊（1977年5月28日）：服上方后，腹痛未作，腹胀减轻，但气块攻窜仍作。此肝强已抑，余症依然。上方加乌药 6 g，青皮 10 g。14剂，服法同上。

三诊（1977年6月12日）：服上方后，腹部气块明显减轻，大便转调。予原方稍作加减，继服月余，诸症均消，随访1年未复发。

按：本案源于过劳伤脾，复因大怒伤肝，气虚与气滞合并，脾弱与肝强同现，脾湿与胃滞共存，发为聚证。治宜益气健脾，燥湿散结，使肝气得疏，以升清助运。复诊时增强行气消导之力，故获良效。

案三

王某，女，29岁，1973年4月7日初诊。

右下腹胀痛，有包块，大如鸡卵样半年余。半年前因肠梗阻手术后腹部胀痛时发时止，发作时能胀起大小如鸡卵，按之中空，推之稍动，忽聚忽散，聚时有形，散时无踪。行经前后、受凉时各种症状会加重，加重时就近诊治，医师认为属手术后遗症，用解痉镇痛剂无效，劝行二次手术。现症见右下腹胀痛、怕凉，面色晦暗，大便溏泻，日三四次。舌淡胖紫，舌面有瘀点，脉弦涩。B型超声检查提示：肠内有大量胀气。

辨证：气滞血瘀，寒湿不化。

治法：行气化瘀，佐以温通。

处方：自拟消聚汤加减。

柴胡6g	生白芍15g	川芎10g	延胡索10g
人参20g	茯苓20g	小茴香6g	枳壳15g
黑附子6g			

7剂，每日1剂，水煎服，分2次服。

二诊（1973年4月14日）：服上方后，腹痛剧烈发作一次，随即胀消疼止，现腹微胀能忍，要求续服前方14剂，服法同上。半月后复诊，自述病症痊愈，B型超声检查提示：肠胀气消失。随访半年未发作。

按：本案为气滞血瘀、寒湿不化，加之因情志不畅，肝郁致气机不畅，气化失常。如《丹溪心法》云："当升者不得升，当降者不得降，当变化者不得变化也。""怒则伤肝"，肝气郁结，失于疏泄，使全身气机不畅，升降失常，表现为发作有时，辗转痛移。

案四

朱某，女，35岁，1975年6月8日初诊。

全身气窜2年余，加重2周，遇情志不畅即发。结婚后因家庭不和睦，常生闷气，2年前，偶有全身走窜痛，嗳气、矢气觉舒。近来腹胀满，随情志不畅全身有气走窜胀痛，按压气窜部位即嗳嗳连声，先后辗转于各大医院，间断服用中西药，未见明显疗效。现诉全身气窜疼痛，尤其是腹部、四肢，按之连声嗳气，冲逆而出，嗳后症状可稍缓解，下肢酸软乏力。舌暗，苔黄腻，脉弦滑数。

辨证：气滞痰扰。

治法：行气解郁，清热化痰。

处方：自拟消聚汤加减。

柴胡6g	生白芍15g	川芎10g	延胡索10g
枳实15g	郁金10g	木香10g	香附10g
清半夏10g			

7剂，每日1剂，水煎服，分2次服，嘱注重心理调理。

二诊（1975年6月15日）：服上方后，全身气窜的范围和程度均有所减轻，疼痛部位从腹部、四肢转至双膝周围。原方郁金加至20g，再加降香15g。上方加减服用3个月后，气窜消失，1年后随访，已无任何症状。

按：本案起于情志失和，《金匮翼·积聚统论》云："凡忧思郁怒久不得解者，多成此疾。"患者忧思郁怒则气滞，《杂病广要》云："人之气道贵乎顺，顺则津液流通，决无痰饮之患，一失其宜则气道壅塞，停饮聚于膈上，结而成痰。"故气滞则痰扰，脏腑失和，气机受阻而成此病。治宜行气、化痰、疏肝为主，自拟消聚汤加减。因情志致病，屡经药物治疗未效，谢老特嘱注重心理调理、中药治疗相配合，最终达到满意的治疗效果。

小结：聚证多气机不畅，运化障碍，及精微化生不足。证属虚实夹杂，治宜攻补、行散之法为主，对聚证的治疗能预防病变的进一步发展，起到“未病防病”“既病防变”的作用。西医学中的胃肠功能紊乱、不完全性肠梗阻所致的腹部包块，则与“聚”关系密切，可参照本节辨证论治。

五、臌胀

臌胀指肝病日久，肝脾肾功能失调，气滞、血瘀、水停于腹中所导致的以腹胀大如鼓，皮色苍黄，脉络暴露为主要临床表现的一种病证。相当于现代医学之肝硬化腹水，一旦发生腹水，相当于病程已进入疾病的晚期。腹水是水湿逗留，属邪实，是实由虚致，为本病之标。在腹水的病变过程中，肝、脾、肾三脏常相互影响，肝郁乘脾，土壅则木郁，肝脾久病则伤肾，肾伤则火不生土或水不涵木。同时，气、血、水也常相因为病，气滞则血瘀，血不利而为水，水阻则气滞，反之亦然。气血水结于腹中，水湿不化，久则实者愈实，邪气不断伤耗正气，使正气日渐虚弱，久则虚者越虚，即便是暴发性肝病引起的急性腹水，也会伴随损气、耗血，导致不同程度的正气虚损，总离不开一个“虚”字。故本虚标实、虚实并见为本病的主要病机特点。晚期水湿之邪，郁久化热，可内扰或蒙闭心神，引动肝风，迫血妄行，络伤血溢之变。治宜行气、化瘀、健脾利水。若腹水严重，可酌情暂行攻逐，同时辅以补虚；虚证为主则侧重扶正补虚，当视证候之异，分别施以健脾温肾、滋养肝肾等法，同时兼以祛邪。自拟消臌饮，处方：猪苓 20g，泽泻 20g，大腹皮 30g，茵陈 30g，栀子 15g，穿山甲 6g（研末冲服）。

加减：

（1）肝脾湿热者，加丹参 20g，土茯苓 30g，竹茹 15g，藿香 15g，柴胡 15g。

（2）肝郁血瘀，脾失健运，湿热蕴结者，加柴胡 10g，郁金 15g，赤芍 15g，木香 10g（后下），砂仁 5g（后下）。

（3）阴虚内热者，加北沙参20g，石斛10g，莲子10g，冬瓜皮30g，砂仁10g（后下）。

（4）脾肾阳虚者，加白术15g，附子10g，干姜6g，甘草6g，肉桂6g（后下）。

（5）水湿滞留，蕴久化热者，加藿香15g，佩兰15g，地枯萝20g。

案一

刘某，男，52岁，1973年7月6日初诊。

间断性腹胀2个月，伴双下肢水肿6日。2个月前因不明原因出现腹胀，遂到当地某医院就诊，诊断为“原发性胆汁性肝硬化（失代偿期）”，在该院住院治疗，病情时轻时重。6日前该患者腹胀明显增加，且出现双下肢水肿，遂来谢老门诊求治。症见：面色晦暗，巩膜黄染，腹胀大如鼓，移动性浊音阳性，双下肢中度水肿，气短，乏力，伴纳差，恶心，大便干燥，6日未行。舌暗红，苔黄厚腻，脉沉弦。超声检查提示：肝硬化，脾大（厚5.6cm，肋下2.0cm），门静脉增宽（1.6cm），大量腹水（侧卧位最大直径11.8cm），胆囊壁增厚粗糙。

辨证：肝脾湿热。

治法：疏肝健脾，清热利湿，利水消臌。

处方：自拟消臌饮。

太子参30g	猪苓20g	泽泻20g	大腹皮30g
茵陈30g（后下）	栀子15g	穿山甲6g（研末冲服）	丹参20g
土茯苓30g	竹茹15g	藿香15g	柴胡15g

7剂，水煎服，日1剂，分2次口服。

二诊（1973年7月13日）：服上方后，症状、体征逐渐好转，略感腹胀，乏力、恶心消失，但仍有目黄、小便时黄，大便不成形，日1次。巩膜轻度黄染，腹平，移动性浊音阳性，双下肢轻度水肿。舌暗红，苔黄腻，脉沉弦。上方去藿香、竹茹，加黄连6g。继服7剂，煎服法同前。

三诊（1973年7月20日）：服上方后，症状、体征持续好转，略感乏力，腹胀消失，余无明显不适，小便清，大便不成形，日一行，舌红苔黄腻、不厚，脉沉弦。效不更方，仍按二诊方，继服7剂，用法同前。之后，该患者以中药汤剂调理脾胃为主，随症加减治疗，随访半年，腹水未见复发，肝功能基本正常，病情稳定。

按：本案为湿热阻滞中焦，气机升降失常，湿浊不化，土壅木郁，肝气亦不能条达，致肝脾受损。迁延日久，伤及于肾，肾失开阖，水湿内停，气血水互结，终成臌胀。治宜疏肝健脾、清热、利水、消臌，自拟消臌饮，以行气宽中、活血，兼顾利湿退黄，去邪气而不伤正气。

案二

王某，女，38岁，1971年5月10日初诊。

腹部胀大，腹水已1年余。现腹部膨隆，腹围6 cm，腹壁静脉怒张，腹水明显，肝脾未触及，面容憔悴，面色黧黑，双目黄染，下肢水肿，胸颈满布赤丝红缕，大便坚涩，小便黄少，月事半年未至。舌紫暗，苔微黄而腻，脉细涩。

辨证：肝郁血瘀，脾失健运，湿热蕴结。

治法：调和肝脾，理气化瘀，清利湿热。

处方：自拟消臌饮。

太子参 30 g	猪苓 20 g	泽泻 20 g	大腹皮 30 g
茵陈 30 g（后下）	栀子 15 g	穿山甲 6 g（研末冲服）	柴胡 10 g
郁金 15 g	赤芍 15 g	木香 10 g（后下）	砂仁 5 g（后下）

12剂，水煎服，日1剂，分2次服。

二诊（1971年5月24日）：服上方后，二便通利，食欲增进，腹水消退，此后续服上方加减共145剂，症状消除。1年后复查肝功能正常，超声显示肝脉回流良好。随访1年，情况良好。

按：本案为肝郁血瘀，脾失健运，湿热蕴结，治拟调和肝脾、理气化瘀、清利湿热。自拟消臌饮加减，既能调和肝脾，又能化瘀利水。和中有消，消中含和。如此扶正不碍邪，祛邪而不伤正，终获满意效果。

案三

李某，女，54岁，1975年3月5日初诊。

2年前患腹水，服西药控制，加重3个月余。现腹满胀大，动则气喘，食后胀重，面目黄染，口干，大便困难，经常服泻药，最近10日未排大便，面有红纹，体有蜘蛛痣，腹围88 cm，因有腹水，肝脾触不清。超声检查提示：分隔波，脾厚8 cm，肋缘下6 cm，肝下界肋缘上3～4 cm，腹部有液平段。舌深红，苔少，脉细数弦。

辨证：阴虚内热，脾运不健。

治法：育阴，化瘀，利水。

处方：自拟消臌饮。

太子参30 g　猪苓20 g　泽泻20 g　大腹皮30 g
茵陈30 g（后下）　栀子15 g　炮穿山甲6 g（研末冲服）　北沙参20 g
石斛10 g　莲子10 g　冬瓜皮30 g　砂仁10 g（后下）
7剂，日1剂，水煎服，分2次口服。

二诊（1975年3月12日）：服上方后，小便稍有增加，腹胀重。就诊前曾服多种泻药，越泻腹越胀大。配服西药保钾利尿剂，继服上方7剂，服法同上。

三诊（1975年3月19日）：服上方后，腹胀明显减轻，腹水消去大半，腹围73 cm。触诊：脾肋缘下7 cm，肝上界平第5肋缘下。后以首诊方加减服药近半年，症状稳定后停药观察，随访2年，病情无复发。

按：本案为腹水经久不退，邪气伤正，加之久服泻药，机体脏腑阴津大伤，造成阴虚生内热，脾虚水不化的局面，故本案为虚中夹实，且以阴虚内热为主。治宜育阴、化瘀、利水，自拟消臌饮加减，效果明显。

案四

王某，男，37岁，1972年3月3日初诊。

腹大而软，下肢水肿2年，加重3个月余。每当肿甚即服利尿药，平素体弱多病，经常服用中西药。现症见：精神不振，面色苍黄，无力、懒动、肢凉怕冷、大便稀，每日3次，小便短少而清，腹大如囊状，下肢水肿。舌淡红，苔薄白，脉沉迟。检查：血红蛋白70g/L，红细胞3.8×10^{12}/L，白细胞4.2×10^{9}/L，血小板700×10^{9}/L，肝功能异常。

辨证：脾肾阳衰，不能化气行水，水湿内聚，壅滞中焦。

治法：温阳利湿。

处方：自拟消臌饮加减。

太子参 30 g	猪苓 20 g	泽泻 20 g	大腹皮 30 g
茵陈 30 g（后下）	栀子 10 g	穿山甲 6 g（研末冲服）	白术 15 g
附子 10 g（先煎）	干姜 6 g	甘草 6 g	肉桂 6 g

7剂，日1剂，水煎服，分2次口服。

二诊（1972年3月10日）：服上方后，当夜排出约1000 mL尿液。后以上方略有加减，待腹水完全消失，疗效巩固，给予化瘀、健脾、利湿之药，肝功能好转，脾缩小到正常。

按：本案患者素来虚弱，营养不良，加之腹水长期停留，耗伤精血，因水为阴邪，易于寒化，脾肾之阳衰微，水寒不行，治宜温阳利湿，自拟消臌饮加减，诸药合用，共奏温中健脾、利湿消肿退黄之功，后续以健脾化瘀之法终获痊愈。

案五

胡某，男，40岁，1972年3月11日初诊。

身黄1个月，近日头面、四肢水肿，腹臌胀。3个月前身黄发热，食欲减退，厌油，小便黄少，肝区痛，就近诊治无效，逐渐加重。现症见：全身发黄，面色晦暗，精神不好，恶心欲吐，腹胀如鼓，四肢水肿，下肢较甚。检查：舌苔黄厚而腻，脉弦细数。腹部有移动性浊音，腹围89 cm，检查：血红蛋白10.5 g/L，红细胞 2.9×10^{12}/L，白细胞 12.5×10^{9}/L，血小板 540×10^{9}/L。肝功能、尿常规均异常。超声检查提示：密集微小复波，分隔波明显，肝前有3 cm液平面，腹部大量液平段，胆囊2 cm。

辨证：水湿滞留，蕴久化热。

治法：清热利湿，健脾化浊。

处方：自拟消臌饮。

猪苓 20 g	泽泻 20 g	大腹皮 30 g	茵陈 30 g
栀子 15 g	穿山甲 6 g（研末冲服）		藿香 15 g
佩兰 15 g	地枯萝 20 g		

二诊（1972年3月18日）：服上方后，腹水显著消退，腹部仍然胀甚，上方加葶苈子20 g，生鳖甲12 g。14剂，服法同上。

三诊（1972年4月3日）：服上方后，尿量较前增加，矢气多，腹胀减轻，上方加减服用2个月，腹水消完，复查肝功能、尿常规、超声等无异常，又以上方加减合以益气扶正巩固治疗近半年，患者无不适，停药观察，随访2年，无复发。

按： 本案为水湿停留不退，蕴久化热。湿热蕴结，壅滞中焦，脾被湿困，升降转输之职失司，浊水内聚，而生臌胀。湿热熏泄，迫胆汁外溢而致黄疸。治宜清热、化瘀、化浊，自拟消臌饮加减效果十分理想。

小结： 臌胀的病变部位在肝、脾、肾，基本病机是肝、脾、肾三脏功能失调，气滞、血瘀、水停于腹中。病机特点为本虚标实、虚实并见，治宜行气、化瘀、健脾利水。若腹水严重，可酌情暂行攻逐，同时辅以补虚；虚证为主则侧重扶正补虚，视证候之异，分别施以健脾温肾、滋养肝肾等法，同时兼以祛邪，取得良好的效果。

第六节 肾病篇

肾病篇包括水肿、淋证、癃闭、阳痿、遗精、早泄等常见病证。现代医学中的急慢性肾炎、泌尿系感染、前列腺增生、性功能减退等男性病可参考。

一、水 肿

人体水液的代谢，有赖于气的推动，脾的转输，肺的宣降，心的推动，肾的蒸化，三焦的决渎，膀胱的气化，使小便通利，以维持正常的水液代谢。若外感风寒、湿热之邪，水湿浸渍，疮毒浸淫，或饮食劳倦，久病体虚等致脏腑功能失调，决渎失司，膀胱气化不利，体内水液潴留，泛滥肌肤，可发为水肿。水肿治分阴阳，其核心在于“去菀陈莝”“开鬼门”“洁净府”。阳水者主以发汗、利小便、宣肺健脾，尤其水势壅盛者，酌行攻逐、祛邪为主；阴水者主以温阳益气、健脾、益肾、补心，兼利小便，辅以化瘀，总以扶正助气化为治。虚实并见者，则攻补兼施。自拟益气健脾利水汤加减，处方：芦根 20 g，莱菔子 12 g，猪苓 15 g，冬瓜皮 30 g。

加减：

（1）风寒犯肺者，加生石膏 20 g，生麻黄 6 g，杏仁 10 g，桂枝 6 g，泽泻 10 g，栀子 6 g，赤小豆 15 g。

（2）火热蕴肾偏脾虚者，加生地黄 10 g，太子参 30 g，茯苓 20 g，茯苓皮 30 g，白茅根 30 g，瞿麦 20 g，萹蓄 20 g。

（3）脾肾阳虚、水邪内停者，加黑附子 30 g（另包先煎），茯苓 30 g，干姜 6 g，炒白术 20 g。

（4）肾阴虚者，加夏枯草 20 g，生杜仲 20 g，生地黄 10 g，玉米须 20 g，白茅根 30 g，瞿麦 20 g，萹蓄 20 g。

案一

孙某，女，20 岁，1972 年 3 月 2 日初诊。

咳嗽，腹胀，腿软，五心烦热，全身水肿，腰以上肿甚。舌苔稍厚黄，脉沉。尿液检查：蛋白（+++），红细胞（+），白细胞（++），血压正常。

辨证：风寒犯肺。

治法：透表利水，清热固肺，理脾。

处方：自拟宣肺健脾利水汤加减。

芦根 20 g	莱菔子 12 g	猪苓 15 g	冬瓜皮 30 g
生石膏 20 g	生麻黄 6 g	杏仁 10 g	桂枝 6 g
泽泻 10 g	栀子 6 g	赤小豆 15 g	

14 剂，日 1 剂，水煎服，分 2 次口服。

二诊（1972 年 3 月 16 日）：服上方后，水肿消失，咳嗽、腹胀等症状好转，按上方去冬瓜皮，加玉米须 30 g。14 剂，服法同上。

三诊（1972 年 4 月 1 日）：服上方后，症状全部消失，尿检：尿蛋白（－）、红细胞（－）、白细胞（－）。2 年后随访未复发。

按：本案为风寒犯肺，肺气失宣，三焦气滞，水湿停于中焦，气机不畅，见咳嗽，颜面、四肢水肿，腰以上肿甚。水因气滞，气因水壅，水湿泛滥，脉沉细系脾虚所致。舌苔稍厚而黄，五心烦热为水湿不化出现的阴虚热象。治宜宣肺，清热，利水，自拟宣肺健脾利水汤加减，远期效果好。

案二

王某，男，47岁，1973年1月14日初诊。

患者自觉颜面瘀肿，尿急、尿黄，继则下肢水肿1个月余。就近医院按“肾炎”诊治，效果不佳。现全身水肿，颜面、下肢较重。尿急，尿如洗肉色，外生殖器水肿。舌尖红，脉细弦。尿液检查：蛋白（++++），红细胞（++++），脓球（+），颗粒管型（++）。

辨证：火热蕴肾，偏脾虚。

治法：理脾益阴，解毒利水。

处方：自拟益气健脾利水汤加减。

芦根 20 g	莱菔子 12 g	猪苓 15 g	冬瓜皮 30 g
生地黄 10 g	太子参 30 g	茯苓 20 g	茯苓皮 30 g
白茅根 30 g	瞿麦 20 g	萹蓄 20 g	

14剂，日1剂，水煎服，分2次口服。

二诊（1973年1月28日）：服上方后，自觉症状减轻，下肢水肿消退一半，尿量大增，但仍尿血。舌苔薄白，脉弦细。仍按上方加地榆15 g。14剂，服法同上。

三诊（1973年2月12日）：服上方后，下肢水肿消失，尿色如淡咖啡色。舌尖不红，脉仍细弦。仍按二诊方去猪苓、冬瓜皮、茯苓皮，加升麻6 g，石斛10 g，大、小蓟各30 g。14剂，服法同上。

四诊（1973年2月26日）：服上方后，尿色正常。尿检：蛋白（+），红细胞（+），脓球（–），颗粒管型（–）。舌苔薄白，脉细。仍按三诊方加减服药。

五诊（1973年5月10日）：服上方4个月后，症状全消。尿液检查：蛋白（–），红细胞（–），脓球（–），颗粒管型（–）。仍按三诊方加减调理以巩固。

按： 本案为水肿，尿血。水肿因脾虚不能运水而致，尿血因火热蕴肾，热迫血妄行所致。治宜健脾而不燥，凉血而不凝的法则，方选益气健脾利水汤加减，加甘平之药以免凉而涩脾，燥而损肾之弊，增加了利水消肿止血之功，终获痊愈。

案三

黄某某，男，42岁，1973年2月10日初诊。

颜面、四肢水肿，反复发作已2个月。尿液检查：尿蛋白（++++），红细胞0～5个/HP，白细胞0～6个/HP。症见：颜面苍白，面部及四肢呈凹陷性水肿（重度），腹部有水波感，形寒肢冷，头晕目眩，腰痛，大便溏，尿少，口渴喜热饮。舌淡胖，边有齿痕，苔白滑而润，脉沉细。

辨证：脾肾阳虚，水邪内停。

治法：温肾健脾利水。

处方：自拟宣肺健脾利水汤加减。

炙麻黄 6 g	莱菔子 12 g	猪苓 15 g	冬瓜皮 30 g
黑附子 30 g（另包先煎）		茯苓 30 g	干姜 6 g
炒白术 20 g			

14剂，日1剂，水煎服，分2次口服。

二诊（1973年2月24日）：服上方后，水肿渐消，尿蛋白（++），情况转好，食少，仍按上方加砂仁6g。14剂，服法同上。至5月20日止，服上方加减治疗3个月后，实验室各项检查正常，后未再复发。

按：本案为命门火衰，不能温煦脾土，肾阳为诸阳之本，肾阳不足，累及脾阳，脾阳不振，水湿内阻。脾肾两虚，生化无力，气血受损，不能化血而成脾肾阳虚、水邪内停之证。治宜温肾健脾利水，自拟宣肺健脾利水汤加减，前后治疗3个月，所有症状得以消除。《景岳全书·肿胀》所云："凡水肿等证，乃肺脾肾三脏相干之病。盖水为至阴，故其本在肾；水化于气，故其标在肺；水唯畏土，故其制在脾。今肺虚则气不化精而化水，脾虚则土不制水而反克，肾虚则水无所主而妄行。”

案四

林某某，女，62岁，1972年4月8日初诊。

头晕、耳鸣、颜面水肿1年。时轻时重，伴足胫水肿，不能纳履，腰酸腿软，尿急，口干，小便黄。舌红，苔薄白，脉弦数。尿液检查：尿蛋白（++），红细胞2～5个/HP，脓球1～6个/HP，透明管型2～4个/HP。血压165/110 mmHg。

辨证：肾阴虚。

治法：平肝，清热，利湿，滋肾养肝。

处方：自拟益气健脾利水汤加减。

芦根20 g	莱菔子12 g	猪苓15 g	冬瓜皮30 g
夏枯草20 g	生杜仲20 g	生地黄10 g	玉米须20 g
白茅根30 g	瞿麦20 g	萹蓄20 g	

14剂，日1剂，水煎服，分2次口服。

二诊（1972年4月24日）：服上方后，水肿减轻，但仍头晕。舌淡胖。尿液检查：尿蛋白（++），红细胞1～3个/HP，脓球（少），透明管型（+）。血压130/100 mmHg，按上方加槐花15 g，14剂，服法同上。

三诊（1972年5月13日）：服上方后，自觉全身舒服，面不水肿，脉弦，舌红，血压130/90 mmHg。尿液检查：尿蛋白（+），红细胞2个/HP，脓球（－），透明管型（－）。继按二诊方14剂，服法同上。

四诊（1972年9月20日）：服上方近5个月后，症状消失，血压130/70 mmHg。舌淡红，苔薄，脉沉细缓。尿液检查：尿蛋白（－），红细胞（－），脓球（－），透明管型（－）。

按：本案系肝肾阴虚，阴虚则阳无以生。肾主水，肾阳生发不足，气化失常，水湿停聚，则出现水肿，眩晕，治宜平肝、清热、利湿及滋肾养肝之法，自拟益气健脾利水汤加减，取得了理想效果。

小结：从以上案例了解到水肿病的中医治疗是有效的，也是很客观的，谢老认为水肿病是以肺失宣降，脾失健运，肾失开阖，膀胱气化失常，导致体内水液潴留，泛滥肌肤，以头面、眼睑、四肢、腹背，甚至全身水肿为临床特征的一类病症，常反复发作。临床上要从症状、体征、尿液检查等多方面对患者进行评估，以巩固疗效，达到彻底治愈，真正解除患者的痛苦。

二、淋 证

淋证多因饮食劳倦、湿热侵袭而致，以肾虚，膀胱湿热，气化失司为主要病机，以小便频急，滴沥不尽，尿道涩痛，小腹拘急，痛引腰腹为主要临床表现。现代医学之泌尿系感染，泌尿系结石均可参考本证治疗。《诸病源候论·淋病诸候》曰："诸淋者，由肾虚而膀胱热故也。"治宜清热利湿，通淋。自拟通淋饮加减，处方：淡竹叶 15 g，蝉蜕 10 g，萹蓄 15 g，瞿麦 15 g，石韦 20 g。

加减：

（1）湿热蕴结（石淋）者，加金钱草 30 g，山栀子 10 g，海金沙 30 g，鸡内金 20 g，小蓟 15 g，车前子 30 g（布包），生大黄 6 g，甘草梢 6 g。

（2）肝郁气滞（气淋）者，加鸡内金 20 g，柴胡 12 g，沉香 2 g，乌药 10 g。

（3）湿热下注，热伤血络（血淋）者，加焦栀子 10 g，小蓟 30 g，生地黄 10 g，生蒲黄 10 g，藕节炭 10 g。

（4）脾肾两虚，湿浊留恋（劳淋）者，加山药 20 g，茯苓 15 g，炒白术 15 g，熟地黄 10 g，山茱萸 15 g，菟丝子 20 g。

案一

余某某，男，32岁，1973年7月12日初诊。

曾有多次肾区绞痛病史。晨起运动后，突感左上腹拘急绞痛，呕吐清水，并伴有尿频、尿急、尿痛，肉眼血尿，急性病容，痛苦貌，舌偏红，苔薄黄，脉弦细数。尿液检查：大量红、白细胞。超声及X线摄片提示：左侧输尿管结石。

辨证：湿热蕴结（石淋）。

治法：清热利湿，通淋排石。

处方：自拟通淋饮加减。

淡竹叶 15 g	蝉蜕 10 g	萹蓄 15 g	瞿麦 15 g
石韦 20 g	金钱草 30 g	栀子 10 g	海金沙 30 g
鸡内金 20 g	小蓟 15 g	车前子 30 g（布包）	生大黄 6 g
甘草梢 6 g			

4剂，急煎，日2剂，水煎，频服。

二诊（1973年7月16日）：服上方后，诸症减轻，左上腹仅觉闷胀隐痛，尿色已清，尿急尚存。舌淡，苔薄，脉弦细。热象已减，排石是务。上方去小蓟、甘草梢，加生麻黄10 g，琥珀10 g。7剂，日1剂，分2次口服。嘱大量饮水，多进行跳跃式运动。当服上方第2剂时，突感左腹部疼痛加剧，并向会阴部放射，尿急，尿刺痛。在尿中段挣努后，随尿流冲出一粒约黄豆大小、形状不规则之结石，所有症状随之若失。经超声复查：结石消失。

按：该案为湿热内蕴，下注膀胱，水液受其煎熬，日久结为砂石，经气受阻，水道不畅，故腹痛较甚，尿频、尿急、尿痛。湿热偏盛，则见舌红苔黄，脉弦滑数。治宜清热利湿，通淋排石，自拟通淋饮加减。方中金钱草、海金沙通淋化石，为治石淋之要药，更配以泻湿热、通淋之品，而使结石排出，病获痊愈。

案二

程某，男，55岁，1973年5月7日初诊。

夜尿次数明显增多半月，常感会阴部不适，疼痛并向睾丸部放射，尿频、尿急，排尿困难，小便后尿道口有白色分泌物溢出。伴少腹坠胀，心烦梦多，口干。舌红，苔薄黄，脉沉弦。超声、前列腺液检查提示：前列腺炎。

辨证：肝郁气滞（气淋）。

治法：疏肝理气，利水通淋。

处方：自拟通淋饮加减。

淡竹叶15g	蝉蜕10g	萹蓄15g	瞿麦15g
石韦20g	鸡内金20g	柴胡12g	沉香2g
乌药10g			

7剂，日1剂，分2次服。嘱每日煎药渣用毛巾浸泡后热敷于下腹部。

二诊（1973年5月14日）：服上方后，疼痛及下腹坠胀等症皆减，但仍尿频、尿有余沥，自感神疲乏力，口淡，纳少，虚烦，眠差。舌淡红，苔薄黄，脉沉细。按上方加黄芪30g。7剂后，服法同上。

三诊（1973年5月21日）：服上方后，所有症状消失。嘱戒酒及辛辣食物。随访多年未见复发。

按：本案为肝郁气滞，气火郁于下焦，影响膀胱之气化，则少腹坠胀，小便艰涩而痛，余沥不尽，成为气淋。《证治要诀·淋闭》曰“气淋气郁所致”，故用沉香散利气疏导而见功。后见神疲乏力，虚烦，多梦，舌淡，脉细等症，又表现为中气不足，重用大补元气之黄芪而收明显效果。

案三

袁某某，女，54 岁，1971 年 6 月 3 日初诊。

因久坐、憋尿，当夜即感尿频、尿急、小便热涩刺痛。次日感觉少腹疼痛、满急，尿色紫红夹有血块，低热，心烦，口苦。舌边尖红，苔黄，脉弦滑细数。做尿常规、肾功能、超声等检查。以急性泌尿系统感染治疗，效果不佳。

辨证：湿热下注，热伤血络（血淋）。

治法：清热利湿，凉血止血。

处方：自拟通淋饮加减。

淡竹叶 15 g	蝉蜕 10 g	萹蓄 15 g	瞿麦 15 g
石韦 20 g	焦栀子 10 g	小蓟 30 g	生地黄 10 g
生蒲黄 10 g	藕节炭 10 g		

7 剂，日 1 剂，分 2 次服。

二诊（1971 年 6 月 10 日）：服上方 3 剂热退血止，但仍时觉少腹隐痛不适，小便自觉不爽，神疲，腰酸。舌淡红，脉细略数。按上方加山茱萸 15 g，墨旱莲 30 g，7 剂而愈。

按：本案为湿热下注膀胱，血热妄行，致小便热涩刺痛，尿色紫红，络伤血溢，瘀热蕴结，阻于尿路，故见小便夹有血块，疼痛拘急。治宜清热利湿，凉血止血，自拟通淋饮加减，效果显著。

案四

沈某，女，47 岁，1971 年 9 月 6 日初诊。

3 年前曾患过急性尿路感染，经注射与口服西药（用药不详）已好转，最近半年来先后复发四五次，往往因劳累后发病。现症见：尿频、尿急、尿涩痛、尿淋沥不尽，头晕腰酸，精神困惫。舌暗红，脉弦略数。经尿常规、细菌培养、超声等检查，诊断为慢性尿路感染。

辨证：脾肾两虚，湿浊留恋（劳淋）。

治法：健脾益肾，利湿泻浊。

处方：自拟通淋饮加减。

淡竹叶 15 g	蝉蜕 10 g	萹蓄 15 g	瞿麦 15 g
石韦 20 g	山药 20 g	茯苓 15 g	炒白术 15 g
熟地黄 10 g	山茱萸 15 g	菟丝子 20 g	

7 剂，水煎服，日 1 剂，分 2 次服。

二诊（1971 年 9 月 13 日）：服上方后，尿路不适感及头晕、腰酸等症均减轻。舌淡，苔白腻，脉沉细。仍按上方 7 剂，服法同前。服药后全部症状消失，2 年后随访健康。

按：本案为劳淋，患淋日久，治疗不及时，加之久病体虚，劳累过度，致脾肾两虚，湿浊留恋不去而发。治宜健脾益肾，利湿泻浊，自拟通淋饮加减而获远期疗效。《临证指南医案》云："治淋之法，有通有塞，要当分别。有瘀血积塞住溺管者，宜先通。无瘀积而虚滑者，宜峻补。"用方对证，故效如桴鼓。

小结：谢老认为，淋证的病位在肾与膀胱，且与肝、脾有关。其病机主要是肾虚，膀胱湿热，气化失司。肾与膀胱相表里，肾气的盛衰，直接影响膀胱的气化与开合。淋证日久不愈，热伤阴，湿伤阳，易致肾虚；肾虚日久，湿热秽浊邪毒容易侵入膀胱，引起淋证的反复发作。因此，治疗淋证以清热、利湿、通淋为主，自拟通淋饮加减，随其虚实寒热而调之，每获良效。石淋应增加活动量以帮助结石排出；劳淋不宜过度疲劳；膏淋应避免体力劳动，血淋需适当休息。热淋、石淋患者宜大量饮水，以利于湿热及结石的排出。

三、癃闭

癃闭是由于肾和膀胱气化失司导致的以排尿困难，全日总尿量明显减少，小便点滴而出，甚则闭塞不通为临床特征的一种病证。临床以小便不利，点滴而短少，病势较缓者称为“癃”；以小便闭塞，点滴全无，病势较急者称为“闭”。癃和闭虽有区别，但都是指排尿困难，只是轻重程度上的不同，因此多合称为癃闭。《素问·宣明五气篇》谓：“膀胱不利为癃，不约为遗溺。”西医学中神经性尿闭、膀胱括约肌痉挛、尿路结石、尿路肿瘤、尿路损伤、尿道狭窄、老年人前列腺增生症、脊髓炎等病引起的尿潴留及肾功能不全引起的少尿、无尿症，皆可参考本节内容辨证论治。对本病的治疗，以“六腑以通为用”，着眼于通利小便。实证治宜清湿热，散瘀结，利气机而通利水道；虚证治宜补脾肾，助气化，使气化得行，小便自通。自拟癃闭饮加减，处方：太子参 20 g，水蛭 6 g，石斛 10 g，五味子 6 g。

加减：

（1）湿热下注，水道阻塞者，加香附 10 g，瞿麦 10 g，木通 6 g，赤茯苓 10 g，麝香 1 g（另冲），灯心草 1 g。

（2）气虚而下窍闭塞者，加荆芥 10 g，枇杷叶 12 g，香附 10 g，杏仁 10 g，麝香 0.15 g（另冲）。

（3）下元火衰，气化无权者，加附子 10 g（先煎），巴戟天 15 g，淫羊藿 15 g，肉桂 6 g，鹿角霜 15 g，麝香 0.15 g（另冲）。

（4）气虚下陷，压迫膀胱者，加黄芪 20 g，白术 10 g，升麻 6 g，柴胡 6 g。

案一

石某某，男，68 岁，1969 年 6 月 6 日初诊。

患者小便余沥不尽已 6 年，因体质较好，食纳较佳而未就诊。小便不适加重 1 周。素喜饮酒，初感解尿困难，尿道灼痛，进而阴茎肿胀，小便点滴不通。由于尿液潴留，致使患者腹大臌隆，胀痛难忍，坐卧不宁。就近住院诊治，经穿刺引流，症状才得到缓解。直肠指检：前列腺增生。经用抗生素、性激素等药物治疗 1 周，症状未见减轻，而转中医诊治。舌淡红，边有紫斑，苔腻，脉弦细而涩。

辨证：久病失治，膀胱气化失司，致使湿热下注，水道阻塞。

治法：清化湿热，软坚活血。

处方：自拟癃闭饮加减。

太子参 20 g	水蛭 6 g	石斛 10 g	五味子 6 g
香附 10 g	瞿麦 10 g	木通 6 g	赤茯苓 10 g
麝香 1 g（冲）	灯心草 1 g		

7 剂，水煎服，日 1 剂，分 2 次口服。嘱外用麝香 0.15 g，敷脐窝，风湿膏固定后局部加热。

二诊（1969 年 6 月 13 日）：服上方第一剂时，小便已通，腹部胀痛减去大半，能安睡。7 剂服完，小便通利，腹胀全消。现微感口渴欲饮，咽喉干燥，尿道刺痛。症见：舌红，苔薄，边紫斑已退，脉沉细弦。证属水道已通，余邪未尽。按上方去木通，加麦冬 10 g。7 剂，服法同上。

三诊（1969 年 6 月 20 日）：服上方后，尿道刺痛消失，口渴亦减，别无不适，要求停药观察，随访数年，未见复发。

按： 本案为下焦炽热，日久不愈，耗损津液，以致肾阴亏虚，水府枯竭而成癃闭，治宜清化湿热，软坚活血，自拟癃闭饮加减。需要注意的是，“无阴则阳无以生”，方中滋养阴精之品亦不可或缺。

案二

张某，男，65 岁，1967 年 4 月 6 日初诊。

小便不适 1 年，未能引起重视。近半月来，小便不利渐渐加重。平素体质虚弱，饮食欠佳，气短乏力，容易感冒。2 日前因小便闭塞而住院，按前列腺增生引起尿潴留诊治，给予西药己烯雌酚、抗生素、葡萄糖等，中药五苓散加木通、石韦、薏苡仁等利湿清热之品。服药后症状未减。又因导尿摩擦而致尿道感染，阴茎肿胀、灼痛。患者年老体弱，难忍其痛苦而要求出院。经与家属协商，仍住院治疗，特请谢老前来诊治。症见：舌暗，苔腻，脉沉弦细涩。

辨证：结合体质，证属气虚而下窍闭塞。

治法：提壶揭盖法，宣通气机，通利小便。

处方：自拟癃闭饮加减。

太子参 20 g	水蛭 6 g	石斛 10 g	五味子 6 g
荆芥 10 g	枇杷叶 12 g	香附 10 g	杏仁 10 g
麝香 0.15 g（另冲）			

3 剂，水煎服，日 1 剂，分 2 次口服。嘱外用麝香 0.15 g 敷脐窝，风湿膏固定后局部加热。

二诊（1967 年 4 月 13 日）：服上方一剂后，患者家属前来门诊告知，2 剂服完，小便三四次，7 剂服尽，腹胀全消，患者已能安卧，唯精神乏困，食少，气短。此属年迈气虚，脾胃虚弱，上方去水蛭、香附、杏仁，加砂仁 6 g，乌梅 10 g，麦芽 20 g，7 剂，服法同上。

三诊（1967 年 4 月 20 日）：服上方后，患者随家属又来告知，7 剂服完后，诸证均减，纳食已基本正常。只有一次小便失禁的感觉。按二诊方加黄芪 20 g。14 剂，服法同上。

按：本案为气虚而下窍闭塞，因肺脾气虚，致脾虚清气不能上升，则浊气难以下降，小便不通而成癃闭。患者年迈，平素虚弱，气化不及州都，治宜提壶揭盖法，通气机，利小便。因正气已虚，佐以扶正之品，自拟癃闭饮加减，使“上窍开则下窍自通”，用开提肺气法，开上以通下，即“提壶揭盖”之法治疗，而获痊愈。2 年后随访，癃闭未发，一切正常。

案三

王某某，男，60岁，1967年10月6日初诊。

患者突发小便不利7日，腹部结痛，就近住院救治，直肠指检，诊为前列腺增生，给予己烯雌酚、抗生素等，症状缓解6日出院。今天上午9：00左右，突然症状加剧，小便点滴而出，下腹胀满疼痛，由家人抬往医院就诊，要求吃中药治疗。症见：面容憔悴，卧床不起，声音微弱，呻吟不已，腹部臌胀，小便不通，恶寒怕风，腰部酸软冷痛，小便清冷，大便稀溏兼鸡鸣泻。

辨证：下元火衰，气化无权。

治法：温补元阳，宣通气机，通利小便。

处方：自拟癃闭饮加减。

红参 20g	水蛭 6g	石斛 10g	五味子 6g
附子 10g（先煎）	巴戟天 15g	淫羊藿 15g	肉桂 6g
鹿角霜 15g	麝香 0.15g（另冲）		

7剂，水煎服，日1剂，分2次口服。外用麝香0.15g，敷脐窝，风湿膏固定后局部加热。

二诊（1967年10月13日）：服上方一剂后，患者家属前来告知，患者小便已通利，怕冷明显减轻，四肢温，大便成形，日1次，近3日已无五更泻。仍按上方加减以巩固调理，2年后随访健康，病未复发。

按：本案为下元火衰，气化无权。加之肾元亏虚，年老体弱，肾阳不足，命门火衰，气不化水，火不暖土。“无阳则阴无以化”，故尿不得出。治宜温补元阳，宣通气机，通利小便，自拟癃闭饮加减，效果显著。

案四

张某某，女，26岁，1964年8月2日初诊。

孕6个月，2日前，突然小便闭塞，感觉胎坠。急往医院就治。妇科检查未见异常，转请中医治疗。症见：舌红，舌体胖，苔白，脉沉滑，寸脉不足。

辨证：气虚胎陷，压迫膀胱，致使小便不利。

治法：补中益气，升举胎元。

处方：自拟癃闭饮加减。

太子参 20 g	石斛 10 g	五味子 6 g	黄芪 20 g
白术 10 g	升麻 6 g	柴胡 6 g	

3剂，水煎服，日1剂，分2次服。

二诊（1964年8月9日）：服上方后，小便已利，仍按上方3剂，3日1剂，断续服药以巩固治疗。4个月后，病未复发。妊娠足月，顺产一女婴，母子平安。

按：本案为妊娠癃闭与其他癃闭不同。因中气不足，胎元下陷，压迫膀胱而致病，故在治疗时，当以补中益气，升举胎元为主，亦可少佐一些利小便之品。但须注意，切不可过用滑利和辛香走窜之品，恐伤胎元。

小结：谢老认为，癃闭者常有排尿困难、排不尽，甚则尿潴留，常见前列腺增生等。肾与膀胱相表里，肾气不化，膀胱则不能气化。《素问·灵兰秘典论》：“膀胱者，州都之官，津液藏焉，气化则能出焉。”从以上3例验案中，年纪已属七七之后，肾气多亏，加之病耗伤阴精，造成气阴两虚。治宜养阴益气以治本，而3例患者均已排尿困难，此为急候，用内外合治，以奏速效。《圣济总录》：“治外者，由外以通内，膏熨蒸浴粉之类，籍以气达者是也。”3例均于神阙穴外敷麝香固定加温，使药力更具有敏感度高，渗透力快，药物易穿透、弥散而被吸收的优点。因麝香辛温，气极香，走窜之性甚烈，有极强的开窍通闭醒脑之功。故内外合治，收效较速。

四、阳 痿

阳痿是指青壮年男子，由于虚损、惊恐、湿热等原因，致使宗筋失养而弛纵，引起阴茎痿弱不起，临房举而不坚，或坚而不能持久的一种病证。谢老从肾、肝、心、脾等脏腑功能异常着手，结合案例，对辨证论治阳痿的理法方药做了系统总结和整理，发展了阳痿的中医传统治法，拓宽了中医对阳痿的诊治思路。自拟起痿饮加减。处方：黄芪 20 g，海狗肾 1 只，黄精 15 g，枸杞子 20 g。

加减：

（1）脾肾阳虚，筋精失养者，加韭菜子 15 g，阳起石 20 g，炒山药 30 g，锁阳 15 g，续断 20 g，枳壳 10 g，甘草 6 g。

（2）肾阴亏虚，宗筋驰缓者，加生熟地黄各 20 g，生龙蛎各 20 g，菟丝子 20 g，山茱萸 20 g，炒酸枣仁 15 g。

（3）肝气郁结，情志失调者，加柴胡 6 g，白芍 10 g，枳壳 10 g，竹茹 10 g，黄连 5 g，菟丝子 15 g，淫羊藿 15 g，白蒺藜 10 g。

（4）嗜酒成瘾，酒湿伤肾者，加葛花 15 g，木香 6 g，太子参 20 g，半夏 10 g，竹茹 10 g，黄连 5 g。

（5）惊恐所致者，加党参 20 g，当归 10 g，怀牛膝 15 g。

案一

李某，男，26 岁，1969 年 3 月 6 日初诊。

结婚 5 年，经常阳事不举，腰酸腿软，神疲乏力，夜眠多梦，畏寒怕冷，便溏，日 3 ～ 4 次。舌苔薄白，脉沉细无力。

辨证：脾肾阳虚，筋精失养。

治法：温脾益肾。

处方：自拟起痿饮加减。

黄芪 20 g	海狗肾 1 只	红参 20 g	枸杞子 20 g
韭菜子 15 g	阳起石 20 g	炒山药 30 g	锁阳 15 g
续断 20 g	枳壳 10 g	甘草 6 g	

7 剂，水煎服，日 1 剂，分 2 次口服。

二诊（1969 年 3 月 13 日）：服药后，自觉精神振，畏寒症轻，睡眠好，身体回温。守上方加紫河车粉 15 g（早冲），14 剂，服法同上。

二诊（1969 年 3 月 27 日）：服上方后，自觉阳事有进步，坚持二诊方加减服至 3 个月时，夫妻生活正常，服至 4 个月，妻子怀孕，新年初产一男婴，全家皆欢。

按：本案为脾肾阳虚、筋精失养，机能活动低下，而现阳事不举，体力下降，身体衰弱，精神萎靡不振，阳气不能外达布于四肢，怕冷、便溏、四肢不温，阳气不能上达脑髓，元神衰弱，而现神疲乏力、夜眠多梦，治宜温补脾肾益阳。自拟起痿饮加减，效果明显。

案二

王某，男，26 岁，1969 年 3 月 6 日初诊。

阳痿 3 年，加重 2 个月。手淫多年，婚后即发生阳痿，形体虚弱，头晕耳鸣，少寐健忘，腰膝酸软，常梦遗，精神不振，面潮红，小便黄赤。舌红，苔少，脉细数。

辨证：肾阴亏虚，宗筋弛缓。

治法：滋肾养髓。

处方：自拟起痿饮加减。

黄芪 20 g	海狗肾 1 只	黄精 15 g	枸杞子 20 g
生地黄 20 g	熟地黄 20 g	生龙骨 20 g	牡蛎 20 g
菟丝子 20 g	山茱萸 20 g	炒酸枣仁 15 g	

7 剂，水煎服，日 1 剂，分 2 次口服。

二诊（1969 年 3 月 13 日）：服上方后，苔转薄白，舌上生津，症状好转，遗精次数减少。按上方加龟甲胶 15 g（烊化），14 剂，服法同上。

三诊（1969 年 3 月 27 日）：服上方后，体力稍好，也精神了许多，头晕、耳鸣改善，腰膝酸软减轻，睡眠尚可。14 剂，服法同上。

四诊（1969 年 4 月 11 日）：服上方后，持续 1 个月未有遗精，自感体力、精力充沛，睡眠香甜，体重增加 2kg，头晕耳鸣，腰膝酸软。舌淡红，苔薄，脉细有力。按上方 20 剂，服法同上。

五诊（1969 年 5 月 5 日）：服药 55 剂后，诸症均有好转，无手淫、遗精，夫妻生活也有进步，按二诊方去生地黄、炒酸枣仁，加肉苁蓉 20 g。20 剂，服法同上。

六诊（1969 年 6 月 5 日）：服 75 剂药后，夫妻生活正常，别无不适，要求断续服药巩固。按五诊方加紫河车 12 g（另冲），10 剂，日 1 服，1 剂药分 2 日服用，喝 5 剂，停 2 日。

七诊（1969 年 7 月 5 日）：服 85 剂药后，患者饮食、睡眠，精神各方面均好，且告知妻子已怀孕 37 日，停药休息，次年其妻顺利生一女婴，夫妻全家高兴。

按：本案为年少手淫过度。《素问·痿论篇》：“思想无穷，所愿不得，意淫于外，入房太甚，宗筋弛纵，发为筋痿。”真阴耗伤，精不化气，故形体素虚，精虚髓减，气失固摄，宗筋失养，故阳痿梦遗，髓不充骨，故腰膝酸软，髓不养脑，故头晕、耳鸣、健忘，精室空虚，则精少不孕。治宜滋肾养髓，自拟起痿饮加减，效果显著。

案三

胡某，男，25 岁，1969 年 3 月 6 日初诊。

阳事不举 2 年，加重 2 个月。结婚 3 年，夫妻经常生气吵架，加之生活压力大，父母年迈多病，时常心情郁闷不欢，时作胸闷、叹息，急躁易怒，两胁胀痛，食少，恶心，呕吐，头昏脑涨。苔白，脉弦。

辨证：肝气郁结，情志失调。

治法：疏肝，理气，解郁。

处方：自拟起痿饮加减。

黄芪 20 g	海狗肾 1 只	黄精 15 g	枸杞子 20 g
柴胡 6 g	白芍 10 g	枳壳 10 g	竹茹 10 g
黄连 5 g	菟丝子 15 g	淫羊藿 15 g	白蒺藜 10 g

14 剂，水煎服，日 1 剂，分 2 次口服。

二诊（1969 年 3 月 20 日）：服上方后，恶心、呕吐、急躁易怒未作，心情郁闷、叹息减轻，时有两胁胀痛，食欲较前增加，头昏脑涨稍轻。苔薄白，脉弦细。按上方续服 30 剂后，各项症状明显改善，上方断续服用以巩固。愈后 3 个月，其妻怀孕。

按：本案为肝气郁结而致阳痿，肝疏泄失常，故精神抑郁不乐、心情郁闷、叹息、急躁易怒，肝经布于两胁，气机阻滞，故两胁胀痛，肝气横逆，侵犯脾胃，胃失和降，故食少呕恶，治宜疏肝、理气、解郁，自拟起痿饮加减，效如桴鼓。

案四

张某，男，31 岁，1969 年 3 月 6 日初诊。

阳事不举 2 年多，加重半年。平素嗜烟酒好友，日中、晚必饮酒，烟酒不离，每次饮酒量在 350 ～ 450g，体型偏胖，胸脘痞闷，食少体倦，面色不华，多梦失眠，时有头晕欲吐。苔白根腻，脉细弦无力。

辨证：酒毒性热湿浊，侵淫宗筋而致阳痿。

治法：化酒祛湿，温中和胃。

处方：自拟起痿饮加减。

黄芪 20 g	海狗肾 1 只	黄精 15 g	枸杞子 20 g
葛花 15 g	木香 6 g	太子参 20 g	半夏 10 g
竹茹 10 g	黄连 5 g		

7 剂，水煎服，日 1 剂，分 2 次口服。嘱戒烟酒，改饮茶。

二诊（1969年3月13日）：服上方后，自觉诸症均明显好转，头晕欲吐明显改善，去黄连加补骨脂10g，14剂，服法同上。服后告知，烟酒渐减少可以控制，性功能渐渐恢复正常。为巩固疗效，再服30剂。诸恙告痊。

按：患者嗜酒成瘾，酒湿伤肾，法当解酒利湿，酒是肝肠毒药，多饮酒尤其是烈性酒毒害更深，易产生湿热，湿热下注，则宗筋弛纵，阳事不兴，导致阳痿，所谓壮火食气。《明医杂著·男子阴痿》“阴茎属肝之经络。盖肝者木也，如木得湛露则森立，遇酷热则萎悴。”

案五

刘某，男，35岁，1973年3月6日初诊。

阳事不举1年。1年前因受惊吓后，是夜阳事不举，求医遍隅。先后服补肾壮阳之药近1年，无效。转请至谢老。症见：面色萎黄，精神疲乏，少气懒言，食少，夜寐欠安。舌淡，苔薄白，脉细弱。

辨证：恐则气下，耗伤肾气，惊则气乱，扰乱中州。

治法：权衡中下二焦，使乱者平，下者升，宗筋有主，庶几有济。

处方：自拟起痿饮加减。

黄芪20g	海狗肾1只	黄精15g	枸杞子20g
党参20g	当归10g	怀牛膝15g	

7剂，水煎服，日1剂，分2次口服。

二诊（1973年3月13日）：服上方后，患者欣喜告知，病已痊愈，一切正常，要求再诊，以巩固疗效。上方加菟丝子15g，7剂，以资巩固。追访1年未见复发。

按：《景岳全书·阳痿》：“凡惊恐不释者亦致阳痿。”“恐伤肾”即此谓也。该患者于惊恐之下，致气机逆乱，伤及脾肾。肾主二阴，前阴为宗筋所聚。《素问·痿论》:“阳明虚则宗筋纵。”此病即为惊恐之后肾伤胃虚，服补肾之品，肾气虽有复固，但中气未予升补，宗筋之痊难复。谢老一改常法，以健中气为主，重用黄芪、党参，使中虚有复，宗筋得以温补，阳痿自可向愈。怀牛膝除壮腰补肾之外，尚可引补气之品入前阴。当归之用，既可配补气之品以滋失充之宗筋，又可起活血通络之效。药仅四味，由于辨证准确，配伍精当，而收大效。

小结：从以上典型案例情况来看，谢老认为，阳痿多与心、肝、肾有关，其病机主要有命门火衰、心脾受损、恐惧伤肾或湿热下注等。均以阳事不举为主证，辨证施治方能取效。

五、遗精

遗精，是指不因性生活而精液遗泄为主症的男科疾病。有梦而遗精者，称为梦遗，无梦而遗精、清醒时精液自出者，称为滑精。其发病原因复杂，多因肾虚封藏不固，君相火旺，湿热下注，热扰精室所致。治宜益肾固精，自拟强肾固本汤加减。处方：太子参 20 g，山茱萸 15 g，莲须 10 g，沙苑子 15 g。

加减：

（1）湿热蕴结，肝郁气滞者，加黄柏 15 g，川黄连 6 g，野菊花 15 g，大黄 6 g（后下），野菊花 15 g，清半夏 10 g。

（2）肝气郁结，瘀血内停，疏泄失常，精关不固者，加柴胡 6 g，枳壳 12 g，赤芍 12 g，制香附 10 g，川芎 10 g，牡丹皮 10 g，栀子 6 g。

（3）心火旺盛，扰动精室者，加生地黄 15 g，酸枣仁 20 g，柏子仁 10 g，黄连 6 g，茯神 15 g，远志 15 g，竹叶各 6 g。

（4）肾阳不足，命门火衰者，加熟地黄 15 g，菟丝子 2 g，炒山药 20 g，枸杞子 20 g，炒芡实 30 g。

（5）阴虚阳亢者，加龙胆 10 g，知母 10 g，黄柏 10 g，黄芩 10 g，生白芍 15 g，桑叶 15 g。

案一

王某，男，22岁，1976年8月9日初诊。

频繁遗精1年余，结婚半年，婚后仍有遗精，约每周1次，遗后腰酸痛，身体不适，曾用大量补肾药物后加重，心情抑郁，闷闷不乐，纳差，夜寐差。大便秘结。舌红，苔黄腻，脉弦数。

辨证：湿热蕴结，肝郁气滞。

治法：化湿清热，疏肝解郁。

处方：选自拟强肾固本汤加减。

太子参 20 g	山茱萸 15 g	莲须 10 g	沙苑子 15 g
黄柏 15 g	川黄连 6 g	野菊花 15 g	大黄 6 g（后下）
野菊花 15 g	清半夏 10 g		

7剂，水煎服，日1剂，分2次口服。

二诊（1976年8月16日）：服上方后，遗精未作，大便得通，饮食可，睡眠稍好。舌红，苔稍腻，脉弦数。守上方去大黄，加炒酸枣仁 20 g，连服14剂遗精止。后又根据症状调整用药2个月，未再发作。

按：本案因滋补固涩而形成湿热蕴结，造成肝郁气滞，滋补之品多腻胃碍脾，久用则伤脾胃，湿蕴生痰，化热蕴结肠胃，故食少、便秘，舌红，苔黄腻，久治不愈，心情抑郁，肝脉不畅，郁火扰心，故闷闷不乐，夜寐差，脉弦数，治宜化湿清热、疏肝解郁安神为主，兼以固本。自拟强肾固本汤加减。湿浊痰热，心肝之火皆去，邪去正安，气机舒畅，强肾固本，金锁固精，遗精得康。

案二

张某，男，38岁，1972年6月13日初诊。

因工作不顺心半年，曾与领导争吵后，心情抑郁不乐，遗精每周达4次以上，经多次治疗无效。诊时每周遗精 4 ～ 6 次，性情烦躁易怒，胸闷喜叹息，饮食减少，胁肋胀痛，口苦咽干，得矢气稍舒，大便不畅。舌紫暗有瘀点，苔薄，脉弦。

辨证：肝气郁结，瘀血内停，疏泄失常，精关不固。

治法：疏肝理气，活血化瘀。

处方：自拟强肾固本汤加减。

太子参 20 g	山茱萸 15 g	莲须 10 g	沙苑子 15 g
柴胡 6 g	枳壳 12 g	赤芍 12 g	制香附 10 g
川芎 10 g	牡丹皮 10 g	栀子 6 g	

7 剂，水煎服，日 1 剂，分 2 次口服。

并嘱调神怡性，避免精神刺激。

二诊（1972 年 6 月 20 日）：服上方后，遗精次数减少，诸症缓解。上方稍作增减，续服 15 剂，遗泄止，诸症悉除。继以上方加减，断续服药调理近 3 个月后，随访 1 年未发。

按：本案为情志抑郁，肝气郁结，失于条达，血运不畅，疏泄紊乱，精关失固，乃致遗精。故治宜疏肝理气，化瘀通络。气行则血行，气滞则血瘀。肝气得舒，瘀血得散，肝疏泄条达正常，精泄自调。

案三

李某，17 岁，1977 年 6 月 5 日初诊。

因学习压力大，终日伏案，近 1 个月多梦、遗精，每周数次，渐生恐惧，自服金锁固精丸 10 瓶，遗精更频，每夜必作，伴心慌不宁，注意力不集中，易惊健忘，心烦口干，大便干燥。舌尖红，脉细数。

辨证：心火旺盛，扰动精室。

治法：清心泻火。

处方：自拟强肾固本汤加减。

太子参 20 g	山茱萸 15 g	莲须 10 g	沙苑子 15 g
生地黄 15 g	酸枣仁 20 g	柏子仁 10 g	黄连 6 g
茯神 15 g	远志 15 g	竹叶各 6 g	

7 剂，水煎服，日 1 剂，分 2 次口服。

二诊（1977 年 6 月 11 日）：服上方后，心烦、口干大减，心慌多梦亦减，遗精 2 ～ 3 夜一作，仍健忘、便干，上方加琥珀粉 6 g（冲服），再用 7 剂，服法同上。

三诊（1977 年 6 月 18 日）：服上方后，仅每周遗精 1 次，诸症续减，续服二诊方 7 剂而愈。3 个月随访无复发，来年高考顺利考入上海交通大学。

按： 本案为年少，相火偏旺，加之思虑过度，暗耗心阴，心火亢盛，火扰精室，故有梦而遗，病位在心。《类证治裁·遗泄》：“心为君火，肝肾为相火，君火一动，相火随之，而梦泄矣。”以清心泻火、强肾固本、安神定志为法，精不外泄，而精自止。

案四

王某，男，40 岁，1973 年 11 月 3 日初诊。

梦遗精，时有无梦滑精，每夜 4 ～ 5 次，已 3 个月余。性欲稍减，腰膝酸冷，精神不振，怯寒畏冷，大便溏薄，尿频而清，夜尿次数增多。舌淡，脉沉。

辨证：肾阳不足，命门火衰。

治法：温补肾阳，填精止遗。

处方：自拟强肾固本汤加减。

太子参 20 g	山茱萸 15 g	莲须 10 g	沙苑子 15 g
熟地黄 15 g	菟丝子 2 g	炒山药 20 g	枸杞子 20 g
炒芡实 30 g			

7 剂，水煎服，日 1 剂，分 2 次口服。

二诊（1973 年 11 月 10 日）：服上方后，遗精次数减少，1 周遗 1 次，精神转佳，怯寒畏冷改善，大便成形，日 1 次，小便日 3 次，夜尿 0 ～ 1 次。舌淡，苔薄，脉沉细。7 剂，服法同上。

三诊（1973 年 11 月 17 日）：服上方后，遗精未作，症状均明显好转，性功能亦恢复正常。舌淡红，苔薄白，脉沉细。按上方续服以巩固。

按：本案为肾阳不足、命门火衰，治宜温补肾阳、填精止遗，自拟强肾固本汤加减，效如桴鼓。《诸病源候论》一书中指出“肾气虚弱，故精溢也”。

案五

毛某某，男，49 岁，1972 年 9 月 8 日初诊。

离异 2 年后常有梦或无梦遗精，自认为年老肾虚，就近诊疗，口服中西药，遗精更频，间日一作，询知阳事减不足言，口苦，口干，心烦易怒，头昏目胀。舌红，苔黄，脉弦数有力，血压 160/110 mmHg。

辨证：肾阴虚，肝阳亢。

治法：养肾阴，清虚热。

处方：自拟强肾固本汤加减。

太子参 20 g	山茱萸 15 g	莲须 10 g	沙苑子 15 g
龙胆 10 g	知母 10 g	黄柏 10 g	黄芩 10 g
生白芍 15 g	桑叶 15 g		

7 剂，水煎服，日 1 剂，分 2 次口服。

二诊（1972年9月15日）：服上方后，遗精5日1次，口苦、口干好转，血压140/85 mmHg。按上方加钩藤15 g，14剂，服法同上。

三诊（1972年9月29日）：服上方后，遗精未作，口苦、心烦易怒若失，血压130/80 mmHg。舌淡红，苔薄黄，脉数有力，去龙胆14剂，服法同上。

四诊（1972年10月13日）：服上方后，诸症消失，舌淡红，苔薄白，脉细有力，按三诊方断续服药，以巩固治疗。

按：本案为阴虚阳亢，虽属中年，但“精少、肾脏衰”，未必尽然。其为阳旺之体，阴自不足，加之离异后忍欲未泄，相火必旺，误进温补，无异火上加油。火动则肾之封藏不固，如《医贯·梦遗并滑精》“肾之阴虚则精不藏，肝之阳强则火不秘，以不秘之火，加临藏之精，有不梦、梦即泄矣”。治宜养阴清热，强肾固本，自拟强肾固本汤加减。“壮水之主，以制阳光。”

小结：谢老认为，遗精病机虽然复杂，也非无证可循，亦可通过详审病证特点，而达到精准施方的目的。要因人、因时、因地制宜，会起到事半功倍的效果。

六、早泄

早泄是指性交时射精过早，甚至未交即泄或乍交即泄，以致不能进行正常性交的一种病证。早泄是男子性功能障碍的一种常见症状，多与遗精、阳痿相伴出现。中医认为，精液的封藏与施泄，与人体脏腑经络有非常密切的关系。有赖于心、肝、脾、肾等的共同作用及人体阴阳的相对平衡。《素问·六节脏象论》：“肾者，主蛰，封藏之本，精之处也。”明确指出了精之闭藏在肾，其动在肝，其统在脾，精关约束无权，精液封藏失职是本病的基本病机。治宜益气强根，自拟补肾培元饮加减。处方：人参20 g，黄芪20 g，枸杞子20 g，生龙骨、牡蛎各20 g，菟丝子15 g。

加减：

（1）肾气虚损者，加肉苁蓉 15 g，五味子 6 g，桑螵蛸 15 g，益智仁 15 g，怀山药 15 g，芡实 15 g。

（2）心脾两虚者，加茯神 12 g，炒酸枣仁 15 g，龙眼肉 10 g，桑螵蛸 10 g，远志 10 g，五味子 6 g。

（3）肝郁气滞者，加柴胡 10 g，香附 10 g，白芍 12 g。

（4）肝胆湿热者，加龙胆 10 g，山栀 10 g，黄柏 10 g，柴胡 9 g，白茅根 30 g。

（5）惊恐伤肾者，加益智仁 15 g，巴戟天 15 g，海螵蛸 10 g。

案一

李某某，男，40 岁，1975 年 6 月 6 日初诊。

早泄 1 年，伴腰膝酸痛。就近诊疗，口服中西药，疗效不佳。年少时有手淫多年。症见：面色无华，精神萎靡、食少、乏力，阳事难举且早泄，腰酸痛。舌淡红，苔薄白，脉细。

辨证：肾气虚损。

治法：益气强根。

处方：自拟补肾培元饮加减。

高丽参 20 g	黄芪 30 g	枸杞子 20 g	生龙骨 20 g
生牡蛎 20 g	菟丝子 15 g	肉苁蓉 15 g	五味子 6 g
桑螵蛸 15 g	益智仁 15 g	怀山药 15 g	芡实 15 g

7 剂，水煎服，日 1 剂，分 2 次口服。

二诊（1975 年 6 月 13 日）：服上方后，精神、饮食尚可，腰痛肢软好转，舌、脉同前，原方继服 30 剂而痊愈。随访 1 年未见复发。

按：本案为手淫频繁，禀赋羸弱，致阴精匮乏，肾气虚衰，精室固摄无力，则阳物难举且举而易泄。经有“不奈久战，瞬息即泄，谓之早泄。由于淫欲过度，手淫不节，或剧烈之性欲冲动。”明确指出，早泄与频繁手淫有关。治宜益气强根，自拟补肾培元饮加减，效果显著。

案二

陈某，男，32岁，1973年4月8日初诊。

早泄半年，断续求治中西医，效果不佳。症见：面色萎黄无华，形瘦，少气懒言，心悸气短，失眠多梦，纳少，大便溏。舌淡，苔薄白，脉沉细。

辨证：心脾两虚。

治法：补益心脾，固精止泄。

处方：自拟补肾培元饮加减。

高丽参 20 g	黄芪 30 g	枸杞子 20 g	生龙骨 20 g
牡蛎 20 g	菟丝子 15 g	茯神 12 g	炒酸枣仁 15 g
龙眼肉 10 g	桑螵蛸 10 g	远志 10 g	五味子 6 g

7剂，水煎服，日1剂，分2次口服。

二诊（1973年4月15日）：服上方后，症状改善明显，原方续服2个月病愈，为巩固疗效予归脾丸连服3个月。随访1年病情未见发作。

按：本案为心脾亏损，阴精失其濡养，气血亏耗，治宜补益心脾，固精止泄。自拟补肾培元饮加减，以益精填髓，使髓充精满，肾气得复，气不早泄也。

案三

张某，男，45岁，干部，1975年7月3日初诊。

早泄半年余，半年前因与爱人生气后，出现情志抑郁，性欲减退，举而既泄，胸闷不舒，少腹、会阴、睾丸胀痛，纳差。舌淡红，苔薄白，脉细弦。

辨证：肝郁气滞。

治法：疏肝解郁，安神定志。

处方：自拟补肾培元饮加减。

高丽参 20 g	黄芪 30 g	枸杞子 20 g	生龙骨 20 g
生牡蛎 20 g	菟丝子 15 g	柴胡 10 g	香附 10 g
白芍 12 g			

7 剂，水煎服，日 1 剂，分 2 次服。

二诊（1975 年 7 月 10 日）：服上方后，胸闷不舒、腹痛均减轻，饮食尚可。舌淡红、苔薄白，脉细有力，上方续服 14 剂，服法同上。

三诊（1975 年 7 月 24 日）：服上方后，诸症痊愈，仍按上方断续服药以巩固，半年随访一切正常。

按：本案为肝郁气滞，因情志不畅，思虑过度，抑郁伤肝，肝失疏泄，宗筋失养，精气未至发为早泄。治宜疏肝解郁，安神定志，自拟补肾培元饮加减，效果显著。《读医随笔》“凡肝经郁勃之人，于欲事每迫不遇，必待一泄，始得舒快。此肝阳不得宣达，下陷于肾，是怒之激其志气，使志气不得静也。肝以疏泄为性，既不得疏于上，而陷于下，遂不得不泄于下。”说明肝与性生活的调节及精液的疏泄有关。

案四

王某，男，33 岁，1974 年 4 月 6 日初诊。

早泄 7 个月余，伴有尿痛、阴痒。平时喜饮酒，曾求治泌尿外科诊治不详，予以口服抗生素治疗，病情暂时稍有好转，停药即复，要求服中药。现症见：早泄，心中烦闷，口干、口苦，小便黄或小便混浊，偶有尿痛、尿急，阴部瘙痒。舌红，苔黄，脉弦。

辨证：肝胆湿热。

治法：清肝利胆。

处方：自拟补肾培元饮加减。

高丽参 20 g	黄芪 30 g	枸杞子 20 g	生龙骨 20 g
生牡蛎 20 g	菟丝子 15 g	龙胆 10 g	栀子 10 g
黄柏 10 g	柴胡 9 g	白茅根 30 g	

7 剂，水煎服，日 1 剂，分 2 次口服。

二诊（1974 年 4 月 13 日）：服上方后，症状明显好转，原方再服 14 剂而愈。

按：本案为肝经湿热，肝主筋，主疏泄，肝经湿热下流阴器，疏泄失常，封藏不固，形成早泄。《证治汇补·下窍门》云：“有饮酒厚味，痰火湿热，扰动精府者……”治宜清肝利胆，自拟补肾培元饮加减，效果明显。

案五

马某，男，33 岁，1973 年 6 月 7 日初诊。

早泄 2 年，加重 1 个月。2 年前因受惊恐后同房时发现性交时间较短，未引起重视，其后性生活一直出现早泄。就近诊疗，服用中西药，症情缓解不明显。最近症情加重，3 秒即产生溢精。现症见：性交时间极短，神疲乏力，头晕，耳鸣如蝉，腰膝酸软，失眠多梦，时有潮热、盗汗，五心烦热，胃纳减少，二便不固。舌红，苔少，脉沉细。

辨证：惊恐伤肾。

治法：养心补肾，安神定志。

处方：自拟补肾培元饮加减。

高丽参 20 g	黄芪 30 g	枸杞子 20 g	生龙骨 20 g
生牡蛎 20 g	菟丝子 15 g	益智仁 15 g	巴戟天 15 g
海螵蛸 10 g			

7 剂，水煎服，日 1 剂，分 2 次口服。

二诊（1973 年 6 月 14 日）：自觉症情明显好转，性生活时间较前延长，精神好转，心情较前舒畅，口干、舌燥减轻，夜寐尚安，纳增，二便好转。舌边尖红，舌苔薄黄腻，脉沉细。仍按上方 14 剂，服法同上。

三诊（1973 年 6 月 28 日）：服上方后，症情明显好转，效不更方，续服 2 周后停药。随访半年症情未见反复，患者夫妻满意。

按：本案为惊恐伤肾，治宜养心补肾、安神定志，自拟补肾培元饮加减。恐惧伤肾，恐则气下，渐至早泄不振，举而不刚，而导致早泄。《景岳全书·阳痿》说："忽有惊恐，则阳道立痿，亦甚验也。"

小结：早泄是男科疾病中的常见病，对男性身心健康造成极大危害。其发病牵涉多脏腑、多系统、多因素，临床症状复杂，治疗难度较大。谢老提纲挈领，总揽本病发病机制，以肾虚为本，与心、肝、脾、肾有关。治疗独出机杼，将本病立法以自拟补肾培元饮加减，临证效果优良，值得后日研究。

第七节　杂病篇

本篇包括血证、汗证、郁证、内伤发热、腰痛、虚劳、肿块等方面。

一、血证

由气虚不摄、火热熏灼致使血液不循常道，或上溢于口鼻诸窍，或下泄于前后二阴，或渗出于肌肤所形成的疾病，统称为血证。在古代医籍中，亦称为血病或失血。《济生方·失血论治》认为失血“所致之由，因大虚损，或饮酒过度，或强食过饱，或饮啖辛热，或忧思恚怒”。而对血证的病机，则强调因于热者多。《血证论》是论述血证的专书，对各种血证的病因病机、辨证论治均有许多精辟论述，该书所提出的止血、消瘀、宁血、补血的治血四法，确实是通治血证之大纲。谢老吸取了历代医家对血证的认识，结合临床实践，认为血证治宜益气消瘀宁血，方选益气宁血饮加减。处方：太子参 20 g，黄芪 30 g，芦根 15 g，生地黄 10 g，侧柏叶 12 g。

加减：

（1）肺气虚弱，气不摄血者，加藕节 15 g，白茅根 20 g，枳壳 10 g，全瓜蒌 15 g，杏仁 10 g，川贝母 6 g，三七粉 6 g（另冲）。

（2）气虚有瘀者，加当归 10 g，生地黄 15 g，牡丹皮 10 g，桃仁 10 g，红花 5 g，玄参 15 g，麦冬 10 g，知母 10 g，地骨皮 10 g。

（3）气虚有热者，加鸡血藤 15 g，茜草 15 g，当归 15 g，三七粉 6 g（另冲），牡丹皮 15 g，焦栀子 15 g，墨旱莲 30 g，仙鹤草 20 g。

（4）血热妄行“逆经”者，加广犀角 2 g（研细粉另冲），玄参 12 g，麦冬 10 g，田三七粉 6 g（另冲），仙鹤草 10 g，柴胡 6 g。

案一

吕某，女，40 岁，于 1975 年 1 月 6 日初诊。

咳嗽，痰中带血 2 年，整口鲜血加重半月。每次发作均咳鲜血数口不止，经各地治疗均建议手术。症见：周身乏力，动则气短，胸闷而痛，咳嗽则整口血咳出。舌淡红，苔薄黄而干，脉短数，沉取无力。

辨证：肺气虚弱，气不摄血。

治法：益气摄血。

处方：益气宁血饮加减。

太子参 30 g	黄芪 30 g	芦根 15 g	生地黄 10 g
侧柏叶 12 g	藕节 15 g	白茅根 20 g	枳壳 10 g
全瓜蒌 15 g	杏仁 10 g	川贝母 6 g	三七粉 6 g(另冲)

7 剂，水煎服，日 1 剂，分 2 次口服。

二诊（1975 年 1 月 13 日）：服上方后，咳血明显减少，周身乏力、动则气短均减，胸闷痛消失，按上方加黄芪至 40 g，去川贝母，14 剂，服法同上。后以二诊方加减服用近 3 个月。上述症状消失，咳血再无复发。故《医贯·血症论》说："血随乎气，治血必先理气。"对血症实证当清气降气，虚证当补气益气。

按：本案为气虚所致咳血，经久不愈长达 2 年，病程较长，体质虚弱，因气虚不能摄血，血不循常道，而溢于脉外而致咳血。治宜益气摄血，方选益气宁血饮加减，效果显著。

案二

张某，男，9 岁，学生，1975 年 3 月 5 日初诊。

全身皮肤出血点 2 年，时轻时重。最近间断性鼻衄，低热 37.2℃，多方求治效果不显，反复发作。症见：形体消瘦，周身乏力，全身皮肤出现紫斑夹有红色血疹，且双下肢为甚，烦躁，口渴，不思饮食，大便经常干燥，小便黄，伴有低热，经常在 37.2℃。舌暗红，苔薄黄，脉沉数以左手为显，血小板计数为 74×10^9/L。

辨证：气虚血热兼瘀。

治法：益气凉血逐瘀。

处方：益气宁血饮加减。

太子参 20 g　黄芪 20 g　芦根 15 g　生地黄 10 g
侧柏叶 12 g　当归 10 g　牡丹皮 10 g　桃仁 10 g
红花 5 g　玄参 15 g　麦冬 10 g　知母 10 g
地骨皮 10 g
7 剂，服法同上。

二诊（1975 年 3 月 12 日）：服上方后，全身紫癜减少，上身显效，热退至 36.2℃已 7 天，口渴、烦躁明显好转，食欲不增，大便成形，小便深黄色。舌暗红，苔薄白，脉沉细无力。血小板计数 86×10^9/L。上方去桃仁、红花，加陈皮 10 g，14 剂，服法同上。

三诊（1975 年 3 月 26 日）：服上方后，紫癜完全消失，双下肢有褐色斑，低热未作，口渴、烦躁消失，有食欲，大便头干后稀，小便黄。舌红，苔少，脉沉细稍数，血小板计数 102×10^9/L。14 剂，服法同上。

四诊（1975 年 4 月 10 日）：服上方后，双下肢褐色斑明显褪色，未有新的紫癜，二便正常，食欲增加。舌淡红，苔薄白，脉沉细有力，血小板计数 130×10^9/L。按二诊方去知母 14 剂，嘱隔日服用，后又改方 3 次，间断服半年药，随访身体状况良好，体重明显增加。

按：此案为气虚血热致瘀，血脉不通，溢于肌肤，则周身出现紫斑，伴有红色血疹。治宜益气逐瘀，方选益气宁血饮加减，在益气的基础上加活血化瘀之药，达到斑祛热除病愈的目的。

案三

杜某，男，41 岁，1972 年 2 月 6 日初诊。

鼻衄、齿衄、皮肤出血点，时轻时重 2 年。2 年前感冒伴咳嗽，按气管炎治疗，服西药 20 多日后，发现鼻、齿、皮肤出血，重时就医，轻时停药。症见：目、齿、鼻有血迹，全身皮肤出现紫斑，右眼白睛有出血斑，目下眼睑褐暗，毛发不泽，口腔颊黏膜有两处血斑，牙龈渗血，前胸、四肢多处有血斑，色紫暗。舌淡紫有瘀点，脉涩。血小板 2.0×10^9/L。骨髓穿刺提示：原发性血小板减少性紫癜。

辨证：气虚有热，脉络阻滞，血溢脉外。

治法：益气凉血，清热。

处方：自拟益气宁血饮加减。

太子参 20 g	黄芪 20 g	芦根 15 g	生地黄 10 g
侧柏叶 12 g	鸡血藤 15 g	茜草 15 g	当归 15 g
三七粉 6 g（另冲）	牡丹皮 15 g	焦栀子 15 g	墨旱莲 30 g
仙鹤草 20 g			

二诊（1972 年 2 月 13 日）：服上方后，出血减轻，去焦栀子，加丹参 15 g，后以上方加减，断续服药半年，复查血小板正常，症状消失，随访 2 年无复发。

按：本案为气虚、脉络阻滞，瘀久化热，热迫血涌，血溢脉外，致黏膜、皮肤出血。《寿世保元·衄血》：“衄血者，鼻中出血也。阳热怫郁，于足阳明而上热则血妄，故衄也，治宜凉血行血为主。”故治宜益气凉血、清热，方选益气宁血饮加减，以收全功。

案四

黄某，女，36 岁，1972 年 3 月 8 日初诊。

突然鼻腔出血、量多 3 天。就近诊治于五官科，未发现器质性病变，用麻黄碱纱条填塞以及内服、注射其他多种西药，暂时止血，数小时后又再次出血如故。查血红蛋白 94g/L，血小板计数 240×10^9/L，出血时间、凝血时间正常。今晨出血量较多，由爱人背来就诊。症见：急性病容，痛苦呻吟，面色稍赤，体壮，口渴欲饮，心烦，胸胀。鼻腔内填塞纱条未见明显出血。舌红，苔薄黄，脉弦数。既往身体健康，月经平素正常，每 29 ～ 30

日来潮1次，此次鼻出血开始之时，应是月经来潮之日，但月经愆期不至。

辨证：血热妄行（逆经），血不归经。

治法：清热凉血，调和肝脾。

处方：自拟益气宁血饮加减。

太子参 20 g　黄芪 20 g　芦根 15 g　生地黄 10 g
侧柏叶 12 g　广犀角 2 g（研细粉另冲）　玄参 12 g　麦冬 10 g
田三七粉 6 g（另冲）　仙鹤草 10 g　柴胡 6 g
3剂，水煎服，日1剂，分2次口服。嘱见月经停服中药。

二诊（1972年3月11日）：服上方2剂时，胸满胁胀、脉弦、口苦若失，鼻已不再出血，且于当晚月经来潮，量少，色黑，有瘀块，少腹微痛，嘱急服益母草膏加大剂量口服2次。药后经行通畅，至今未再见鼻衄。

按：本案为血热逆经，因反复鼻出血3日，经西医多方处理鲜效，转中医治疗，据胸满胁胀、脉弦、口苦，月经愆期等，辨为“逆经”。以清热凉血、调肝益脾之法，终在未用任何西药的情况下鼻血停止，经期如潮。血既为经，故鼻不复出血矣。《古今医鉴》中指出：“经行之际血气错乱……逆于上则从口鼻中出。”

小结：血证涉及多个脏腑组织，而临床又是极为常见的一类病证。它既可单独出现，又常伴见其他病证的过程中。从谢老案例中了解到，血证的病理基础为虚，兼夹热、瘀、滞的不同，当随症治之。中医药治疗过敏性紫癜具有疗效好、疗程短、复发率低、副作用极少等优点。用中医药治疗不仅能较快消除症状，且能调节机体的免疫功能，从而避免用激素或免疫抑制剂造成免疫力低下的弊病。

二、汗 证

汗证是指由于阴阳失调，腠理不固，而致汗液外泄失常的病证。其中，不因外界环境因素的影响，而白昼时时汗出，动辄益甚者，称为自汗；寐中汗出，醒来自止者，称为盗汗，亦称为寝汗。正常的汗出，是人体的生理现象，本节所论述的自汗、盗汗，均为汗液过度外泄的病理现象。《明医指掌·自汗盗汗心汗证》对自汗、盗汗的名称作了恰当的说明："夫自汗者，朝夕汗自出也。盗汗者，睡而出，觉而收，如寇盗然，故以名之。"自汗、盗汗是临床杂病中较为常见的一个病证，中医对其有比较系统、完整的认识，若辨证用药恰当，均有良好的疗效。谢老采用益气固表敛阴法，自拟益气固表饮加减。处方：黄芪 20 g，白术 10 g，防风 10 g，白芍 12 g，五味子 6 g。

加减：

（1）久病表虚自汗，外邪郁闭少阳，郁久化热者，加甘草 6 g，薄荷 10 g，葛根 10 g，柴胡 6 g，荆芥 10 g。

（2）上虚下寒者，加桂枝 10 g，肉桂 3 g，当归 10 g，火麻仁 10 g。

（3）气血虚弱，脾不统摄，精气外泄者，加桂枝 10 g，生龙骨、牡蛎各 20 g，银柴胡 10 g，山茱萸 20 g，生鳖甲 10 g。

（4）气血不足者，加生龙骨、牡蛎各 20 g，制首乌 10 g，当归 10 g，阿胶 10 g，棕榈炭 15 g。

（5）气血瘀滞，营卫不和者，加桂枝 10 g，生龙骨、牡蛎各 20 g，浮小麦 20 g，丹参 15 g，赤芍 10 g，当归 10 g。

案一

张某，女，23 岁，1971 年 3 月 5 日初诊。

自汗 2 年余，汗出之前阵发怕冷，继则烦热，少寐。舌略红，脉弦细。

辨证：久病表虚自汗，外邪郁闭少阳，郁久化热。

治法：清热散邪，养血和营。

处方：自拟益气固表饮加减。

黄芪 20 g　白术 10 g　防风 10 g　白芍 12 g
五味子 6 g　甘草 6 g　薄荷 10 g　葛根 10 g
柴胡 6 g　荆芥 10 g
7 剂，水煎服，日 1 剂，分 2 次口服。

二诊（1971 年 3 月 12 日）：服上方 3 剂时，汗出大减，烦热、恶寒亦减。嘱上方 7 剂以巩固，1 年后随访无复发。

按：本案属久病表虚自汗，加之汗出，外邪稽留，郁闭少阳，郁久化热，蒸迫阴津外泄。故益气固表，外疏内清，清热散邪，养血和营，自拟益气固表饮加减，效果显著。

案二

刘某，女，39 岁，1973 年 6 月 9 日初诊。

头汗出 2 年，汗出如洗面之状，上半身汗出，下半身无汗而肢凉，伴头晕，心悸，少寐，倦怠无力，便干。平素月经量大。生了 5 个孩子，生活压力较大。

辨证：上虚下寒。

处方：自拟益气固表饮加减。

黄芪 20 g　白术 10 g　防风 10 g　白芍 12 g
五味子 6 g　桂枝 10 g　肉桂 3 g　当归 10 g
火麻仁 10 g
7 剂，水煎服，日 1 剂，分 2 次口服。

二诊（1973 年 6 月 16 日）：服上方后，上半身汗出明显减轻，下半身凉也有改善，大便通顺，其他症状均减轻，仍按上方 7 剂以巩固疗效。

按：本案为上虚下寒，因终日操劳、伤心，营卫失调，卫气失去常度，汗液偏漏。以调和营卫，益气养营，补上温下为大法，兼外涩之法以治之，立获痊效。

案三

赵某，男，42 岁，1973 年 7 月 4 日初诊。

盗汗不止半月，且右侧为热汗，左侧为冷汗，醒则汗止，重则汗湿透枕巾、内衣。舌淡，苔薄白，脉沉。患脑梗死 2 年。

辨证：气血虚弱，脾不统摄，精气外泄。

治法：调和阴阳，潜镇摄纳。

处方：自拟益气固表饮加减。

黄芪 20 g	白术 10 g	防风 10 g	白芍 12 g
五味子 6 g	桂枝 10 g	生龙骨 20 g	生牡蛎 20 g
银柴胡 10 g	山茱萸 20 g	生鳖甲 10 g	

7 剂，水煎服，日 1 剂，分 2 次口服。

二诊（1973 年 7 月 11 日）：服上方后，盗汗大减，仍以上方 7 剂以巩固。

按：本案为半身不遂日久，气血、阴阳、营卫失和，治宜调和营卫，滋阴敛汗，自拟益气固表饮加减，效果显著。《临证指南医案·汗》谓：“阳虚自汗，治宜补气以卫外；阴虚盗汗，治当补阴以营内。”

案四

王某，女，38 岁，1973 年 5 月 6 日初诊。

行经汗出3个月，平时月经正常。近3个月来月经量多，小腹痛，汗出过多，曾服用中药收效甚微。此次月经来潮3日，量多，提前，小腹下坠，汗多，口干，乏力。舌淡胖，苔薄白，脉沉细。

辨证：气血不足。

治法：气血双调，收涩敛汗。

处方：自拟益气固表饮加减。

黄芪 20 g	白术 10 g	防风 10 g	白芍 12 g
五味子 6 g	生龙骨 20 g	生牡蛎 20 g	制首乌 10 g
当归 10 g	阿胶 10 g（烊化）	棕榈炭 15 g	

7剂，水煎服，日1剂，分2次口服。

二诊（1973年5月13日）：服上方后，月经量和出汗均减少，仍以上方7剂以巩固。

按： 本案为经期多汗，属气血双虚，气不摄津，治宜气血双补，收涩敛汗，自拟益气固表饮加减收功。

案五

刑某，男，24岁，1975年3月2日初诊。

稍动或不动则汗出，大汗淋漓，不能自止，余无不适。症见：满头大汗。舌淡，有瘀点，脉涩。

辨证：气虚血瘀，营卫不和。

治法：益气活血，调和营卫而敛汗。

处方：自拟益气固表饮加减。

黄芪 20 g	白术 10 g	防风 10 g	白芍 12 g
五味子 6 g	桂枝 10 g	生龙骨 20 g	生牡蛎 20 g
浮小麦 20 g	丹参 15 g	赤芍 10 g	当归 10 g

7 剂，水煎服，日 1 剂，分 2 次口服。

服上方后症状减轻，又以上方加减服用 7 剂，症状消除。

按：本案属青年男性，除了自汗不止，无不适，舌有瘀点，脉涩。证属气虚血瘀，阴阳营卫不和，治宜益气活血，调和营卫，方证相应，而有立竿见影之效。

小结：谢老认为，汗证应着重辨明阴阳虚实。一般来说，汗证以属虚者多。自汗多属气虚不固；盗汗多属阴虚内热。但因肝火、湿热等邪热郁蒸所致者，则属实证。病程久者或病变重者会出现阴阳虚实错杂的情况。自汗久则可以伤阴，盗汗久则可以伤阳，出现气阴两虚或阴阳两虚之证。故汗证之法当治宜调理阴阳，益气固表则汗止。自拟益气固表饮加减，效如桴鼓。

三、郁 证

多因情志不畅、气机郁滞，以心情抑郁、情绪不宁、胸部满闷、胁肋胀痛，易怒易哭，咽中如有异物梗塞等为主要临床表现。《古今医统大全·郁证门》说："郁为七情不舒，遂成郁结，既郁之久，变病多端。"其中，气机郁滞为基本病变，故郁证治宜疏肝解郁为核心思路，结合精神治疗，更能收到显著疗效。自拟疏肝解郁饮加减。处方：柴胡 10 g，白芍 10 g，当归 10 g，郁金 15 g，麦芽 15 g。

加减：

（1）肝气郁结，气机不畅者，加香附 10 g，枳壳 10 g，预知子 10 g，川芎 10 g，川楝子 15 g。

（2）气郁夹痰者，加香附 12 g，枳壳 10 g，半夏 10 g，厚朴 15 g，紫苏叶 10 g，猪苓 12 g，生姜 3 片。

（3）肝肾不足，心神不宁者，加佛手 10 g，川芎 10 g，仙茅 10 g，淫羊藿 15 g，巴戟天 10 g，黄柏 10 g，知母 10 g。

（4）阳郁厥逆，肝脾不和者，加枳壳 10 g，淮小麦 30 g，炒酸枣仁 30 g，大枣 15 g，炙甘草 10 g。

（5）心脾两虚者，加香附 10 g，酸枣仁 30 g，预知子 15 g，枳壳 10 g，龟甲 20 g。

案一

白某，女，42 岁，1970 年 6 月 6 日初诊。

情绪低落、失眠年余，加重 1 周。平素性格内向，好强，1 年前因与邻居发生口角受刺激后，情绪低落，心神不宁，眠差，善太息，症状时轻时重。1 周前再次与邻居发生口角，诸症加重，诊为“抑郁症”，服西药效果不明显。症见：表情淡漠，精神恍惚，有时易怒善哭，常叹息，胸胁胀满，乏力，食减。舌淡，苔薄白，脉弦细。

辨证：肝气郁结，气机不畅。

治法：疏肝解郁，行气化滞。

处方：自拟疏肝解郁汤加减。

柴胡 10 g	白芍 10 g	当归 10 g	郁金 15 g
麦芽 15 g	香附 10 g	枳壳 10 g	预知子 10 g
川芎 10 g	川楝子 15 g		

7 剂，水煎服，日 1 剂，分 2 次口服。

二诊（1970 年 6 月 13 日）：服上方后，胸胁胀满较前好转，心神不宁减轻，但情绪仍低沉，饮食差，舌淡红，苔白腻，脉弦。上方加神曲 20 g。14 剂，服法同上。

三诊（1970年6月20日）：服上方后，胸胁胀满、叹气基本消失，食欲增加，精神好转，舌红，苔白，脉弦。效不更方，再守上方7剂，病愈。

按： 本案为肝气郁结，气机不畅，治宜疏肝解郁，行气化滞。方用自拟疏肝解郁汤加减而获效。《证治汇补》："郁病虽多，皆因气不周流，法当顺气为先。"提示郁病与气机不调关系密切。

案二

郑某，女，42岁，1971年10月5日初诊。

咽喉部有异物感3个月。3个月前因感冒时与人发生争吵后，咽喉如有物梗，咳之不出，吞之不下，不疼不痒，咳嗽无痰，随情绪波动而时轻时重。伴有情绪低沉，善叹息，心烦不宁，多虑多疑，胁肋胀满，有时困倦，纳呆，睡眠欠佳。舌暗淡，苔稍腻，脉弦。

辨证：气郁夹痰。

治法：行气开郁，化痰散结。

处方：自拟疏肝解郁饮加减。

柴胡 10 g	白芍 10 g	当归 10 g	郁金 15 g
麦芽 15 g	香附 12 g	枳壳 10 g	半夏 10 g
厚朴 15 g	紫苏叶 10 g	猪苓 12 g	生姜 3 片

7剂，水煎服，日1剂，分2次口服。

二诊（1971年10月12日）：服上方后，咽喉部异物感明显减轻，胸胁胀满亦减，精神好转，如释重负，饮食量增加。舌暗淡，苔白稍腻，脉弦滑。效不更方，续服14剂。

三诊（1971年10月26日）：服上方后，喉中异物感基本消失，精神改善明显，烦躁不宁消失，食欲改善，睡眠也较前好。舌暗红，苔白稍腻，脉弦。按上方14剂，服法同上。

四诊（1971年11月10日）：服上方后，喉中异物感、胸闷、两胁胀满消失，精神、饮食均转正常。守前方14剂，以巩固疗效。

按：本案属气郁夹痰。肝之经脉上行于咽喉，情志抑郁易伤肝，以致肝郁气滞，所以经络之气随经上逆，结于咽喉，故有异物感。表现为有其感无其形，咳之不出，咽之不下，但不碍饮食、吞咽。《直指方》云：梅核气乃“七情气郁，结成痰涎，随气积聚”而成。治宜行气开郁，化痰散结。自拟疏肝解郁饮加减，功效卓著。

案三

刘某，女，49岁，1972年9月6日初诊。

头晕、烦躁、烘热汗出1年余。胁胸疼痛，心烦易怒，善叹息，阵发性面颈部烘热出汗，口干唇燥，失眠多梦，月经先后不定，经量少，五心烦热，腰腿酸软，大便干结。舌暗红，少苔，脉沉数。

辨证：肝肾不足，心神不宁。

治法：理气解郁，补益肝肾，平衡阴阳，安神宁心。

处方：自拟疏肝解郁饮加减。

柴胡 10 g	白芍 10 g	当归 10 g	郁金 15 g
麦芽 15 g	佛手 10 g	川芎 10 g	仙茅 10 g
淫羊藿 15 g	巴戟天 10 g	黄柏 10 g	知母 10 g

7剂，水煎服，日1剂，分2次口服。

二诊（1972年9月13日）：服上方后，头晕、头胀、胸胁胀痛、烘热出汗改善明显，但仍五心烦热，口干唇燥，舌红，少苔。按上方加枸杞子10 g，桑寄生10 g，以补益肝肾，14剂，服法同上。

三诊（1972年9月27日）：服上方后，头晕、烦躁、五心烦热、善太息均明显减轻。为巩固疗效，又以上方14剂，服后诸症解除。

按： 本案为更年期女性，中医有七七肾气衰，冲任虚少，天癸将竭，肾阴不足，阳失潜藏，以致脏腑经络失于滋养，而致脏腑功能失调，阴阳失于平衡。治宜理气解郁，补益肝肾，平衡阴阳，安神宁心。自拟疏肝解郁饮加减，使肝气郁结得除，肾虚得补而病愈。

案四

李某，女，36岁，1974年4月6日初诊。

情绪不宁，无故悲伤哭泣不能自制10余日。症见：心烦，郁闷，失眠，哭笑无常，每发作数小时，不犯病时如常人，情绪低落，脘腹胀满，不思饮食，不愿与人交往。舌红，苔薄白，脉微数。

辨证：阳郁厥逆，肝脾不和。

治法：透邪解郁，疏肝理脾，养心安神。

处方：自拟疏肝解郁饮加减。

柴胡10g　白芍10g　当归10g　郁金15g
麦芽15g　枳壳10g　淮小麦30g　炒酸枣仁30g
大枣15g　炙甘草10g
7剂，水煎服，日1剂，分2次口服。

二诊（1974年4月13日）：服上方后，哭笑无常已不发作，焦虑、郁闷减轻，睡眠改善。时有胸闷，常叹息，脘腹胀满。加预知子10g，7剂，服法同上。

三诊（1974年4月20日）：服上方后，郁闷已解，脘腹不胀，纳食增加，舌红，苔薄白，脉数。效不更方，再续服上方7剂，以巩固疗效。

按： 本案为阳气过盛，入侵阴经，郁积在经脉，情志不宁，变幻不定，无故悲伤哭泣，哭笑无常，不能自制，主要因七情所伤而发病。治宜透邪解郁，疏肝理脾，养心安神，自拟疏肝解郁饮加减，疗效满意。如《灵枢·本神》谓“肝藏血，血舍魂，肝气虚则恐，实则怒”“心主脉，脉舍神，心气虚则悲，实则笑不休”。

案五

黄某，女，42岁，1976年6月5日初诊。

头昏、心烦、胸闷胀1年余。1年前因家中纠纷，造成心情不舒，而现劳心思虑过度，心悸胆小，少寐健忘时轻时重。到处求医效果不佳。症见：头重脚轻，身倦乏力，时有心悸胆小、汗出，四肢末端手、足趾阵发性跳动，但可自行缓解，纳少，睡眠差。舌红，苔白，脉细。

辨证：心脾两虚之肝郁。

治法：益心脾，疏肝，潜阳。

处方：自拟疏肝解郁饮加减。

柴胡10g	白芍10g	当归10g	郁金15g
麦芽15g	香附10g	酸枣仁30g	预知子15g
枳壳10g	龟甲20g		

7剂，水煎服，日1剂，分2次口服。

二诊（1976年6月13日）：服上方后，头晕、心烦、胸闷胸胀均有所好转，未汗出，足趾跳动消失，时有胸闷胀，气短，善太息。舌红，苔薄白，脉细。上方枳壳加至15g，7剂，服法同上。

三诊（1976年6月20日）：服上方后，头晕、头胀、头重脚轻、心烦、胸闷胀感均有明显好转，睡眠有改善。舌红，苔薄白，脉细。效不更方，7剂，服法同上。

四诊（1976年6月27日）：服上方后，不适症状已基本消失，唯易早醒。按二诊方加远志10g。续服7剂，以巩固疗效。后患者来诊多次，按基本方略作加减。

按：本案为心脾两虚之肝郁。因情志不和，肝失条达，肝气抑郁不疏，郁而伤脾，心脾两虚，肝阳偏亢。证属心脾两虚之肝郁，治宜益心脾，疏肝潜阳。自拟疏肝解郁饮加减，使肝郁解，肝阳潜，心脾得以滋养，效果显著。如《古今医统大全·郁证门》说："郁为七情不舒，遂成郁结，既郁之久，变病多端。"

小结：从谢老以上案例中了解到，本病多因气机郁滞，脏腑功能失调所致，而辨证是临床难点，常表现为虚实相兼，诸证交融，加之病证的不断演变，证型也在发生变化，但抓住肝郁这一特点，有余与不足迎刃而解，谢老治疗郁证的思想经验，为临床抑郁症等的治疗提供了诊疗思路。

四、内伤发热

内伤发热是指以内伤为病因，脏腑功能失调、气血水湿郁遏或气血阴阳亏虚为基本病机，以发热为主要临床表现的病证，一般起病较缓，病程较长。多表现为低热，有时可以是高热，可见于多种疾病中。气滞、血瘀、湿停，郁结壅遏化热，以及气、血、阴、阳亏虚，阴阳失衡发热，是内伤发热的两类病机。前者属实，后者属虚。在治疗上，实热宜泻，虚热宜补，并应根据证候的不同而采用解郁泻热、活血化瘀、利湿清热、甘温除热、益气养血、滋阴清热、引火归元等治法，对兼夹出现者，当分清主次，适当兼顾。临床应根据证候、病机的不同而分别采用有针对性的治法。谢老对内伤发热治疗多采用益气清热，自拟益气清热饮加减。处方：生黄芪30 g，银柴胡15 g，地骨皮10 g，青蒿10 g。

加减：

（1）气虚发热者，加生鳖甲6 g，白术10 g，升麻6 g，当归10 g，连翘10 g，薄荷10 g（后下）。

（2）痰湿发热者，加苦杏仁10 g，白豆蔻6 g，薏苡仁15 g，厚朴10 g，姜半夏10 g，枳壳10 g。

（3）产后气血两虚者，加人参20 g，茯苓20 g，阿胶12 g。

（4）暑湿发热者，加香薷12 g，金银花15 g，连翘15 g，藿香15 g，佩兰 15 g，紫苏叶 15 g。

案一

殷某，男，27 岁，1973 年 6 月 10 日初诊。

低热 1 年，加重 2 周。西医排除结核等传染病。1 年前因受凉后感冒发热 38℃，经抗生素、激素及抗感染治疗，无效。退热效果不明显，1 年来每日上午 10:00 发热，体温在 38.5℃上下浮动，头昏沉，咽痒，不咳，口腔溃疡，心情低落，乏力倦怠，时有胃空感，偶有自汗，大便 2 ～ 3 日一行。舌淡红，苔薄白，有齿痕，脉弦滑。

辨证：气虚发热。

治法：甘温除热。

处方：自拟益气清热饮加减。

生黄芪 30 g	银柴胡 15 g	地骨皮 10 g	青蒿 10 g
生鳖甲 10 g	白术 10 g	升麻 6 g	当归 10 g
连翘 10 g	薄荷 10 g（后下）		

7 剂，水煎服，日 1 剂，分 2 次。

二诊（1973 年 6 月 17 日）：服上方后，热势减轻至 37.3℃，咽痒、口腔溃疡皆愈，心情低落好转，胃空感减轻，头昏沉亦稍减，大便 2 日一行，余无明显不适，舌脉同前，按上方 7 剂，服法同上。

三诊（1973 年 6 月 24 日）：服上方后，体温在 37℃上下浮动，头昏沉减轻，余无不适，大便每日一行。舌淡红，苔薄白，脉细缓。按上方升麻加至 12 g。7 剂，服法同上。后以上方加减服用近 2 个月，低热痊愈，半年后随访无反复。

按：本案为气虚发热，初因感冒，经西医联合用药而后遗发热。日久导致气虚，治宜甘温除热，自拟益气清热饮加减，服药后整体状况得到改善，气充则阴火敛而热势减轻。因发热日久阴津不足，无法上濡脑窍而致头昏，故佐加升提之升麻引药归头经，故热尽退，病痊愈。

案二

宋某，男，19岁，1973年10月9日初诊。

无明显诱因发热半月有余。血常规示：白细胞计数14×10^9/L，经西医抗感染治疗5日后发热情况无明显改善，体温一直在38.3℃，诊断为“不明原因发热待查”。症见：喘息，微咳，咳少量白黏痰，自觉咽痛，口渴欲温饮，胸痞，憋气，倦怠，略有便溏，余无明显不适。舌暗红，苔白厚略腻，脉弦滑。

辨证：痰湿发热。

治法：芳香化湿，透邪清热。

处方：自拟益气清热饮加减。

生黄芪30g　银柴胡15g　地骨皮10g　青蒿10g
苦杏仁10g　白豆蔻6g　薏苡仁15g　厚朴10g
姜半夏10g　枳壳10g
7剂，水煎服，日1剂，分2次。

二诊（1973年10月16日）：服上方后，体温降至37.7℃，诸症好转，已不咳，血常规提示：白细胞计数9×10^9/L，稍有喘息，胸闷憋气，乏力，纳、寐尚可，二便调。舌红，苔黄微腻，脉弦滑。按上方加佩兰10g（后下）。7剂，服法同上。

三诊（1973年10月23日）：服上方后，体温近3日保持在36.2℃，要求继续服药以巩固。续以上方加减调理10多日后，体温恢复正常，未再发低热，体力渐增，病愈。

按：此案痰湿郁阻气机而生热，治宜芳香化湿，透邪清热。采用宣上、畅中、渗下，分消湿热，湿行则气畅，热渐消退，诸症减轻，随症调方加减，热退尽，病自愈。

案三

杨某某，女，23岁，1975年8月4日初诊。

产后发热48日，48日前顺产（第1胎），恶露淋滴不止，色淡红，量多，质稀无臭味，产后一直无乳，曾疑为胎盘滞留而行清宫术。术后恶露虽少，但每天发热仍为37.5～39℃，持续48日，曾认为术后感染而用青霉素、链霉素数天，发热仍不退。患者面色淡白无华，精神倦怠，身热懒言，头晕目眩，耳鸣，心悸，喜热饮。舌淡红，苔薄白，脉虚大而芤。血常规提示：白细胞计数 5.8×10^9/L，红细胞计数 2.69×10^{12}/L，中性粒细胞计数 0.58×10^9/L。

辨证：产后流血过多，造成气血两虚，导致阴虚阳浮。

处方：益气清热饮加减。

生黄芪 30 g　银柴胡 15 g　地骨皮 10 g　青蒿 10 g
人参 20 g　茯苓 20 g　阿胶 12 g（烊化）
7剂，水煎服，日1剂，分2次。

二诊（1975年8月11日）：服上方后，体温下降，恶露止，有少量奶水。舌淡红，苔薄白，脉细无力。7剂，服法同上。

三诊（1975年8月18日）：服上方后，乳汁畅流，精神好转，体温正常。舌淡红，苔薄白，脉细有力。要求仍按上方10剂以巩固治疗。

按：本案为产后失血过多，血虚阳不内守，薛立斋说："新产妇人、阴血暴之，阳无所附而外热。"此症为产后阴血暴伤，阴亏不能维阳，虚阳外浮而致，治宜益气清热补虚，使气旺血自生，血旺乳自行，以达到阴平阳秘之效。如《证治汇补·发热》说："血虚发热，一切吐衄便血，产后崩漏，血虚不能配阳，阳亢发热者，治宜养血。"

案四

李某，男，43岁，1975年8月6日就诊。

持续发热2周，体温38.7℃，伴恶寒，头晕，夜间盗汗，纳呆，口腔糜烂，口中无味。有复发性口疮15年病史，时轻时重，经常用西药（含化、喷、口服）。舌红，苔黄腻，脉细弦。

辨证：暑湿发热。

治法：祛暑解表，清热化湿。

处方：自拟益气清热饮加减。

生黄芪30g	银柴胡15g	地骨皮10g	青蒿10g
香薷12g	金银花15g	连翘15g	藿香15g
佩兰15g	紫苏叶15g		

7剂，水煎服，日1剂，分2次。

二诊（1975年8月13日）：服上方后，3日未再发热，不恶寒，但在阴凉处仍微恶风，盗汗明显减少，口糜症状减轻。后专治口疮，至10月6日复诊时告愈。

按：本案为暑湿内蕴而发热，因夏季炎热，贪凉饮冷，寒邪外束，暑湿内蕴所致。加之口疮多年，治宜益气祛暑解表，清热化湿，自拟益气清热饮加减，新病旧疾兼顾，充分体现了中医整体观念与个体化治疗的特色。

小结：谢老认为，内伤发热者，病因不同，临床表现错综复杂，绝非一方一法能尽治。而五脏的阴阳、虚实改变或互相转化的过程，皆可造成内伤发热。临床上在分析它的成因时仍应脉证互参，审证求因，判明标本，方能确立正确的治疗方案。属实者，宜以解郁、活血、除湿为主，适当配伍清热。属虚者，则应益气、养血、滋阴、温阳，除阴虚发热可适当配伍清退虚热的药物外，其余均应以补为主。对虚实夹杂者，则宜兼顾之，正如《景岳全书·火证》所说：“实火宜泻，虚火宜补，固其法也。然虚中有实者，治宜以补为主，而不得不兼乎清……若实中有虚者，治宜以清为主而酌兼乎补。”切不可一见发热，便用发散解表及苦寒泻火之剂。内伤发热，若发散易耗气伤阴，苦寒则易伤败脾胃以及化燥伤阴，而使病情缠绵或加重。

五、腰痛

腰痛是指腰部感受外邪，或因劳伤，或由肾虚引起气血运行失调，脉络拘急，腰府失养所致的以腰部一侧或两侧疼痛为主要症状的一类病证。“腰者，肾之府，转摇不能，肾将惫矣。”说明了肾虚腰痛的特点以肾虚为本。治宜强腰健肾，自拟强腰益肾汤加减。处方：黄芪 30 g，续断 20 g，巴戟天 20 g，狗脊 20 g，肉苁蓉 20 g。

加减：

（1）寒湿停聚腰府者，加白术 15 g，干姜 6 g，防风 10 g，蕲蛇 15 g，大黄 6 g（后下），炙甘草 10 g。

（2）属湿热腰痛者，加桑枝 30 g，丝瓜络 15 g，络石藤 15 g，白茅根 30 g，秦艽 15 g。

（3）湿热下注者，加淡竹叶 15 g，苍术 10 g，蝉蜕 10 g，石韦 15 g，瞿麦 15 g，萹蓄 15 g，生地黄 10 g，金银花 20 g，大黄 6 g（后下），甘草梢 6 g。

（4）瘀血日久、气血不畅者，加桃仁 10 g，水蛭 6 g，山茱萸 20 g，淫羊藿 15 g，牛膝 15 g，桂枝 6 g。

（5）寒湿之邪内侵者，加麻黄 9 g，附子 15 g（先煎），桂枝 12 g，蜈蚣 3 条，甘草 6 g。

案一

陈某，男，30 岁，1973 年 6 月 6 日初诊。

腰痛 2 年，时发时止，时轻时重，阴雨则痛剧，屡医未愈。前天冒雨后腰痛更甚，经西医诊治，停药即作。症见：腰部剧痛，痛连腰脊、臀部及腿，转侧不利，不能俯仰，卧床痛亦不减，按之尤甚，不能入睡，口淡，胃呆，恶风怕冷。大便 3 日未解。舌淡红，苔白而腻，脉沉迟，重按无力。

辨证：寒湿停聚腰府。

治法：强腰益肾。

处方：自拟强腰健肾饮加减。

黄芪 30 g	续断 20 g	巴戟天 20 g	狗脊 20 g
肉苁蓉 20 g	白术 15 g	干姜 6 g	防风 10 g
蕲蛇 15 g	大黄 6 g（后下）	炙甘草 10 g	

7 剂，水煎服，日 1 剂，分 2 次口服。

二诊（1973 年 6 月 13 日）：服上方后，大便通畅，腰痛减半，夜能入睡，胃纳稍增，能自行如厕，舌脉如前，按上方去大黄，7 剂，服法同上。

三诊（1973 年 6 月 20 日）：服上方后，腰痛已减去八九成，精神好转，食欲尚佳，但走动时仍觉腰酸，舌苔薄白稍腻，脉沉缓无力。此寒湿之邪未清，气血运行未畅。仍按二诊方加全蝎 10 g。7 剂，服法同上。

四诊（1973 年 6 月 27 日）：服上方后，腰痛消失，行动自如，但不能久立，喜用手按摩，舌偏淡，苔薄白不腻，脉沉缓。按三诊方 7 剂，服法同上。

按：本案为肾虚寒湿停聚。腰为肾之府，肾虚则易感邪，邪恋日久，易伤肾。故肾虚之腰痛要强腰益肾，自拟强腰健肾饮加减，辅以全蝎抗风湿，但因久病体虚，需加益气健脾之品，标本同治。

案二

汤某某，男，39 岁，1974 年 7 月 6 日初诊。

腰酸痛 5 日，转动尤甚，静卧则止，伴发微热，汗多。昨晚起觉腹微胀痛，大便质硬，小便黄，溺时稍有灼热感。口淡，纳呆，睡眠尚可，今早稍觉恶寒。病者形体壮实，面色潮红，表情痛苦，舌尖边稍红，苔白而腻，脉弦数。肌肤较热，下腹部轻度膨隆，四肢温暖。

辨证：湿热腰痛。

治法：强腰健肾。

处方：自拟强腰益肾汤加减。

黄芪 30 g	续断 20 g	巴戟天 20 g	狗脊 20 g
肉苁蓉 20 g	桑枝 30 g	丝瓜络 15 g	络石藤 15 g
白茅根 30 g	秦艽 15 g		

7 剂，水煎服，日 1 剂，分 2 次服。

二诊（1974 年 7 月 13 日）：服上方后，腰酸痛减轻，余症亦减，自觉膝软无力，睡眠欠佳，舌脉同前，按上方加炒酸枣仁 20 g。连服 7 日而愈。

按：本案为肾虚湿热壅阻。长夏之令，雨湿恒多，起居不慎，六淫邪毒乘劳作之虚，侵袭腰府，感湿热之邪，壅阻络脉，影响气血运行，造成腰部经脉受阻，气血不畅而发生腰痛。治宜强腰健肾，自拟强腰益肾汤加减，效果显著。

案三

黎某某，男，23 岁，1977 年 5 月 7 日初诊。

腰部持续性胀坠疼痛 5 日。5 日前先有鼻塞，咳嗽，痰多稠黄，口苦而渴，继则腰部持续性胀坠疼痛，时或阵发性剧痛，小便短赤不畅，时有肠鸣，大便 3 日未解，服中西药后，鼻塞、咳嗽消失，但腰部疼痛增加。症见：表情痛苦，面色青白，蹉卧床上，辗转不安，双侧腰部按痛，以右腰部为明显，时作呻吟，语声清亮。舌红，苔黄厚而腻，脉滑数。

辨证：湿热下注，膀胱气化失司。

治法：强腰健肾。

处方：自拟强腰益肾汤加减。

黄芪 30 g	续断 20 g	巴戟天 20 g	狗脊 20 g
肉苁蓉 20 g	淡竹叶 15 g	苍术 10 g	蝉蜕 10 g
石韦 15 g	瞿麦 15 g	萹蓄 15 g	生地黄 10 g
金银花 20 g	大黄 6 g（后下）	甘草梢 6 g	

7 剂，水煎服，日 1 剂，分 2 次口服。

二诊（1977 年 5 月 13 日）：服上方后，腰痛减半，大便日 1 次，小便顺畅。舌淡红，苔薄黄，脉细滑，按上方去大黄。7 剂，服法同上。

三诊（1977 年 5 月 20 日）：服上方后，腰痛已止，小便正常，诸症悉除。为巩固疗效，要求再服强腰健肾原方 7 剂以善后。

按：本案为湿热着于腰部，下注膀胱，阻遏经脉，气血运行不畅，因而发为腰痛。因湿热下注，膀胱气化不利，故小便短赤不畅，口苦而渴，舌偏红，苔厚而腻，脉滑而数，均为湿热征象，治宜清热利湿祛邪。大抵腰痛以肾虚为本，感受外邪为标，后外邪已去，腰痛已止，则应强腰健肾，自拟强腰益肾汤原方来调摄肾气以善后。

案四

李某，女，38 岁，1975 年 6 月 6 日初诊。

腰痛多年，加重半年余，疼痛时轻时重，痛有定处，状如锥刺，不可俯仰，月经常不规律且有血块。舌紫暗，有瘀斑，苔薄白，脉沉涩。

辨证：瘀血日久，气血不畅，留滞腰部，不通则痛。

治法：活血化瘀，行气温经。

处方：自拟强腰益肾汤加减。

黄芪 30 g	续断 20 g	巴戟天 20 g	狗脊 20 g
肉苁蓉 20 g	桃仁 10 g	水蛭 6 g	山茱萸 20 g
淫羊藿 15 g	牛膝 15 g	桂枝 6 g	

7 剂，水煎服，日 1 剂，分 2 次口服。

二诊（1975 年 6 月 13 日）：服上方后，腰痛明显缓解，后以上方加减服药近 3 个月，多年腰痛得以康复。

按：本案为瘀血日久伴有寒象之瘀血腰痛。《素问·痹论》曰："病久入深，荣卫之行涩，经络时疏，故不通。"气行则血行，气虚不能推行血脉所以生瘀。因此，益气强肾活血之外不忘温阳，效果会更好，自拟强腰益肾汤加减，是最好的选择。

案五

常某，男，26 岁，1972 年 6 月 6 日初诊。

腰脊疼痛 3 年，腰部前屈、背伸、侧弯和转动均可受限。颈椎部疼痛，不能上仰、侧弯或转动。患者素有风湿性关节炎，四肢关节疼痛，遇阴雨天加重。舌苔腻，脉沉迟。

辨证：寒湿之邪内侵。

治法：祛风散寒除湿。

处方：自拟强腰益肾汤加减。

黄芪 30 g	续断 20 g	巴戟天 20 g	狗脊 20 g
肉苁蓉 20 g	麻黄 9 g	附子 15 g（先煎）	桂枝 12 g
蜈蚣 3 条	甘草 6 g		

7 剂，水煎服，日 1 剂，分 2 次口服。

二诊（1972 年 6 月 13 日）：服上方后，症状较前明显改善，按上方加减，断续服药近 2 年，症状明显改善，且就近找了工作，生活可以自理，娶妻生子，很是幸福。

按：本案为寒湿之邪侵入脊髓所致，属现代医学强直性脊椎炎病，虽不能根治，但通过中医治疗，可提高患者的生活质量，减少疼痛，提高骨关节的灵活性。《症因脉治》："或寒湿之年，阴寒司令，民病身重腰痛，此因岁气而成病者。或冲寒冒雨，阴寒雨湿之邪致痛，此人自感冒而成病者。"

小结：腰痛，慢性腰痛因其发病久而缠绵难愈，临床治疗时须有耐性，治法因时因地因人而异，及时准确辨证是治疗的关键。随着现代生活习惯的改变，笔者于临床中发现腰痛以寒证居多，故在临床中用寒凉之品应该慎重。且本文所叙三种证型实为一种病的三个不同发展阶段，寒湿腰痛最轻，肾虚腰痛次之，瘀血腰痛最重。督脉主司生殖，为"阳脉之海"，腰痛病也可以称之为"督脉病"，以人体阴阳之气为主线，起初是脾阳虚，然后是肾虚，再到久病血瘀的变化过程，掌握这一点对我们临床实践有很大的作用。临床中治疗时抓住这一主线，结合四诊，根据寒热虚实的变化以灵活用药。

六、虚 劳

虚劳又称虚损，是由于禀赋薄弱、后天失养及外感内伤等多种原因引起的，以脏腑功能衰退，气血阴阳亏损，日久不复为主要病机，以五脏虚证为主要临床表现的多种慢性虚弱证候的总称。因虚致病，因病成劳，或因病致虚，久虚不复成劳，而其病性，主要为气、血、阴、阳的虚损。故当治宜调理阴阳、补益气血、促进脏腑功能恢复，自拟益气养血抗劳饮加减。处方：人参 20 g，山茱萸 20 g，紫河车 10 g（另冲）。

加减：

（1）气血两亏，脾肾阳虚者，加阿胶 10 g（烊化），枳壳 10 g，茯苓 30 g，熟地黄 15 g，肉桂 6 g，附子 10 g。

（2）营血亏虚，寒凝经脉者，加阿胶 10 g（烊化），当归 20 g，桂枝 10 g，火麻仁 30 g，枳实 10 g。

（3）肺脾气虚者，加竹茹 10 g，百合 10 g，莲子 10 g，全瓜蒌 15 g，杏仁 12 g，酸枣仁 20 g。

（4）肺肾两虚者，加熟地黄 10 g，山药 15 g，沙参 15 g，麦冬 10 g，百合 10 g，阿胶 10 g（烊化），火麻仁 15 g，炒酸枣仁 15 g，三七粉（冲服）

6g，黄连 5 g。

案一

刘某，女，33 岁，1973 年 8 月 8 日初诊。

全身乏力，日渐加重 1 年余，加重 3 个月。1 年前出现全身乏力，就近诊疗，症状无缓解且日益加重。相继出现畏寒肢冷，动则气短，气促，腰膝酸软，纳呆，腹泻，甚者完谷不化。近 3 个月来，月经周期缩短 1 周，周期 21 ～ 23 日，月经量少，色淡，末次月经为 8 月 1 日。症见：精神不振，倦怠乏力，手足不温，口唇色淡。舌淡，苔薄白，脉沉细。

辨证：气血两亏，脾肾阳虚。

治法：益气温阳补血。

处方：自拟益气养血抗劳饮加减。

人参 20 g　山茱萸 20 g　紫河车 10 g（另冲）　阿胶 10g（烊化）
枳壳 10 g　茯苓 30 g　熟地黄 15 g　肉桂 6 g
附子 10 g（先煎）
7 剂，水煎服，日 1 剂，分 2 次口服。

二诊（1973 年 8 月 15 日）：服上方后，症状缓解较为理想，后以上方为基础方，随症加减，连服 5 个月，诸症消除。半年后随访病情稳定无反复。

按：本案为气血两虚，脾肾阳虚，气血同源，阴阳互根，病久可相互影响。人是一个整体，一脏损伤可累及他脏，临床辨证以气血阴阳为纲，五脏虚损为目。以补益为大法，自拟益气养血抗劳饮加减，补诸虚不足，益元气，壮脾胃，诸药合用，气血双补，温脾益肾，效果理想。

案二

李某，女，19岁，1974年9月2日初诊。

畏寒怕冷3年，加重半年。患者从小就怕冷，一年四季均感周身发冷，手足凉，倦怠乏力，易感冒，未见初潮，纳可，大便干，5～6日1次，无便意。舌淡，苔白，脉沉迟无力。

辨证：营血亏虚，寒凝经脉。

治法：温经逐寒，养血通阳。

处方：自拟益气养血抗劳饮加减。

红参 20 g	山茱萸 20 g	紫河车 10 g（另冲）	阿胶 10 g（烊化）
当归 20 g	桂枝 10 g	火麻仁 30 g	枳实 10 g

7剂，水煎服，日1剂，分2次口服。

二诊（1974年9月9日）：服上方后，手足已渐温，大便2日1次，较前有便意。舌淡，苔白，脉沉迟无力。以上方加肉苁蓉15 g，7剂，服法同上。

三诊（1974年9月16日）：服上方后，手足温，背部冷，大便好转。舌淡，苔薄白，脉沉迟，按上方7剂，服法同上。

四诊（1974年9月23日）：服上方后，手足已温，背部冷减轻，大便调，诸症皆除，仍按上方，7剂以巩固，服法同上。

五诊（1975年3月3日）：服去年月余中药后，旧疾痊愈，此次想调月经，最近胸乳胀痛，小腹不舒，白带增多。舌淡红，苔薄白，脉沉细有力。证属精血不足，治宜益精养血（冲任），自拟益气养血抗劳饮加减。处方：红参20 g，山茱萸20 g，紫河车10 g（另冲），阿胶10 g（烊化），枸杞子20 g，枳壳10 g，柴胡6 g，当归15 g，淫羊藿20 g，仙茅10 g，菟丝子20 g。7剂，服法同上。嘱见月经停服中药。

六诊（1975年3月10日）：服上方后，3月7日初潮，经量、色、质均可，其他诸症皆失。舌淡红，脉细。仍按上方，7剂，待初潮20日后始服，服法同上。

七诊（1975年4月13日）：服上方后，无不适，4月9日是第2次经潮，量、色、质亦可，舌淡红，脉细有力。仍按上方，10剂，待下次月经提前10日始服，服法同上。半年后随访身体、月经都很正常，无不适。

按：此案属营血亏虚，血脉失充、营卫二气，互根互生，营血虚于里，卫气虚于外无以温分肉，而经脉又受寒邪侵袭，卫阳被遏又不达于四末，故可见畏寒、手足凉等。卫阳虚不能行防御之力，机体易受外邪侵袭，感冒易生。素体营血亏虚，肢体失于濡养，可见倦怠乏力。血得温则行，得寒则凝，寒凝血脉，血瘀而不运，故月经晚而不行。给以益精养血（冲任），自拟益气养血抗痨饮加减，以温补为主，取得理想疗效。这也提示后人，对月经后错、初潮晚至者，要注重辨证施治，可见谢老谙熟诊疗用药之道。

案三

许某某，女，52岁，1969年9月3日初诊。

咳嗽、消瘦、低热、乏力5年余，加重5日。由急诊以“肺痨”，于9月3日收入院。症见：神情倦怠，面色萎黄，咳嗽，食少眠差，便秘，呕恶，体温38.7℃，口唇淡白。舌淡，少苔，脉细数。一直服用抗痨药。西医抗感染、对症治疗，经治半月余，体温降至36.2℃，其余症状无改变，仍咳嗽、食少呕恶、乏力、失眠、便秘。舌淡、少苔，脉细弱无力。

辨证：肺脾气虚。

治法：益肺健脾。

处方：自拟益气养血抗劳饮加减。

太子参20g	山茱萸15g	紫河车10g（另冲）	竹茹10g
百合10g	莲子10g	全瓜蒌15g	杏仁12g
酸枣仁20g			

7剂，水煎服，日1剂，分2次服。嘱停服抗痨药。

二诊（1969 年 9 月 10 日）：服上方后，所有症状较前好转。舌淡，苔少，脉细弱，仍按上方 14 剂，服法同上。

三诊（1969 年 9 月 24 日）：服上方后，咳嗽减轻，食量增加，有精神，能休息，大便 2 日 1 次，顺畅，无呕恶，舌淡红，苔薄，仍按上方 14 剂，服法同上。后以上方加减服药近半年，体重增加 11kg，无不舒，停药观察，1 年后随访，无复发。

按：本案为肺脾气虚，以培补脾土的方法来治疗。肺痨为正气虚弱，痨虫入侵而引发，病性以本虚为主。因患者病程日久，素体虚弱，抗痨杀菌，攻伐峻猛，更易损伤脾胃，故谢老改用“培土生金”之法，健脾益气使后天气血充沛，生化无穷，源泉不竭，正气复而邪自消。

案四

王某，女，48 岁，1973 年 1 月 5 日初诊。

反复咳嗽，咳痰带血丝 2 年，加重半月。2 年前因心情不好，失眠、感冒、咳嗽经常不断。1 年前经胸部 X 线片、痰检诊为肺结核，给予抗痨对症治疗至今，仍咳嗽，咳痰带血丝，效果不佳。症见：咳嗽，咳痰带血丝，时有干咳无痰，潮热，盗汗，低热，体温 37.7℃，形体消瘦，乏力，失眠，食少呕恶，大便秘结，发稀枯槁，面色晦暗，腰膝酸软，口干。舌红，苔少，脉细数。

辨证：肺肾两虚。

治法：肺肾同治。

处方：自拟益气养血抗劳饮加减。

太子参 20 g	山茱萸 15 g	竹茹 10 g	熟地黄 10 g
山药 15 g	沙参 15 g	麦冬 10 g	百合 10 g
阿胶 10 g（烊化）	火麻仁 15 g	炒酸枣仁 15 g	三七 6 g（冲服）
黄连 5 g			

14 剂，水煎服，日 1 剂，分 2 次口服。

二诊（1973年1月19日）：服上方后，咳嗽、咳痰带血丝消失，食欲较前增加，睡眠好，大便2日1次，较前顺畅，其余症状均较前减轻。舌红，苔少，脉细。继以上方加减连服3个月后，咳痰带血丝未见复发，咳嗽、低热、盗汗、食少呕恶、大便秘结、腰膝酸软等症状全部消失，食欲增加，体力恢复。两次痰菌检查均为阴性，胸部X线片提示：病灶吸收好转。仍以上方断续调理3个月，以巩固疗效。1年后随访，未见复发。

按：本案为肺阴亏损，累及肾水，肺肾两虚，治宜金水相生，肺肾同治。而肺痨咯血，缠绵难愈是痨虫蚀肺，肺阴耗伤，迁延日久累及肾水，肾水不足相火旺，虚火灼伤肺金，肺络破损，血不循经而上逆外溢所致。治宜滋补肺肾，敛血生肌。自拟益气养血抗痨饮加减。诸药合用，肾水足，相火制，肺阴自复，虚火渐清，血络安宁，血自止，他症皆除，且远期疗效甚好。

小结：谢老对虚痨的治疗，尤其重视对肺脾肾三脏的调治，如《理虚元鉴·治虚有三本》所言："治虚有三本，肺、脾、肾是也。肺为五脏之天，脾为百骸之母，肾为性命之根，治脾、治肺、治肾，治虚之道毕矣。"临床经验丰富，方药运用灵活，临证时擅用经方，但又不拘泥于古训，见机易法，灵活圆变，遣方用药精当，才有覆杯而愈之功效。

七、肿 块

以体内脏腑组织发生异常肿块增生为基本特征，临床表现主要为肿块逐渐增大，表面高低不平，质地坚硬，时有疼痛，发热，并常伴见纳差，乏力，日渐消瘦等全身症状。多责之于气滞、痰凝、湿滞、瘀血、毒聚等相互纠结，日久积滞而成为有形之物。肿块患者素体多虚，加之病变耗伤人体之气血津液，为了提高此类患者的生活质量，谢老生前对甲状腺、乳腺肿块的治疗，提出益气、化湿、行瘀三原则，自拟肿块消汤加减，处方：红参20g，三棱15g，莪术15g，蜈蚣5条。

加减：

（1）腹腔寒瘀毒结者，加肉桂 15 g，麝香 2 g（冲），干姜 15 g，附子 15 g（先煎），佛手 10 g，高良姜 10 g，斑蝥 5 个，玄明粉 15 g（冲服），槟榔 15 g。

（2）颈部寒湿瘀结者，加黄药子 25 g，夏枯草 20 g，橘叶 20 g，僵蚕 10 g，槟榔 15 g，大黄 6 g（后下）。

（3）颈部右侧肿块属肝郁气滞、痰凝血瘀者，加厚朴 10 g，清半夏 10 g，浙贝母 6 g，柴胡 10 g，穿山甲 10 g。

（4）乳房肿块属肝郁脾虚、冲任失调者，加穿山甲 10 g，柴胡 12 g，炒枳壳 10 g，炒白芍 30 g，香附 10 g，炒酸枣仁 30 g，焦栀子 10 g，佛手 12 g。

案一

崔某，男，32 岁，1970 年 6 月 3 日初诊。

反复便少量脓血 1 年，认为是痔疾，未引起注意，昨天腹部疼痛难忍，就近诊疗，按急腹手术开腹治疗。术后 20 日出现上腹部肿物伴有肠梗阻，于 5 月 19 日又以“腹腔肿物待查”在该院行剖腹探查术。术中见横结肠与胃之间有一拳头大小肿物，且其他脏器有转移征象，取病理检查结果提示“结肠腺癌”。症见：体质瘦弱，面色苍白、水肿，上腹部肿物隆起，大小如拳，触之质硬，右肋下亦可触及像鸡蛋大小的肿块。

辨证：腹腔寒瘀毒结。

治法：驱毒破瘀，回阳攻下。

处方：自拟肿块消汤加减。

红参 20 g	三棱 15 g	莪术 15 g	蜈蚣 5 条
肉桂 15 g	麝香 2 g（冲服）	干姜 15 g	附子 15 g（先煎）
佛手 10 g	高良姜 10 g	斑蝥 5 个	玄明粉 15 g（冲服）
槟榔 15 g			

7 剂，水煎服，日 1 剂，分 2 次口服。

二诊（1970年6月10日）：服上方后，大便排出物甚多，状如烂肉，或如黏冻。按上方加减服用6个月后，腹部肿块消失，自我感觉无不适。1971年4月，B型超声检查提示：未见腹腔肿块。

按：本案为邪气鸱张蔓延，正气极度衰弱。正气之虚非一日可补，邪毒又当急攻。病至衰弱，攻毒必更伤正气，体力不支。口服汤药，能正邪兼顾、攻补结合，为邪气外出开通道路。患者服药后诸症减轻，腹部肿块消失，说明达到了邪去而正安的目的。

案二

王某，女，45岁，1975年7月7日初诊。

颈前肿块半年，因不痛、不痒，未引起注意。近来进食有阻滞感，肿块增大，心烦，头晕，记忆力差，嗜睡，乏力，畏寒肢凉，口渴不欲饮，胸闷、痰多、短气，时腹痛，厌油、纳呆，月经量少，大便干。平时容易生闷气。症见：面色淡白，脸微水肿，触及两侧甲状腺肿如枣大，手指凉。舌淡胖，脉细缓。

辨证：颈部寒湿瘀结（偏寒）。

治法：温补行气破瘀。

处方：自拟肿块消汤加减。

红参20g	三棱15g	莪术15g	蜈蚣5条
黄药子25g	夏枯草20g	橘叶20g	僵蚕10g
槟榔15g	大黄6g（后下）		

7剂，水煎服，日1剂，分2次口服。

二诊（1975年7月14日）：服上方后，颈部肿块减小，饮食增加，以上方继续服14剂，服法同上。

三诊（1975年7月28日）：服上方后，肿块明显缩小，心烦、头晕明显减轻，记忆力渐复，睡眠减少，体力较前好转，四肢畏寒减轻，无口渴、胸闷、痰多，短气消除，无腹痛，纳食增加，月经量正常，大便顺畅，日 1 次。

四诊（1975 年 8 月 12 日）：服上方后，颈部肿块消失，吞食已无阻滞感，头晕消失，精神好转，已不怕冷，仍按上方 7 剂，告愈。1 年后随访，精神较前大有好转，甲状腺肿块未再复发。

按： 本案属情志内伤，肝郁气滞，经络不畅，痰浊凝聚，寒湿瘀结，结为颈侧肿块。遵“结者散之”“坚者消之”为大法，治宜温补行气消瘀，自拟肿块消汤加减，以理气、化痰、软坚、散结、消肿块，收效尚佳。

案三

武某，女，31 岁，1976 年 2 月 6 日初诊。

颈部右侧肿块如鸽卵大小 8 个月，明显增大 2 周。因局部不热不痛，未引起注意，近 2 周肿物渐增大。症见：口苦、咽干，胸胁胀痛，自觉咽部憋胀、吞咽不适，触及颈侧咽峡部肿块呈椭圆形，无囊性感，无压痛，边缘清楚，表面光滑，质硬韧，可随吞咽上下移动。舌淡，苔薄白、脉弦滞。

辨证：肝郁气滞，痰凝血瘀。

治法：疏肝解郁，化痰祛瘀，软坚散结。

处方：自拟肿块消汤加减。

红参 20 g	三棱 15 g	莪术 15 g	蜈蚣 5 条
厚朴 10 g	清半夏 10 g	浙贝母 6 g	柴胡 10 g
穿山甲 10 g			

7 剂，水煎服，日 1 剂，分 2 次口服。

二诊（1976 年 2 月 13 日）：服上方后，口苦、咽干、胸胁胀痛减轻，咽部憋胀、吞咽不适明显减轻，仍按上方 14 剂，服法同上。

三诊（1976年2月27日）：服上方后，颈部肿物已明显缩小，其余症状消除，仍以上方加减服药2个月后，视诊不见肿物，摸之无，诸症皆消，1年后随访，未见复发。

按：本案为肝郁气滞，痰浊胶结，中焦失运，加之肝郁化火，伤阴灼津，炼液为痰，痰瘀博结而成。《订补明医指掌》称："忧郁则气结于胸，臆而生痰，久则痰结成块，胶于上焦，道路窄狭……百病已成矣。"治宜疏肝解郁、化痰祛瘀、软坚散结，自拟肿块消汤加减，效果满意。明·陈实功《外科正宗》云："瘤者，阴也，色白而漫肿，亦无痒痛，人所不觉。"

案四

李某，女，39岁，1973年4月5日初诊。

乳房肿块如核桃大1年，加重2周。平时逢月经前、生气都会胀痛加重，肿块增大，牵引两胸胁作胀，伴情绪急躁，心烦易怒。症见：情绪抑郁，口苦，咽干，头晕，目眩，胸胁胀闷，神疲乏力，腰膝酸软，虚烦难眠。舌红，苔薄黄，脉弦滑。

辨证：肝郁脾虚，冲任失调证。

治法：健脾疏肝，益肾解毒。

处方：自拟肿块消汤加减。

红参20g	三棱15g	莪术15g	蜈蚣5条
穿山甲10g	柴胡12g	炒枳壳10g	炒白芍30g
香附10g	炒酸枣仁30g	焦栀子10g	佛手12g

7剂，水煎服，日1剂，分2次口服。嘱见月经停服中药。

二诊（1973年4月13日）：服上方后，肿块渐小，胀痛消除，乏力、口苦减轻，睡眠改善。舌红，苔薄黄，脉弦滑。仍按上方14剂，服法同上。

三诊（1973年4月27日）：服上方后，肿块缩小至杏仁大，所有不适大减。仍按上方加减调治近3个月，肿块消失，精神转佳，要求巩固调治。随访2年病情稳定，无复发。

按： 本案为肝郁脾虚，冲任失调，治宜健脾疏肝，益肾解毒，自拟肿块消汤加减。脾胃为气血生化之源，人体正气来源于脾胃运化水谷精微。“积之成者，正气不足，而后邪气踞之”。脾胃功能失调，正气生成不足，机体抗病能力下降，造成肿块的发生。脾失健运，痰浊凝聚，则成邪毒。李东垣提出：“内伤脾胃，百病由生。”因此，谢老在临证论治中，把脾胃放在首位，注重正气的盛衰。扶正有利于消坚，正气的恢复有助于肿块的控制、缩小，直至消除。

小结： 谢老认为脏腑组织器官肿块的治疗，当“见瘤不治瘤”。所谓“见瘤”，泛指中西医对肿块的观察和诊断。“不治瘤”，则是强调不应停留在对癥瘕、积聚、瘿瘤的直接观察上，而当着重于患者脉、舌、色、症基础上的病机辨识上，肿块的出现，其实是整个人体功能失常的体现。治疗的重点突出辨证施治，从治疗到调理，注重扶正（增强体质）祛邪，邪去正安，选择合适的切入点，实现更加精准、合理的治疗，才能更好地体现中医治疗的疗效和优势，谢老的这种治疗思路值得深入研究，为进一步提高中医治疗肿块的疗效提供了重要的参考。

第二章 外科医案

中医外科学历史悠久，内容丰富，经过长期临床经验的积累、总结，从理论到实践不断充实与完善，已成为中医学的重要组成部分。谢老对中医外科常见病包括疮疡、乳腺疾病、皮肤疾病、瘿病等均有丰富的经验。

第一节 疮疡篇

疮疡是指各种致病因素侵袭人体后引起的急性和慢性体表化脓性疾病，包括疖、疔、痈、有头疽、痄腮等病。

一、疖

疖是指发生在肌肤浅表各个部位、范围较小的急性化脓性疾病。其临床特点是色红、灼热、疼痛，突起根浅，肿势局限，范围较小，易脓、易溃、易敛。《诸病源候论·小儿杂病诸候·疖候》曰："肿结长一寸至二寸，名之为疖。亦如痈热痛，久则脓溃，捻脓血尽便瘥。亦是风寒之气客于皮肤，血气壅结所成。"指出了疖肿出脓即愈，阐述了疖的形成特点。治宜清热解毒，消瘀，自拟疖消汤加减。处方：太子参 15 g，淡竹叶 15 g，灯心草 1 g，金银花 10 g，白茯苓 10 g，连翘 10 g。

加减：

（1）暑热浸淫者，加紫花地丁 10 g，炒黄芩 5 g，莱菔子 12 g，槟榔 6 g。

（2）湿热邪毒凝滞者，加川黄连 6 g，黄芩 10 g，牡丹皮 10 g，赤芍 10 g。

（3）气阴不足，湿热上蒸者，加玉竹 6 g，石斛 6 g，知母 6 g，牡丹皮 6 g，薄荷 6 g（后下），川大黄 3 g（后下）。

（4）热毒攻冲肌肤者，加野菊花 10 g，山栀子 6 g，牡丹皮 10 g，生大黄 5 g（后下），生甘草 2 g。

（5）火毒结聚、毒不外泄者，加黄连 6 g，黄芩 10 g，牡丹皮 10 g。

案一

林某，男，7 岁。1973 年 8 月 16 日初诊。

头顶部生一疖肿 8 日，渐渐长大，随后于左右额顶部、左鼻旁也先后出现类似疖肿，近 2 日来伴发热，食少，口渴欲饮，溲黄、便秘。症见：形体消瘦，头顶处、上额两侧、眉间左鼻颊旁各有一肿块，头顶及额部肿块大若核桃，眉间及左鼻颊旁肿块大若樱桃，所有肿块均无头，头顶与上额部肿块高突而软，眉间及左鼻颊旁疖肿色红质硬，体温 38.7℃，苔厚黄，脉细数。

辨证：暑热浸淫证。

治法：消暑解毒利湿。

处方：自拟疖消汤加减。

太子参 15 g	竹叶 15 g	灯心草 1 g	金银花 10 g
白茯苓 10 g	连翘 10 g	紫花地丁 10 g	炒黄芩 5 g
莱菔子 12 g	槟榔 6 g		

3 剂，水煎服，二日 1 剂，分 4 次口服。

二诊（1973 年 8 月 23 日）：服上方后，近 3 日体温降至正常（36.2℃），食欲增加，大便顺畅，上额部两处疖肿顶部已溃破渐收，头顶部疖肿缩小至绿豆大小，眉间及鼻旁疖肿均变淡、变软、缩小，仍以上方 5 剂，服法同上。复诊时所有疖肿痊愈。

按：本案为暑湿浸淫之暑疖，正值夏秋之间，外感暑湿，加之患者形体消瘦，疖肿处于脓成与未成之际，治宜消暑解毒利湿，佐透托，方消瘀，自拟疖消汤加减，加紫花地丁清热解毒，黄芩、茯苓清热燥湿、健脾不伤正气，莱菔子、槟榔消食、下气、行水、化积（痰），诸药合用，暑热清，湿毒解而疖肿愈。

案二

崔某，男，35 岁，1976 年 5 月 5 日初诊。

臀部反复出现小硬结节 2 年，根部潮红疼痛，渐即破溃，有脓性分泌物，用抗生素，三五日即退，但停药后隔几日又发，如此反复，效果不佳。症见：右臀部内侧有一拇指大的疖肿，摩擦时疼痛，腰部和臀部见数个大小不等的瘢痕。舌红，苔薄黄腻，脉滑数。

辨证：湿热邪毒凝滞。

治法：清热解毒，和营化湿。

处方：自拟疖消汤加减。

太子参 15 g	竹叶 15 g	灯心草 1 g	金银花 10 g
白茯苓 10 g	连翘 10 g	川黄连 6 g	黄芩 10 g
牡丹皮 10 g	赤芍 10 g		

7 剂，水煎服，日 1 剂，分 2 次口服。

二诊（1976 年 5 月 12 日）：服上方后，药进 2 剂时脓出肿消，嘱继服前方 7 剂，服法同上。

三诊（1976 年 5 月 19 日）：服上方后，疖肿消退，疼痛停止，要求再服 10 剂，以巩固治疗，防止复发。半年后随访，病情稳定，未再复发。

按：本案为湿热下注，蕴毒，此愈彼起，反复发作，就诊时虽仅右臀部一处疖肿，但腰、臀部留有数个大小不等的瘢痕，因疖肿反复发作，均为化脓自溃，多因体内湿火与风邪搏结而成，治宜清热解毒，和营化湿，自拟疖消汤加减，效佳。

案三

江某，男，2 岁，1970 年 3 月 9 日初诊。

头部疖肿间断发作 2 年，加重半月。就近诊治，按头部多发性疖肿治愈。常复发，本次为第 6 次复发，局部肿痛已 2 周，伴发热，局部溃破出脓，食少，便干，尿黄。体温 37.4℃，消瘦，头发大部分脱落，瘢痕较多，现有 5 处疖肿相连，大小如梅李。舌苔黄厚，脉沉细。

辨证：气阴不足，湿热上蒸。

治法：清热解毒，益气养阴，扶正祛邪。

处方：自拟疖消汤加减。

太子参 15 g	竹叶 15 g	灯心草 1 g	金银花 10 g
白茯苓 10 g	连翘 10 g	玉竹 6 g	石斛 6 g
知母 6 g	牡丹皮 6 g	薄荷 6 g（后下）	川大黄 3 g（后下）

2 剂，水煎服，3 日 1 剂，分 6 次口服。

二诊（1970 年 3 月 15 日）：服上方 2 日后，热退（体温 36.3℃），疖肿未等溃烂已经缩小大半，大便顺畅，仍按上方 3 剂，服法同上。

三诊（1970 年 3 月 24 日）：服上方后，食欲增多，大便顺畅，疖肿明显缩小。按上方去川大黄，3 剂，服法同上。

四诊（1970 年 4 月 3 日）：服上方后，疖肿消退，皮色变暗，未再新生疖肿。此时余邪已尽，正气未复，为防病情反复，治法调整为益气养阴、行血为主。处方：太子参 15 g，炮山甲 3 g，金银花 6 g，莱菔子 10 g。3 剂，3 日 1 剂，每天上午服 1 次。服 1 剂，停 3 日，再续服，服法同上。

五诊（1970 年 4 月 18 日）：服上方后，疖肿已平，颜色恢复正常，食欲明显增多，精神转佳，家长要求续服以巩固。2 年后随访，病情一直稳定，未复发。

按： 本案为气阴不足，湿热上蒸，以“急治标、缓治本”之治则，清热解毒，益气养阴，扶正祛邪，自拟疖消汤加减，效果理想，待病情稳定后，断续服用益气养血清热之品以巩固，疗效甚佳。

案四

季某，女，15 岁，1994 年 3 月 16 日初诊。

头部疖肿间断发作 1 年，每于春、夏季节加重。曾外涂消炎、止痒及内服中成药（具体不详），疗效欠佳。症见：额面、发际颜部有多处散发粟粒状白头小疖，基底潮红，有抓痕、溃破及色素沉着，伴瘙痒、心烦、眠差、口干，纳可，小便稍黄，素有便秘，5 日难行。舌红，苔薄黄，脉浮滑。

辨证：热毒攻冲肌肤。

治法：凉血疏风，清热解毒，佐通腹泻热。

处方：自拟疖消汤加减。

太子参 15 g	竹叶 15 g	灯心草 1 g	金银花 10 g
白茯苓 10 g	连翘 10 g	野菊花 10 g	栀子 6 g
牡丹皮 10 g	生大黄 5 g（后下）	生甘草 2 g	

6 剂，水煎服，日 1 剂，分 2 次服。

二诊（1994 年 3 月 22 日）：服上方后，疖肿消退，未见新皮损出现，残留皮痂、脱屑。其余诸症均明显改善，心烦、口干均减，夜寐安，大便畅，日 1 ~ 2 次，便质较软。继以上方加减以巩固。随访 1 年，病情未复发。

按：本案为热毒上攻，腑气不通，体内浊邪不能及时排出而加剧毒热上攻之势，致使病情迁延反复，在疏风凉血解毒的主方中，佐菊花、栀子、牡丹皮，以凉血疏风、清热解毒，加生大黄泻除体内积滞实热，不但增强了清解热毒疗疖肿之力，而且给邪以出路，果奏神效。严用和谓："《素问》云：'大肠者，传导之官，变化出焉'，平居之人，五脏之气贵乎平顺，阴阳二气贵乎不偏，然后精液疏通，肠胃益润，则传送如经矣。"

案五

郭某，男，21 岁，1976 年 10 月 10 日初诊。

颜面部疖肿反复发作 2 年，加重 10 日。前几日不慎外感风寒，次日发现面色发红，前额部见一红肿硬结，微痛，未予重视。患者自行用手挤压，后渐红肿扩大，延及右侧颜面，红肿疼痛，就近诊疗，仍按疖肿医治。患者长期不规律口服西药、中成药（泻火药，具体不详），效果均不明显，疖肿渐向头面部、颈部发展，此愈彼起，日久不愈，稍食辛辣之品则病情加重。症见：面红，可见多处大小不一的硬疖，四五个已有白色的脓头，触之微痛。舌红，苔薄黄，脉滑数。

辨证：火毒结聚，毒不外泄。

治法：清热解毒，佐以透托。

处方：自拟疖消汤加减。

太子参 15 g　竹叶 15 g　灯心草 1 g　金银花 10 g
白茯苓 10 g　连翘 10 g　黄连 6 g　黄芩 10 g
牡丹皮 10 g
7 剂，水煎服，日 1 剂，分 2 次口服。

二诊（1976 年 10 月 17 日）：服上方后，面色转为微红，多个红疖已明显萎缩，头面部未再新起疖肿，原有的脓栓脱落，破溃流脓，脓尽自愈。舌淡红，苔薄黄，脉数。效不更方，继服 14 剂，服法同上。

三诊（1976 年 11 月 2 日）：服上方后，面部疖肿已消。舌淡红，苔薄白，脉略数。嘱其继服上方 20 剂，每周服 1 剂，连用 6 个月，以清除余毒，善后。随访 1 年，未复发。

按：本案属火毒结聚，因年轻，阳气偏盛，热盛则易化火化毒，即“内火”。平素喜食辛辣刺激性食物，易助火化毒，即“外火”，内、外火合邪致病而发生疖肿。治以清热解毒，佐以透托，自拟疖消汤加减方清解内外之热毒，方中加黄连、黄芩苦寒泻水，牡丹皮凉血清热，适用于一切火毒诸症，疗效显著。

小结：从以上案例发现，疖与体内气阴不足、外邪浸淫有关。表现为红、肿、热、痛的小硬结，轻者，硬结逐渐呈锥状隆起，继而顶部出现脓栓溃破或脱落，排出脓液，疖肿消退而愈。谢老针对湿热、气阴不足、火毒结聚，反复不愈的疖肿，从整体出发，采用自拟疖消汤加减，使机体气阴充足，而湿热、火毒蕴结得以消除。在颜面、颈背等血流丰富部位发生的疖肿，若随意挤压、处理不当，可引起严重的后果，应给予重视。

二、疔

疔是指一种发病迅速，易变化而危险性较大的急性化脓性疾病，多发于颜面和手足等处。其临床特点是疮形虽小，但根脚坚硬，有如钉丁之状，病情变化迅速，容易造成毒邪走散。如果处理不当，发于颜面部的疔疮很容易走黄而有生命危险，发于手足部的疔疮则易损筋伤骨而影响肢体功能。《素问·生气通天论》中就有“高粱之变，足生大丁”的记载。《外科正宗·疔疮论》曰：“夫疔疮者，乃外科迅速之病也。有朝发夕死，随发随死，有三日五日而不死，一月半月而终死。”故民间有“走马看疔疮”之说，以喻治疗疔疮须速不可误。治宜清热解毒、托里，自拟芩连疔康饮加减。处方：太子参 20 g，炮山甲 6 g，黄芩 10 g，黄连 5 g，紫花地丁 20 g。

加减：

（1）外伤感染，毒热蕴结者，加金银花 12 g，连翘 10 g，赤芍 10 g，甘草 9 g，野菊花 10 g，皂角刺 10 g。

（2）火毒走窜内攻者，加防风 10 g，荆芥 10 g，连翘 10 g，柴胡 10 g，金银花 20 g。

（3）颜面癤疔者，加野菊花 15 g，皂角刺 15 g，丝瓜络 10 g，重楼 15 g。

（4）火毒凝聚，毒热炽盛者，加蒲公英 30 g，炒栀子 10 g，防风 9 g，金银花 20 g，生大黄 10 g（后下）。

（5）感受毒邪，阻于皮肉者，加金银花 15 g，蒲公英 15 g，大黄 5 g，犀黄丸（处方附后）每次 1.5 g。

案一

李某，男，24 岁，1976 年 2 月 5 日初诊。

左手掌侧不慎被铁钉刺伤 1 周，未做处理，2 日后患处灼热肿痛，下垂时更甚，就近诊治，在当地医院服药打针（具体用药不详），症状不减。近

2日剧痛不能寐，服止痛片仍不减，伴发热、口干、大便干燥，体温38℃，左手掌侧肿胀隆起，皮色略暗红，触之剧痛，指节僵硬，不能屈曲，左腋下淋巴结肿大、压痛。舌红，苔黄，脉数有力。

辨证：外伤感染，毒热蕴结。

治法：清热解毒，托里排脓。

处方：自拟芩连疔康饮加减。

太子参 20 g	炮山甲 6 g	黄芩 10 g	黄连 5 g
紫花地丁 20 g	金银花 12 g	连翘 10 g	赤芍 10 g
甘草 9 g	野菊花 10 g	皂角刺 10 g	

3剂，水煎服，日1剂，分2次口服。

二诊（1976年2月12日）：服上方后，身热已退，左手掌侧肿胀疼痛已减，疮口仍有少量脓液，左腋下部淋巴结肿大已消失，大便正常。继服上药7剂，左手掌侧疮口愈合，肿胀消退，诸症悉除。

按：本案因外伤感染所致的疔疮，热毒蕴结于内，治宜清热解毒，托里排脓。自拟芩连疔康饮加减口服。二诊时，患者病情大为减轻，继续服药7剂后，诸症悉除。

案二

龚某，男，40岁，1978年8月3日初诊。

昨夜觉手心痒甚，次日清晨起疱，色红。下午变紫，入夜痛甚，不得安寐。现左手掌心起豆大紫疱（1 cm×0.8 cm），突起，痒肿，阵阵刺痛，前臂内侧正中起红丝至肘，红丝发处有刺辣感，候诊不足30分钟，红丝已蔓延至腋下一寸许。舌红，脉数。

辨证：火毒炽盛，防走窜内攻。

治法：以急诊处理，予以清热解毒。

处方：自拟芩连疔康饮加减。

太子参 20 g	炮山甲 6 g	黄芩 10 g	黄连 5 g
紫花地丁 20 g	防风 10 g	荆芥 10 g	连翘 10 g
柴胡 10 g	金银花 20 g		

7 剂，水煎服，日 1 剂，分 2 次口服。

配合外治：以三棱针自腋下起将红丝寸寸挑断，令微出血，敷金黄膏。

第 2 日，红丝退至前臂中段，疼痛亦稍减，2 日红丝尽退，按上法治疗 1 周后，肿势退净，脓水亦清，唯外用金黄膏，5 日而疮敛。

按：本案手足疔疮之毒沿淋巴管向躯干方向走窜，顺指（趾）端疔脚处起红丝一条，迅速走窜过肘（腘）、上腋（腹股沟）。当以清热解毒治本为法，自拟芩连疔康饮加减内服，配合针刺、药膏，1 ～ 2 日红丝自然渐渐隐去。陈实功《外科正宗》有“红丝疔，起于手掌节间，初起形似小疮，渐发红丝，上攻手膊，令人多作寒热，甚则恶心呕吐，迟者红丝至心，常能坏……”之说，指疔发展为红丝疔，每易使患者惊慌不安，治之及时、得法，尚易控制，预后良好。

案三

朱某，女，27 岁，1972 年 3 月 2 日初诊。

面部疔疮 6 日，发热 3 日。6 日前右颧部起一粟粒大小疔疮，初起微痒不痛，未予重视，曾自行用手挤压，后渐见红肿扩大，延及右侧颜面，红肿疼痛。3 日来发热、口苦、纳减。注射大剂量青霉素，未能控制。症见：右颧部一米粒大脓头，疮顶不溃，红肿坚硬，四周水肿，延及右脸大部，上下眼睑亦肿胀而合缝，体温 38.4℃。舌红，苔薄黄，脉滑数。

辨证：火毒蕴结。

治法：清热解毒，佐以透托。

处方：自拟芩连疔康饮加减。

太子参 20 g	炮山甲 6 g	黄芩 10 g	黄连 5 g
紫花地丁 20 g	野菊花 15 g	皂角刺 15 g	丝瓜络 10 g
重楼 15 g			

7 剂，水煎服，日 1 剂，分 2 次口服。

外用：疮头掺拨毒散，外敷玉露膏。

二诊（1972 年 3 月 9 日）：服上方后，疮顶已溃，脓毒外泄，肿痛减轻，基底尚硬，继以清解化毒，按上方加水蛭 6 g，7 剂，服法同上。外用：五五丹、玉露膏外敷。

三诊（1972 年 3 月 16 日）：服上方后，脓泄，肿硬消退，嘱继服前方 7 剂以巩固，疔疮愈。

按：本案属颜面颧疔，因火毒结聚、热毒炽盛，而面为诸阳之会，易益火势，故初起为栗粒大小疮，因用手挤压，致使毒邪鸱张，红肿迅速扩大，伴见发热、口苦、食少，舌红，苔薄黄，脉滑数等火毒壅聚之象，且有蔓延之势。故治宜清热解毒，佐以透托。自拟芩连疔康饮加减，使热除毒解疔消，加野菊花、皂角刺、重楼清热解毒、攻透托毒，仅治疗 7 日，即顶溃而毒泄。二诊时，疔疮基底尚硬，知热毒未清，按上方加水蛭逐瘀通经而肿消疔愈。

案四

冯某，14 岁，1969 年 9 月 3 日初诊。

口唇部生疮、面部肿痛 8 日，伴高热。8 日前口唇部突然感到刺痒，周围红肿疼痛，伴高热，注射青霉素未见效，肿势逐渐扩大，服中药（具体不详）3 日仍未见好转。症见：上口唇红肿，麻木刺痒，痛如针刺，口唇两侧肿而坚硬，左侧较重，有向上发展的趋势。伴头晕，口干，胸闷发堵，不思饮食，气短作呕，周身疼痛，四肢无力，大便干，小便黄少，体温仍高。8 月 25 日收住院。检查：体温 39.9℃，面部黄白，痛苦病容，上唇肿起，发红，坚硬，表皮部分脱落，中央有脓栓，附着较紧，左侧面部亦水肿，下唇红肿，左侧颈部亦红肿，张口困难，颌下淋巴结肿胀，压痛（+）。舌苔白厚，脉滑数。

辨证：火毒凝聚，毒热炽盛（唇疔）。

治法：清热解毒，活血消肿。

处方：自拟芩连疔康饮加减。

太子参 20 g	炮山甲 6 g	黄芩 10 g	黄连 5 g
紫花地丁 20 g	蒲公英 30 g	炒栀子 10 g	防风 9 g
金银花 20 g	生大黄 10 g（后下）		

3 剂，日 1 剂，分 2 次口服。

外用芙蓉膏、雄黄膏调合敷。

二诊（1969 年 9 月 7 日）：服上方后，体温稍降，白细胞计数 16.9×10^9 / L，局部肿胀稍减，仍以上方加羚羊角粉 3 g（分 2 次冲服）。3 剂，服法同上。配合口服西药土霉素。

三诊（1969 年 9 月 10 日）：服上方后，左上口唇已破，有多数脓点向外流脓，肿胀渐退，大便仍干，头痛作呕，局部脓出不畅，继予前方 3 剂，服法同前。

四诊（1969 年 9 月 13 日）：服上方后，左上口唇疮面已结痂，大便顺畅，头痛、呕恶、肿胀均消除。复查白细胞计数 6.9×10^9 / L，无不适，要求出院，带中药以巩固治疗。

按：本案为火毒凝聚，毒热炽盛（唇疔）。西医"危险三角区"疖肿所引起的全身性感染——败血症，病情较危重。因中西医治疗及时，用药精当，很快控制了病情发展，取得了治疗主动权，方以清热解毒，活血消肿，在自拟芩连疔康饮的基础上，加大凉血解毒蒲公英、炒栀子。又选择了能疏风、清热的防风，再合以泻热通便，解毒通经化瘀之大黄。二诊时，患者体温下降不显，又选以能清肺肝的羚羊角粉冲服，以上诸药合用，而大获全胜，最终痊愈出院。

案五

王某，男，4岁，1969年2月6日初诊。

右手中指肿痛2周，伴高热不退1周。2周前右手中指内侧被木刺扎伤，经处理，3日后红肿作痛，即赴医院，经检查诊为外伤感染，服用抗生素肿痛不减，体温增高。3日后在中指第2节指腹中央切开排脓，3日后局部又肿伴发热持续不退，继在中指第3节两侧各做一切口引流，肿胀仍未消，并蔓延至手掌部，发热持续1周不退，食欲不振，大便4日未解，小便黄赤而少，时有呕吐。因手部疼痛，经常哭闹不止，夜不能寐。曾嘱立即截指，家长未同意而入院治疗。检查：右手中指高度红肿，不能屈伸。第3指节之两侧和指腹中央各有一切口约2 cm，切口周围之皮肤为灰白色，取出引流纱条后，有较多脓血流出，有异味。3个切口之间，探针可以通过。红肿已累及手掌和手腕部。X线检查提示：中指第2、第3指节骨质有轻度破坏，边缘不整齐。舌红，苔中黄，脉细数。

辨证：外伤不洁，感受毒邪，毒热炽盛。

治法：清热解毒，活血消肿。

处方：自拟芩连疗康饮加减。

太子参15 g　炮山甲6 g　黄芩6 g　黄连5 g
紫花地丁10 g　金银花15 g　蒲公英15 g　大黄5 g
2剂，2日服1剂，水煎服，日服2次。
犀黄丸（处方附后）每次1.5 g。日服2次。

外用：红粉纱条（处方附后）引流，外敷化毒散软膏（处方附后），每日换药1次。

二诊（1969年2月10日）：服上方后，大便通畅，手掌红肿已明显消退，肿胀局限中指第3指节，脓血已减少，疮口变小，肉芽红活。仍以上方去大黄、地丁，加瓜蒌15 g，白芷6 g，3剂，服法同上，停犀黄丸。外用甲字提毒药捻引流，外敷化毒散软膏。按前法治疗5日后，已能入睡，中指两侧切口基本愈合，患儿已能下地活动。

三诊（1969年2月15日）：经上方内外兼治，5日后，中指指腹切口已缩小至0.5 cm，肉芽充满，色鲜红，局部稍肿，两侧切口瘢痕较前变软，手指可以轻度屈伸，停服汤药，外敷甘乳膏，每日换药1次。3日后疮口愈合，痊愈出院。

按：本案患儿因感受毒邪，阻于皮肉，留于经络之中，毒热炽盛，故见高热不退，纳少便干，小溲黄赤而少，舌红，苔黄，脉滑数，并蚀筋腐骨。毒热炽盛，入里伤腑而致呕吐、便秘。故重用金银花、蒲公英、紫花地丁以清热解毒，用大黄以清阳明腑热。因红肿已累及手掌近手腕部，故用炮山甲、黄芩、黄连以消痈、凉血解毒，用犀黄丸以解毒消肿止痛。太子参补气养血，使气血充沛，则疮口易敛。加之及时采用内外合治，使患儿得以痊愈。

附方

犀黄丸：乳香、没药、牛黄、麝香、黄米面。

红粉纱条：京红粉45 g，冰片3 g，凡士林200 g。

化毒散软膏：化毒散（没药、乳香、川贝母、黄连、赤芍、天花粉、大黄、甘草、珍珠粉、牛黄、冰片、雄黄粉）60 g，凡士林240 g。

小结：谢老对疔的治疗，从“整体观念”出发，内外合治，内服给予清热解毒，活血消肿，自拟芩连疔康饮加减，配合外治法，使药物直达病所，疗效彰显。但因疔肿发病局限、外形小，很容易被人们忽视，继之则造成病势危急，迅速漫散，损筋坏骨，甚至形成走黄的急、危重症。临床应予以重视，需综合治疗。

三、痈

痈者，壅也，是气血因毒邪所阻滞，壅遏不通所发生的化脓性疾病，是一种发生于皮肉之间的阳证疮疡。从谢老医案中发现，生于体表，发于肌肉，初起红肿高大，焮热疼痛，周围界限明显，伴有发热、恶寒、头痛、口渴等症状属外痈，未成脓前容易消散，已成脓后易溃破，溃后亦易愈合，是外科常见病之一。治宜解毒、行血、消肿，自拟消痈饮加减。处方：金银花 15 g，当归 10 g，穿山甲 6 g，赤芍 10 g，牡丹皮 10 g。

加减：

（1）外感热毒、夹湿者，加蒲公英 15 g，黄柏 10 g，重楼 15 g，皂角刺 10 g，木通 6 g，生甘草 6 g。

（2）湿热火毒蕴结小肠者，加大黄 12 g，冬瓜仁 24 g，芒硝 10 g（另包，后下）。

（3）热毒壅盛，侵入营血者，加蒲公英 30 g，连翘 12 g，天花粉 15 g，皂角刺 10 g，黄芩 10 g，生甘草 9 g。

（4）毒热壅盛，气血阻滞者，加蒲公英 30 g，败酱草 9 g，连翘 12 g，紫花地丁 12 g，炒皂角刺 15 g，菊花 15 g。

（5）湿热浸淫者，加太子参 30 g，炒薏苡仁 20 g，附子 3 g，败酱草 20 g，萆薢 30 g，白鲜皮 15 g，柴胡 10 g，黄芩 6 g，龙胆 10 g。

（6）风热外感，热壅血结者，加连翘 10 g，蒲公英 20 g，紫花地丁 10 g，皂角刺 10 g，鲜芦根 20 g，牛蒡子 10 g，荆芥穗 10 g，甘草 6 g。

案一

陈某，男，29 岁，1976 年 9 月 6 日初诊。

脐下小腹皮肤生一肿块，疼痛伴发热 3 日。3 日前脐下小腹中央起一肿块，色红疼痛，继则渐渐肿大，疼痛加剧。就近诊疗，口服消炎片、外敷药膏（具体不详）等无效。伴轻度发热，食少，小便色黄。症见：脐下小腹中部有一约 8 cm×8 cm 肿块，色红无头，质硬，触痛（+）。体温 38.1℃，舌红，苔薄黄，脉弦数。

辨证：外感热毒。

治法：清热泻火解毒，利湿和营消肿。

处方：自拟消痈饮加减。

金银花 15 g	当归 10 g	穿山甲 6 g	赤芍 10 g
牡丹皮 10 g	蒲公英 15 g	黄柏 10 g	重楼 15 g
皂角刺 10 g	木通 6 g	生甘草 6 g	

6 剂，水煎服，日 1 剂，分 2 次服。

配合外科治疗：先于局部消毒后用三棱针浅刺肿块中部以放血泄毒，再用玉露膏外敷。翌日换药 1 次。

二诊（1976 年 9 月 13 日）：口服上方加外科治疗后，体温降至正常，疼痛减轻，食欲增加，肿块变软，范围缩小，色变淡。舌淡红，苔薄白，脉弦细。仍按前方 6 剂，服法同上，继续配合外用药。

三诊（1976 年 9 月 20 日）：经上法治疗 2 周后，肿消脓尽，停内服药，局部外用药继续，1 周后疮愈。

按：本案为外感热毒、夹湿所致。治宜清热泻火解毒，利湿和营消肿。自拟消痈饮加减，疗效显著，且配以独特外治法放血泄毒，明显缓解病势，缩短病程，值得深入学习研究。

案二

谢某，女，20 岁，1965 年 5 月 1 日初诊。

脐部流脓伴疼痛 20 日，加重 3 日。症见：腹痛、时冷时热，微汗出，腹痛拒按，神疲，口淡无味，食少，便秘、四五日一行。舌红，苔黄厚，脉沉数有力。

辨证：湿热火毒蕴结小肠。

治法：泻下通腑。

处方：自拟消痈饮加减。

金银花 15 g　当归 10 g　穿山甲 6 g　赤芍 10 g
牡丹皮 10 g　大黄 12 g　冬瓜仁 24 g　芒硝 10 g（另包，后下）
6 剂，水煎服，日 1 剂，分 2 次服。

二诊（1965 年 5 月 7 日）：服上方后，下出脓血甚多，腹痛减轻，无冷热汗出，能少量进食，仍以上方加百合 10 g，知母 10 g。6 剂，服法同前。

三诊（1965 年 5 月 14 日）：服上方后，大便通顺，腹痛大减，脓血已止，仍有脐湿，少有分泌物渗出。舌淡红，苔薄白，脉沉细有力。上方去芒硝、减大黄量至 6 g，6 剂，服法同前。

四诊（1965 年 5 月 21 日）：服上方 3 日后，腹痛、脐湿均消除，无不适。舌淡红，苔薄白，脉沉细。仍以四诊方 6 剂以巩固。3 个月后随访无复发。

按：本案为湿热火毒蕴结小肠，治宜泻下通腑，自拟消痈饮加减后，效如桴鼓。《金匮要略》载“脓未成，可下之”“脓已成，不可下也”。据“大便硬结，小便黄赤，脉象沉数有力”，仍可救治。根据“痛不通，气血壅”之理，乃投大黄牡丹皮汤，大便泻出，则脓血去，腑气亦通，实热乃除，一诊而邪衰其大半，四诊而获痊愈。

案三

张某某，男，55 岁，1964 年 9 月 9 日初诊。

大腿根部内侧生疮 10 日，发热 4 日。平素嗜烟酒辛辣，10 日前腿根部生一红肿结块，大如黄豆，有脓头，寐时不慎擦破疮头后，患处红肿增大，5 日后肿大如李，疼痛不已，自服“牛黄清心丸”，病势未减。近 4 日来发热恶寒，午后增剧，纳食减少，口渴引饮，大便干燥，小便短赤，夜寐不安，体温 39℃。患部见约 5 cm×3 cm 痈肿，色红，触之灼热发硬，中心见约 1 cm×1 cm 的皮肤溃破，状如蜂房，浅而未脓，尚无波动。化验提示：白细胞计数 21.9×10^9/L，中性粒细胞百分比为 87%，嗜酸性粒细胞百分比为 1%，淋巴细胞百分比为 12%。舌红，苔薄白，脉滑数。

辨证：热毒壅盛，侵入营血。

治法：清热解毒，凉血清营。

处方：自拟消痈饮加减。

金银花 15 g	当归 10 g	穿山甲 6 g	赤芍 10 g
牡丹皮 10 g	蒲公英 30 g	连翘 12 g	天花粉 15 g
皂角刺 10 g	黄芩 10 g	生甘草 9 g	

6 剂，水煎服，日 1 剂，分 2 次服。

另配犀黄丸加大量口服，再配以外用京红粉药捻、疽疮膏、化毒散（各处方见后附方）。

二诊（1964 年 9 月 16 日）：服上方后，病势好转，身热消退，体温 36.2℃，大便顺畅，精神转佳，疮痛减轻，口不渴，局部肿势有缩小，中心破溃出脓，脓色浅，腐肉已脱。舌苔中间黄厚而腻，两脉弦缓有力。仍以上方 6 剂，服法同上，外用治疗继续。

三诊（1964 年 9 月 23 日）：服上方后，脉静身凉，面色黄润，仍纳不佳，大便自调，小便通利。腿根痈疮红肿渐退，中心破溃增大变浅，疮缘周围红肿渐敛。上方加太子参 30 g，6 剂，服法同上，外用治疗继续。

四诊（1964 年 9 月 30 日）：服上方后，病情显著好转，食欲食量增加，夜寐安稳，二便自调，疮口渐平，腐肉已脱，新肉渐生，疮口缩小为 0.1 cm，边缘红肿已消，不痛，稍痒。舌淡红，苔薄白，脉平缓。毒热之邪已清，正气待复，疮肉待生。按三诊方去蒲公英、连翘、天花粉、皂角刺、黄芩，加调补气血生黄芪 30 g，全当归 12 g，生地黄 10 g，杭白芍 12 g，麦芽 20 g，炙甘草 9 g。6 剂，服法同上，外用治疗继续。

五诊（1964 年 10 月 6 日）：服上方后，肉芽新鲜，精神好转，食纳睡眠正常。血常规提示：血红蛋白 140 g/L，红细胞计数 3.06×10^{12}/L，白细胞计数 7.1×10^{12}/L，中性粒细胞百分比为 67%，淋巴细胞百分比为 33%。以四诊方调治 10 日后，痊愈停药。

按：本案为外感毒热，腿根生疮。毒邪内侵，疮红嫩肿如盘，中心小溃而未流脓，疼痛不已，伴有身热畏寒，口渴饮引，便干溲赤，舌红苔黄，脉弦数，证属毒热壅盛，内入营血，治宜清热解毒，凉血清营，自拟消痈饮加减，1周后毒热解，发热退，2周后面色转润，食少加益气健胃补血之品后效果明显，说明中医在外科痈疮方面有明显优势。

附方

京红粉药捻：京红粉 30 g。

疽疮膏：轻粉 9 g，红粉 9 g，血竭 15 g，冰片 2 g，蜂蜡 30 g，珍珠粉 10 g。

制法：上药共研细粉，香油适量调膏外用。

化毒散：川贝母、黄连、珍珠粉、天然牛黄、冰片、雄黄粉各 20 g。

制法：上药共研细粉，凡士林调膏外用。

案四

张某，男，49 岁，1969 年 2 月 5 日初诊。

颈部痈肿疼痛 7 日。就近诊治，注射青霉素未效，肿势逐渐扩大，自溃出脓。症见：颈后右上方痈肿大约 2 cm×1.5 cm，周围组织发红，明显肿胀及压痛，疮面散在数小脓点，中心黄豆大小疮口，伴少量脓性分泌物。白细胞计数 21.8×10^9/L，中性粒细胞百分比为 85%，淋巴细胞百分比为 15%，身热，口苦，烦躁，不思饮食，小便黄赤，大便燥结。舌红，苔白厚，脉洪数有力。

辨证：毒热壅盛，气血阻滞。

治法：清热解毒，消肿排脓。

处方：自拟消痈饮加减。

金银花 15 g	当归 10 g	穿山甲 6 g	赤芍 10 g
牡丹皮 10 g	蒲公英 30 g	败酱草 9 g	连翘 12 g
紫花地丁 12 g	炒皂角刺 15 g	菊花 15 g	

7 剂，水煎服，日 1 剂，分 2 次口服。

配合外科治疗，局部麻醉下在原疮口处行井式切开扩创深至1.5 cm，塞入红粉纱条引流，外敷化毒散软膏。

二诊（1969年2月12日）：服上方后，肿势继续扩展至3 cm×2 cm，脓出不畅，剧痛，夜不得寐，心烦易怒，症属毒热炽盛，脓毒已成而不得外泄，法宜排脓托毒，继服前方加瓜蒌30 g，加大蒲公英至50 g，服法同上。外治法继续。

三诊（1969年2月19日）：服上方后，疼痛大减，肿势渐缩小，脓液黏稠，引流尚通畅，换药时清除脓栓及腐肉。现胃纳欠佳，口渴思饮，大便燥结，口、鼻干燥。舌红，苔白厚，脉弦数。脓毒已泄，热邪未解。继以二诊方加生麦芽20 g，7剂，服法同前，外治法继续。

四诊（1969年2月26日）：服上方后，疮面脓液减少，肿消痛减，疮口肉芽新鲜，口干思饮不显，胃纳增加。舌红，苔微黄，脉沉缓。复查血常规均正常，按上方加太子参30 g，石斛10 g。7剂。

五诊（1969年3月5日）：服上方后，伤口愈合，自觉症状消失，1年后随访，未见异常。

按：本案为毒热壅盛，气血阻滞，治宜清热解毒、消肿排脓。内服中药，配合外科用药，待到脓成时切开引流，治疗20多日后，症状消失，3个月后，随访未见异常。

案五

张某，女，30岁，1968年2月9日初诊。

脐部间断出现水样分泌物2年。2年前，因妊娠后肚脐红肿、局部有腥味、瘙痒，就近诊治，经局部敷药、静脉滴注抗生素（具体不详），用药即好，停药即复。症见：脐部异味、渗水、疼痛、瘙痒，口苦，口干，腰酸痛，时有少腹坠痛。体格检查：脐部红肿，流水不止，色稍黄，气味腥，周围痛痒。舌红，苔薄黄，脉弦。

辨证：湿热浸淫。

治法：清热除湿，消痈排脓。

处方：自拟消痈饮加减。

金银花 15 g	当归 10 g	穿山甲 6 g	赤芍 10 g
牡丹皮 10 g	太子参 30 g	炒薏苡仁 20 g	附子 10 g（先煎）
败酱草 20 g	萆薢 30 g	白鲜皮 15 g	柴胡 10 g
黄芩 6 g	龙胆 10 g		

7 剂，水煎服，日 1 剂，分 2 次口服。

二诊（1968 年 2 月 16 日）：服上方后，肚脐渗水减少，疮面微有异味，大便不干，外阴瘙痒，口干，口苦，口腔溃疡。舌红，苔薄黄，脉弦。按上方加黄连 6 g，三七粉 6 g（冲服），7 剂，服法同上。

三诊（1968 年 2 月 23 日）：服上方后，近 3 日脐部已无渗出，疮部干净，无瘙痒，脐疡愈合，外阴已不瘙痒，口苦、口干、口腔溃疡已消失，诸症均除。

按： 本案为产后气血亏虚、湿热侵脐所致，治宜消肿排脓，清热利湿，自拟消痈饮加减，效果明显。《金匮要略·疮痈肠痈浸淫病脉证并治》曰："肠痈之为病，其身甲错，腹皮急，按之濡如肿状，腹无积聚，身无热，脉数，此为肠内有痈脓，薏苡附子败酱散主之。"

案六

王某，男，9 岁，1969 年 2 月 8 日初诊。

左侧耳后颈部一肿物 5 日，伴发热、咽痛，轻咳少痰，食欲欠佳，大便干。症见：左侧颈部结节肿大约 2 cm×1.5 cm，局部皮色不变，压痛明显，质地较硬，推之能动，无波动感，咽充血，乳核轻微肿大。舌红，苔薄黄，脉滑数。

辨证：风热外感，热壅血结。

治法：疏风散结，清热解毒，化瘀消肿。

处方：自拟消痈饮加减。

金银花 15 g　当归 10 g　穿山甲 6 g　赤芍 10 g
牡丹皮 10 g　连翘 10 g　蒲公英 20 g　紫花地丁 10 g
皂角刺 10 g　鲜芦根 20 g　牛蒡子 10 g　荆芥穗 10 g
甘草 6 g
7 剂，水煎服，日 1 剂，分 2 次口服。配合外用药（自拟消结粉，方附后）。

二诊（1969 年 2 月 15 日）：服上方后，热退，颈部肿块缩小至约 0.3 cm×0.2 cm，无压痛，咽部充血，微痛，伴轻咳，食欲欠佳，大便正常。舌红，苔薄黄，脉浮数。前方去荆芥穗，加白前 10 g，以止咳化痰，生麦芽消食和胃，继服 7 剂，外用药同前。

三诊（1969 年 2 月 22 日）：服上方后，颈部肿块消失，体温正常，咽稍红，食欲较前增强，大便调，舌红，苔薄白，脉滑。继用前方 7 剂，巩固疗效，1 周后病告痊愈。

按： 本案为风热外感，热壅血结，治宜疏风散结，清热解毒，化瘀消肿，自拟消痈饮加减，加连翘以增强清热解毒之力，加荆芥穗、牛蒡子以疏风清热、利咽解表，赤芍、皂角刺助活血消肿散瘀、托毒排脓，芦根清热生津，加蒲公英、紫花地丁以助清热解毒。又巧用了芒硝、大黄、冰片细粉与醋调敷能使清热散结药力直达病所，使颈部肿块及时得以消除，疗效显著。

附方

自拟消结粉：芒硝 30 g，大黄 30 g，冰片 3 g。
制法：上药研细粉一次量，加高度温酒调匀。
用法：局部外敷。
作用：消肿散结。
总之，谢老认为，痈多因气血被毒邪阻滞不通所致，生于体表，发于肌肉，初起症状紧急，伴有表证。在早期未成脓之时，容易消散，采用解毒、行血、消肿，口服自拟消痈饮加减。而已成脓后且溃破者，需内外合治，达到溃后亦易于愈合痈面。但需要注意的是，发生在背部或项部的痈肿，若局部红肿，形成硬块，表面有许多脓疱，或形成许多小孔，呈筛状，痛甚，并出现发热、寒战等全身症状者，病情较重，预后欠佳。

四、有头疽

有头疽是指发生于肌肤间的急性化脓性疾病。其特点是初起皮肤上即有粟粒样脓头，焮热、红肿、胀痛，迅速向深部及周围扩散，脓头相继增多，溃烂后状如蜂窝。有头疽好发于项后、背部等皮肤厚韧之处。西医学认为，本病多因细菌侵入多个相邻的毛囊、皮脂腺和汗腺而引起的化脓性炎症，其致病菌主要为金黄色葡萄球菌。由于皮肤厚韧，感染向下沿着阻力较弱的脂肪蔓延至皮下组织，且沿深筋膜向四周扩散，侵及邻近的脂肪组织，再向上传入毛囊群而成。证属火毒壅滞，邪热内盛，治宜软坚通络、清热，自拟疽消饮加减。处方：太子参 20 g，穿山甲 6 g，白芷 15 g，浙贝母 3 g。

加减：

（1）火毒瘀滞者，加当归 15 g，半夏 10 g，柴胡 10 g，黄芩 10 g，皂角刺 15 g，茯苓 15 g。

（2）气血两虚者，加皂角刺 10 g，黄芪 30 g，当归 12 g，白芍 20 g，金银花 20 g，甘草 5 g。

（3）热毒蕴结者，加生黄芪 30 g，蒲公英 30 g，紫花地丁 30 g，黄芩 10 g，皂角刺 10 g，连翘 10 g，川黄连 6 g，甘草 6 g。

（4）气血不和，阳失温煦者，牛膝 15 g，制半夏 10 g，制南星 6 g，桂枝 6 g，制附子 6 g（先煎）。

案一

郝某，女，50 岁，1971 年 10 月 8 日初诊。

左后背部肿痛 7 日。1 周前，在照顾重病住院的母亲期间，左后背部出现一肿物，大小约 3 cm×7 cm，表面光滑，焮热，红肿，触之较硬，按之不应指。无发热，睡眠欠佳，大便略干。舌红，苔白腻，脉滑数。

辨证：火毒瘀滞。

治法：软坚通络，行气活血。

处方：自拟痘消饮加减。

太子参 20 g	穿山甲 6 g	白芷 10 g	浙贝母 3 g
当归 15 g	半夏 10 g	柴胡 10 g	黄芩 10 g
皂角刺 15 g	茯苓 15 g		

7 剂，水煎服，日 1 剂，分 2 次口服。配合外治法：外用全蝎膏、紫金锭、金黄散（附后）。

二诊（1971 年 10 月 15 日）：服上方后，肿块部表面出现多个脓头，状如莲蓬，红肿感减轻，触之疼痛，有明显波动感。舌红，苔白腻，脉数。按上方加蜈蚣 2 条，7 剂，服法同上。配合外科治疗，局麻下在肿块上下各切开长约 0.5 cm 的切口，流出血性分泌物，生理盐水清创后，塞入全蝎膏纱条引流，外敷中药同前，一日一换。次日，患者自述疼痛减轻，肿热渐缩小，脓液黏稠，引流尚通畅，换药时清除脓栓及腐肉。继续用全蝎膏纱条引流，一日一换。

三诊（1971 年 10 月 22 日）：按上法内服外用后，创面脓液基本消失，肿消痛减，疮口肉芽新鲜。舌淡红，苔薄白，脉滑。停口服药，单纯用全蝎膏外敷。

四诊（1971 年 11 月 2 日）：按上法外用后，疮口愈合，诸症均除。3 个月后随访，未见异常。

按：本案患者因劳累、肝郁化火，火毒壅滞，邪热内盛，蕴结体表以致经络阻滞、营卫不和、气血凝滞而成。故治以软坚通络，行气活血。自拟痘消饮加减。方中浙贝母、皂角刺、穿山甲通行经络，透脓溃坚，当归、半夏燥湿行气，活血通络，白芷通滞散结，燥湿排脓，黄芩清热泻火，解毒消痈，柴胡、郁金疏肝行气。全蝎膏、紫金锭、金黄散三药外用，直达病所，以加强散结通络、解毒消肿止痛之功。内服加外用7日后脓已成，出现多个脓头，已有波动感时，请外科在适当的位置切开小口，使之脓毒有出路，以防毒邪流窜。且在换药时清理疮面，取出脓栓，分别插入全蝎膏纱条引流。二诊时，口服方中加蜈蚣2条以攻毒散结，托毒外出。3周后疮面脓液基本消除，治以生肌敛疮，择单纯外敷全蝎膏至痊愈。

附方

全蝎膏：全蝎10 g，蜈蚣10 g，冰片3 g，可息风镇痉，攻毒散结，通络止痛。

紫金锭：麝香3 g，朱砂5 g，雄黄5 g，千金霜5 g等，有辟秽解毒、化痰开窍、消肿止痛的功效。

金黄散：大黄、黄连、天然牛黄等，有清热解毒、消肿止痛之功。

制法：上方各共研细粉，备用。

用法：以上三方按1∶3∶3的比例加蜂蜜适量调敷于患处，隔日一换。

案二

赵某某，男，56岁，1972年6月6日初诊。

右侧背部肿痛9日，加重3日。素有睡眠不好，有时彻夜难眠且梦多。9日前始觉背部不舒，由胀痛渐及肿痛，发现局部有一个疖肿，日渐增大，就近诊治，给予外用膏药（具体不详）后疼痛加重。症见：背部正中有一2.0 cm×3.5 cm的肿块，根盘平塌散漫，疮头脓水少，肿而不溃，时有冷热交作，精神不振，气短声低，胃纳不佳，大便干涩。舌稍淡，苔白腻，脉沉数。

辨证：气血两虚。

治法：扶正解毒，托里透脓。

处方：自拟疽消饮加减。

太子参 20 g	穿山甲 6 g	白芷 6 g	浙贝母 5 g
皂角刺 10 g	黄芪 30 g	当归 12 g	白芍 20 g
金银花 20 g	甘草 5 g		

7 剂，水煎服，日 1 剂，分 2 次口服。

外治法：金黄散外敷（附后）。

二诊（1972 年 6 月 13 日）：服上方后，疮头满布，脓渐出，身热渐退，疼轻能安，胃纳好转，苔转薄，脉弦数。仍按上方 7 剂，服法同上，外治法继续。

三诊（1972 年 6 月 20 日）：按上法后，脓出，正气渐复，再进 7 剂，疽脓泄稀，腐肉渐脱，根盘收束，中软脓腐未尽，仍按上法继用 7 日。

四诊（1972 年 6 月 27 日）：按上法后，疮口腐肉已脱，新肉生长，胃纳均佳。按上方去皂角刺加当归 10 g。7 剂，服法同上，外治法继续。1 周后疮口愈合出院。

按：本案为阴虚火盛，凝滞经脉，使气血壅塞，逆于肉里而生，因年高阳气已衰，肿而不溃，溃而不腐，不能托毒外出，最易内陷，采用补托之法，自拟疽消饮加减。方中太子参、黄芪益气健脾和胃，调补中土，当归、白芍补气活血，穿山甲、白芷配皂角刺散结止痛，透脓外出，金银花、甘草清热解毒。全方具有扶正解毒、托疮生肌，再配以外治的膏、散外敷，以清凉止痛、拔毒外出，促使肿消、脓脱、肌生，而收全效之功。

附方

金黄散组成：大黄、黄连、天然牛黄等，有清热解毒、消肿止痛之功。
用法：金黄散香油调膏外敷。

案三

周某某，男，52 岁，1990 年 9 月 10 日初诊。

左背部肿痛伴发热 10 余日。10 日前开始左背起一结块，继则红肿疼痛，根盘散漫不聚，疮面有数枚粟粒样脓头，疼痛剧烈，彻夜不宁，伴全身恶寒发热。就近诊治，给予肌内注射青霉素 3 日，效果不佳。症见：左背部红肿，根盘平塌，散漫不聚，疮面有数枚粟粒样脓头，疮形如蜂窝状，大小约 6 cm×6 cm。舌苔黄腻，脉数。

辨证：热毒蕴结。

治法：清热托毒。

处方：自拟疽消饮加减。

太子参 20 g	穿山甲 6 g	白芷 6 g	浙贝母 5 g
生黄芪 30 g	蒲公英 30 g	紫花地丁 30 g	黄芩 10 g
皂角刺 10 g	连翘 10 g	川黄连 6 g	甘草 6 g

7 剂，水煎，日 1 剂，分 2 次口服。

配合外治法：外敷金黄散（附后）。

二诊（1990 年 9 月 17 日）：服上方后，疮形高肿，根盘稍有收束，中心已化脓，乃予“十”字形切开排脓，并继投原方 3 剂。

三诊（1990 年 9 月 20 日）：服上方后，体温渐退至正常，疮面腐肉大部分脱落，疼痛缓解，舌苔黄腻，脉数。仍以上方 3 剂，服法同上，外用药同前。

四诊（1990 年 9 月 27 日）：药后疮面腐肉脱尽，部分肉芽组织新生，精神、食欲均佳。继服上方调治，复诊时病告痊愈。

附方

金黄散组成：大黄、黄连、天然牛黄等，有清热解毒、消肿止痛之功。

用法：金黄散香油调膏外敷。

按： 本案病初左背部肿痛伴发热，渐至根盘散漫，给予自拟疽消饮加减，配合外治后，疮形高肿，根盘收束，中心化脓，遂请外科切开排脓，术后疮面腐肉渐脱，疼痛缓解，渐至疮面腐肉脱尽，肉芽生长，全程治疗

20 多日，终获理想疗效。

案四

戊某某，52 岁，1975 年 4 月 3 日初诊。

右大腿内侧有一肿块 1 个月余，受凉后加重 3 日。上月初始右大腿内侧有一肿块，影响行走伴疼痛。症见：左大腿内侧肿块，大小约 2 cm×2 cm，边缘光滑，肌肉深层不活动，局部皮肤不红。舌红，苔薄腻，脉细略涩。

辨证：气血不和，阳气失温，气滞血瘀。

治法：活血化瘀，软坚散结，温化助阳。

处方：自拟疽消饮加减。

太子参 20 g	穿山甲 6 g	白芷 6 g	浙贝母 5 g
牛膝 15 g	制半夏 10 g	制南星 6 g	桂枝 6 g
制附子 6 g			

14 剂，水煎，日 1 剂，分 2 次服。外用丁桂散外敷（方附后）。

二诊（1975 年 4 月 10 日）：上方内服加外敷患处两周后，肿块明显缩小，疼痛减轻，仍按上方继续。

三诊（1975 年 4 月 17 日）：内服外敷 1 个月后，肿块全部消除，病告痊愈，随访无复发。

按：本案为阴疽，肿块位于股内侧，发于肌肉之里，为肝经所经之处，疼痛牵强影响行走，属“股阴疽”。多属寒邪为病，气血不和，阳气失温，气滞血瘀。治宜活血化瘀，软坚散结，温化助阳，自拟疽消饮加减，取效甚捷。《医宗金鉴》云：“股阴疽发大股中，阴囊之侧坚肿疼，七情不和忧愤致，溃后缠绵功难成。”

附方

丁桂散组成：生川草乌（各）10g，制南星 10g，肉桂 10g，细辛 10g，丁香 10g，干姜 10g，冰片 5g，荜茇 10g。共碾细粉，用蜂蜜调敷，日更换 3 次，1 日量。

小结：谢老认为，有头疽多与火毒瘀滞、气血两虚、热毒蕴结、寒邪入侵、阳失温煦有关。根据病情发展的具体情况，分别采用益气、清热、软坚、温通经络为主，内服外用相结合，急治标，缓治本，只要坚持中药调理，都能取得理想的疗效。

五、痄腮

痄腮，又名“腮肿”“含腮疮”，是因感受风温邪毒，壅阻少阳经脉引起的以发热、耳下腮部漫肿疼痛为临床主要特征的时行疾病。痄腮一年四季均可发生，尤其儿童群体，冬春易流行。与西医学的流行性腮腺炎相类似，其病因为温毒壅阻，治宜清热解毒，化瘀消肿，自拟腮消饮加减。处方：太子参 20g，金银花 15g，连翘 10g，板蓝根 10g。

加减：

（1）热毒壅盛者，加白鲜皮 10g，土茯苓 20g，蝉蜕 10g，赤芍 20g，浮萍 10g，紫草 15g，僵蚕 10g。

（2）太少合病者，加柴胡 10g，桂枝 6g，半夏 10g，竹茹 10g，黄芩 10g，僵蚕 10g，全蝎 5g，生甘草 6g。

（3）疫毒之邪，壅于上焦，发于头面者，加牛蒡子 10g，马勃 10g（布包），黄芩 10g，川黄连 6g，僵蚕 10g，升麻 10g，柴胡 10g，薄荷 10g（后下），生甘草 6g。

（4）暑邪外受，上壅为火毒者，加连翘 12g，香薷 10g，厚朴 10g，生甘草 6g，钩藤 10g（后下），薄荷 10g（后下），荷叶 10g（后下）。

（5）热毒蕴结者，加牛蒡子 12g，黄芩 10g，黄连 5g，柴胡 10g，升麻 10g，夏枯草 20g，薄荷 10g（后下）。

案一

张某，女，29岁，1976年5月5日初诊。

腮部肿胀、疼痛，伴皮肤瘙痒2日，加重1日。3日前因受凉，出现发热、咳嗽、咽痛、感冒等症，继而出现腮部肿胀，疼痛。症见：腮部肿大、疼痛，局部皮肤有烧灼感，四肢也出现米粒大小红色皮疹，皮肤瘙痒，口渴，咽干，小便数，大便干。舌红，苔黄，脉浮数。

辨证：热毒壅盛。

治法：清热解毒，化瘀消肿，疏风止痒。

处方：自拟腮消饮加减。

太子参20 g	金银花15 g	连翘10 g	板蓝根10 g
白鲜皮10 g	土茯苓20 g	蝉蜕10 g	赤芍20 g
浮萍10 g	紫草15 g	僵蚕10 g	

6剂，水煎，日1剂，分2次口服。

嘱：忌食辛辣刺激食物，注意休息。

二诊（1976年5月12日）：服上方后，咽喉疼痛消失，腮部疼痛减轻，肿块缩小，皮疹稳定，瘙痒减轻。按上方加地肤子10 g，生姜3片。6剂，服法同上。

三诊（1976年5月19日）：服上方后，咽痛、腮部肿痛消失，皮疹消退，逐渐脱屑好转，无新皮疹出现。仍按上方6剂，服法同上。复诊时一切正常，停药观察。

按：本案为风温病毒，自口鼻侵入，壅阻少阳经络，郁而不散，结于腮颊，壅滞气血，则见腮部肿痛；热毒伤阴，虚风内扰，则见瘙痒、口渴。小便黄，舌红，苔黄，脉数均为里热壅盛所致。治宜清热解毒，化瘀消肿，疏风止痒。自拟腮消饮加减，效果明显。

案二

赵某，女，54 岁，1974 年 3 月 5 日初诊。

左腮处骤然疼痛 2 个月，2 日后加重，颊车、颌下皮肤不肿胀，色淡白，不灼热，不流水，全身伴寒战高热，体温 39.1℃，就近诊治无效（具体用药不详）。遂至河南省人民医院诊治。因体温较高，住院期间按腮腺囊肿给予抗生素静脉滴注 7 日，体温下降、腮腺囊肿好转出院。2 个月后突发左腮腺部疼痛，微恶寒，发热（体温 38.6℃），上午症状加重，发热时左侧头痛剧烈，食少，欲呕吐，口渴喜饮，便秘。舌淡红，苔白，脉浮弦。

辨证：太阳少阳合病，因冬伤于寒，春必病温。

治法：和解太阳少阳，软坚散结。

处方：自拟腮消饮加减。

太子参 20 g	金银花 15 g	连翘 10 g	板蓝根 10 g
柴胡 10 g	桂枝 6 g	半夏 10 g	竹茹 10 g
黄芩 10 g	僵蚕 10 g	全蝎 5 g	生甘草 6 g

6 剂，水煎，日 1 剂，分 2 次口服。

二诊（1974 年 3 月 12 日）：服上方 1 剂后，次日热退，微汗出，食欲少增，腮腺疼痛、呕吐、便秘均减，口渴消失。舌淡红，苔白，脉沉细。仍按上方 6 剂，服法同上。

三诊（1974 年 3 月 19 日）：服上方后，发热未作，腮腺疼痛消除，食欲增多，继服上方 7 剂，以巩固疗效，彻除病根。

按：本案为太阳少阳合病，至春而作，引发痄腮。治宜和解太少两经，软坚散结，自拟腮消饮加减。方中加柴胡、黄芩疏肝解郁，清泄胆热，太子参与甘草，甘味益脾，为脾胃经药，半夏、竹茹和胃降逆，祛痰止呕，僵蚕、全蝎化痰以消结，诸药合用，调理阴阳，太少同治，祛春温之伏邪，故疗效迅速，陈疴得愈。

案三

李某，女，45 岁，1973 年 5 月 13 日初诊。

近 3 日恶寒发热，浑身酸楚，渐及头面肿大，右侧腮处肿甚，剧痛难忍，纯红灼热，蔓延至颊及耳下翳风、颐处。伴咽喉干痛，口干，口渴，口苦面赤，鼻中窜热气，便秘，小便黄。舌红，苔黄，脉洪大弦数，寸脉旺。

辨证：疫毒之邪，壅于上焦，发于头面。

治法：清热解毒，疏风散邪。

处方：自拟腮消饮加减。

太子参 20 g	金银花 15 g	连翘 10 g	板蓝根 10 g
牛蒡子 10 g	马勃 10 g（布包）	黄芩 10 g	川黄连 6 g
僵蚕 10 g	升麻 10 g	柴胡 10 g	薄荷 10 g（后下）
生甘草 6 g			

7 剂，水煎，日 1 剂，分 2 次口服。

药后腮肿及诸症皆消，为巩固疗效，再以上方 7 剂，服法同上。2 个月后随访身体无不适。

按：本案为温热疫毒之邪，壅于上焦，发于头面，症见：头面肿大、右腮肿甚、咽痛、咽干、面赤等症，治宜清热解毒，疏风散邪。自拟腮消饮加减，自拟方主要以益气，清解热毒，加黄芩、黄连清热泻火，祛上焦头面热毒，牛蒡子、薄荷、僵蚕辛凉，疏散头面风热，马勃、板蓝根有加强清热解毒之功，升麻、柴胡辛散发表，疏散风热，且引诸药上达头面，有“火郁发之”之意，甘草清利咽喉，散邪热郁结，调和诸药。全方配伍，共奏清热解毒、疏散风热、散结消肿之功。

案四

汪某，女，50 岁，1975 年 7 月 5 日初诊。

左腮肿痛 1 周，色红灼热，呈蔓延之势，左鼻下、人中沟左侧溃烂流脓，发热，体温 38.6℃，就近诊疗，给予口服、静脉滴注抗生素无效。症见：体温 38.7℃，恶寒，身无汗，头痛，鼻塞，流清涕，打喷嚏，全身关节疼痛，咽喉痒痛，轻微咳嗽，少痰，口渴欲饮冷，胸闷，食少，大便干，小便稍黄且灼热。舌红，苔薄黄，脉稍数，寸脉浮。

辨证：暑邪外受，上壅为火毒，聚而为肿疡。

治法：祛暑解表，清热化疡，软坚消肿。

处方：自拟腮消饮加减。

太子参 20 g	金银花 15 g	连翘 10 g	板蓝根 10 g
连翘 12 g	香薷 10 g	厚朴 10 g	生甘草 6 g
钩藤 10 g（后下）	薄荷 10 g（后下）	荷叶 10 g（后下）	

6 剂，水煎，日 1 剂，分 2 次口服。

二诊（1975 年 7 月 12 日）：服上方后，微汗出，热退至 36.5℃，腮肿消退近半，关节疼痛全消，咽喉痒痛减轻，咳嗽、少痰消失，口渴欲饮冷、胸闷皆消，食欲较前增加，大便顺畅，小便淡黄。舌红，苔薄黄，脉细沉。按上方 6 剂，服法同上。

三诊（1975 年 7 月 19 日）：服上方后，腮肿已消除，其余症状皆除，鼻下唇上之溃疡已收口，皮肤恢复，要求再服以巩固疗效。继以上方 6 剂，服法同上。

按：本案为暑邪外受，火毒上壅，聚而为肿疡，治宜祛暑解表，清热化疡，软坚消肿。自拟腮消饮加减，香薷辛温芳香，由肺经达全身，厚朴苦温，能泄食满，又可治肺之咳、痰，连翘辛凉达肺，钩藤、薄荷清利咽喉，芳香透邪，荷叶上清头目，升阳清窍。诸药合用，6 剂获效，10 余剂病愈。《温病条辨·上焦》曰：“暑温者，正夏之时，暑病之偏于热者也。”

案五

张某，女，50 岁，1973 年 2 月 6 日初诊。

1 周前感冒，自行服药后痊愈。昨晚右耳突发肿胀，今晨起肿势加剧，延及颈部，胀满不适伴发热。纳呆，寐欠安。就近诊疗，给予青霉素钾静脉滴注，诸症未减，且肿痛加剧，热度升高至体温 39℃，精神萎靡，面色发暗，右颊部漫肿，延及颌部，触痛较明显，按压后口内颊黏膜腮腺开口处见少量黄色分泌物渗出。舌红，苔黄腻，脉弦数。

辨证：热毒蕴结。

治法：清热解毒，疏风消肿。

处方：自拟腮消饮加减。

太子参 20 g	金银花 15 g	连翘 10 g	板蓝根 10 g
牛蒡子 12 g	黄芩 10 g	黄连 5 g	柴胡 10 g
升麻 10 g	夏枯草 20 g	薄荷 10 g（后下）	

7 剂，水煎，日 1 剂，分 2 次口服。

配合外治：玉露膏外敷清热消肿止痛。

二诊（1973 年 2 月 13 日）：服上方后，肿胀较前减轻，体温降至正常（36.2℃），精神稍作，右颊部漫肿缩小，颌部肿退，颜色不红，肤微温，轻微触痛，按压后口内颊黏膜腮腺开口处无分泌物渗出。舌红，苔黄腻，脉弦。按上方 7 剂，服法同上。外用药同上。三诊时颊部肿胀消失，自觉症状无不适。

按：本案为热毒蕴结，治宜清热解毒，疏风消肿。自拟腮消饮加减，加牛蒡子疏散上焦风热，黄芩、黄连清泄上焦热毒，升麻、柴胡疏散风热，且助诸药上达头面，散结消肿、清热解毒、祛痰止咳，薄荷发汗解热、疏肝理气、利咽止痛、止痒。诸药合用，有清热解毒、疏散风热之功。外用玉露膏以消肿止痛。《外科正宗》阐明其病因“原受风寒，用药发散未尽，日久传化为热不散，以致项之前后结肿疼痛”。

小结：谢老认为，因感受风温邪毒，壅阻少阳经脉引起的以发热、耳下腮部漫肿疼痛为临床主要症状，采用内服外治法结合，溯本求源，引经发义，宗古法辨证，颇获良效。其灵活变通的用药思路值得后世效法。

六、丹 毒

丹毒是指患部皮肤突然发红成片、色如涂丹的急性感染性疾病。临床发病特点为恶寒发热，局部皮肤忽然变赤，色如涂丹，焮热肿胀，边界清楚，迅速扩大，数日内可逐渐痊愈，但容易复发。《诸病源候论·丹毒病诸候》云："丹者，人身忽然焮赤，如丹涂之状，故谓之丹。或发手足，或发腹上，如手掌大，皆风热恶毒所为。重者，亦有疽之类，不急治，则痛不可堪，久乃坏烂。"丹毒类似于西医学的感染性疾病。多属中医的外感风热，火毒上攻，治以清热解毒，疏风散邪，自拟丹毒饮加减。处方：黄连 6 g，黄芩 10 g，生甘草 6 g，柴胡 6 g，连翘 15 g，升麻 10 g，赤芍 10 g，牡丹皮 10 g。

加减：

（1）外感风热，火毒上攻者，加桔梗 6 g，僵蚕 10 g，牛蒡子 10 g，薄荷 10 g（后下）。

（2）湿热内蕴，兼夹火毒者，加金银花 30 g，野菊花 30 g，蒲公英 20 g，大青叶 15 g，黄柏 10 g，牛膝 20 g，萆薢 20 g，柴胡加至 12 g。

（3）热毒壅盛者，加金银花 30 g，板蓝根 15 g，紫花地丁 30 g。

（4）湿热下注，瘀阻脉络者，加王不留行 9 g，炮穿山甲 10 g，鹿角粉 1.5 g。

（5）湿热下注者，加生薏苡仁 15 g，泽泻 10 g，甘草 6 g。

案一

王春，女，49 岁，1963 年 4 月 3 日初诊。

左侧面部红赤肿胀，且灼热疼痛 2 日，加重 1 日。2 日前因右侧智齿痛就近诊疗，痛牙拔除后，右侧面部出现手掌大肿胀斑片，红肿焮痛，压之痛甚，颌下淋巴结明显肿大，右目肿胀睁不开，恶寒发热，体温（38.7℃），咽喉不利，口渴心烦，夜寐不安。舌红，苔黄，脉数有力。

辨证：外感风热，火毒上攻。

治法：清热解毒，疏风散邪。

处方：自拟丹毒饮加减。

黄芩 10 g	黄连 6 g	生甘草 6 g	柴胡 6 g
连翘 15 g	升麻 10 g	赤芍 10 g	牡丹皮 10 g
桔梗 6 g	僵蚕 10 g	牛蒡子 10 g	薄荷 10 g（后下）

7 剂，水煎，日 1 剂，分 2 次口服。

二诊（1963 年 4 月 10 日）：服上方后，皮疹肿胀消退，局部潮红，疼痛明显减轻，颌下肿大的淋巴结明显缩小，体温降至 36.6℃。按上方 7 剂，服法同上。

三诊（1963 年 4 月 17 日）：服上方后，皮疹消退，留有淡褐色色素沉着，疼痛消失，夜寐安和，大便日一行。舌红，苔薄白，脉滑。痊愈停药。

按： 本案为外感风热，火毒上攻，治以清热解毒，疏风散邪，自拟丹毒饮加减，加僵蚕入肝、肺经，有息风止痉、祛风止痛、化痰散结之功，牛蒡子归肺胃经，有疏风散热、宣肺利咽、解毒之功，薄荷能疏散风热、清利头目、利咽、疏肝行气，桔梗载诸药上行。全方和合，10 余日治愈。

案二

睿某，男，45 岁，1976 年 5 月 4 日初诊。

右下肢胫部突起红斑、肿痛 3 日，加重 2 日。3 日前右踝部皮肤出现红斑，触之有轻微痛感，未予重视。2 日前食辛辣后加重。症见：右小腿大片鲜红色水肿性斑块，高出皮肤，边界清楚，触之有灼热感，压之褪色，疼痛，发热，全身不适，心烦，口干，口苦，小便黄。舌红，苔黄腻，脉滑数。

辨证：湿热内蕴，兼夹火毒。

治法：清热利湿，凉血解毒。

处方：自拟丹毒饮加减。

黄连 6 g	黄芩 10 g	生甘草 6 g	柴胡 6 g
连翘 15 g	升麻 10 g	赤芍 10 g	牡丹皮 10 g
金银花 30 g	野菊花 30 g	蒲公英 20 g	大青叶 15 g
黄柏 10 g	牛膝 20 g	萆薢 20 g	柴胡 12 g

7 剂，水煎服，日 1 剂，分 2 次口服。

配合外治法：清凉膏（后附方），按 1 mm 左右的厚度涂于皮损处，外敷无菌纱布，并用绷带固定。每日换药 1 次，换药间期保持局部干燥。

二诊（1976 年 5 月 11 日）：按上法治疗 1 周后，红斑缩小，有细小脱屑，肿痛明显减轻，热退。心烦、口干、口苦均较前减轻。按上方去柴胡 7 剂，服法同上。继续外敷清凉膏，1 周后复诊痊愈。

按：本案患者属于下肢丹毒，其病机多为湿热毒蕴，故治宜清热利湿、凉血解毒消斑。方中金银花、野菊花、蒲公英、大青叶有清热解毒、消痈散结之功；黄柏具有清热燥湿、泻火解毒、退热除蒸之功。萆薢利湿祛风除湿，生薏苡仁具有利水渗湿、健脾、除痹、清热排脓之功，热清则湿易祛；牡丹皮、生地黄、赤芍既可凉血，又能养阴，补利湿伤阴之弊。牛膝可引诸药以及火热之邪下行，又能活血行血。诸药合用则有清热利湿、凉血解毒之功。清凉膏具有清热解毒、凉血止痛、散结消肿之功，使药物直达病所，故效佳。

附方

清凉膏（自拟方）：犀角粉 2g，三七粉 6g，珍珠粉 3g，冰片 0.5g，为细粉，香油调成糊状，按 1mm 左右的厚度涂于皮损处，外敷无菌纱布，并用绷带固定。每日换药 1 次，换药间期保持局部干燥。

案三

王某，男，30 岁，1974 年 3 月 6 日初诊。

左下肢片状红肿热痛 2 日，自服抗生素无明显效果。症见：患处红肿，高出皮肤，触之灼热，口干。舌红，苔黄腻，脉弦数。

辨证：热毒壅盛。

治法：清热解毒，凉血消肿。

处方：自拟丹毒饮加减。

黄连 6 g	黄芩 10 g	生甘草 6 g	柴胡 6 g
连翘 15 g	升麻 10 g	赤芍 10 g	牡丹皮 10 g
金银花 30 g	板蓝根 15 g	紫花地丁 30 g	

7 剂，水煎，日 1 剂，分 2 次口服。

配合外治法：火针放血。方法：局部常规消毒，用一次性针头火烧红后，在局部散刺放血。后用山羊血外涂，每日 1 次，一般 3 ～ 5 日即愈。

二诊（1974 年 3 月 13 日）：服第 3 剂时患侧红色明显变浅，肿胀消退，触之无热感。舌红，苔薄腻，脉弦。继用上方加减 7 剂，服法同上。仍用山羊血外涂。

三诊（1974 年 3 月 20 日）：服上方后，症状全部消失。

按：本案为热毒壅盛所导致的下肢丹毒，治宜清热解毒，凉血消肿。自拟丹毒饮加减，加大剂量金银花来散热邪解毒，板蓝根清热、凉血利咽，又可提高免疫力，紫花地丁凉血消肿、抗菌。选花类清热之药是因皮肤疮毒，热在皮毛肌腠之间，轻宣透邪是大法。全方具有泻火解毒、凉血消肿，加外治火针放血法，既使热毒之邪随血而出，又可活血散瘀，清热解毒，外涂山羊血，味甘、性热、无毒、入心。《本草汇言》云：“能活血，散血，消肿。”

案四

华某，女，50岁，1973年1月3日初诊。

右下肢内侧近踝部红肿热痛反复发作1年，加重7日。同侧肢体静脉突出。7日前因儿子娶妻，劳累过度使病情加重。就近诊疗，口服西药、静脉滴注抗生素（具体不详）治疗6日，病势未减，内侧近踝部皮肤紫暗、红肿，局部发热，压之疼痛并有硬结。舌暗红，苔薄黄，脉细滑。

辨证：湿热下注，瘀阻脉络，气血不通。

治法：清热解毒，化瘀软坚，通经活络。

处方：自拟丹毒饮加减。

黄连 6 g	黄芩 10 g	生甘草 6 g	柴胡 6 g
连翘 15 g	升麻 10 g	赤芍 10 g	牡丹皮 10 g
王不留行 9 g	炮穿山甲 6 g	鹿角粉 1.5 g	

7剂，水煎，日1剂，分2次口服。外用玉露膏。

二诊（1973年1月10日）：服上方后，局部红肿已消，皮肤已无灼热感，皮肤色素沉着，上侧边缘有一个硬结，压痛，无溃烂及渗出，较前缩小。舌红，苔薄白，脉沉细缓。为湿热毒邪渐清，瘀血闭阻脉络未净，再拟疏通腠理，原方加麻黄6 g。药后2周，硬结减小，疼痛明显减轻，亦可持久活动，病愈。

按：本案为湿热下注，瘀阻脉络，气血不通之丹毒，发于肌肤，来势迅速，红肿热痛，治宜清热解毒，化瘀软坚，通经活络，自拟丹毒饮加减，配合外治，内外合治方能胜邪。《圣济总录》曰："热毒之气暴发于皮肤间，不得外泄，则蓄热为丹毒。"

案五

杨建军，男，42岁，1966年5月2日初诊。

左小腿焮热红肿疼痛，伴恶寒发热10日，灼热肿痛加重2日。平素喜食烟、酒，口味重。10日前因受凉感冒后，开始出现左小腿骤然焮热、红肿、疼痛，恶寒身热，体温高达39℃。经西医使用抗生素（具体不详）治疗后，病情好转。症见：左小腿下1/3仍焮红、肿胀，皮肤暗红，压痛，足跗部出现大小约2 cm×2.2 cm的红斑，边缘模糊并高起，体温38℃，左侧股部淋巴结肿痛。舌红，苔黄，脉滑数。

辨证：湿热下注。

治法：清热凉血，利湿解毒。

处方：自拟丹毒饮加减。

黄连 6 g	黄芩 10 g	生甘草 6 g	柴胡 6 g
连翘 15 g	升麻 10 g	赤芍 10 g	牡丹皮 10 g
生薏苡仁 15 g	泽泻 10 g		

7剂，水煎，日1剂，分2次口服。

二诊（1966年5月9日）：服上方后，红肿渐退，又继服7剂后，共半月，焮红肿胀全消而愈。

按：本案为热毒湿邪交炽所致之丹毒，因热毒入于血分，湿热下注则迁延难愈。治宜清热凉血，利湿解毒，自拟丹毒饮加减。加生薏苡仁，有健脾、补肺、清热、利湿之功，泽泻利水渗湿、泻热化浊，甘草补脾益气，清热解毒，缓急以调和诸药。全方配伍合理，疗效确卓。《疡科心得集》云："其下部者，俱属湿火湿热，水性下趋故也。"

小结：谢老认为，本病多由火湿毒邪、侵犯血分、郁于肌肤致经络阻滞，气血壅遏，采取内服外治，达到清热、疏风、消肿、散结、祛腐之功，"宛陈则除之"之效。

七、瘰疬

瘰疬是指发生于颈部的慢性化脓性疾病，大小不等，小者称瘰，大者称疬，统称瘰疬，又称老鼠疮，俗称疬子颈。《薛氏医案·瘰疬》云：“其候多生于耳前后项腋间结聚成核，初觉憎寒发热，咽项痛。”《河间六书·瘰疬》云：“夫瘰疬者，经所谓结核是也？或在耳前后；连及颈颔，下连缺盆，皆为瘰疬。”瘰疬相当于西医的颈部淋巴结结核，好发于颈部两侧，病程进展缓慢。初起时结核如豆，不红不痛，缓慢增大，窜生多个，相互融合成串，成脓时皮色转为暗红，溃后脓水清稀，夹有败絮状物质，此愈彼溃，经久难敛，易成窦道，愈合后形成凹陷性瘢痕。因本病与体质素虚，痰湿阻滞有关，治宜益气健脾、软坚散结、化湿为主，自拟瘰疬康加减。处方：太子参 20 g，猫爪草 10 g，全蝎 6 g，夏枯草 10 g，半夏 10 g。

加减：

（1）肝郁不舒，痰瘀互结者，加柴胡 6 g，当归 10 g，白芍 10 g，茯苓 12 g，陈皮 10 g，郁金 10 g，麦芽 20 g。

（2）气滞痰凝者，加柴胡 6 g，浙贝母 15 g，海藻 20 g，昆布 10 g，瓜蒌 20 g，鹿角 20 g。

（3）气血两虚者，加生黄芪 30 g，当归 10 g，远志 10 g，重楼 10 g，白芍 10 g，浙贝母 6 g，生甘草 6 g。

（4）肺阴不足，痰郁火结者，加沙参 15 g，玉竹 10 g，百合 10 g，麦冬 10 g，五味子 6 g。

（5）痰火凝滞，气血遏阻者，加当归 9 g，赤芍 10 g，橘络 10 g，丝瓜络 10 g，浙贝母 6 g，海藻 10 g。

案一

赵某，女，27 岁，1974 年 2 月 3 日初诊。

左颈部肿块 1 年。最近因感冒后，发现颈部肿块增大伴低热 5 日。素有情志不舒，食少乏力，盗汗，肿块不痛。曾在 5 个月前西医行手术治疗，病理诊断为颈淋巴结核。5 日前因受凉后感冒，咳嗽、发热，就近诊疗，给予西药（具体不详）口服，外感症状消失，但颈部肿块复发，局部色红而软，左颈锁骨处有一肿物，约 3 cm×5 cm，光滑质软，推之不移，稍痛，颈两侧见数个散在 2 cm×1.5 cm 小结节。表面皮肤有一个约 3 cm 长切口瘢痕，体温 37.8℃，红细胞沉降率 30 mm/h，面黄，两颊微红，低热，食少纳呆。舌红，苔薄黄，脉弦细数。

辨证：肝郁不舒，痰瘀互结。

治法：疏肝解郁，软坚散结，活血祛瘀。

处方：自拟瘰疬康加减。

太子参 20 g	猫爪草 10 g	全蝎 6 g	夏枯草 10 g
半夏 10 g	柴胡 6 g	当归 10 g	白芍 10 g
茯苓 12 g	陈皮 10 g	郁金 10 g	麦芽 20 g

7 剂，水煎，日 1 剂，分 2 次口服。外用消核散（方附后）。

二诊（1974 年 2 月 10 日）：服上方后，肿块明显缩小，表面仍略红，触痛，体温 37.3℃，食少纳呆减轻，舌质转淡红，苔转薄白，脉细数。肝气已疏，痰浊将消，瘀滞将去，药已中病，毋庸更张，继以原法施治。上前加减共服中药 60 余剂，颈项两侧及较大肿块消失，皮色不红，食少、纳呆等症均消除，为巩固疗效，嘱上方断续服药又 2 个月。2 年后随访，无复发。

按：本案为肝郁不舒，痰瘀互结，治宜疏肝解郁，软坚散结，活血祛瘀。自拟瘰疬康加减，柴胡、郁金、当归、白芍疏肝解郁，养血柔肝；陈皮、半夏、麦芽健脾胃以绝生痰之源；全蝎入肝经，攻毒散结；猫爪草化痰散结、消肿解毒。全方合而用之，木郁痰结之瘰疬得以速消。《灵枢·寒热》："寒热瘰疬在于颈腋者，皆何气使生？岐伯曰：此皆鼠瘘寒热之毒气也，留于脉而不去者也。"

案二

刘某，女，39 岁，1975 年 8 月 7 日初诊。

颈部两侧和腋窝肿块4个月，加重3日。夫妻经常吵架，爱生闷气。4个月前，颈部两侧和腋窝部，发现有蚕豆大的肿块、不痛。未予重视，因受寒感冒3日，口服西药（具体不详）痊愈后，颈部两侧和腋窝肿块逐渐肿大。症见：颈部两侧、腋下各有结节5～6个，缺盆附近及胸膺部亦有结节4～5个，形如蚕豆大小，颈部包块连结，肿胀，扭项不利，按之痛甚，两腋窝部各有结节3～4个，融合成片，扪之坚硬，微有疼痛。舌稍绛，苔薄白中干，脉弦细而数。

辨证：气滞痰凝。

治法：疏肝理气，化痰散结。

处方：自拟瘰疬康加减。

太子参 20 g	猫爪草 10 g	全蝎 6 g	夏枯草 10 g
半夏 10 g	柴胡 10 g	浙贝母 15 g	海藻 20 g
昆布 10 g	瓜蒌 20 g	鹿角 20 g	

12剂，水煎，日1剂，分2次口服。

二诊（1975年8月21日）：服上方后，颈、颌部结节缩小、疼痛减轻，扭项灵活，心烦易怒亦见好转，余症如前。继服上方12剂，服法同前。同时配合针刺肩井、天容、翳风、少海、曲池五穴，每日1次。

三诊（1975年9月4日）：服上方第9剂时，心烦易怒、手足心热大减，颈部瘰疬大部分消失，仍食少，上方加石斛10g，以复脾胃之阴。12剂，服法同上。继续针刺上述五穴。

四诊（1975年9月28日）：服上方后，诸症随之消失。为了巩固疗效，依原方又进12剂，痊愈。1年后随访未见复发。

按：本案因情志不畅，肝气郁结，久而化火内燔，炼液为痰，循经上扰，流注于三阳经脉，结于颈、颌，日久延及缺盆、胸膺、腋窝等处形成肿块，加之腠理脉络欠通，气滞痰凝，治宜益气疏肝，化痰散结。自拟瘰疬康加减，加柴胡、浙贝母、海藻、昆布疏肝、消瘰、散结，瓜蒌涤痰，鹿角滋养强壮，以阳通阴，行血散结而消瘰之力益彰。加针刺肩井、天容、翳风、少海、曲池五穴，舒通经络，清火消瘰，力除痰血互结，加速清热散结之用。

案三

严某，男，42岁，1963年5月5日初诊。

颈部包块破溃1个月。症见：颈部右侧3处溃疡，直径各约2.8 cm，豆渣样絮状物充塞其间，脓水清稀。溃疡的底部及其旁侧结块累累如珠，伴腹胀，纳呆，潮热，乏力。舌淡，苔黄腻，脉细数无力。

辨证：气血两虚。

治法：益气养血，调理脾胃。

处方：自拟瘰疬康加减。

太子参 20 g	猫爪草 10 g	全蝎 6 g	夏枯草 10 g
半夏 10 g	生黄芪 30 g	当归 10 g	远志 10 g
重楼 10 g	白芍 10 g	浙贝母 6 g	生甘草 6 g

7剂，水煎，日1剂，分2次口服。配合外治法（附后方），以提脓去腐。

二诊（1963年5月12日）：服上方后，潮热退，乏力减，疮口腐肉大致脱尽，结块消散大半，仍感胃纳欠佳，腹胀。舌淡，脉虚弱。上方加麦芽20 g。7剂，水煎，日1剂，分2次口服。继续配合外治法。

三诊（1963年5月19日）：服上方后，饮食增加，精神振作，疮口趋向闭合。继予上方7剂，服法同上。继续配合外治法。

四诊（1963年5月26日）：服上方后，疮口愈合，结块消散。

按：本案为正虚邪乘所导致的气血两虚，治宜扶正祛邪，以调理脾胃为主。方选自拟瘰疬康加减，加黄芪补气、消肿排脓，当归补血化瘀，二者配合，益气健脾，补气血，可促进瘀血去，新血生。远志养心安神，重楼清热解毒、消肿，二者配合，养血敛疮，使疮肿热清肿消。白芍、浙贝母养阴，化痰、开郁散结，对消除溃疡有帮助，生甘草补气健脾、调和诸药。全方重在益气健脾胃，因脾胃健旺，气血有源，阴液自复，瘰疬消除，溃疡愈合。

案四

陈某，女，23岁，1971年5月8日初诊。

左侧颈部淋巴结肿大1年，加重10日。1年前就近诊疗，按颈淋巴结核抗痨治疗约3个月，症状变化不大，加之服药影响脾胃消化（食少、便秘），自行停药后，每当行经前后、情志不畅、劳累过度时，均感局部疼痛、肿胀加重，时有午后低热。10日前因劳累症状加重。症见：左侧颈部胸锁乳突肌前可触及约3 cm×3 cm的肿块，右侧颈部约2.2 cm×3 cm的肿块，质地坚硬，推之不动，触及疼痛，伴神倦乏力，消瘦，食少，午后低热（37.7℃），时感手脚心发热。舌淡红，苔薄白，脉沉细。

辨证：肺阴不足，痰郁火结。

治法：益肺养阴，化痰散结。

处方：自拟瘰疬康加减。

太子参 20 g	猫爪草 10 g	全蝎 6 g	夏枯草 20 g
半夏 10 g	沙参 15 g	玉竹 10 g	百合 10 g
麦冬 10 g	五味子 6 g		

7剂，水煎，日1剂，分2次口服。外涂金黄散。

二诊（1971年5月15日）：服上方后，精神振作，食欲增加，肿块缩小，疼痛、低热消失。仍按上方7剂，服法同上。外治法继续。

三诊（1971年5月22日）：服上方后，所有不舒全消，肿块消失。停用外治法。为巩固疗效，断续服上方近3个月，症状稳定，2年后随访无复发。

按：本案为肺阴不足，痰郁火结，治宜益肺养阴，消瘀散结。方选自拟瘰疬康加减，加沙参养阴清热，益胃生津、化痰。玉竹养肺阴生胃津，百合、麦冬养阴润肺，清心安神，五味子补肾宁心，益气生津。配外治法散结消肿，开结行滞直达病灶，操作方便，疗效显著。内外结合，标本同治。诸法相配，以清热、养阴、消散贯穿始终。

案五

杜某，女，23 岁，1978 年 4 月 3 日初诊。

3 年前发现颈项 5 个、两腋下各 4 个大小不等的肿块，大者如蛋黄，小者如枣，可活动，触痛不明显，面色萎黄，形体消瘦，伴午后寒热往来，乏力，食少，大便略干，小便色黄。舌红，苔少，脉弦滑细数。

辨证：痰火凝滞，气血遏阻。

治法：清热化痰，软坚散结。

处方：自拟瘰疬康加减。

太子参 20 g	猫爪草 10 g	全蝎 6 g	夏枯草 20 g
半夏 10 g	当归 9 g	赤芍 10 g	橘络 10 g
丝瓜络 10 g	浙贝母 6 g	海藻 10 g	

7 剂，水煎，日 1 剂，分 2 次口服。

二诊（1978 年 4 月 10 日）：服上方后，颈项及腋下肿块渐缩小，精神及食欲转好，寒热往来已愈，二便调。舌淡，苔白薄，脉沉而稍弦。仍以上方 14 剂，服法同上。

三诊（1978 年 4 月 24 日）：服上方后，所有包块消失，精神转佳，食欲增加，体质较前强健，二便调。舌红，苔薄白，脉沉缓。后断续服上方近 2 个月后，停药观察，1 年后随访，患者身体健康，未再复发。

按：本案属痰火凝滞，气血遏阻，治宜清热化痰，软坚散结。方选自拟瘰疬康加减，加当归和血，赤芍泻肝火而散恶血，橘络、丝瓜络通经活络，行痰利窍，浙贝母清痰化郁散结，海藻软坚消瘿瘤结核。《圣济总录》有云："瘰疬结核者，由风热毒气蕴积肝经，攻注筋脉，毒气郁而不散，故项腋之间，瘰疬结聚成核，或如梅枣核状，累累相连，其证令人乍寒乍热，头项强痛，心神烦躁，盖毒气与血气相搏，则荣卫不和使之然也。"

附方

消核散组成：水蛭 10 g，三七 10 g，樟脑 3 g。

用法：蜜调外敷，日 1 换。

小结：本病多因悲怒忧思、情志不畅，致肝郁化火，炼液为痰，痰火互结，结于颈项而成；或因肺肾阴精亏损，虚火内动，灼津为痰，痰火结聚于筋脉而发。谢老认为"无痰不成核"，治以"清火化痰，软坚散结"，方选自拟瘰疬康随症加减，每每取得良好的效果，值得后人研究借鉴。

第二节 乳房疾病篇

本篇是指女性常见的慢性乳腺疾病，与卵巢内分泌功能失调有关，亦是对女性身心危害极大的常见病，包括乳癖、乳岩、乳疬等症。

一、乳 癖

乳癖是指妇女乳房出现异常，以肿块、胀痛为主症。与现代医学的乳腺小叶增生、乳房囊性增生、乳房纤维瘤等病相类似。谢老认为，本病的发生，多与肝郁痰凝，冲任失调有关。《外科正宗》曰："乳癖乃乳中结核……多由劳虑伤脾，恼怒伤肝，气血郁结而成。"加之饱受经、带、胎、产屡伤阴血，使体内时时处于血虚状态，素有女子阴血不足为临床特点。

《黄帝内经》云："邪之所凑，其气必虚，阴虚者，阳必凑之。"因此，治疗本病以"养、调、健"为中心，自拟乳必消加减。处方：太子参 20 g，穿山甲 6 g，柴胡 6 g，当归 10 g，白芍 15 g，香附 10 g，麦芽 20 g。

加减：

（1）肝郁气滞，冲任失调者，加赤芍 10 g，全瓜蒌 20 g，木香 3 g，海带 20 g。

（2）肝郁血虚，脾失健运者，加木香 10 g，山慈菇 10 g，赤芍 10 g，橘叶 12 g。

（3）肝郁血虚，内有郁热者，加山慈菇 10 g，牡丹皮 10 g，栀子 6 g。

（4）气血亏虚，乳络失养者，加炒酸枣仁 20 g，远志 10 g，茯神 10 g，枳壳 10 g。

案一

孙某，女，32 岁，1975 年 5 月 3 日初诊。

双侧乳房触及一条索状肿物半年，状如拇指大小，不痛，每逢情志不舒、月经前后稍有增大。本次月经已干净 6 日，近 2 日肿块无明显原因突然增大，伴胀痛。触之有肿块，呈条索状，略大于鸡卵，边清晰，质地较软，表面光滑，推之可移，有压痛。舌紫，苔薄，脉弦缓。

辨证：肝郁气滞，冲任失调，血瘀痰阻。

治法：逐瘀通经，开郁化痰。

处方：自拟乳必消加减。

太子参 20 g	穿山甲 6 g	柴胡 6 g	当归 10 g
白芍 15 g	香附 10 g	麦芽 20 g	赤芍 10 g
全瓜蒌 20 g	木香 3 g	海带 20 g	

7 剂，水煎，日 1 剂，分 2 次口服。

二诊（1975 年 5 月 10 日）：服上方后，双侧乳房肿块已消大半，效不更方，继用上方 14 剂，服法同上。

三诊（1975 年 5 月 24 日）：服上方后，月经正常来潮，行经前乳房胀痛减轻。舌淡紫，苔薄，脉弦略数。仍按上方 14 剂，服法同上。

四诊（1975 年 7 月 8 日）：服上方后，双侧乳房肿块已消除。舌淡红，苔薄，脉细缓。按上方断续服药 3 个月，停药观察，2 年后随访无反复。

按：本案为肝郁气滞、冲任失调、血瘀痰阻所致。治宜逐瘀通经、开郁化痰。方选自拟乳必消加减，加赤芍清热凉血，活血祛瘀，瓜蒌清热涤痰、利气散结，木香健脾和胃。《本草纲目》云："……行肝气。凡气郁而不舒者，宜用之。"海带软坚、散结、消肿。全方以整体为本，侧重调和气血与冲任，佐以活络散结，使气血调和，冲任得养，阴平阳秘，全身症状改善，乳房肿块也随之消散。

案二

林某，女，31 岁，1973 年 3 月 5 日初诊。

右乳房结块 5 个月，伴两胁胀痛，头痛，目眩，口燥咽干，神疲食少，月经不调，乳房胀痛，肿块随喜怒等情志变化而消长。触之右乳房外上方有一肿块，大小约 2.2 cm×3 cm，质硬不坚，表面光滑，边缘清楚，活动度大，皮核不相粘连，左侧腋下未触及肿块。舌红，苔薄黄，脉弦数。

辨证：肝郁血虚，脾失健运。

治法：疏肝解郁，养血健脾。

处方：自拟乳必消加减。

太子参 20 g	穿山甲 6 g	柴胡 6 g	当归 10 g
白芍 15 g	香附 10 g	麦芽 20 g	木香 10 g
山慈菇 10 g	赤芍 10 g	橘叶 12 g	

14 剂，水煎，日 1 剂，分 2 次口服。

二诊（1973 年 3 月 19 日）：服上方后，两胁胀痛明显减轻，头痛、目眩较前好转，口燥咽干消除，精神振作，食欲、食量均有所改善，月经如期而至，乳房疼痛未作，肿块缩小至 1.2 cm×1.6 cm。效不更方，仍以上方 14 剂，服法同上。

三诊（1973 年 4 月 5 日）：服上方后，诸症悉减，肿块缩小至 0.2 cm×0.7 cm。继服上方，14 剂，服法同上。复诊时诸症皆除，乳房肿块消失，为巩固疗效，断续服药 3 个月后停药观察，2 年后随访无复发。

按：本案为肝郁血虚，脾失健运，治宜疏肝解郁，养血健脾。方选自拟乳必消加减，方中当归、芍药与柴胡同用，补肝体而助肝用，使血和则肝和，血充则肝柔。加木香与麦芽加强行气、健脾、开胃、消胀之功。山慈菇解毒，化痰散结，赤芍凉血散瘀二者相伍，活血散结之效倍增。橘叶疏肝，行气，化痰，消肿毒，疗胁痛。《本草汇言》："橘叶，疏肝、散逆气、定胁痛之药也。"诸药合用，使肝郁得疏，血虚得养，脾弱得复，气血兼顾，体用并调，肝脾同治，疗效显著。

案三

高某某，女，26 岁，1975 年 3 月 2 日初诊。

右乳房肿块 2 年，时有掣痛，平时劳累、生气均会加重。已婚 2 年未育，面色萎黄，潮热，盗汗，烦躁易怒，出汗，头痛，目涩，面颊赤、午后重，口干，月经不调，量少，时有少腹胀痛，小便黄。近情志抑郁（因其母亲于 2 周前突然病故）肿块加重。触之左侧乳房中央肿块 3.2 cm×3.3 cm，推之不移，有压痛感，表面平滑。舌红、苔薄黄，脉弦虚弱。

辨证：肝郁血虚，内有郁热。

治法：养血健脾，疏肝清热。

处方：自拟乳必消加减。

太子参 20 g	穿山甲 6 g	柴胡 6 g	当归 10 g
白芍 15 g	香附 10 g	麦芽 20 g	山慈菇 10 g
牡丹皮 10 g	栀子 6 g		

14 剂，水煎，日 1 剂，分 2 次口服。

二诊（1975 年 3 月 16 日）：服上方后，乳部结块缩小，推之能移，自觉掣痛感消失，精神振作，情志转舒，面色稍显润泽，潮热、盗汗未作，烦躁易怒减轻，出汗减少，口干、头痛、目涩减轻，午后面颊赤消失，月经如期而至，量可，无少腹胀痛，小便转淡。舌淡红，苔薄白，脉细有力。按上方加炒僵蚕 14 剂，服法同上。

三诊（1975 年 3 月 30 日）：服上方后，乳部结块消失，无烦躁易怒、出汗、口干、头痛、目涩，别无不适。舌淡红，苔薄白，脉静有力。按二诊方 14 剂，服法同上。

四诊（1975 年 4 月 13 日）：服上方后，疾已痊愈，为巩固疗效，仍按二诊方断续服药，症状稳定，停药观察，1 年后随访无复发。

按：本案为肝郁血虚，内有郁热，因肝郁化火而伤阴。《疡医大全》有云："多由思虑伤脾，恼怒伤肝，郁结而成。"结婚 2 年未孕，压力过大，加之情志刺激，忧郁不解，气机阻滞，郁久化火，炼液为痰，最终气滞、痰凝、血瘀而成乳房肿块，治宜养血健脾，疏肝清热，方选自拟乳必消加减。加山慈菇清热解毒，化痰散结。牡丹皮清热凉血，活血化瘀。《本草经疏》云："牡丹皮，其味苦而微辛，其气寒而无毒，辛以散结聚，苦寒除血热，入血分，凉血热之要药也。"栀子泻火除烦，清热利湿，凉血解毒。《本草经疏》："栀子，清少阴之热，则五内邪气自去，胃中热气亦除。"全身气机调畅，经络通调，竟获速效。

案四

王某，女，50 岁，1968 年 5 月 3 日初诊。

左乳肿块 1 年，就近诊疗，未获疗效。平时脾胃不好，食少，便秘，失眠，精神萎靡，时有掣痛波及胁下，盗汗。触之左乳上侧肿块如鸡卵大，推之不移，按之无压痛，表面平滑。舌淡，苔薄白，脉濡细。

辨证：气血亏虚，乳络失养。

治法：益气养血，通络消瘀。

处方：自拟乳必消加减。

太子参 20 g	穿山甲 6 g	柴胡 6 g	当归 10 g
白芍 15 g	香附 10 g	麦芽 20 g	炒酸枣仁 20 g
远志 10 g	茯神 10 g	枳壳 10 g	

14 剂，水煎，日 1 剂，分 2 次口服。

二诊（1968 年 5 月 17 日）：服上方后，肿块缩小至桂圆大，睡眠好，精神大振，食量增加，大便通顺，日 1 次，掣痛、盗汗未作。舌淡红，苔白腻，脉细稍有力。14 剂，服法同上。

三诊（1968 年 6 月 3 日）：服上方后，肿块消除，按上方加白蔻花 3 g。14 剂，服法同上。复诊时为巩固疗效，又断续服药近 3 个月后，停药观察。半年后随访一切正常，无不适。

按：本案为气血亏虚，乳络失养所致，治宜益气养血，通络消瘀，方选自拟乳必消加减。加炒酸枣仁养肝，宁心，安神，敛汗，疗虚烦不眠。《本草汇言》：“敛气安神……荣筋养髓，和胃运脾。”远志安神益智、祛痰消肿。用于失眠多梦，乳房肿痛。《本草再新》：“行气散郁，并善豁痰。”茯神宁心，安神，疗健忘。《本草再新》：“治心虚气短，健脾利湿。”枳壳理气、行滞。《开宝本草》：“……散留结胸膈痰滞，逐水，消胀满……安胃。”气血调和，周身症状好转，肿块也随之逐渐消散。《丹溪心法》：“气血冲和，万病不生，一有怫郁，诸病生焉。”

小结：谢老认为，本病与冲任失调，经络阻滞相关。女性因压力过大、缺乏休息、情绪烦躁、生育流产等，伤及冲任，肝血不足，肾阴亏虚，冲任失调，经络阻隔，气血凝滞，日久成癖。治疗提出以“养、调、健”为中心。“养”即是养肝血，因肝为风木之脏，以血为本，以气为用，体阴而用阳。主疏泄，对气机疏通、畅达和升发起到重要的作用。“调”是用养血通络之法调理冲任。因乳癖患者皆有不同程度的气血瘀滞，治疗时须注重益气养血、调理冲任，侧重在扶正固本上。“健”即是用健脾胃的方法补益气血，“脾胃为后天之本，气血生化之源”。因此，气血充足，经络无阻，按法施治，均能获得疗效，也给后人研究乳腺疾病提供了新的思路。

二、乳岩

乳岩是女性常见肿瘤之一，现代医学称为乳腺癌。《妇人大全良方》称“乳岩”。此外，还被称为“乳癌”“奶岩”“石奶”“翻花石榴发”“乳石”等。元代朱震亨《丹溪心法》卷五中指出：“忧怒郁闷，昕夕积累，脾气消阻，肝气横逆，遂成隐核，……若于始生之际，便能消释病根，使心清神安，然后施之治法，亦有可安之理。”谢老认为，情志不遂致肝失疏泄，气机不畅，肝气犯胃，运化失职，内生顽痰，阻滞经络，以生癌瘤。其成因与痰、瘀、毒有关。治宜益气养肝、行气、化瘀散结，方选自拟乳癌停加减。处方：西洋参 20 g，当归 10 g，穿山甲 6 g，柴胡 6 g。

加减：

（1）气虚血瘀，痰湿阻滞者，加蜈蚣 3 条，炒酸枣仁 30 g，青陈皮各 6 g，白蔻花 5 g。

（2）毒热炽盛，痰火交结者，加葛根 30 g，黄芩 10 g，半夏 10 g，羌活 10 g，白芷 10 g，防风 10 g，漏芦 15 g，瓜蒌皮 20 g。

（3）肝郁脾虚，气结痰凝，日久化热，经络阻塞，气血瘀滞者，加橘叶 10 g，全瓜蒌 30 g，蒲公英 15 g，皂角刺 10 g，蜂房 10 g，砂仁 6 g。

案一

陈某，女，48 岁，1976 年 9 月 3 日初诊。

左乳肿块2年，加重1个月。初如枣核大，无任何症状，以后渐增，第2年大如枣。最近与儿媳争吵，自认为是生闷气致肿块增大较速，约1个月就大如核桃，按之凹凸不平，时时掣痛，夜间尤甚，去医院肿瘤科经检查，确诊为乳腺癌。症见：面色萎黄，触之左乳晕上侧有一鸡卵大肿块，坚硬、按之疼痛，表面粗糙，推之不移，左腋下有大小不等如玉米粒大的核状物5个，闭经3年，食欲减退，夜不能寐，精神困顿。舌淡暗，苔黄腻，脉弦细。

辨证：气虚血瘀，痰湿阻滞。

治法：益气活血，疏肝散结。

处方：自拟乳癌停加减。

西洋参20g　当归10g　穿山甲6g　软柴胡6g
蜈蚣3条　炒酸枣仁30g　青皮6g　陈皮6g
白蔻花5g
7剂，水煎，日1剂，分2次口服。配合外治法：瘤必消（附后）。

二诊（1976年9月10日）：服上方后，食量较前改善，失眠、掣痛程度减轻，触之肿块变软，腋下结核缩小，服药得效，原方加川贝母6g，14剂，服法同上。外治法继续。

三诊（1976年9月24日）：服上方后，夜能安寐，触之乳部肿块推之能移，按之微有疼痛，四周形状缩小。舌淡红，苔薄黄，脉濡细。腋下结核消失过半，精神尚可，仍按二诊方14剂。服法同上，外治法继续。

四诊（1976年10月9日）：服上方后，局部肿块平塌，如银元之厚，患处内部发痒，别无异常，仍按二诊方续服14剂，外治法继续。

五诊（1976年10月25日）：服上方后，局部肿块继续缩小，无自觉症状，仍以二诊原方继服，外用同上。至来年2月2日来诊，叙述已痊愈，经局部检查，肿块消失，为避免复发，又坚持用药近5个月，停药观察，2年后随访，病情稳定，无反复。

按：本案历经二载，初不觉，然症日益变化，因气滞加速病情发展，经专科确诊（当时病理切片诊断为乳腺癌）为乳岩后，情志更为抑郁，致肿块加速增大，脉证相参，以益气活血、疏肝散结，方选自拟乳癌停加减，配合外治法。二诊时，脉转濡细，肝得条达，胃气得复，为本病治疗打下良好的基础，从固正祛邪，前后历时5个月，沉疴毒癌霍然而愈，且远期疗效好，未见复发。

附方

瘤必消组成（谢老自拟方）：荜茇30 g，蜈蚣15条，干姜30 g，麝香3 g。

制法：研细粉备用。

用法：取高度温白酒和成面饼敷贴局部，可反复使用，保暖持续30分钟，日2次，7日为1个疗程。

案二

张某某，女，65岁，1976年5月3日初诊。

左乳房有血性胬肉及渗血、渗液，疼痛，加重2周。意识清楚，精神倦怠，少气懒言，面色无华，口干，纳少，畏寒，喜热饮，寐欠安，大便稀溏，小便调。左乳房局部红、肿、热、痛，如石榴翻花，胬肉累生，疼痛波及左肩背，活动受限，皮肤红肿，触之板硬如革。舌胖大，质偏暗，苔白布之不均、少津，脉弦滑数。

辨证：毒热炽盛，痰火交结。

治法：辛散解毒，清热散结。

处方：自拟乳癌停加减。

西洋参20 g	当归10 g	穿山甲6 g	软柴胡6 g
葛根30 g	黄芩10 g	半夏10 g	羌活10 g
白芷10 g	漏芦15 g	瓜蒌皮20 g	

7剂，水煎，日1剂，分2次口服。加三七粉外用。

二诊（1976年5月10日）：服上方后，头目清利，乳房血性胬肉及渗血、渗液明显减少，左乳房局部红肿、疼痛减轻，仍以上方加炒山药30g，14剂，服法同上。三七粉外用。

三诊（1976年5月24日）：服上方后，病势大减，精神悦，面色润泽，乳房血性胬肉及渗血、渗液消失，左肩臂活动自如，肿胀消失，已无疼痛，且左乳房局部红肿大为消减，触痛。按二诊方加重楼20g，嘱将犀黄丸用醋调糊外涂左乳房疼痛处，以加强疗效。14剂，2日1剂，日1次，以巩固。2个月后，患者病情稳定，生活质量大为改善。

按：本案患者年高，病久体弱，乏力懒言，纳差，便溏，畏寒，喜热饮，面色少华等，细察其虽倦怠但目光有神，懒言但声音洪亮，且2年来消瘦不显，更有乳房局部呈石榴翻花样变，伴红、肿、热、痛，舌脉也支持热毒炽盛、耗气伤津之象，契合“大实有羸状”的真实假虚之象，施治不能一味扶正。辨证要注意正邪势力的对比，参合经络定位辨证。乳房局部邪实考虑为火热毒结于经络、痰聚乳房不散所致。乳房疾病为肝经所过，肝失调畅，冲任不和。而足阳明胃多气多血，其经络有热则血分必瘀，故应辛散阳明、直清气分邪热，胆为“中精之腑”，肝强胆壮，泻胆即可清肝，加辛散清解三经邪热，恰切病机。方中半夏、葛根直中阳明，柴胡、黄芩专入少阳，羌活、白芷归太阳，漏芦、瓜蒌皮软坚散结，泻热解毒，兼有疏理乳络之功，山药收敛脾阴，使真阴足而潜阳平虚。配合外用三七粉、犀黄丸，内外兼治，共奏祛邪抗癌之功。

案三

张某，女，31岁，1976年3月3日初诊。

左乳房外侧有一肿物半年，加重2周。娘家母亲曾患乳腺癌病故，情志更加不畅。3个孩子，生活压力大，爱人喜食烟、酒。半年前因与爱人生闷气，发现左乳房肿块如中指头大小，不痛不痒，未在意。2周前又因与爱人打架生气后，左乳原肿物处红肿疼痛，肿势逐渐增大，伴有发热，就近诊疗，按乳痈服中药7剂无效，继去肿瘤医院住院治疗，诊为良性瘤，穿刺病理报告为浸润性导管癌。住院后经用放疗、抗生素等治疗2周，发热已退，肿块未见缩小。症见：左乳房红肿微痛，不发热，食欲欠佳，情志不畅，触之左乳房外侧肿硬，皮色暗红，大小 12 cm×12 cm，按之微感疼痛。舌红，苔薄黄，脉细数。

辨证：肝郁脾虚，气结痰凝，日久化热，经络阻塞，气血瘀滞。

治法：疏肝解郁，活血祛痰。

处方：自拟乳癌停加减。

西洋参 20 g	当归 10 g	穿山甲 6 g	软柴胡 6 g
橘叶 10 g	全瓜蒌 30 g	蒲公英 15 g	皂角刺 10 g
蜂房 10 g	砂仁 6 g		

7 剂，水煎服，日 1 剂，分 2 次口服。嘱犀黄丸 3 g，日服 2 次。

二诊（1976 年 3 月 10 日）：服上方后，乳房肿物缩小 1/4，饮食好转。舌淡红、苔薄白，脉沉细缓，已获效，按上方 14 剂，服法同上。犀黄丸续服。

三诊（1976 年 3 月 24 日）：服上方后，乳房肿块缩小，只有 0.2 cm×0.1 cm。舌淡，苔薄白，脉沉细，仍以上方 14 剂。服法同上，犀黄丸续服。后以上方断续服药近 4 个月，后症状消失，停药观察，犀黄丸续服。3 年后随访，病情无复发。

按：本案为肝脾两伤、气瘀痰浊而致。如《外科正宗》云："又忧郁伤肝，思虑伤脾，积想在心，所愿不得志者，致经络痞涩，聚结成核。"因日久化热，故乳房红肿。方中加橘叶，苦降辛散，疏肝行气；瓜蒌，化痰散结；当归、皂角刺，活血化瘀，消肿通络；蒲公英，清热解毒；西洋参、砂仁，醒脾开胃；蜂房，味苦、咸、微甘，《别录》中记载蜂房能"治恶疽"，《验方新编》的乳癌散（炙蜂房、苦楝子、雄鼠粪），亦以蜂房为主药。犀黄丸具有清热解毒、活血化瘀之功，是治疗乳癌的良药，共服药 70 余剂，乳房肿块由原来的 12 cm×12 cm，缩小到 0.2 cm×0.1 cm，为巩固疗效，又续服 4 个月，效果显著。

小结：乳腺癌是临床常见的恶性肿瘤之一，尤其是威胁女性健康和生命的最常见恶性肿瘤。从谢老治疗案例中可以看出，虚、痰、瘀、湿、热毒等是导致乳腺癌的基本条件，而肝郁脾虚、气滞血瘀、痰湿癌毒内聚为基本病机。薛己《女科撮要》中云："乳岩属肝脾二脏郁怒，气血亏损。"加之女性因生理因素导致耗血较多，乳房失养，无力抗邪，成为发生病变的基础。因此，治疗以疏肝解郁、化痰散结、活血消瘀、解毒等，灵活加减，达到祛邪以扶正，内外结合，效果显著。

三、乳疬

乳疬是指在乳晕部一侧或两侧出现疼痛性结块的疾病，类似西医的乳房异常发育症。乳疬好发于10岁以下的女孩，特点是单侧或双侧乳房增大，乳晕中央有扁圆形肿块，质地中等或坚韧偏硬，边界清楚，活动性好，推之可移，有轻触痛。谢老认为，乳疬多因肾阴不足，相火过旺，煎熬津液为痰，痰凝气滞，血运不畅，致痰火瘀结而成。或脾虚湿困，痰湿内蕴，气滞血瘀，气郁化火，痰火瘀结。该病为有形实邪既成，内蕴形体，阻碍气血津液运行。《不居集·块痰》所说："凡身上有块，不痒不痛，或作麻木，乃败痰失道，宜随处用药消之。"治疗主张以祛邪为要，重视泻火化痰，化瘀散结，随兼症加减。方选自拟加减乳疬消，处方：太子参10g，穿山甲6g，夏枯草15g，浙贝母6g，生麦芽15g。

加减：

（1）肾阴不足，热毒炽盛者，加路路通10g，山楂15g，白芷7g，瓜蒌10g，连翘10g。

（2）脾虚肝郁，痰瘀互结者，加炒酸枣仁15g，柴胡10g，制香附10g，郁金10g，青皮6g，广木香5g。

案一

赖某，女，9岁，1976年3月5日初诊。

左侧乳房反复胀痛4个月，加重2日。平时喜食辛辣重味，争强好胜，当情志不畅时会出现乳房疼痛明显。近因期末考试成绩下降，突感乳房疼痛有增。症见：乳房疼痛，胸闷，烦躁易怒，口苦，咽干，渴喜冷饮，夜寐汗出，纳可，小便色赤，大便 2 ～ 3 日一行，质干硬。舌红，苔黄腻，脉弦滑细数。左乳晕后方可触及一大小约 2 cm×3 cm 的肿块，质地坚硬，推之可移，按之疼痛。

辨证：肾阴不足，热毒炽盛。

治法：清热滋阴，泻火解毒。

处方：自拟乳疠消加减。

太子参 10 g	穿山甲 6 g	夏枯草 15 g	浙贝母 6 g
生麦芽 15 g	路路通 10 g	山楂 15 g	白芷 7 g
瓜蒌 10 g	连翘 10 g		

7 剂，水煎，日 1 剂，分 2 次口服。

二诊（1976 年 3 月 12 日）：服上方后，乳房疼痛减轻，时有胀痛，胸闷改善，盗汗减轻，面无红赤，口津增多，小便颜色正常，大便顺畅。舌淡红，苔腻微黄，脉弦滑细，触诊乳房肿块缩小。按上方去连翘加山茱萸 14 剂，服法同前。

三诊（1976 年 3 月 26 日）：服上方后，诸症大为改善，舌脉同前，触诊乳房肿块较前诊更明显，守上方续服 14 剂，2 日 1 剂，日 1 次，服法同上。

四诊（1976 年 4 月 24 日）：服上方后，诸症已愈，舌淡红，苔薄白，脉弦稍滑，触诊乳房肿块消失。为巩固疗效，仍按上方断续服药，14 剂，服法同三诊，日 1 次。又坚持服药 3 个月后，停药观察，1 年后随访无复发。

按：本案为肾阴不足，热毒炽盛，治宜清热滋阴，泻火解毒，方选自拟乳疠消加减。初诊热毒炽盛，在清热滋阴，化痰祛瘀的同时重用清热解毒。二诊时，热毒已解，故去连翘、加山茱萸增强滋阴补肾、疏肝行气之力，使水火相济，木郁得开，土运得健，则痰火可除。三诊时，诸症大为改善，乳疬仍在，因有形实邪需缓攻慢消，不可过用，改服药方法为隔日1剂。四诊时，乳疬已除，为巩固疗效，断续服药近3个月后，停药观察，后随访一切正常。

案二

田某某，女，22岁，1969年2月3日初诊。

乳房肿块伴疼痛2个月。症见：左侧乳房肿块，疼痛，无分泌物，左侧乳晕下方可触及一大小约2 cm×1 cm的扁圆形肿块，质韧硬，边界清楚，与皮肤及深部组织不粘连，压痛明显，无红肿及分泌物。入睡困难，纳食佳，尤喜荤食，大便偏干。舌尖红，苔薄黄，脉弦细。

辨证：脾虚肝郁，痰瘀互结。

治法：疏肝理气，活血散结。

处方：自拟乳疬消加减。

太子参 10 g	穿山甲 6 g	夏枯草 15 g	浙贝母 6 g
生麦芽 15 g	炒酸枣仁 15 g	柴胡 10 g	制香附 10 g
郁金 10 g	青皮 6 g	广木香 5 g	

7剂，水煎服，日1剂，分2次口服。

二诊（1969年2月9日）：服上方后，乳房肿块略缩小，疼痛减轻，能食，二便调，眠安，舌、脉同前。按上方去木香，加夏枯草15 g。14剂，服法同上。

三诊（1969年2月23日）：服上方后，乳房肿块缩小明显，舌淡红，苔白，脉弦滑。触之左侧乳房肿块大小约0.1 cm×0.3 cm。仍按上方14剂，2日1剂，日1次，以巩固疗效。3个月后，乳房肿块消失，2年后随访，未见复发。

按：本案为脾胃素弱，消化机能受损，“胃不和则卧不安”，宿食内积，痰热内生，扰动清窍，则难以入眠，脾气乖戾，心胸狭隘，每易动怒，肝气郁结，肝失条达，故脉弦。“乳房属胃，乳络属肝”，痰气交阻，闭阻乳络，脉络不通，血流不畅而成瘀。所结之块，肿痛无分泌物，实为气、痰、瘀凝滞所致。治宜疏肝理气，活血散结，方选自拟乳疠消加减，效果理想。

第三节 皮肤疾病篇

皮肤，作为人体的第一道生理防线和最大的器官，时刻参与着机体的功能活动，维持着机体和自然环境的对立统一，皮肤的生理功能受到损害，则会引起皮肤病。谢老擅长治疗的有蛇串疮、银屑病、瘾疹。

一、蛇串疮

蛇串疮又名缠腰火丹、串腰龙、蛇丹、火丹、蜘蛛丹等。心主血脉，五行属火，火毒炽盛，燔灼肌肤，表现为疼痛及疮疡。《黄帝内经》有“诸痛痒疮，皆属于心”的论述。肝在五行属木，通于春气，主疏泄，喜条达而恶抑郁。春季木气升发，肝气也随之升发，肝气逆乱导致肝的病变多形成风病。“风善行而数变，易袭阳位”，肌肤属阳，故复感湿热毒邪后发于肌肤，形成疱疹。情志抑郁影响气机的通畅，肝疏泄不及，从而导致肝气郁结。肝主疏泄是人体气机调畅的关键所在。脾胃的升降运化需要肝的疏泄正常，肝气不疏，以致脾失健运，水停内聚，日久郁而化热，熏蒸肌肤发为疱疹。治宜调畅气机，清利肝胆，辅以解毒止痛，自拟火丹康加减。处方：太子参 20 g，黄芩 10 g，板蓝根 15 g，金银花 15 g，生地黄 10 g，赤芍 10 g，栀子 6 g，龙胆 10 g，炙甘草 6 g。

加减：

（1）肝郁脾虚，气血两虚者，加炒酸枣仁 15 g，制远志 15 g，茯神 15 g，夏枯草 15 g。

（2）肝胆湿热，郁久化火者，加柴胡10 g，黄芩10 g，牡丹皮10 g，枳壳10 g，三七粉3 g（冲服）。

（3）正虚邪实，湿热郁滞者，加柴胡6 g，枸杞子15 g，玉米须20 g。

案一

杨某，男，23岁，1976年5月5日初诊。

伏案熬夜劳作1周，次日晨起感到左侧颈部疼痛，呈灼痛样，轻触皮肤，则感到针扎样刺痛难忍，后逐渐出现颈部大片淡红色斑疹，密集覆盖着大量白色小水疱，皮肤红斑处有灼热、刺痛感，皮肤轻触痛甚。就近诊疗，有所好转（用药不详）。7日后，水疱中水量减少，个别水疱有结痂，但疼痛仍明显。症见：左侧颈部大片淡红色斑疹，约3 cm×5 cm，上面分散可见簇集状水疱，色白，少数有结痂，皮肤红斑处仍有灼热、刺痛感，轻触皮肤，则感到针扎样刺痛难忍，伴胸闷、心悸，活动后加重，四肢软弱、乏力，腹胀，饮食欠佳，头昏、头痛，两胁胀痛，精神萎靡，睡眠差，多梦易醒。舌淡红，苔薄白，脉浮细弱。

辨证：肝郁脾虚，气血两虚。

治法：清热透疹，疏肝健脾，补气养血。

处方：自拟火丹康加减。

太子参20 g	黄芩10 g	板蓝根15 g	金银花15 g
生地黄10 g	赤芍10 g	栀子6 g	龙胆10 g
炙甘草6 g	炒酸枣仁15 g	制远志15 g	茯神15 g
夏枯草15 g			

7剂，水煎，日1剂，分2次口服。竹旦汤外用（方附后）。

二诊（1976年5月12日）：服上方后，颈部水疱全部结痂，留下大小约1.5 cm×2.5 cm的色素沉着带，表面皮肤无明显疼痛，触之无刺痛感，胸闷、情志、睡眠较前好转，腹部已无饱胀感，食欲可，但易有饥饿感，仍感心悸，活动后有气促，感腰膝部酸软胀痛，小便量多、频。舌淡红，苔薄白，脉细无力。按上方加黄芪 30 g。7 剂，服法同上。继续竹旦汤外用。

三诊（1976 年 5 月 19 日）：服上方后，患者已无皮肤疼痛感，睡眠、胸闷、情志、纳眠较前明显好转，无心悸、气促。停药观察。

按： 此案属肝郁脾虚，气血两虚，治宜清热透疹，疏肝健脾，补气养血，方选自拟火丹康加减。夜间为五脏六腑之精气休养生长之时，阳气藏，阴气长，阳入于阴，阴中有阳，则阴阳调和。因夜间伏案劳作，脏腑不能休养，阳不入阴，使阴不能生，阳气外泄，则阴阳失衡。《黄帝内经》云："人卧则血归于肝。"肝不藏血，影响精神、情志。自拟方加夏枯草除肝经郁热，炒酸枣仁、制远志、茯神宁心安神，使形神先俱，睡眠改善，黄芪补元气，气足则血自生，达气血双补之功。《脾胃论》云："气乃神之主，精乃气之子，气者精神之根蒂也。"配合外治，使药物直达病所，取效甚捷。

案二

王某，女，36 岁，1971 年 3 月 2 日初诊。

腰部烧灼样疼痛 4 日。症见：右侧腰部烧灼样疼痛、呈放射性，疼痛处皮色略红，有个别皮疹形成，周身乏力，口苦，纳差，寐安，小便色黄，大便秘。舌体瘦，质暗红，苔薄黄，脉细弦。

辨证：肝胆湿热，瘀久化火。

治法：清肝泻火，化瘀止痛。

处方：自拟火丹康加减。

太子参 20 g	黄芩 10 g	板蓝根 15 g	金银花 15 g
生地黄 10 g	赤芍 10 g	栀子 6 g	龙胆 10 g
炙甘草 6 g	柴胡 10 g	牡丹皮 10 g	枳壳 10 g
三七粉 3 g（冲服）			

3 剂，水煎，日 1 剂，分 2 次口服。配合竹旦汤外用。

二诊（1971 年 3 月 6 日）：服上方后，烧灼样疼痛逐渐好转，右侧腰部微有疼痛，疹出明显，皮色较前明显变浅，大便顺畅。舌暗红，苔白，脉细略弦。按上方加紫花地丁 20 g，3 剂，服法同上。竹旦汤外用。

二诊（1971 年 3 月 11 日）：服上方后，疹退痛消。舌红，苔腻，脉细略弦，按二诊方 3 剂，竹旦汤外用，以巩固疗效。前后共服药 9 剂，病愈。

按：此案为肝胆湿热，瘀久化火，治宜清肝泻火，化瘀止痛，方选自拟火丹康加减。方中龙胆、柴胡泻厥阴、少阳之热，黄芩清肺，生地黄养血而补肝，牡丹皮清热凉血、活血化瘀，专退虚热，枳壳理气宽中、行滞消胀，三七粉止血、散瘀、定痛。全方具有清泻肝胆湿热，活血化瘀之功。结合外用直达病所，促使病情早愈。

案三

柯某，女，37 岁，1976 年 2 月 6 日初诊。

腰部疼痛 5 日，散在性疱疹，时有疼痛，大便偏硬，夜寐欠安，口渴。舌红，苔薄黄，脉细弦。原患慢性肾炎 1 年。

辨证：正虚邪实，湿热郁滞。

治法：扶正祛邪，清热除湿。

处方：自拟火丹康加减。

太子参 30 g	黄芩 10 g	板蓝根 15 g	金银花 15 g
生地黄 10 g	赤芍 10 g	焦栀子 6 g	龙胆 10 g
炙甘草 6 g	软柴胡 6 g	枸杞子 15 g	玉米须 20 g

3 剂，水煎，日 1 剂，分 2 次口服。竹旦汤外用。

二诊（1976 年 2 月 9 日）：服上方后，腰部疱疹大部分已结痂，但疼痛依然。舌红，苔薄，脉细弦。按上方 3 剂，服法同上。竹旦汤外用。

三诊（1976 年 2 月 12 日）：服上方后，腰部疱疹结痂，疼痛亦较前改善。药既中病，效不更方，前方续用 3 剂。竹旦汤外用。

四诊（1976 年 2 月 15 日）：服上方后，疱疹痊愈，原慢性肾炎继以健脾益肾，佐以养血和络之法为主，先后治疗近半年亦痊愈。

按：本案因患慢性肾炎，属正虚邪实，湿热郁滞，治以扶正祛邪，清热除湿，方选自拟火丹康加减。方中加大太子参用量，以益气健脾，生津润肺，使去邪不伤正，枸杞子滋养阴血，以防祛邪太过，玉米须健脾利水湿。四诊时，患者蛇串疮基本痊愈，仍需治疗慢性肾炎为要，故以健脾益肾为主，先后调理近半年原发病已愈。因此，临证治病，当把握标本缓急，急则治标，缓则治本，方能标本兼治，顽疾可愈。

附方

竹旦汤组成：竹叶 15 g，鸡蛋 1 个。

方法：竹叶浸泡后大火滚开 3 分钟，小火 2 分钟，倒出药液待凉后，加鸡蛋清混匀，用棉签外擦，日数次。

小结：本病为皮肤科临床常见的皮肤病，以成簇水疱沿身体一侧呈带状分布，排列宛如蛇行，而且疼痛剧烈为特点。早期无疱疹时，常被漏诊。治疗以减轻皮肤的局部病变，减少疼痛后遗症的发生为目的。谢老认为，本病的发生多因肝脾内蕴湿热，兼感邪毒，蕴结于皮肤而成。采用内外合治，内服中药清热、解毒、利湿，竹旦汤外用，有清热、祛湿、透表的作用，并能减轻疼痛、炎症渗出，极大地缩短治愈时间，提高治愈率，愈后少有后遗症，很少复发，值得临床推广。

二、银屑病

银屑病是一种病因不明且易复发、难根治的慢性炎症性皮肤病，以蜡样鳞屑、瘙痒难耐、抓之有薄膜及露滴状出血为特征。谢老认为，银屑病的发病原因虽繁杂，但总不外乎是内外两个方面。内因在于人体自身的情绪变化，作用于内脏，加之饮食失调，生热、生湿、生痰。外因在于外邪侵袭，加上自身免疫力低下，从而产生了银屑病。特收集到谢老治疗寻常型银屑病数案，从血热内蕴、脾胃不和、湿热夹表邪、脾肾阳虚等证型，来探讨其发病原因及机制。自拟银屑饮。处方：水牛角 30 g，生地黄 15 g，牡丹皮 10 g，赤芍 10 g。

加减：

（1）血热内蕴者，加莪术 10 g，地骨皮 10 g，槐米 20 g，徐长卿 15 g，白僵蚕 10 g，蒺藜 10 g，土茯苓 30 g，乌梅 15 g，当归 15 g，甘草 6 g。

（2）脾胃不和，肠胃湿热者，加竹茹 15 g，莱菔子 10 g，丹参 20 g，白鲜皮 10 g，连翘 30 g，芦根 10 g，白茅根 10 g。

（3）湿热夹表邪未解，脾肾阳虚者，加红参 10 g，干姜 6 g，炒白术 10 g，炙甘草 6 g，附子 20 g（先煎），生姜 10 g，杏仁 10 g。

（4）湿热蕴结者，加防风 10 g，蝉蜕 10 g，太子参 20 g，土茯苓 20 g，白鲜皮 20 g，乌梢蛇 15 g，黄连 6 g。

（5）血热风燥者，加蝉蜕 10 g，乌梢蛇 10 g，太子参 10 g，全蝎 5 g。

案一

邓某，男，39 岁，1975 年 5 月 3 日初诊。

四肢皮肤红斑、脱屑、瘙痒、肘关节轻微疼痛 2 个月。症见：四肢皮肤红斑，上覆白色鳞屑，皮肤瘙痒，尤以肘关节明显，且轻微疼痛。舌红，苔黄，脉数。曾涂擦激素类软膏无效，且越涂白屑越多。平素嗜食腥荤，喜好酒、烟。

辨证：血热内蕴。

治法：清热凉血，散血解毒。

处方：自拟银屑饮加减。

水牛角 30 g	生地黄 15 g	牡丹皮 10 g	赤芍 10 g
莪术 10 g	地骨皮 10 g	槐米 20 g	徐长卿 15 g
白僵蚕 10 g	蒺藜 10 g	土茯苓 30 g	乌梅 15 g
当归 15 g	甘草 6 g		

14 剂，水煎，日 1 剂，分 2 次口服。配合外洗方：自拟皮康洗液，处方附后。

二诊（1975年5月17日）：服上方后，皮肤脱屑减少，关节轻微疼痛，精神好转。舌红，苔薄黄，脉弦。上方加乌梢蛇20g，14剂，服法同上。外洗继续。

三诊（1975年6月2日）：服上方后，皮肤鳞屑、瘙痒，关节疼痛症状均消失。舌红，苔白，脉沉。按二诊方去水牛角、牡丹皮，加红花10g，14剂，服法同上。后因天热，停内服药，改成外洗药2日1剂，以巩固疗效。至秋冬复以口服中药调理，坚持近3年，嘱患者在换季时，更要坚持用药，以防复发。3年后随访，病情未再反复。

按：本案为寻常型银屑病，并有向关节型转化的趋势，因血热内蕴，治以清热凉血，散血解毒，方选自拟银屑饮加减。方中水牛角凉血清心，解热毒，生地黄凉血滋阴生津，助水牛角清热凉血止血，且能复已失之阴血，赤芍、牡丹皮清热凉血、活血散瘀、化斑。凉血与活血散瘀并用，使热清血宁而无耗血动血之虑，凉血止血又无冰伏留瘀之弊，以达到清热凉血之效。

案二

张某，女，11岁，1972年6月6日初诊。

小腿、左背部、腰部、头部脱屑1年。症见：双侧小腿外侧各有一块红色皮损，约馒头大小，奇痒、皮肤增厚、纹理加深相互交错，表面干燥粗糙，有少许灰白色鳞屑、呈苔藓样变。汗多，自幼易起湿疹，食可，大便2～3日1次。舌暗红，苔白根厚，脉涩。

辨证：脾胃不和，肠胃湿热。

治法：健脾和胃，清热利湿，止痒。

处方：方以自拟银屑饮加减。

水牛角20g	生地黄15g	牡丹皮10g	赤芍10g
竹茹15g	莱菔子10g	丹参20g	白鲜皮10g
连翘30g	芦根10g	白茅根10g	

14剂，水煎，日1剂，分2次口服。配外洗药，2日1剂，药浴。

二诊（1972 年 6 月 20 日）：服上方后，皮损脱屑已无，患部面积亦未增大，有新生皮肤岛出现，大便顺畅，日一行，舌暗红，苔薄白，脉涩。按上方 14 剂，服法同上。外洗药继续。

三诊（1972 年 7 月 5 日）：服上方后，皮损处有新脱屑产生，白天偶尔发痒，大便日一行，舌暗红，苔白根厚。原方继服，外洗药继续使用。此后每 2 周复诊，均以上方为基础增减药物，内服与外洗并用。

四诊（1972 年 12 月 6 日）：服上方加减近半年后，所有皮损处已痊愈，剩余少量色素沉着，无瘙痒，大便日一行，舌暗，苔略白。嘱：可停服中药观察 2 个月，若皮损处出现不适感，可用原方煎汤口服，且续用外洗药。

按：本案为脾胃不和，肠胃湿热，治以健脾和胃，清热利湿，止痒，方以自拟银屑饮加减内服，天热时配以外洗药，二诊时已出现新生皮肤，即是对药效的证明。采取标本兼顾，注重整体治疗，坚持换季调理，体现了“天人相应”的思想，颇具巧思，且疗效显著。

案三

邓某，女，37 岁，1976 年 1 月 4 日初诊。

全身散在皮疹、脱屑、瘙痒 6 年，加重 1 个月。6 年前无明显诱因出现全身散在红色皮疹、脱屑、瘙痒。多家医院诊治，疗效甚微。近 1 个月皮疹加重，躯干四肢出现皮疹，瘙痒严重，大量脱屑，无渗液，寒冷时为甚，伴咳嗽 2 日，白天为甚，痰黄量少，大便溏，2 日 1 次，黏滞不爽，喜热饮，恶食寒凉食物，怕冷，口干、口苦。舌淡红，苔黄腻，脉双尺浮弦。症见：躯干、四肢大片红色斑疹，上覆盖白色斑片状鳞屑。

辨证：湿热蕴肤兼表邪未解，脾肾阳虚。

治法：疏风解表，清利湿热，温补脾肾。

处方：自拟银屑饮加减。

水牛角 20 g	生地黄 15 g	牡丹皮 10 g	赤芍 10 g
红参 10 g	干姜 6 g	炒白术 10 g	炙甘草 6 g
附子 20 g（先煎）	生姜 10 g	杏仁 10 g	

7 剂，水煎服，日 1 剂，分 2 次口服。

二诊（1976 年 1 月 11 日）：服上方后，皮疹颜色变淡，皮屑减少，咳嗽好转，大便黏滞不爽现象有好转，舌脉同前。效不更方，上药 14 剂，服法同上。

三诊（1976 年 1 月 25 日）：服上方后，咳嗽停止，皮屑明显减少。舌淡红，苔薄黄腻，脉双尺浮弦。按原方 14 剂，服法同上。

四诊（1976 年 2 月 8 日）：服上方后，躯干及下肢明显较前消退，颈及头部仍变化不大，舌脉同前，按上方加荆芥 10 g，防风 10 g，祛风发汗、除湿止痒，14 剂，服法同上。

五诊（1976 年 2 月 22 日）：服上方后，颈部及头部皮疹为甚，舌脉同前，四诊方加羌活 15 g 以增祛湿之功，14 剂，服法同上。

六诊（1976 年 3 月 5 日）：服上方后，效果明显，颈部和头部皮疹基本消退。舌淡红，苔薄黄腻，脉双尺浮弦。效不更方，按五诊方 14 剂，服法同上。

七诊（1976 年 3 月 19 日）：服上方后，诸症好转，全身皮疹消退，留有白色沉着斑。断续服上方近 3 年，病情稳定，未复发。且患者精神良好，睡眠、饮食、二便均正常，全身色素沉着斑从缩小逐渐消退。为防止复发，嘱其注意预防与调摄，避免精神刺激，加强体育锻炼，增强体质。

按：本案为湿热蕴肤，脾肾阳虚，经久不愈，给患者心理造成极大的痛苦。谢老从整体出发，内外兼治，注重“风、血、湿、寒”论治，辨证精准，用药灵活，收效明显。他认为，银屑病是中医治疗的优势病种，必须对疾病的证型了然于胸，才能谨审病机，辨证施治。用药不可拘泥，组方遣药，当轻灵活泼，因人、因地、因时制宜。在治疗皮肤病时，思维也不能局限于皮肤上，应遵循辨证论治的理论基础，追寻本源，做到辨病与辨证、整体与局部的结合。谢老临床经验丰富，治疗效果显著，彰显了中医药治疗银屑病的优势。

案四

呼某，女，22岁，1968年1月4日初诊。

头面及胸腹部皮肤红色斑疹样损害，瘙痒，脱屑，鼻头部尤著10年。经多家医院诊治，激素类药物内服外用，症状改善不佳，仍反复加重。大便黏腻不爽。舌红，苔黄腻，脉滑数。

辨证：湿热蕴结。

治法：祛风除湿，凉血解毒。

处方：自拟银屑饮加减。

水牛角 20 g　生地黄 15 g　牡丹皮 10 g　赤芍 10 g
防风 10 g　蝉蜕 10 g　太子参 20 g　土茯苓 20 g
白鲜皮 20 g　乌梢蛇 15 g　黄连 6 g
14剂，水煎，日1剂，分2次口服。

二诊（1968年1月22日）：服上方后，患者斑疹颜色变浅，鳞屑减少，大便状况有所改善。守上方加大青叶15 g，20剂，服法同上。

三诊（1968年2月22日）：服上方后，因每年春季较重，病情有所反复。舌红，苔薄腻，脉滑。守二诊方加水牛角片至25 g，20剂，服法同上。

四诊（1968年3月10日）：服上方后，病情显著改善，胸腹部皮疹消退明显，鼻头脱屑无。三诊方加凌霄花10 g，14剂，服法同上。

五诊（1968年3月25日）：服上方后，病情控制，红疹基本消退，趋于痊愈，守方巩固。后续复诊数次，基本痊愈。3年后随访未复发。

按： 本案属风血相搏，湿热郁滞，内犯肠胃，外发肌肤，从风、血两个方面着手，方选自拟银屑饮加减，既凉血解毒，又养血祛风，善用“以皮治皮、以虫搜风”之法精准用药，标本兼治，随症加减，效如桴鼓。

案五

杜某，男，5岁。1966年3月5日初诊。

全身泛发圆形红斑、脱屑、瘙痒，伴肘关节微痛半年余。患儿姥姥曾患此病，患儿母亲孕期嗜食辛辣较多。症见：全身泛发圆形红斑，大如钱币，上覆白色鳞屑，患处皮肤瘙痒，尤以肘关节明显，肘关节轻微疼痛。舌红，苔黄，脉数。其母亲代诉，发病至今辗转多家医院治疗无效，予以激素类软膏涂搽收效，但停药更重，且白屑增多。

辨证：血热风燥。

治法：清热凉血解毒。

处方：自拟银屑饮加减。

水牛角 20 g	生地黄 15 g	牡丹皮 10 g	赤芍 10 g
蝉蜕 10 g	乌梢蛇 10 g	太子参 10 g	全蝎 5 g

6剂，水煎，2日1剂，分4次口服。

二诊（1966年3月17日）：服上方后，皮肤红斑色减，关节微痛感较前有所改善，仍瘙痒。舌红，苔黄，脉数。上方加桑叶 10 g，10剂，服法同前。

三诊（1966年4月7日）：服上方后，脱屑减轻，瘙痒缓解，关节疼痛消失。舌红，苔薄黄，脉弦。按二诊方加土茯苓 10 g，去水牛角。继服 10剂，服法同上。

四诊（1966年4月27日）：服上方后，症情大减，唯腰部一处未愈。三诊方加焦山栀 6 g，10剂，服法同上。后复诊断续服药近半年，嘱换季服药以巩固，坚持3年。5年后随访，病情未再复发。

按：本案患儿有家族性遗传倾向，且其母孕期嗜辣，导致血热内蕴，属寻常型银屑病有向关节型转化的趋势，以清热凉血解毒为法，选方自拟银屑饮加减，以水牛角代替犀角，清热凉血解毒，生地黄凉血、滋阴生津，助水牛角凉血止血，更能恢复已失阴血，牡丹皮、赤芍清热凉血、活血化瘀，蝉蜕宣散风热，乌梢蛇通经络，全蝎息风，太子参益气，以达化斑平风之效。方中凉血活血宣散并用，血行风自灭，且凉血不留瘀，活血宁血。

附外洗药

自拟皮康洗液

处方：艾叶 100 g，苦参 100 g，白鲜皮 100 g，地肤子 100 g，蜂房 100 g。

用法：先浸泡 2 小时，烧开后用热气熏蒸外洗，2 日 1 剂。

小结：银屑病是慢性病，易反复发作，谢老告诫患者既不要过于惧怕，又要注意预防，早期治疗，树立终身调理的理念。对于患病后，表现为气血亏虚者，灵活加减，以凉血活血为主，兼顾清热解毒、散风除湿，使复杂的病情逐渐得以好转。配合外治，经过浸泡、淋洗后，皮损处的结痂皮屑及污染物均被清除，药液则可更加直接作用于皮损，有利于药物的吸收。内外同治，相辅相成，相得益彰，效如桴鼓。

三、瘾疹

瘾疹又称“荨麻疹”“风疹块”“赤白游风”“赤疹”“白疹”“鬼饭疙瘩”等。发病先有皮肤瘙痒很快出现风团，呈扁平水肿性隆起，皮损为红色或白色，风团形状不一，大小不等，甚可遍布周身，时隐时现，病部瘙痒，越搔越重，是临床常见的皮肤病之一，可发生在任何年龄、季节，男女皆可。谢老认为其发病原因复杂，但饮食不节，湿热内生是发病的基本条件；体弱、久病气血耗伤，风邪趁虚而入是诱因；情志内伤，生风化燥是基础，而风邪是发病的关键。《诸病源候论》言：“风入腠理，与血气相搏，结聚起，相连成隐疹。”《金匮要略·水气病脉证并治》中记载：“风气相搏，风强则为隐疹，身体为痒，痒为泄风，久为痂癞。”《医宗金鉴》曰：“此证俗名鬼饭疙瘩，由汗出受风，或露卧乘凉，风邪多中表虚之人，初起皮肤作痒，次发扁疙瘩，形如豆瓣，堆累成片。”因此，治宜祛风清热、温阳除湿、健脾益气、养血疏肝等，自拟瘾疹灵加减。处方：太子参 20 g，当归 10 g，荆芥 10 g，防风 10 g，蝉蜕 10 g，甘草 6 g。

加减：

（1）脾虚肝旺，热郁肌肤者，加柴胡 10 g，赤芍 10 g，茯苓 20 g，焦白术 10 g，干姜 10 g，牡丹皮 12 g。

（2）阴血不足，复感风邪者，加北沙参 15 g，桂枝 10 g，麦冬 6 g，酸枣仁 15 g，火麻仁 15 g。

（3）阴亏血热，脾虚湿盛者，加生山药 30 g，淡竹叶 10 g，赤芍 12 g，鸡内金 10 g，炒白术 12 g，牛蒡子 6 g。

案一

王某，男，24 岁，1975 年 2 月 3 日初诊。

全身红色皮疹、瘙痒 1 年。1 年前因饮酒过多后，出现呕吐、腹泻，全身皮疹，反复发作。经多家医院治疗，都是用药即好，停药即作。自述从小因父母离异，随年迈的爷爷生活，稍有饮食不慎即易腹泻，初中毕业在一家面粉厂打工，工作辛劳，回去还得照顾爷爷，郁郁寡欢，情志不畅。症见：疹色鲜红，高出皮肤，大如钱币，分布于四肢内侧及腹部，瘙痒剧烈，皮肤表面有红色抓痕，背部阳面均无。推知病在阴经，发于血分。纳可，眠差，小便调，大便偏溏。舌淡红，边有齿痕，苔薄白腻，脉细弱。

辨证：脾虚肝旺，热郁肌肤。

治法：健脾养肝，清热疏风。

处方：自拟瘾疹灵加减。

太子参 20 g	当归 10 g	荆芥 10 g	防风 10 g
蝉蜕 10 g	甘草 6 g	柴胡 10 g	赤芍 10 g
茯苓 20 g	焦白术 10 g	干姜 10 g	牡丹皮 12 g

7 剂，水煎，日 1 剂，分 2 次口服。

二诊（1975 年 2 月 10 日）：服上方后，疹出明显减少，瘙痒亦轻。嘱原方继服 7 剂，服法同上。

三诊（1975 年 2 月 17 日）：服上方后，皮疹基本未作，按上方去干姜、赤芍加黄芪 20 g，炒酸枣仁 20 g。7 剂，服法同上。复诊以补气养血之方善后。1 年后随访，患者情绪、饮食起居均正常，瘾疹痊愈。

按：本案为脾虚肝旺，热郁肌肤。首先要理清病位与体质，发病在肌腠，但与脏腑、气血密切相关。据素体脾虚、情志抑郁，生活压力大，疹发于四肢的内侧部位，可推知病变的脏腑在肝、脾。因家庭环境缘故首先形成脾虚之体，后又因工作劳累，情志不畅，肝郁日久化火，而逐渐伴有肝旺之象，表明体质因素是本病诱发的关键。在病理情况下，患者则表现为对某些致病因子的易感性和病态反应过程中的倾向性。此案先有脾虚肝旺之体，遇有饮食不慎，即会外风引动内风而发病。治宜健脾养肝、清热疏风，方选自拟瘾疹灵加减，效果理想。

案二

李某，男，19 岁，1972 年 7 月 2 日初诊。

下河游泳后全身瘙痒 3 日。3 日前因天气闷热，出汗较多，随朋友 3 人一起去河中游泳降温，游 2 个多小时，出现全身瘙痒，搔抓后疹出成片。剧痒难忍，大便秘结，小便黄。平素身体偏差，经常失眠。症见：烦躁不安，背及臂部搔抓处风团成片。舌尖红，苔薄黄，脉弦细。

辨证：阴血不足，复感风邪。

治法：益气养血，疏风清热。

处方：自拟瘾疹灵加减。

太子参 20 g	当归 10 g	荆芥 10 g	防风 10 g
蝉蜕 10 g	甘草 6 g	北沙参 15 g	桂枝 10 g
麦冬 6 g	酸枣仁 15 g	火麻仁 15 g	

7 剂，水煎，日 1 剂，分 2 次口服。

二诊（1972 年 7 月 9 日）：服上方后，瘾疹未作，睡眠较前有改善，大便顺畅，日 1 次，成形，按上方，去北沙参，加白蔻仁 5 g。7 剂，服法同上。

三诊（1972 年 7 月 16 日）：服上方后，诸症皆愈，瘾疹未作，夜眠转安。停药观察。半年后随访瘾疹未作，一切均可。

按：本案属阴血不足，复感风邪。因心之气血不足，营卫失和，运行不畅。阴不内守，阳不外固，招致外风，正邪搏结于肌肤，故发瘾疹瘙痒不已，风团成片，此起彼伏。正所谓“诸痛痒疮，皆属于心”。治宜益气养血，疏风清热，方选自拟瘾疹灵加减，以滋阴、补阳，更有桂枝解肌通阳，标本同治，使正气复、邪自祛、疹自消。说明中医治疗瘾疹，当谨守病机，标本兼顾，辨证施治，方能取得理想的效果。

案三

某女，25 岁，1975 年 3 月 5 日初诊。

无明显诱因面部逐渐发红、烘热，先后 2 日形成面部片状红色团状斑块，瘙痒 2 个月。就近诊疗，服抗过敏药 3 次，红斑消退。后每因食辣、晚睡、口味重、月经前后均有发作，面部片状红色团状斑块较之前更甚，经医院皮肤科确诊为慢性荨麻疹。仍给予抗过敏药，服药 3 日，效果不佳，又就近找中医，服中药 10 剂（具体不详），也未见明显效果。症见：面部片状红色团状斑块、瘙痒、脱屑，夜间痒甚，局部烘热感明显，口干，大便先干后稀，溏结不调，偶有心烦，唇部有热毒水疱，晨起稍有咳痰。今为经期第 3 日，月经量可，色红，有较多血块。经期第 1 日痛经，经期 5 日。平素入睡后易流口水。舌红，苔薄有裂纹，脉细数。

辨证：阴亏血热，脾虚湿盛。

治法：养血清热，健脾除湿。

处方：自拟瘾疹灵加减。

太子参 20 g	当归 10 g	荆芥 10 g	防风 10 g
蝉蜕 10 g	甘草 6 g	生山药 30 g	淡竹叶 10 g
赤芍 12 g	鸡内金 10 g	炒白术 12 g	牛蒡子 6 g

7 剂，水煎，日 1 剂，分 2 次口服。

二诊（1975 年 3 月 12 日）：服上方后，面部烘热感明显好转，只留有两处大小约 0.5 cm×0.3 cm 的红斑，尚有片状皮屑，痒感明显减轻，纳、眠可，二便调。舌淡，苔白，脉细数。按上方 7 剂，服法同上。

三诊（1975 年 3 月 19 日）：服上方后，疹去体安，未见其他明显不适，1 年后随访未复发。

按：本案属阴亏血热，脾虚湿盛。症起于面部，烘热，夜间痒甚，有血虚风燥之势，口唇水疱提示脾有郁热。入睡流口水、纳少、大便先干后稀均提示脾虚湿盛。治宜养血清热、健脾除湿，方选自拟瘾疹灵加减。加山药以固本，张锡纯认为："牛蒡子与山药并用，最善止嗽。"加淡竹叶清热泻火，除烦，擅疗口疮。白术、鸡内金健运脾胃，消食化积。痒自风来，牛蒡子、防风辛散透达、疏风散邪，表里同治，外可祛风止痒，内可养血健脾，邪除热清，脾气健运，诸症自除。

小结：瘾疹以皮肤瘙痒，突然出现疹块、风团，又迅速消退以及反复发作为主要特征。其病因病机多属正气不足，风、寒、湿、热等外邪郁于肌肤皮腠，导致营卫不和而发，多与肺卫有关。治疗瘾疹，谢老采用养血清热、健脾除湿，方选自拟瘾疹灵加减。全方既能养血清热疗正气之虚，又能疏风解肌，祛肌表之风寒邪气，扶正祛邪，表里同治，标本兼顾，体现了人是一个有机整体的思想，治疗效果颇佳。

第四节 瘿病篇

瘿病是甲状腺疾病的总称。古云："瘿，婴也，在颈婴喉也。"瘿有缠绕之意，是指颈前结喉两侧肿大的一类疾病。瘿病发于甲状腺部，漫肿、结块，皮色不变，肿块大多随吞咽动作上下移动，伴有烦热、心悸、多汗及月经不调，甚至闭经等症。瘿病属于现代医学的单纯性甲状腺肿、甲状腺腺瘤、甲状腺囊肿、甲状腺癌、甲状腺炎等范畴。从谢老医案中，我们整理了符合气瘿的案例，特分享如下。

气 瘿

气瘿是指颈前结喉部漫肿、结块，按之柔软，可因情志内伤、痰湿郁结而生。病机为肝郁气滞导致脾失健运，经络不畅，痰浊凝聚。治以"结者散之""坚者消之"为大法，临证宜理气化痰，软坚散结，方选自拟甲结消加减。处方：太子参 20 g，柴胡 6 g，夏枯草 15 g，山慈菇 10 g，海藻 10 g。

加减：

（1）痰气交阻者，加青皮 6 g，半夏 10 g，茯苓 15 g，赤芍 10 g，桃仁 10 g。

（2）情志郁结，痰浊凝聚者，加枳壳 10 g，姜半夏 10 g，赤芍 10 g，土茯苓 30 g。

（3）肝郁化火，气郁痰凝者，加黄芩 15 g，莱菔子 15 g，栀子 6 g，猪苓 10 g，桂枝 10 g。

（4）气阴两虚者，加黄芪 25 g，白术 12 g，防风 10 g，浙贝母 6 g，百合 10 g，炒酸枣仁 30 g。

（5）脾气虚弱，痰瘀互结者，加黄芪 20 g，砂仁 6 g，茯苓 30 g，苍术 15 g，半夏 10 g，五味子 6 g。

案一

任某，女，45 岁，1975 年 9 月 8 日初诊。

发现甲状腺肿大伴结节 3 个月。平时生气、焦虑时颈部有紧闷感，口渴欲饮。舌红，苔薄白，脉沉细。触之右侧甲状腺 I 度肿大，可扪及深部有一包块，大小约 1.5 cm×1.2 cm，形态规则，边界清晰，活动度可，未见触痛与压痛。

辨证：肝郁痰凝，痰气交阻。

治法：疏肝理气，化痰散结。

处方：自拟甲结消加减。

太子参 20 g	柴胡 6 g	夏枯草 15 g	山慈菇 10 g
海藻 10 g	青皮 6 g	半夏 10 g	茯苓 15 g
赤芍 10 g	桃仁 10 g		

7 剂，水煎，日 1 剂，分 2 次口服。配合外治法（结肿消方附后）。

二诊（1975 年 9 月 15 日）：服上方后，情绪较前有所舒缓，口不渴，时有寐差，梦多。舌淡红，苔薄白，脉细。触之甲状腺不肿胀，质软，未见明显异常。按上方加茯神 20 g。7 剂，服法同上。外治继续。

三诊（1975 年 9 月 22 日）：服上方后，颈部无明显不适，情绪较前舒畅，月经量减少，经前有乳房胀痛感。舌淡红，苔薄白，脉缓。触之甲状腺不肿胀，质软，未见明显异常。证属肝郁肾虚，痰瘀互结，继以巩固并补益肝肾，上方加当归 10 g，何首乌 15 g。14 剂，月经前 10 日始服。外治法继续。后复诊上方加减断续服药 3 个月，停药观察。1 年后随访颈部肿块未作，月经量增多无不适。

按：本案为肝郁痰凝，痰气交阻，治宜疏肝行气，化痰散结，方选自拟甲结消加减。加青皮增强疏肝破气、散结化滞之效；加半夏、茯苓燥湿化痰、消痞散结；桃仁破血，行气解郁，与赤芍配伍活血更宏，消瘀散结作用疗效显著。

案二

林某，女，42岁，1973年9月3日初诊。

颈前肿大2年，加重2个月。2年前因情志过激（正值经期父亲出了意外），始现颈前肿大，不痛、不痒，未予重视。近2个月来，因爱人患病住院，较劳累，自觉进食吞咽有阻滞感，且发现双侧甲状腺较前增大。经多家医院诊治，内服、外用多种中、西药（具体不详），效果不佳。症见：甲状腺肿大，触之两侧甲状腺肿如枣大，心烦，头晕，记忆力差，嗜睡、乏力，畏寒肢凉，口渴不欲饮，胸闷、痰多、气短，时低热，纳呆、厌油、腹胀痛，月经量少，大便干，小便量少。素体虚胖，面色㿠白，微水肿，久病容貌，手指凉。舌淡体胖，苔白腻，脉细缓。

辨证：肝郁痰凝。

治法：理气化痰，软坚散结。

处方：自拟甲结消加减。

太子参 20 g	柴胡 6 g	夏枯草 15 g	山慈菇 10 g
海藻 10 g	枳壳 10 g	姜半夏 10 g	赤芍 10 g
土茯苓 30 g			

7剂，水煎，日1剂，分2次口服。配合外治法（结肿消方附后）。

二诊（1973年9月10日）：服上方后，颈部肿块缩小，饮食增加，月经量增多，经期近10日净，但头昏较前加重，大便稍干。按上方14剂，服法同上。外治法继续。

三诊（1973年9月24日）：服上方后，时有干呕，身感无力，但精神转佳，颈部肿块缩至黄豆样大。舌淡嫩，苔白，脉沉细，按上方加生姜

10 g。14 剂，服法同上，外治继续。

四诊（1973 年 10 月 8 日）：服上方后，颈部肿块消失，吞食已无阻滞感，头晕明显减轻，精神好转，已不怕冷。舌淡红，苔薄白，脉沉细有力，按上方 14 剂，2 日 1 剂，断续服药以巩固疗效。1 年后随访，精神较前大有好转，甲状腺肿未再复发。

按：本案为肝郁痰凝，治宜理气化痰，软坚散结，方选自拟甲结消加减。加枳壳行气宽中，行滞消胀；姜半夏健脾化湿，降逆止呕。二者相配行气健脾化湿力量更强。赤芍清热凉血，散瘀消肿。土茯苓解毒，除湿。《本草正义》："土茯苓，利湿去热，能入络，搜剔湿热之蕴毒。"全方具有益气健脾、软坚散结之功。加外治法，内外合治，加速肿块消散，促进痰凝秽浊吸收。

案三

万某，女，49 岁，1976 年 9 月 2 日初诊。

颈部肿大、伴烦躁易怒 2 个月。症见：烦躁易怒，颜面、四肢肿胀，怕热，心慌，胃胀，纳、眠可，大便日一行，质稍干，小便调。舌尖略红，边色淡紫，苔黄腻，脉滑数。触之双侧甲状腺如成人拇指腹大小，质软，推之可移。

辨证：肝郁内热，气结痰凝。

治法：清肝泻火，消瘿散结。

处方：自拟甲结消加减。

太子参 20 g	柴胡 6 g	夏枯草 15 g	山慈菇 10 g
海藻 10 g	黄芩 15 g	莱菔子 15 g	栀子 6 g
猪苓 10 g	桂枝 10 g		

14 剂，水煎，日 1 剂，分 2 次口服。配合外治法。

二诊（1976年9月16日）：服上方后，颈部肿块缩小，颜面、四肢水肿明显减轻，烦躁易怒、心慌、胃胀，较前均有改善。舌淡红，边色淡紫变浅，苔薄黄，脉滑数。上方加黄连6 g，14剂，服法同上。配合外治法。

三诊（1976年9月30日）：服上方后，颈部肿块触之消失，颜面、四肢无水肿，无烦躁易怒、心慌、胃胀，自觉全身症状无不适。舌淡红，苔薄白，脉细有力。按上方断续服药以巩固。配合外治法。

坚持服药近3个月，停药观察，2年后随访，病情稳定，无复发。

按：本案属肝郁内热，气结痰凝，治宜清肝泻火，消瘿散结，方选自拟甲结消加减。黄芩清热燥湿，泻火解毒，莱菔子消食除胀，降气化痰，二者相配清热降气化痰，郁、火、痰浊皆有出路。栀子凉血除烦，猪苓淡渗利湿，二药相伍清热利湿，消肿胀，使湿热从小便而去。全方具有疏肝清热、行气散结之功，加外治法，内外合治，效果更佳。

案四

张某，女，40岁，1975年8月2日初诊。

颈前肿大4年。症见：触之甲状腺未超过胸锁乳突肌，颈前憋闷感、无按压痛，体倦乏力，怕冷，多汗，易感冒，急躁心烦，稍有手抖，无口干，饮水偏少，纳可，眠差，夜间易醒，大便偏干，小便调，月经规律、量可、色偏暗、偶有血块。舌红，苔白微腻，脉弦细滑。

辨证：气阴两虚。

治法：益气养阴。

处方：自拟甲结消加减。

太子参 20 g	柴胡 6 g	夏枯草 15 g	山慈菇 10 g
海藻 10 g	黄芪 25 g	白术 12 g	防风 10 g
浙贝母 6 g	百合 10 g	炒酸枣仁 30 g	

7剂，水煎，日1剂，分2次口服。配合外治法。

二诊（1975年8月9日）：服上方后，颈前憋闷感稍减，体倦乏力减轻。舌暗红，苔薄黄，脉弦滑，按上方加竹茹10 g，郁金12 g，14剂，服法同上。外治法继续。

三诊（1975年8月23日）：服上方后，颈前憋闷感大减，气力增，稍怕冷，纳可，眠可，大便偏干，3日未行，小便调。舌红，苔薄黄，脉弦滑。按二诊方加瓜蒌25 g，14剂，服法同上。外治法继续。

四诊（1975年9月7日）：服上方后，颈部仍肿大，其余诸症均较前明显减轻，大便日1次，顺畅，舌淡红，苔白，脉弦滑，按三诊方去炒酸枣仁、郁金，黄芪加至35 g，加穿山甲10 g，炙鳖甲12 g，15剂，服法同上。外治法继续。

五诊（1975年9月22日）：服上方后，颈前肿大较前明显缩小，精神佳，其他诸症皆消除。舌淡红，苔薄，脉细有力。按四诊方15剂续服，服法同上。外治法继续。

复诊以上方加减服药近4个月后，颈前肿块消失，停药观察。2年后随访，身体健康，未反复。

按：本案发病4年，病程较长，综合脉证，四诊合参，证为气阴两虚，以气虚为主，治以益气养阴，方选自拟甲结消加减。加黄芪、白术、防风名玉屏风散，益气固表以扶助人体正气；浙贝母与自拟方中的夏枯草，软坚散结以消瘿肿；百合、炒酸枣仁清心除烦，以养心阴安心神。全方扶正固本，气阴得复，肿块消除。

案五

孙某，女，32岁，1969年9月2日初诊。

自觉颈部胀满加重1个月余。3年前因紧张、劳累（6年生5个孩子），生闷气、生活压力过大，出现甲状腺功能亢进症。曾服中西药，症状缓解，甲状腺功能指标相对正常。但停药症状反复。症见：自觉颈部胀满，神疲乏力，无水肿，月经量少，食少便溏，触之甲状腺未超过胸锁乳突肌，峡部明显。舌淡红，边有齿痕，苔白腻，脉濡细。

辨证：脾气虚弱，痰瘀互结。

治法：健脾理气，化痰祛瘀。

处方：自拟甲结消加减。

太子参 20 g	柴胡 6 g	夏枯草 15 g	山慈菇 10 g
海藻 10 g	黄芪 20 g	砂仁 6 g	茯苓 30 g
苍术 15 g	半夏 10 g	五味子 6 g	

7 剂，水煎，日 1 剂，分 2 次口服。配合外治法。

二诊（1969 年 9 月 10 日）：服上方后，精神较前好转，食量较前增加，自汗、自觉颈部胀满明显改善。舌淡红，边有齿痕，苔薄白腻，脉濡细。上方加大黄芪量至 30 g，14 剂，服法同上。外治法同上。

三诊（1969 年 9 月 24 日）：服上方后，自觉颈部胀满消失，但甲状腺峡部仍肿大，微汗出，略有急躁。舌淡红，苔薄白微腻，脉细。二诊方加穿山甲 10 g。15 剂，服法同上。外治法继续。

四诊（1969 年 10 月 9 日）：服上方后，精神佳，情志畅，甲状腺峡部肿大较前缩小，二便调，夜寐安，苔脉如前。按三诊方 15 剂。外治法继续。

五诊（1969 年 10 月 25 日）：服上方后，甲状腺肿大明显改善，腻苔已化。三诊方去苍术、砂仁，加炒薏苡仁 30 g，加大太子参至 40 g。15 剂。外治法继续。为巩固疗效，患者断续服中药近 2 年后停药观察。3 年后随访，病情稳定，未反复。

按： 本案属脾气虚弱，痰瘀互结，治宜健脾理气，化痰祛瘀，方选自拟甲结消加减。加黄芪益气健脾，苍术、半夏、砂仁燥湿化痰，湿邪既盛，则气化之机衰微，津气不得敷散输布，反呈一派“燥象”，故湿既盛、阴必亏，故于祛湿之际佐以五味子养阴生津之品。三诊时，甲肿消退不明显，加穿山甲消肿散结，肿块明显缩小。《济生方·瘿瘤论治》说：“夫瘿瘤者，多由喜怒不节，忧思过度，而成斯疾焉。大抵人之气血，循环一身，常欲无滞留之患，调摄失宜，气凝血滞，为瘿为瘤。”故在治疗瘿病时，需嘱患者调畅情志，移情易性，使气血调畅，则可事半功倍，药到病除。

附方

结肿消处方：蜈蚣 10 条，僵蚕 20 g，土鳖虫 20 g，荜茇 15 g，干姜 20 g，冰片 6 g。

用法：共研细粉，温黄酒调匀敷结肿部位，局部加热保持 30 分钟即可，日 2 次。

小结：谢老认为，气瘿病的形成与中医的肝密不可分，据天人一体的五脏系统，辨证论治，探寻出从肝论治这一治疗思想。通过对自拟甲结消组方配伍案例整理发现，其治法方药合理，临床效果显著。再配以外治法，使药效直达病所，疗效显著，顽疾可愈。因此，探讨老中医经验方，既是传承中医国粹的法宝，亦可为临床治疗甲状腺类疾病（气瘿病）提供新思路与新方法，造福于更多瘿病患者。

第三章 妇科医案

中医妇科学作为中医临床医学的重要组成部分，在中医学体系中有着重要的地位。

由于妇女特有经、带、胎、产的生理基础，妇科疾病主要可归纳为月经病、带下病、妊娠病、产后病，将与妇科特征直接相关但又不属于以上四类的归入妇科杂病类。

本章精选谢老较完整的妇科医案，分别从月经病、带下病、妊娠病、产后病、杂病五个方面进行论述。

第一节 月经病篇

月经病是指以月经的期、量、色、质异常为主症的疾病，包括月经量减少、增多、先期、后期、经间期出血、崩漏、痛经、经前乳房胀痛、经行头痛、行经身痛、行经腹泻、行经感冒、行经水肿、行经口糜、行经荨麻疹、行经情志异常、闭经等。月经病是妇科临床的常见病、多发病，被列为妇科病之首。

临床上对表现为虚证或虚实俱见之证的月经病，谢老往往采用补肾法为主。中医认为肾藏精，主生殖。精，是由禀受于父母的生命物质与后天水谷精微相融合而形成的一种精微物质。《素问·金匮真言论》曰："精者，身之本也。"《素问·上古天真论》曰："肾者，主水，受五脏六腑之精而藏之。"《素问·六节藏象论》又曰："肾者主蛰，封藏之本，精之处也。"肾藏精，是指肾具有生成、贮藏和施泄精气的功能，以贮藏为主，使精不无故流失。补肾益精是调经之本，女性的月经是通过肾－天癸－冲任－胞宫轴来产生和调节的，肾生殖轴平衡，月经的期、量、色、质就正常，其中任一环节功能异常均会引起病理改变而致月经失调。肾气盛是月经产生的动力，肾精充盛是月经产生的基础。正如《医学正传》所言"月经全借肾水施化"。傅青主亦认为"经水出诸肾"。肾既藏先天之精，又藏后天之精，肾精所化生之肾气主宰着天癸的至竭及月经的潮止。故在治疗月经病的过程中注重补肾，往往能取得良好的疗效。

自拟补肾基础方，组成：生地黄 10 g，制首乌 10 g，菟丝子 15 g，仙茅 10 g，淫羊藿 15 g，墨旱莲 15 g，枸杞子 10 g，续断 15 g，山药 15 g，茜草 10 g。每日 1 剂，一般经净后服 5 剂，至下次月经来潮前再服 5 剂，此为 1 个疗程。

加减：

（1）偏阳虚者，原方去墨旱莲，生地黄改为熟地黄，加肉桂、补骨脂。

（2）气虚明显者，如倦怠乏力，或劳累后经血量增多，加黄芪、党参。

（3）夹有血块，血色暗，小腹胀痛等瘀血明显者，加炒蒲黄、益母草等。

一、月经量减少

月经量减少，是指月经周期正常，月经量明显减少，甚至点滴即净，或经行时间不足 2 日，量亦少的月经病。当一次月经量少于 30 mL，可认为月经量少。

引起月经量少的原因很多，如禀赋素弱、房劳多产、用药不当、手术损伤、压力过大、生活环境等。经量减少常伴月经后期，继而可发展为闭经、不孕。本病在临床上以虚证为多，肾虚血亏、冲任失调是其主要病机。补肾乃调经之本，血是月经的物质基础，气是推动血脉运行的动力。谢老所提出的补肾益精、养血益气之养宫方对本病治疗效果颇佳。

自拟养宫方，组成：熟地黄 20 g，当归 10 g，白芍 15 g，菟丝子 15 g，紫河车 10 g（研末冲服）。

加减：

（1）肝郁者，加香附疏肝行气。

（2）血瘀者，加鸡血藤养血活血通络。

（3）便结者，加肉苁蓉补肾益精、润肠。

方义：熟地黄善于补肾、益精血，性情和缓，守而不走；当归能补血调经、活血止痛，气味俱厚，走而不守；两药相佐，一行一守，相得益彰。白芍为阴柔之品，善于敛阴和营，与既能补肾阳，又能益阴精的菟丝子相配伍，补肾益精，补而不峻，温而不燥，填精益髓。紫河车乃精血结孕之余液，为血肉有情之品，能峻补营血、填精补髓，非草木金石所能取代。全方主要功能为补肾益精，养血益气，肾之精气充盛，血旺气沛，月经自能按期而至，经量自然增加。

月经量少临床有虚实之不同，辨证时应注意患者月经质、色及相关兼证。量少色淡，质清如水者，多为血虚；量少色紫暗，或夹瘀块，多为血瘀；量少伴腰酸耳鸣者多为肾虚；量少伴情志不畅者多为气滞；量少伴形体肥胖者多为痰湿阻滞。谢老在临证时多在养宫方的基础上随症加减，每每获得良效。

案一

任某，37 岁，1972 年 9 月 22 日初诊。

月经量减少、月经后错10个月。末次月经9月15日，13岁初潮，周期40～50日，经期1～3日。10个月前因孕6个月死胎流产后，月经量少、后错。6年前第1胎产后，即感疲倦，脘痞纳呆，腹胀，便溏，腰酸乏力，怕冷，不耐寒凉，天气稍冷即加衣喜暖，手足不温，经色黑紫，夹有血块，经期及经后腰与小腹俱痛，且小腹寒凉加重。舌淡红，苔薄白润，脉沉细弱，尺肤微凉。

辨证：肾阳不足，命门火衰。

治法：温补肾阳，通脉。

处方：方选养宫方合右归饮加减。

熟地黄20g	当归10g	白芍15g	紫河车10g(研末冲服)
炮附子10g（先煎）	菟丝子15g	红参20g	肉桂6g
山茱萸20g（酒炙）	枸杞子20g	桂枝10g	小茴香6g
鹿角胶12g（烊化）			

10剂，日1剂，早晚分服。

二诊（1972年10月7日）：服上方后乏力、怕冷、腹胀、腹痛、便溏明显减轻，仍以上方加减10剂，服法同上。

三诊（1972年10月22日）：10月18日，月经来潮，此次量、色、怕冷较前均有明显改善，仍以上方加减10剂，服法同上。先后断续服上方加减3个月，患者阳虚火衰症状渐好，无不适，改紫河车冲服合右归丸经前服用。

按：本案因大产落下月子病，6年后小产之时为冬季，流产复犯寒凉，则阳益虚。寒愈甚，有碍化气以生血、行血，内外相加，故月经量减少，诸恙丛生。守养宫方合右归饮加减，补肾益精、养血益气、温补肾阳，断续服用5个月后，月经量渐好，寒冷症状消失。

案二

孙某，26岁，教师，1973年4月6日就诊。

月经量少半年余。12岁月经初潮，周期26～28日，经期4～5日，量可，色鲜红，无血块，经行小腹隐痛，可忍受。近半年，因情绪不稳，工作压力大，饮食量减少，渐至月经量减少，腹胀便溏，周期正常，末次月经4月1日，3日净，量少，色鲜红，点滴即净，小腹隐痛。舌淡、苔薄白，脉细。

辨证：血虚经少。

治法：健脾益气补血。

处方：养宫方合香砂六君子汤加减。

熟地黄 20g	当归 10g	白芍 15g	菟丝子 15g
紫河车 10g（研末冲服）	红参 20g	枳壳 10g	白术 15g
香附 10g	茯苓 20g	砂仁 6g	半夏 10g
炒麦芽 20g	柴胡 6g		

7剂，水煎服，2日1剂，早晚分服。

二诊（1973年4月20日）：情绪稳定，饮食量增多，大便日1次，成形。舌淡红，苔薄白，脉细。上方去半夏加鸡血藤15g，10剂，服法同上。

三诊（1973年5月10日）：患者自诉5月1日经潮，第2日量较前增多，5日净。按初诊方加大紫河车用量至15g（研末冲服），10剂，服法同上。

四诊（1973年5月30日）：精神大振，面色红润。舌淡红，苔薄白，脉沉细有力。按三诊原方10剂，服法同上。

五诊（1973年6月20日）：本月6月2日经至，量多、色红，无腹痛，嘱以后月经量少即可服用，续服10剂为1个疗程，连服3个疗程，服法同前。患者月经量恢复后，随访5个月，月经量正常。

按：此案患者较年轻，病程短，因情绪不稳、压力过大，影响后天脾胃，饮食营养不足，精血亏虚，不能达于胞宫化生经水，故在补肾益精的同时，着重益气健脾，和胃行气，化痰养血，效果显著。尤其需注意的是，谢老在二、三诊处方中用药的加减，体现了中医处方如量体裁衣，应根据患者病程的进展变化随症加减。

案三

杨某，女，32岁，1975年3月5日初诊。

经少、色淡、后错半年余。13岁初潮，末次月经2月15日，结婚10年，周期32～50日，行经1～3日，点滴即净。曾孕三成一，近2年2次人流，半年前孕50日胎停，行人工流产手术后，情绪郁结，月经日渐减少、后错，经后小腹空痛，时有冷感，少腹坠胀，大便溏薄，腰脊酸痛。舌淡红，苔薄白，脉沉细。

辨证：肝脾肾不调，胞宫虚寒。

治法：益肾暖宫，养血疏肝。

处方：养宫方加减。

熟地黄 20 g	当归 10 g	白芍 15 g	菟丝子 15 g
紫河车 10 g（研末冲服）	红参 20 g	狗脊 15 g	赤芍 10 g
制香附 10 g	川芎 10 g	柴胡 10 g	炙甘草 5 g

10剂，日1剂，早晚分服。

二诊（1975年3月22日）：服上方后，3月19日来潮，第2日量稍多、色暗、舌红脉细，仍以上方加减待干净3日后继服10剂。先后断续调理近5个月，月经量少得到恢复，随访3个月，一切正常。

按：本案量少半年，因人工流产后心情郁闷，气不宣达，血为气滞，冲任不畅，气血运行迟滞，血海不能按时满溢，遂致经行错后。该患者近两年两次流产，营血亏耗，胞脉失养，故小腹空痛；腰为肾之外府，阳虚肾气不足，故腰酸无力。治宜肝脾肾同调，以益肾暖宫，养血疏肝之法加减调理后，取得良效。

案四

孙某，28岁，于1973年4月6日初诊。

月经量少半年余。既往月经规律，14岁月经初潮，末次月经4月1日，周期27～29日，经期4～5日，量可、色鲜红、无血块，经行小腹隐痛，可忍受，无乳胀及腰酸。半年前夏季行经时喝冷饮后，腹胀、腹泻5日，后食少纳呆，持续2个月后月经量逐月减少，小腹隐痛，周期正常，3日净，点滴样，色暗。舌淡，苔薄白，脉细。

辨证：血虚。

治法：健脾益气补血。

处方：方选养宫方合八珍汤加减。

熟地黄 20g	当归 10g	白芍 15g	菟丝子 15g
紫河车 10g（研末冲服）	人参 20g	白术 15g	茯苓 20g
川芎 6g	山茱萸 15g	炙甘草 6g	

10剂，日1剂，早晚分服。

此方先后加减调理，治疗3个月后，月经恢复接近正常。随访5个月，月经量达正常。

按： 本案患者因夏季行经饮凉感寒，引起脾胃受损，造成后天脾胃不足，精血亏虚，致月经量少。因此，给予补肾益精、健脾、养血、补血之养宫方合八珍汤加减，用药轻柔、通补相宜、动静结合，从根本上治疗了因血虚而致的月经量少，疗效显著。

案五

毛某，女，22 岁，1975 年 3 月 10 日初诊。

月经量减少 10 个月余。14 岁初潮，末次月经 3 月 2 日，周期 32 ～ 37 日。10个月前因生气后，闷闷不乐，渐至月经量减少，经期 1 ～ 3 日，量少、色淡、无块，头晕眼花，小腹隐痛，面色苍白，经行加重。舌淡红，苔白，脉细。

辨证：肝血亏虚。

治法：补肾益精，养肝补血。

处方：养宫方合四物汤加减。

熟地黄 20 g	当归 10 g	白芍 15 g	菟丝子 15 g
紫河车 10 g（研末冲服）	枸杞子 15 g	阿胶 10 g（烊化）	龟甲胶 10 g
山茱萸 15 g	柴胡 6 g	炙甘草 6 g	

10 剂，日 1 剂，早晚分服。

二诊（1975 年 3 月 22 日）：上方加减调理近 4 个月后，月经量逐渐恢复正常。

按：月经量的正常与否与冲任、天癸和肾气是否充足有关，此案因情绪造成肝血不足，冲任失养，月经量日渐减少。治宜补肾益精、养血、疏肝、健脾，疗效满意。这也更加凸显出中医辨证施治的特点，因人而宜的治疗原则。

案六

毛某，女，31 岁，已婚，1973 年 2 月 15 日初诊。

患者月经量减少伴痛经半年。14 岁初潮，结婚 6 年，夫妻生活正常，至今未孕。末次月经 1 月 25 日，半年前因行经期间，赤足涉水，自此后，每逢经期量渐少，点滴即净，少腹、胃脘坠胀且冷痛，畏寒，四肢发凉，腰膝酸冷，行经第 1 日加重。面色苍白，时值盛夏，患者穿长袖衣、秋裤。月经周期正常，月经量少，色暗淡，无块，腹痛，纳差，大便溏稀，小便少，寐差。舌淡红，苔薄白，脉沉细。

辨证：脾肾阳虚，气血瘀滞。

治法：补肾益精，温经散寒止痛。

处方：养宫方合温经汤加减。

熟地黄 20 g	当归 10 g	白芍 15 g	菟丝子 15 g
紫河车 10 g（研末冲服）	党参 20 g	白术 10 g	炮附子 6 g
干姜 6 g	吴茱萸 6 g	桂枝 6 g	木香 10 g
小茴香 6 g			

10 剂，日 1 剂，早晚分服。

二诊（1973 年 2 月 26 日）：服药后肢冷、胃寒痛大减，时值经期的第 2 日，经量稍好，自觉腰痛腹坠，拟上方加大温通祛瘀药，处方：熟地黄 20 g，当归 10 g，白芍 15 g，菟丝子 15 g，紫河车 10 g（研末冲服），红参 20 g，白术 10 g，炮附子 6 g，干姜 6 g，吴茱萸 6 g，桂枝 6 g，木香 10 g，炮姜 6 g，甘草 6 g。嘱等月经干净 3 日后始服此药，10 剂，服法同上。

三诊（1973 年 3 月 25 日）：当日月经来潮，量可，色暗红，无血块，腹中冷痛大减，神志稍安，纳食香，大便成形，日 1 次，腰膝酸冷。舌红，苔白，脉弦。加大紫河车至 15 g（早上 1 次水冲服），其他中药等月经净后，按初诊方 10 剂，服法同上。

四诊（1973 年 4 月 25 日）：月经量正常，痛经缓解。经上方加减调理近 3 个月，经量恢复，一切寒象尽除，并嘱其忌生冷，避风寒，待经前再饮中药以巩固疗效。

按：女性行经时宫内充血，机体功能下降，引起宫中气血运行不畅。本案经少、痛经因经期受凉而致，患者经期感受寒邪，寒邪伏于冲、任，血为寒滞，运行不畅，血海满溢不多，致经行量少。《邯郸遗稿》云："经水临行，误食冷物，寒邪滞经，或因外寒所逆，或素日不慎寒凉，以致凝滞不行，则留聚为痛。"故治宜补肾益精、温经散寒、通络止痛，疗效较为理想。

小结：从以上案例显示，月经过少的辨证有虚有实，虚证多因脾胃虚弱而气血乏源，肾阴虚而精亏血少，肾阳虚而气化无力，冲任亏虚不固导致经血匮乏。实证多因患者气滞血瘀或者痰湿阻滞，冲任受阻，经血运行不畅。其中，尤以肾虚为病机之关键，肾水本虚，何能盈满而化经水外泄。月经之病，经血量少的直接原因为经血不足或者经血运行不畅，而肾虚可以导致精血化生不足，经血运行不畅，所以肾虚为本病的主要病理基础。故谢老在治疗上主张以补肾益精，养血调经为主，采用养宫方为基础方，结合患者的不同症状辨证施治，加减用药，从根本上调节人体的肾－天癸－冲任－胞宫轴，使月经量得以恢复，缓解因月经量少而引起的相关症状，做到标本同治，不仅短期疗效显著，而且具有持续性远期疗效。

总之，月经量少为临床较为常见的妇科病，要抓住病机关键、治疗及时、辨证施治精当，采用补肾益精、养血、调冲任的治疗大法，从整体出发，辨证论治，调节人体全身脏腑、气血、阴阳平衡，最终达到根治疾病的目的。在临床实践中，运用中医药调理月经量少往往有显著疗效，可以有效避免西医常规激素治疗的副作用。

附：月经量少常用中药

以肾虚为主的可选紫河车、熟地黄、仙茅、菟丝子、杜仲等药以补肾益血；人工流产术后月经量少、闭经者可选女贞子、墨旱莲、白芍、当归、枸杞子、丹参等药以活血调经。

二、月经量多

月经量较正常明显增多，而周期基本正常，或行经时间延长，量亦因此而增多，称为“月经过多”，又称“经水过多”。一般认为月经量以30～80 mL为适宜，超过100 mL为月经过多。

谢老认为，月经量增多因冲任不固，脾气虚弱，经血失约；或血热流行散溢，使冲任不固，血随经泄；或瘀血内阻，以致经量过多。临床常见证型有气虚型、血热型、血瘀型、肾虚型等，该病因失血过多，往往会严重影响患者的生活质量。对月经量多的调理，多从补气升提、固冲止血、滋阴补肾、清热行血等着手，辨证求本，最终达到调整人体阴阳，标本兼治的目的。

自拟益气固冲方，组成：黄芪30g，人参10g，熟地黄20g，白芍10g，山茱萸20g。

方义：益气固冲方，取参芪地黄汤之意，方中人参、熟地黄、黄芪归脾、肺二经，可补气升阳，有效地促进脾气健运，后天之本源源不断地升清，使精微物质布满全身各部。人参能补中益气、健脾益肺，与黄芪合用能增强补气效果，熟地黄滋阴补肾、填精益髓，白芍养血敛阴以安血室，山茱萸既可补养肝肾，又能涩精，促进固肾。全方具有补气升提、固冲止血、滋阴补肾、清热行血等功效。

案一

李某，女，36岁，1969年3月10日初诊。

月经量多2年。月经周期28～30日，周期1～6日，3月8日月经来潮，量大已经是第3日，经色淡红如稀水样，时夹有血块，面色晄白，下腹坠痛，头晕，乏力。西医用止血药治疗，效果不佳。平素感周身乏力，大便偏稀。舌淡，苔薄白，脉沉细弦。

辨证：气虚不固。

治法：益气补肾，化瘀止血。

处方：方选益气固冲方合补中益气汤加减。

黄芪 30g	党参 20g	熟地黄 20g	白芍 10g
山茱萸 20g	升麻 6g	炒白术 20g	炙甘草 6g
陈皮 10g	当归 10g	益母草 30g	生蒲黄 10g（包煎）
地榆炭 15g	棕榈炭 15g	阿胶珠 10g	

10剂，水煎服，每日1剂，早晚分服。

二诊（1969年3月25日）：服上方后，月经量很快减少，经净。头晕、乏力、下腹坠痛均减轻。舌淡红，脉沉细。治宜补气健脾养血，按上方减益母草、生蒲黄、地榆炭、棕榈炭，加黄芪至50g，升麻至10g，另加炒杜仲20g，炒续断20g。10剂，服法同上。

按上方月经见时及平时调服 3 个周期，患者月经量减少至正常，血块减少，经期已无腹痛，小腹下坠感明显减轻，无头晕及乏力，非经期已无周身乏力，停药半年随诊无复发。

按：本案为气虚则冲任不固，经血失于制约，故经行量多；气虚火衰不能化血为赤，故经色淡，质清稀；气虚中阳不振，故神疲肢倦，气短懒言；气虚失于升提，故小腹空坠；气虚阳气不布，故面色㿠白；气虚则血行不畅，出现瘀血块；唇舌色淡、脉沉细数亦为气虚之征。故治宜益气升提，补血止血，前后随症加减调理施治，疗效显著。

案二

雷某，女，23 岁，未婚，1974 年 9 月 22 日初诊。

月经来潮量多伴经期延长 1 年余。未婚，末次月经 9 月 8 日，平素行经 7 ～ 10 日，周期 20 日，前 5 日量多，色暗红，有血块，经期小腹刺痛。1 年前通过妇科肛诊发现小腹正中有如鸡卵大之异物，压之稍痛，有下坠感，经前稍大，经后较小，头晕，腰酸痛。舌淡暗，苔薄，脉细涩。

辨证：气虚血瘀。

治法：补气、活血化瘀。

处方：方选益气固冲方合桂枝茯苓丸加减。

生黄芪 20 g	党参 20 g	熟地黄 20 g	白芍 10 g
山茱萸 20 g	白术 10 g	赤芍 10 g	陈皮 10 g
桂枝 10 g	茯苓 20 g	当归尾 10 g	醋鳖甲 15 g（先煎）
川芎 10 g	红花 10 g	桃仁 10 g	

10 剂，水煎服，日 1 剂，早晚分服。

二诊（1974 年 10 月 12 日）：10 月 6 日月经来潮，7 日净，量较前明显减少，头晕、腰酸好转。舌淡暗，苔薄，脉细涩。前方去党参，10 剂，服法同上。

三诊（1974年11月2日）：劳累后有下坠感，头晕、腰酸消失，10剂，服法同上。

四诊（1974年11月22日）：11月3日月经来潮，6日净，量正常，自觉口渴欲饮，余无不适，舌体大，苔白腻，脉沉细。近3个月经期及经量均正常。前方加知母10g，芦根15g，10剂，服法同上，为巩固疗效，又调理3个月，后经妇科肛门指检无异常。

按： 本案患者经血色暗有血块，小腹异物，舌暗脉涩，皆为瘀血之象，瘀血阻于冲任，新血难安，故经行量多，但患者因长期失血过多，已现气血不足之象，故治疗时需益气活血，双管齐下，所以选用益气固冲方益气补肾，气足自能摄血；合桂枝茯苓丸祛瘀止血，瘀去则冲任通畅，自能血循常道。临床经验表明，桂枝茯苓丸对瘀血引起的癥瘕消除也较为理想，这也更加突出了临床辨证的重要性。

案三

张某，女，27岁，1974年3月6日初诊。

月经提前量大近半年。平素喜食辛辣、味重，14岁初潮，末次月经2月26日，周期20日，行经10日左右，量大，色鲜红，质稠黏，有血块，伴心烦，口渴，尿黄，便秘。舌红，苔黄，脉滑数。

辨证：血热内扰胞宫。

治法：清热凉血缩宫。

处方：自拟益气固冲方加减。

党参 20g	生地黄 15g	生白芍 30g	黄柏 10g
牡丹皮 10g	山药 20g	茯苓 20g	青蒿 10g
蒲黄 10g	五灵脂 10g	阿胶 10g（烊化）	海螵蛸 10g
黄芩 15g			

10剂，水煎服，日1剂，早晚分服。

二诊（1974年3月22日）：心烦口渴、便秘均减，时有急躁，拟上方加焦栀子10g，荆芥炭12g，贯众炭15g。10剂，嘱见月经停服，待月经量少继服，服法同上。

三诊（1974年4月10日）：3月25日经至，行经5日，第1日量多，第2日量正常，延续5日净，别无不适，仍按上方加减10剂，服法同上。

四诊（1974年4月29日）：自诉本月24日月经来潮，行经5日净，量色均正常，无不适。仍以上方加益气之黄芪至30g，去青蒿，10剂，服法同上。先后为巩固疗效，上方又加减服用2个疗程，症状稳定，月经量正常。

按：本案月经过多属血热内扰。因素食辛辣而成阳盛之体，热扰血室，迫血妄行，故经量增多；血为热灼，故血色深红，质稠；邪热内炽，津液耗损，故口渴喜饮；热扰心神，故心烦急躁。以清热凉血，益气固冲为治疗大法，使邪热清，阴血复而月经自调。需要注意的是，此案在益气固冲方的运用上，初诊时去性温之黄芪，以生地黄易熟地黄，且增大白芍用量，皆因患者证属血热，这体现了谢老用方随证灵活加减之思想。该患内生热邪与不良饮食偏嗜有密切关系，故嘱避辛辣刺激食物，以杜邪热之源。

案四

田某，女，40岁，1976年4月10日初诊。

月经量多、淋漓不断1年，加重2个月。末次月经3月15日，因1年前放置节育环致月经量多且淋漓，取环后，经漏消失，然经量仍不减。近2个月病情加重，经期量多如涌，且血块大而多，经色暗淡，每次用卫生纸4～5包。经期小腹疼痛，块下痛减，经后头晕、心悸，周期尚准，行经6日。曾用西药治疗，效果不显。症见：面色萎黄，手指及指甲淡白，唇色白，头晕乏力。舌淡暗，苔薄白，脉细弱。

辨证：血虚。

治法：益气养血补血。

处方：益气固冲方合四物汤加减。

黄芪 30 g	人参 10 g	熟地黄 20 g	白芍 15 g
山茱萸 20 g	当归 10 g	川芎 10 g	炒白术 15 g
黑荆芥穗 15 g	续断 20 g	甘草 6 g	炒蒲黄 10 g
五灵脂 10 g			

10 剂，水煎服，日 1 剂，早晚分服。

二诊（1976 年 4 月 25 日）：4 月 15 日月经如期而至，量较前减少，第 1 日量仍多，第 2 日量即正常，无腹痛，上方加阿胶珠 10 g，10 剂，服法同上。

三诊（1976 年 5 月 22 日）：5 月 16 日月经来潮，5 日经净，别无不适。仍以上方 10 剂，服法同上。为巩固疗效，又加减服用 3 个疗程，一切正常。

按： 宫内放置节育环后导致的月经过多是妇科较为常见的病证。置环后因异物阻滞，刺激胞宫，导致宫内环境失去稳定，胞脉气血运行不畅，而生瘀血。节育环损伤胞络，又可导致血不循经而月经量多，患者长期失血过多，伤血耗气，会进一步导致气随血脱，难以摄血，久成痼疾。谢老遵“治血必先理气，血脱必先益气”之理，治宜益气、养血、活血、补血，使得“血足而归经，归经而血自静矣”，取得了满意的疗效。

案五

李某，女，16 岁，学生，1975 年 10 月 11 日初诊。

患者月经量多 1 年。自诉 14 岁初潮，末次月经 10 月 9 日，行经 5 ~ 6 日，周期 28 ~ 30 日，量中等。近 1 年无明显诱因出现月经量增多（较以前增多 2 倍），量多如注，色暗红，痛经。舌红，苔黄，脉滑数。

辨证：血热。

治法：清热、固冲止血。

处方：方选益气固冲方加减。

黄芪 30 g	人参 10 g	熟地黄 20 g	白芍 10 g
山茱萸 20 g	栀子 10 g	黄芩炭 10 g	棕榈炭 15 g
生龙骨 30 g（先煎）	生牡蛎 30 g（先煎）	阿胶珠 10 g	龟甲 15 g（先煎）

10 剂。水煎服，日 1 剂，早晚分服。

二诊（1975 年 10 月 20 日）：服药后血量明显减少，5 日净，大便稀薄。舌红，苔薄白，脉弦滑。予前方减栀子，10 剂。上方加减治疗 3 个月，经量、经期皆恢复正常。

按：本案月经量过大，实因血热冲任不固，经血失于制约所致。《证治准绳·女科》："若阳气乘阴，则血流散溢，经所谓天暑地热，经水沸溢，故令乍多。"热盛于里，扰及冲任、血海，乘经行之际，迫血下行，而致月经过多。治宜选用清热固经汤，从而达到清热凉血、固冲止血的目的。

案六

卢某，28 岁，1973 年 6 月 20 日初诊。

月经量增多 3 个月。末次月经 6 月 18 日，周期 35 日一行，此次行经已 3 日，量大如注，有血块，伴腹痛。既往月经正常，3 个月前因孕 62 日，行清宫时放置节育环，之后每次经期月经量多，曾西医治疗无效。症见：形胖畏寒，面色萎黄，头目眩晕，神疲无力，腰酸胫软，四肢欠温，下腹胀痛，月经量多，色淡，夹有瘀块。舌淡，苔薄白，脉细弱。

辨证：体阳不足，胞宫虚寒，冲任不固。

治法：益气温阳，固冲止血。

处方：方选益气固冲方合圣愈胶艾汤加减。

黄芪 30 g	党参 20 g	熟地黄炭 15 g	炒白芍 20 g
山茱萸 10 g	阿胶珠 10 g	当归 10 g	川芎 10 g
炮姜 6 g	艾叶 6 g	升麻炭 10 g	荆芥炭 15 g
甘草 6 g			

6 剂，水煎服，早晚分服。

二诊（1973 年 7 月 5 日）：服药后出血已减少，诸症也见好转，舌脉同前。效不更方，原方继用 10 剂，服法同上。以后逢经期按原方服用，连续 5 个月而痊愈。停药观察 1 年，月经正常。

按：本案人工流产清宫后，耗伤阳气，冲任虚寒，放置节育环，又使胞络受损，血行不畅。患者阳虚不能固摄经血，血瘀又可进一步导致血不循经，故治宜暖胞宫，补肝肾，益精血，最终达到以“养”为“塞”的目的，方选益气固冲方合圣愈胶艾汤加减。圣愈胶艾汤出自张仲景《金匮要略》中的胶艾汤、李杲《兰室秘藏》中的圣愈汤加升麻炭、炮姜、荆芥炭而成，有益气升阳、养血温宫、固冲止血之功效，对寒客胞宫而致月经过多者，多获良效。

三、月经后期

月经后期是指月经周期推后 7 日以上，40 ～ 50 日一行，甚至数月一行，行无规律，连续 2 个周期以上者。“月经后期”亦称“经迟”。本病属于月经病治疗范畴，首见于《金匮要略》，谓“至期不来”。月经后错往往与月经量减少并存，又称为月经稀发。

本病的病机为精血不足或邪气阻滞，血海不能按时满溢，遂致月经后期。虚证有肾虚、血虚、血虚寒证所致的冲任不足；实证则包括气滞、痰湿、血实寒证等所致的气血运行迟滞。

“女子以血为本”，家务繁忙、性格内向、工作、学习、生活压力过大的女性尤其容易成为高发人群。因此，一旦患上月经后错的女性，要及时进行有效的中药调理，否则可发展为闭经，甚至导致不孕，后果严重。

在治疗上，谢老提出了益肾、养血、温宫、疏肝、化湿、温里、调冲之法。据谢老门诊接诊的月经后期患者普遍发病规律，自拟经后调经方为基础方，临床在此基础上进行辨证论治、随症加减，疗效满意。

自拟经后调经方，处方：熟地黄 15 g，当归 15 g，吴茱萸 6 g，柴胡 10 g，陈皮 10 g，肉桂 2 g。

案一

赵某，女，28 岁，1968 年 10 月 20 日初诊。

3 年来月经后期。15 岁初潮，周期 37 ～ 50 日一行，经期 7 ～ 10 日，末次月经 9 月 18 日，结婚 4 年，夫妻生活正常未孕。常感腹胀满闷，大便时干时溏，经前白带量多，乏力，胸胁苦满，烦躁易怒，失眠。经至当日腰及小腹俱痛，量少色暗，夹少量血块，形体消瘦，面色淡白。舌淡，苔白，脉沉细弱。

辨证：肝郁脾虚，痰阻血虚。

治法：疏肝健脾，化痰养血。

处方：经后调经方合平胃散加减。

熟地黄 15 g	当归 15 g	吴茱萸 6 g	柴胡 10 g
陈皮 10 g	肉桂 2 g	山药 15 g	茯苓 10 g
苍术 10 g	厚朴 5 g	白术 10 g	

10 剂，日 1 剂，早晚分服，嘱经至停药。

二诊（1968 年 11 月 6 日）：本月后错 10 日，用药 10 剂后月经来潮，周期 40 日，经量稍多，经前白带量减少，经期腰腹痛减，腹胀满闷悉平，大便渐趋正常。仍以上方去白芍，加炒菟丝子 20 g。10 剂，服法同上。经前又用药 10 剂，月经及期来潮，诸苦若失。既经候如期，再更方求嗣。共用药 40 剂，遂月经正常并受孕。

按：本案患者情志不遂，气不宣达，血为气滞，冲任不畅，气血运行迟滞，且气郁伤脾，脾失健运，痰湿内生，痰湿下注冲任，壅滞胞脉，进一步影响气血运行，血海不能按时满溢，遂致经行错后。张景岳云："调经之要，贵在补脾胃以资血之源，养肾气以安血之室，知斯二者，则尽善矣。"故用经后调经方疏肝益肾以和血，合平胃散行气化痰以健脾，终获良效。

案二

王某，女，23岁，1975年5月12日初诊。

14岁初潮，月经两三个月、甚则半年、1年一行，未婚，体形偏胖。17岁后，曾肌内注射黄体酮，用药后月经即行，停用则闭经，接诊时已13个月未潮。平素乏力少动，喜食辛甘厚味，嗜睡，胸脘痞闷，腰酸膝冷，形体肥胖。舌淡暗，胖大有齿痕，苔白厚腻，脉缓滑。

辨证：痰浊壅塞胞络。

治法：温化痰湿，益肾活血调经。

处方：经后调经方合二陈汤加减。

熟地黄 15 g	当归 15 g	吴茱萸 6 g	柴胡 10 g
陈皮 10 g	肉桂 2 g	半夏 10 g	苍术 10 g
香附 10 g	茯苓 20 g	炙甘草 6 g	

10剂，日1剂，早晚分服。嘱其忌食辛甘厚味，适当运动。

二诊（1975年5月25日）：痞闷、嗜睡改善，经水未行。舌淡胖，脉缓滑。仍以上方继服10剂，服法同上。

三诊（1975年6月10日）：双乳房、小腹胀痛，似月经将行之兆，效不更方，仍按上方继服10剂。

四诊（1975年6月25日）：6月15日月经来潮，经行5日净，量中等，色淡暗。继续巩固治疗5个月，7月至11月均见行经，初时后错3～7日，又继续巩固治疗5个月，经行恢复正常。

按： 本案为体肥湿盛，凝聚为痰，痰浊内阻胞宫，气血运行不畅，血海不能如期满溢，则月经后错、量少，直至经闭。治宜益肾、养血、温宫、疏肝、化湿、温里、调冲健脾为法，经 11 个月中药调理，痰湿得消、气机宣畅、经血得调，月经如期而至。

案三

雷某，女，24 岁，未婚，1975 年 8 月 10 日初诊。

月经错后、量减少 2 年。加重 2 个月，且伴有便秘。末次月经 8 月 2 日，近 2 年月经周期 37 ～ 45 日一行，行经 3 日，量少、色黑。习惯性便秘，因劳累、饮水不足而加重，大便 7 ～ 10 日 1 次，排便困难、燥结成羊粪样，呈进行性加重。近 2 个月月经后错，约 45 日一行，色紫有块，行经前少腹疼痛，便秘加重。舌红少苔，脉沉弦。

辨证：胃肠燥热，肠失濡润。

治法：润肠通便，行气通经。

处方：方选经后调经方合麻子仁丸（汤）加减。

熟地黄 15 g	当归 15 g	吴茱萸 6 g	柴胡 10 g
陈皮 10 g	肉桂 2 g	火麻仁 20 g	赤芍 12 g
酒大黄 10 g	枳实 10 g	厚朴 10 g	桃仁 10 g

10 剂，水煎服，日 1 剂，早晚分服。

二诊（1975 年 8 月 25 日）：药后大便已不秘结，日 1 次，上方大黄改为 6 g，继服 10 剂。

三诊（1975 年 9 月 15 日）：9 月 1 日月经来潮（此次月经间隔 29 日），行经 4 日，颜色、经量较前稍好，行经前少腹痛已不明显，大便顺畅，随访半年月经、大便均正常。

按： 月经后期虽虚证，寒证多见，然临床亦不可一概而论，《医学心悟·月经不调》："方书以趱前为热，退后为寒，其理近似然亦不可尽拘也。假如脏腑空虚，经水淋漓不断，频频数见，岂可便断为热。又如内热血枯，经脉迟滞不来，岂可便断为寒，必须察其兼证。如果脉数内热，唇焦口燥，畏热喜冷，斯为有热；如果脉迟腹冷，唇淡口和，喜热畏寒，斯为有寒。阳脏、阴脏，于斯而别。"本案患者便干，舌红，经少色重，显然为胃肠燥热之实证、热证，故治疗以经后调经方合麻子仁丸加减。麻子仁丸出自《伤寒论》，用于治疗脾约便秘之证，虽并无直接调经作用，然可通过其润肠、通便、缓下之功，使燥热去，阴液复，气机调。合经后调经方，通过益肾养血、疏肝调冲，取得很好的疗效。

案四

凌某，32 岁，1975 年 10 月 6 日就诊。

月经错后已有 1 年，加重 2 个月。周期 45 日，近 2 个月后错近 30 日，末次月经 10 月 1 日，3 日净。自述患有慢性乙型病毒性肝炎 3 年余，肝功能异常，便秘。症见：月经后期，量少色暗有块，2 日净，兼见胸闷作憋，乳房胀痛，心烦易怒。舌紫，有瘀点，苔薄白，脉细弦涩。

辨证：肝郁气滞，瘀血阻络。

治法：疏肝理气，活血通络。

处方：经后调经方合血府逐瘀汤加减。

熟地黄 15 g	当归 15 g	吴茱萸 6 g	柴胡 10 g
陈皮 10 g	肉桂 2 g	枳壳 10 g	赤芍 10 g
川牛膝 10 g	红花 10 g	桃仁 10 g	佛手 10 g
甘草 6 g			

10 剂，水煎服，日 1 剂，早晚分服。

二诊（1975 年 10 月 22 日）：服药后便秘明显缓解，胸闷作憋、心烦易怒减轻，乳房胀痛已除，按上方去赤芍，加香附、小茴香、益母草，10

剂，服法同上。

三诊（1975 年 11 月 6 日）：11 月 1 日经水已至，量较前稍好，色暗红，有少量瘀块，持续 5 日回潮。肝气调畅，气滞已疏。按初诊方继服月余，先后此方加减调理近 3 个疗程，复查肝功能均恢复正常，月经如期而潮，情况良好。

按：本案因肝功能持续异常，致精神过度紧张而引起肝气不疏，血为气滞，冲任气血运行不畅，血海不能按时满溢，故月经错后。治宜疏肝理气，活血通络，方选经后调经方合血府逐瘀汤加减治疗，使瘀血得化，气血通畅，经络胞脉畅行无阻，通而痛自止。“夫血脉营卫，周流不休”，血脉流通，病不得生。

案五

张某，女，26 岁，未婚，1975 年 5 月 16 日初诊。

月经后错 1 年。末次月经 3 月 9 日，12 岁月经初潮，周期欠规律，30 ～ 90 日一潮，行经 7 日，量少，色暗，有血块，伴腰酸，身形肥硕，面色萎黄，乏力倦怠，畏寒，手足欠温，大便溏。舌淡胖，边有齿痕，苔白腻，脉沉细无力，尺脉弱。

辨证：脾肾阳虚，血虚兼瘀。

治法：补肾健脾，活血调经。

处方：方选经后调经方合桂枝茯苓丸加减。

熟地黄 15 g	当归 15 g	吴茱萸 6 g	柴胡 10 g
陈皮 10 g	肉桂 2 g	茯苓 20 g	桂枝 10 g
赤芍 10 g	桃仁 10 g	菟丝子 20 g	鸡血藤 25 g

10 剂，水煎服，日 1 剂，早晚分服。

二诊（1975 年 6 月 9 日）：服药后月经 5 月 19 日来潮，量少，色红，少量血块，腰酸缓解，小便正常，着凉后偶有大便质稀。舌稍淡胖，苔薄白，脉稍弦。继以上方 10 剂，服法同上。

三诊（1975 年 7 月 7 日）：6 月 20 日经潮，量中，色红，饮食、睡眠、二便正常。舌红，苔薄白，脉沉。效不更方。先后加减调理近半年，月经基本正常，停药后月经能按月来潮，量、色均可，无血块及腰酸，饮食、睡眠、二便正常，随访 1 年，无复发。

按：本案患者腰酸尺弱，面黄便溏，病在脾肾，畏寒肢凉，阳气不足，经少色暗，血虚兼瘀，舌胖苔腻，痰湿凝聚，故此月经后期，以脾肾阳虚为本，痰湿、血瘀为标。治宜益肾、养血、温宫、疏肝、化湿、温通为主，佐以健脾疏肝，祛除痰湿，活血化瘀，标本同治，用药灵活，使肾－天癸－冲任－胞宫轴功能恢复正常，肾精充盛，经血生化有源，气机调达，则经水如期而至。

小结：月经后期的发生与肾亏血虚密切相关。谢老认为，女性的月经是通过肾－天癸－冲任－胞宫轴来产生和调节。肾生殖轴平衡，月经的期、量、色、质就正常，其中任一环节功能异常均可引起病理改变而致月经失调。肾气盛是月经产生的动力，肾精充盛是月经产生的基础。肾虚血亏，冲任失调，是月经后期、量少、虚证的主要病机，而肾虚多因先天不足，禀赋素弱，冲任未盛；或因多产房劳，后天失养，多次流产手术耗伤肾精肾气，精血亏虚，月经源流衰少，血海不能按时满溢而致月经过期不行或行而量少。治宜益肾养血，温宫化湿，疏肝调冲。谢老以自拟调经方辨证加减，每每获得满意的疗效，值得深入研究。

四、崩 漏

经血非时暴下不止或淋漓不尽，前者为崩中，后者为漏下。崩者，倏忽暴下也；漏者，淋漓不断也。《女科原旨》云：“崩如山冢崒崩，其血之横决莫制也；漏如漏卮难塞，言其血之漫无关防也。”崩与漏两者常易彼此转换，难以完全分开，所谓“崩为漏之甚，漏为崩之渐”，因此医家将两者并称。

崩漏发病原因多因肝肾未充、肾虚精亏、血热、血瘀等，冲任不能制约经血。漏多因肾虚、血瘀、冲任失约；崩多因血热迫血妄行，或瘀血阻滞，血不循经，气虚冲任不固。若不及时治疗会发生贫血、虚脱、邪毒感染等并发症，严重危害女性生命健康，降低生活质量。隋代巢元方在《诸病源候论·妇人杂病诸候》中认识到只有血气调适，阴阳平和，冲任方能统摄经脉，外循经络，内荣脏腑，使经下依时，不致妄行。书中记载“崩中者，脏腑伤损，冲脉任脉血气俱虚故也”“漏下者，由劳伤血气，冲任之脉虚损故也”。在崩漏的病因病机认识上，古人对气血的重视可见一斑，在治疗上同是如此。《丹溪心法附余》中提出“塞流、澄源、复旧”的治崩三法，“初用止血以塞其流，中用清热凉血以澄其源，末用补血以还其旧。”《傅青主女科》中曾写道“经水出诸肾”，且“冲任之本在肾”。若肾气先天不足或久病及肾，或房劳多产，导致肾脏亏虚，冲任损伤，则可发为崩漏。清代医家吴天士有言：“盖血随气行，气旺则周流不息，血即随之而周行于身。故欲止崩漏，当使血归经，欲血归经，当先补气。若气虚而寒，则凝涩矣。凝涩则不能流行周身，涓涓不断，而成漏下之证。”故崩漏的治疗，应以调气血为核心，遵循“急则治其标，缓则治其本”的原则，扶正与祛邪兼顾，辨证论治。

自拟固冲止崩汤，处方：黄芪 30 g，炒枳壳 10 g，熟地黄炭 15 g，生地黄炭 15 g，白芍炭 15 g。

加减：

（1）气滞血瘀者，加桃红四物汤以养血活血。

（2）血虚者，加阿胶或阿胶珠以补血。

（3）气虚明显者，重用黄芪至 50 g，加墨旱莲 30 g。

（4）血瘀引起出血者，加牡丹皮炭 15 g，炒丹参 15 g。

案一

张某，女，47 岁，1967 年 11 月 1 日初诊。

1 年来阴道时常流血，来势汹涌，血量极多，不敢站立，立则血流顺腿而下，经行 10 余日不断，后则呈淋漓状态，血色紫黑有块，质黏稠。腰酸，小腹坠胀疼痛，头晕，食少乏力，手足心热。舌紫红，苔黄腻，脉沉细而数。

辨证：气虚血瘀，阴虚发热。

治法：益气清热，固冲止崩。

处方：自拟固冲止崩汤加减。

黄芪 50 g	炒枳壳 10 g	熟地黄炭 15 g	生地黄炭 15 g
白芍炭 15 g	黄柏炭 10 g	墨旱莲 30 g	地榆炭 15 g
棕榈炭 15 g	海螵蛸 15 g	甘草 5 g	

6 剂，水煎服，日 1 剂。

二诊（1967 年 11 月 8 日）：服上药血量显著减少，腰痛、腹胀亦减轻，仍以前方加减，续服 6 剂，服法同上。

三诊（1967 年 11 月 15 日）：血崩已止，唯觉白带尚多，此属脾虚湿热下注，给以健脾利湿法治之，完带汤化裁。党参 20 g，苍术 10 g，白术 15 g，陈皮 15 g，白芍 15 g，车前子 25 g（包煎），薏苡仁 15 g，杜仲 15 g，柴胡 10 g，茯苓 15 g，黑荆芥穗 15 g，甘草 6 g，10 剂。服法同上。

四诊（1967 年 11 月 23 日）：服上药白带显著减少，唯觉头晕、腰痛，脉仍虚数无力，此属心脾两虚所致，以归脾汤加减，益气养血善其后。黄芪 30 g，党参 15 g，炒白术 15 g，炒山药 15 g，杜仲 15 g，薏苡仁 15 g，续断 20 g，白芍 15 g，熟地黄 15 g，甘草 6 g。10 剂，服法同上。

按：该患者平素嗜食辛辣，蕴久生热，热盛于内，迫血妄行，冲任失固，以致下血量多，血色紫黑有块，质地稠黏。气滞血瘀则腹坠胀而痛，郁热之邪上扰清窍则令头晕，而手足心热、脉细数诸症则属虚热。治疗时宜将塞流、澄源、复旧三法贯穿其中，首治益气养血、固冲止崩，方选固冲止崩汤加减控制出血以塞其流，用药取黑能胜红之意，次以健脾利湿法以澄其源，终以健脾补肾壮腰以复其旧，崩漏遂得痊愈。

案二

刘某，女，49岁，1975年4月21日初诊。

月经周期紊乱3个月余。近3个月以来，有不规则的出血，时多时少。症见：经血淋漓不尽，经色淡紫，腰酸足冷，少腹刺痛，心胸烦热，面部虚浮。舌淡胖，边有紫斑，脉细涩。

辨证：上热下寒，正虚夹瘀。

治法：温经补虚，引热下行。

处方：自拟固冲止崩汤合温经汤加减。

黄芪 30 g	炒枳壳 10 g	熟地黄炭 15 g	生地黄炭 15 g
白芍炭 15 g	阿胶珠 10 g	党参 30 g	吴茱萸 10 g
桂枝 10 g	川芎 10 g	甘草 6 g	生姜 3 片

6剂，日1剂，水煎服，早晚分服。

二诊（1975年4月30日）：服第2剂药时排出许多大小不等的瘀血块，腹痛消失，出血停止。上方去吴茱萸、桂枝、川芎，加黄芪至40 g，续断20 g，桑寄生15 g，以益气养血、补肾固冲。10剂，服法同上。

三诊（1975年5月15日）：诸症悉除而愈，为巩固疗效，嘱服归脾丸。

按：更年期崩漏证型错杂，临床须慎辨阴阳寒热，本病的病机与围绝经期特殊的生理病理机制有关：一方面，肾中精气渐衰，天癸将竭，心肾失济，君火偏亢，导致“上热”；另一方面，肾阳虚衰，火不暖土，脾阳亦有所不足，加之肝郁之后克伐脾胃，故难以传输水湿，固摄经血，形成绝经前后“下寒”的特征，而“上热下寒”的病理特征又进一步成为血瘀等病理产物产生的基础。故应采用温清并用、补泻兼施之法，以温经汤温经补虚，引热下行，以固冲止崩汤养血滋阴，益气摄血，药证相合，崩漏自止。

案三

于某，女，50岁，1974年8月24日初诊。

停经6个月余。突然经血来潮量大10日，经西医行清宫术诊刮，确诊为子宫内膜增殖期炎症，给予消炎、止血治疗，阴道流血仍不止，量反增，已18日。症见：出血量大，头晕，耳鸣，腰酸乏力，怕冷，食少，精神萎靡，面色㿠白，四肢欠温。舌淡胖，苔白腻，脉沉细。

辨证：阳虚不固，气不摄血。

治法：温阳摄血，益气养阴。

处方：自拟固冲止崩汤合生脉饮加减。

黄芪 30 g	炒枳壳 10 g	熟地黄炭 15 g	生地黄炭 15 g
白芍炭 15 g	人参 30 g	五味子 6 g	龟甲 15 g
龙眼肉 10 g	黑荆芥炭 15 g	墨旱莲 30 g	

7剂，日1剂，早晚分服。

二诊（1974年9月10日）：诉服药5剂后，至第7日阴道流血渐停止，现仍头晕，白带多，腰痛，四肢酸软无力，耳鸣稍轻。舌淡苔腻，脉沉。仍以上方加桑寄生20g，10剂，服法同上。

先后经上方加减调理治疗3个月，月经未至，自感失血后体虚大有好转，别无不适，继以固冲止崩汤去炭合生脉饮加减，以巩固疗效，随访3个月病情未作。

按：更年期崩漏多由肾失封藏、冲任不固所致。该患者腰酸，耳鸣，畏寒肢冷，为一派肾阳亏损之象，然崩漏日久，阴血消耗，气随血脱，因此治疗时需温阳摄血，益气养阴。方选固冲止崩汤加益气补血之生脉饮加减，标本同治，达到补气摄血、止血固冲，妙在气补血自固，值得深入探究。

案四

邵某，女，14岁，1974年8月27日初诊。

初潮4个月，行经量多的第3日，色紫有块。近4个月量大持续10多日后，仍淋漓不止，色紫，头晕，心慌，乏力，气短，汗出，食少，形体消瘦，面色萎黄，精神萎靡。舌红苔少，脉细数。

辨证：真阴不足，肾精亏乏。

治法：滋阴补肾，填精。

处方：自拟固冲止崩汤合左归饮加减。

黄芪20g	炒枳壳10g	熟地黄炭15g	生地黄炭15g
白芍炭15g	山茱萸15g	知母炭10g	龟甲15g
墨旱莲30g	甘草6g		

10剂，日1剂，水煎服，早晚分服。

二诊（1974年9月8日）：服上方后月经渐净，阴部有黄色分泌物，按上方加阿胶珠10g，10剂，服法同上。

三诊（1974年9月25日）：月经已干净8日，白带正常，食欲增加。舌红胖，脉细数。原方去知母炭、龟甲，加白术15g，10剂，服法同上。

四诊（1974年10月8日）：诉10月3日经潮，停服中药，行经持续5日，待量少仍按初诊原方10剂续服，服法同上。

五诊（1974年10月22日）：服药后，别无不适，为巩固疗效，嘱服六味地黄丸，数月后随访，月经一直正常。

按：该患者属于青春期崩漏，指女性在青春期发生的月经非时而下，阴道突然大量出血，或淋漓下血不断。此病西医称之为青春期功能性子宫出血，是妇科门诊的常见疾病。西医治疗青春期患者主要运用性激素来止血、调整月经周期，虽然止血效果较快，但是激素药物对肝功能的影响、撤退性出血量多、易产生依赖性等问题，使患者不能坚持服药，一旦停药症状容易复发。中医治疗此类疾病有独特优势。谢老认为，此案为青春期肾精未充，肾气－天癸－冲任轴尚未完全成熟，故不规则子宫出血时多时少，淋漓不尽，甚至大量出血。据临床急治标缓治本的原则，先取补肾益气之剂以固肾止血，再以补肾养阴以固本调经，前期给予固冲止崩汤合左归饮加减，出血停止后，以六味地黄丸补肾填精，诸法相合，使肾气充盛，天癸、冲任发挥作用，故收效迅捷。

案五

王某，女，35岁，1973年3月11日初诊。

月经量增多2年，加重半年。22岁结婚，婚后孕5产3，均健康，近2年人工流产2次，最后1次是半年前，时因突遭家中变故，情绪波动较大，术后阴道出血，时多时少，淋漓2个月方净。此后月经先后无定期，有时淋漓难净，有时量多如注，色暗红夹血块，伴小腹胀痛，腰酸乏力，人工激素治疗效果不明显。此次因出血1个月余未净且血量多，故前来就诊。经色暗红夹血块，伴乳房及小腹胀痛。舌暗，脉细涩。

辨证：气滞血瘀，阻塞冲任。

治法：固冲益气，化瘀调冲任。

处方：自拟固冲止崩汤合血府逐瘀汤加减。

黄芪20g	炒枳壳10g	熟地黄炭15g	生地黄炭15g
白芍炭15g	桃仁10g	红花10g	当归10g
川芎10g	甘草6g		

6剂，水煎服，日1剂，早晚分服。

二诊（1973年3月25日）：服药2剂后出血量增多并夹有血块，再服2剂后经量逐渐减少，现已停止7日，小腹胀痛减轻，仍感腰酸乏力。舌暗，脉细而无涩象，予补肾疏肝、健脾养血巩固。方选固冲止崩汤去炭合丹栀逍遥丸加减，处方：黄芪20g，炒枳壳10g，熟地黄15g，生地黄15g，白芍15g，当归10g，枸杞子10g，怀山药15g，墨旱莲30g，柴胡6g，香附 10 g，甘草 6 g。10 剂，服法同上。

三诊（1973 年 4 月 15 日）：20 日后复诊，阴道出血未见。按二诊方加减，续服 2 个疗程后，月经如期而至，5 日净，随访半年一切正常，未复发。

按： 患者流产后余血未净，突因家中变故，心情忧郁寡欢，而肝主疏泄，忧郁导致肝气郁结，不得宣达，疏泄功能失常，致使气滞血瘀，冲任不畅，胞脉受阻，胞宫瘀滞，新血不安，则经乱无期；血不归经，则经水非时而下，量多如注或淋漓不净。宜辨证论治，澄源求因，不可见血止血，专事止涩，而犯虚虚实实之戒，对于此类型患者治疗应大胆使用活血止血药，使瘀血去、新血生，离经之血得以归经，则崩漏自止。方选固冲止崩汤合血府逐瘀汤加减，以祛瘀生新，使冲任通畅，新血得以归经，从而崩漏自止，当出血停止后，则予补肾疏肝、健脾养血以固经乱之源，清经乱之流，而善其后。

小结： 崩漏发生的关键病因病机以肾虚为本，与肝脾密切相关，肾为先天之本，主人体生长发育和生殖，泌至天癸，为冲任之本，主系胞，为脏腑阴阳之本，在女性月经的调节过程中起着重要的作用。《傅青主女科》提出："经本于肾""经水出诸肾"。肾虚，冲任失固，封藏失司，经血非时而下则发为崩漏，往往兼夹虚、瘀、热，属于虚实夹杂之证。因此，在治疗崩漏时应抓住肾虚这一核心病机，急性出血期以治标为主，采用固冲益气、清热养血、化瘀等止血之法，治宜固冲止崩汤加减；待血止后，调整阴阳平衡，兼以补气养血，使肾、肝、脾功能恢复，气血调和，崩漏之症方可痊愈。

五、痛 经

痛经为最常见的妇科病，是指行经前后或月经期出现下腹部疼痛、坠胀，伴有腰酸或其他不适，甚至剧痛晕厥，亦称"经行腹痛"。因经期前后，血海由满盈而泄溢，子宫、冲任气血易受外邪等致病因素的影响，故痛经伴随月经周期而发。谢老认为，痛经一症，病机错综繁杂，临床并非是痛与止痛的问题，必须辨证论治。其病位在子宫、冲任，病机以“不通则痛”或“不荣则痛”为主，实者可由气滞血瘀、寒凝血瘀、湿热瘀阻等导致胞宫气血运行受阻，为“不通则痛”；虚者可由于气血虚弱、肾气亏虚致胞宫失于濡养，为“不荣则痛”。《医宗金鉴》云：“更当审其凝滞作胀痛之故，或因虚、因实、因寒、因热而分治之也。”需要警惕的是，不得因痛而认为皆属凝滞不通，不辨寒热虚实，任行克伐，应注意辨证用药。

自拟温经止痛汤，处方：党参 30 g，枳壳 10 g，当归 15 g，桂枝 6 g，茯苓 15 g，桃仁 10 g，炒白芍 15 g，川芎 10 g，小茴香 6 g。

加减：

（1）肝郁气滞，经前小腹及腰骶胀痛、牵引胸胁乳房者，加柴胡 10 g，香附 10 g，甘草 6 g。

（2）月经量少，经期先后不定，脉弦，苔薄黄，腹胀痛甚者，加乌药 6 g。

（3）腰痛甚者，加丹参 15 g，熟地黄 10 g。

（4）胸胁胀痛者，加青皮 10 g，郁金 12 g。

（5）乳房胀痛者，加橘核 6 g，橘叶 10 g。

（6）血行不畅者，加益母草 20 g，泽兰 15 g。

（7）久郁化火，月经期提前，色红量多，痛而拒按者，加牡丹皮 10 g，栀子 6 g，黄芩 10 g。

（8）胞脉虚寒，经期或经后小腹隐隐作痛，喜按喜温，经色淡红，量少者，加当归至 20 g，白芍至 30 g。

（9）腰膝酸软，小腹坠胀，脉弱无力者，加人参 20 g，菟丝子 20 g，肉桂 3 g。

案一

赵某，女，25 岁，教师，未婚，1974 年 9 月 15 日初诊。

痛经 5 年，加重半年。14 岁初潮，周期 26 ～ 30 日，末次月经 8 月 26 日。5 年前因行经时，父亲意外去世，伤心过度，渐及行经时腹痛，量中等，色暗红，有血块，下腹剧痛，持续 2 日，块下痛减，有时排出膜样组织，伴恶心、呕哕，甚至昏厥，服止痛药片方能缓解。近半年，因工作不顺心，疼痛更加难忍，经前 7 ～ 10 日少腹、胸胁胀满不舒，心烦急躁，易怒。舌尖有瘀点，脉沉弦。

辨证：气滞血瘀，胞脉瘀阻。

治法：理气活血，逐瘀止痛。

处方：自拟温经止痛汤加减。

党参 30 g	枳壳 10 g	当归 15 g	桂枝 6 g
茯苓 15 g	桃仁 10 g	白芍 15 g	川芎 10 g
小茴香 6 g	柴胡 10 g	炙甘草 6 g	

7 剂，水煎服，日 1 剂，早晚分服。

二诊（1974 年 9 月 28 日）：服药后，月经如期而至，胸胁胀痛消失，少腹轻微不舒，第 1 日较往常血量略多，嘱调情志，下次经前 7 日开始再服本方 7 剂，连服 2 个月。

三诊（1974 年 12 月 23 日）：经 3 个月调理痛经消失，观察随访 3 个月，症状稳定，无复发。

按：本案患者 5 年前痛失至亲时值经期，惊则气乱，思则气结，悲则气消，气乱、气结、气消，冲任二脉气血的生理变化急骤，导致胞宫的气血运行不畅，“不通则痛”。经色暗，有血块提示气滞已致血瘀，加上患者半年来工作不顺，情志更郁，导致疼痛进一步加重。治宜养血调经之温经止痛汤加减，使胞宫、冲任气血调和而痛经消除。

案二

李某，女，17 岁，学生，1974 年 8 月 6 日初诊。

痛经半年。15 岁初潮，末次月经 7 月 18 日，经期正常。半年前行经时与兄长吵嘴后渐及痛经，经前 2 日小腹疼痛下坠，且胀甚于痛，月经量减少，淋漓持续 10 多日，血色紫暗，伴有胸胁乳房胀痛，善太息，易怒，不思饮食，腰部酸痛。舌紫暗无苔，脉沉涩。

辨证：气滞血瘀。

治法：理气解郁，活血祛瘀。

处方：自拟温经止痛汤合柴胡疏肝散加减。

党参 30 g	枳壳 10 g	当归 15 g	桂枝 6 g
桃仁 10 g	白芍 15 g	川芎 10 g	柴胡 10 g
香附 10 g	延胡索 6 g	炙甘草 6 g	

7 剂，水煎服，日 1 剂，早晚分服。

二诊（1974 年 8 月 22 日）：月经正常来潮，行经第 5 日，少腹及腰部均无痛感，亦无任何不适感，其症若失，饮食增进，胁胀、善太息症均减轻。舌淡红，脉沉细。续服前方 10 剂。

三诊（1974 年 9 月 10 日）：仍以上方加减，诸症皆无，嘱停药观察数月，月经均如期来潮，随访痛经无发作。

按：该患者为室女，素日易怒，性情急躁，行经时因生气而致肝气郁结，情志抑郁，气机不畅，导致气滞，症见胸胁乳房胀痛，血色紫暗，胀甚于痛。血赖于气则行，气滞则血瘀，冲任经脉受阻，血行不畅，滞于胞宫而作痛。本案患者病情较为单纯，治疗时注意把握发病原因，抓住肝郁气滞的特点，侧重疏肝行气解郁。此方宜在经前服用，每获良效。

案三

张某，女，27 岁，1975 年 2 月 20 日初诊。

痛经 10 年，加重 2 年。从未服过止痛药，结婚 3 年未孕，15 岁初潮，末次月经 1 月 18 日，平时周期 37 ～ 45 日，行经的第 1 日、第 2 日腰酸，少腹、胸胀满疼痛、下坠，月经量少、色暗、有块，怕凉喜热，便溏。舌淡紫，苔白，脉沉迟。

辨证：肾虚肝郁，瘀阻不畅。

治法：益肾暖宫化瘀。
处方：自拟温经止痛汤合少腹逐瘀汤加减。

党参 30 g	枳壳 10 g	当归 15 g	桂枝 6 g
柴胡 10 g	香附 10 g	桃仁 10 g	白芍 15 g
川芎 10 g	赤芍 15 g	蒲黄 10 g（包煎）	五灵脂 10 g

7 剂，水煎服，日 1 剂，早晚分服。

二诊（1975 年 3 月 2 日）：2 月 22 日月经来潮，较上个月后错 4 日，疼痛能忍，经量第 2 日较多，有瘀血块，无腹胀、下坠、疼痛。舌淡紫变浅，苔薄白，脉沉细。仍以自拟温经止痛汤加吴茱萸 6 g，人参 15 g，甘草 6 g，麦芽 20 g。14 剂，服法同上。

三诊（1975 年 3 月 25 日）：行经的第 5 日，量、色尚可，无血块，仍有腰酸、腰痛，上个月服药后月中发现白带增多，别无不适。拟补肾益精，方选五子衍宗丸加减，处方：红参 20 g，熟地黄 15 g，枸杞子 20 g，菟丝子 20 g，覆盆子 15 g，五味子 6 g，车前子 30 g（包煎），茯苓 20 g，甘草 6 g，10 剂，服法同上。经前经后，用上法加减调理近 3 个疗程后，痛经未作，仍拟五子衍宗丸加减调理 2 个疗程，顺利怀孕。

按：初潮痛经多与先天禀赋不足有关。本案因寒凝气滞导致血液运行不畅，冲任失调，温化无力，经络瘀阻，不通而痛，貌似实证。但其少女初潮始痛，表明与先天精血不足有关，因此肝肾失养、血海空虚为其发病本质。故宜少腹逐瘀先治标，合温经止痛汤暖宫，后以五子衍宗加减以固其本，益肾以促孕，终获满意的效果。

案四

马某，女，25 岁，教师，1974 年 4 月 9 日就诊。
痛经 7 年，加重半年。未婚，初潮 14 岁，末次月经 3 月 14 日，周期

32～42日，行经1～5日，经行前2日腹痛难忍，有时恶心欲吐，全身怕冷，经量尚可，色暗，夹小血块，得温则减，经前胸胀痛，腰酸，少时喜欢食生冷，四季手脚冰凉不温。舌紫暗，苔薄白，边有齿痕，脉弦细，尺脉弱。

辨证：寒凝血瘀。

治法：活血化瘀，温经止痛。

处方：自拟温经止痛汤加减。

红参30g	桂枝10g	川芎10g	柴胡6g
当归10g	赤芍15g	益母草20g	延胡索15g
吴茱萸6g	续断15g	杜仲15g	

10剂，日1剂，水煎服，早晚分服。嘱患者心情要保持愉悦，注意保暖。

二诊（1974年4月20日）：4月15日经至，诸症减轻，但仍有恶心，舌淡紫，苔薄腻，边有齿痕，脉沉缓，尺脉弱。治宜上方加减10剂，服法同上。

三诊（1974年5月3日）：无明显不适，舌紫暗，苔薄白，边有齿痕，脉沉缓而弱。治仍以上方加减10剂，服法同上。

四诊（1974年5月20日）：此次5月10日经至，经前、行经时无不舒，以上方加减10剂，随访腹痛未作。

按：本案患者因饮食生冷，寒客冲任，血为寒凝，瘀滞冲任，气血运行不畅，经行之际，气血下注冲任，胞脉气血壅滞，“不通则痛”，故痛经发作。寒证痛经以经水偏后者居多，经水不畅而有小血块，痛时常感小腹虚冷，以热水袋置于痛处则感舒适。《素问·调经论》曰：“血气者，喜温而恶寒，寒则泣不能流，温则消而去之。”故用自拟温经止痛汤加减，温经散寒以活血，补养冲任以固本，则瘀血去，新血生，寒邪退，月经调而病自除。

案五

刘某，女，32 岁，1974 年 9 月 17 日初诊。

痛经时轻时重 17 年。15 岁初潮，量少，痛经加重 3 个月，周期 23 ～ 37 日，末次月经 9 月 10 日，3 个月前行经时大怒，后痛经加重，经量减少较以前约 2/3，经期小腹胀痛拒按、下坠，血块下后痛减，经色暗红，经前胸胀痛不能触衣，平素急躁。舌紫暗，苔薄白，有裂纹，边有齿痕，脉弦涩，尺脉沉。

辨证：肾虚肝郁，气滞血瘀。

治法：疏肝行气，祛瘀补虚。

处方：自拟温经止痛汤加减。

党参 30 g	枳壳 10 g	当归 15 g	桂枝 6 g
柴胡 10 g	香附 10 g	桃仁 10 g	白芍 15 g
延胡索 12 g	牡丹皮 10 g	麦芽 20 g	

10 剂，日 1 剂，水煎服，早晚分服。嘱患者避免生气，调节好情绪。

二诊（1974 年 10 月 2 日）：服药后无不适，随症加减治疗 3 个疗程，经量尚可，痛经未作。

按：初潮痛经多与先天有关，痛不甚者略加调理即可，但此患者因情志暴发大怒则伤肝，肝失疏泄条达，气滞血瘀，瘀阻胞宫、冲任，致血行不畅，诱发痛经加重。《张氏医通》云：“经行之际……若郁怒则气逆，气逆则血滞于腰腿心腹背胁之间，遇经行时则痛而重。”肝郁气滞，经脉不利，故乳房胀痛。以温经止痛汤加减使肝气得疏，用药精准，理法方药周全，痛经何愁不愈。

案六

陆某，女，27 岁，会计，1975 年 3 月 18 日初诊。

痛经 12 年。15 岁初潮，周期为 23 ～ 38 日，经量较前半年减少 1/2。末次月经为 3 月 10 日，月经初潮时因淋雨，引发经期痛经，时轻时重，重时需口服止痛片。结婚 4 年，经常生气，近半年来月经来潮时小腹胀痛，四肢厥冷，痛时不能站立，卧床翻滚，恶心，呕吐，吐出来后症状略减，经色暗红，量少，点滴难下，有小的瘀血块。舌暗，有瘀斑瘀点，苔白，脉弦。

辨证：寒凝气滞血瘀。

治法：疏肝理气，温经止痛。

处方：自拟温经止痛汤加减。

柴胡 10 g	党参 30 g	枳壳 10 g	当归 15 g
桂枝 6 g	香附 10 g	桃仁 10 g	白芍 15 g
蒲黄 10 g（包煎）	五灵脂 10 g	甘草 10 g	吴茱萸 10 g
生姜片 3 片			

10 剂，日 1 剂，水煎服，早晚分服，嘱在经前可配合大青盐温敷局部。

二诊（1975 年 4 月 5 日）：服药后心情稍好，前几日白带稍有增多，别无不适。按上方加减续服 10 剂，服法同上。

三诊（1975 年 4 月 25 日）：本次 4 月 12 日经潮，行经 5 日，量、色均可，腹痛明显减轻，嘱保持心情舒畅，避风寒。仍以上方加减继服 3 个疗程后，患者面色红润，精神饱满，痛经未作，随访半年未见复发。

按：初潮受寒致痛经，加之婚后心情不舒，寒凝、气滞、血瘀蕴于胞宫，以寒冷、精神因素而加重为诱因，常与肝肾不足有关。因女子以肝为先天，气虚则亏，气瘀则滞，气寒则凝，采用疏肝理气、温经止痛之自拟温经止痛汤加减，使气血流畅，痛经得治。

案七

林某，女，20岁，学生，1975年10月22日初诊。

痛经4年。12岁初潮，经行约4小时始现下腹疼痛坠胀，喜暖，伴面色苍白，出冷汗，经量不多，色暗，有小血块。平时周期经期规律，末次月经10月2日，曾在4年前一次行经时贪凉饮冷，即出现经行腹痛，以后每次行经皆有下腹部坠胀疼痛，腰部酸痛不适，痛时喜暖。舌淡红，苔薄白，脉弦紧。

辨证：寒凝血瘀。

治法：温经活血止痛。

处方：自拟温经止痛汤加减。

柴胡10g	党参30g	枳壳10g	当归15g
桂枝6g	香附10g	桃仁10g	白芍15g
小茴香6g	炮姜6g	蒲黄10g	五灵脂10g

10剂，日1剂，水煎服，分2次口服。

二诊（1975年11月12日）：11月2日经潮，月经干净5日，服上方后，下腹部疼痛及坠胀感均减轻。现腰部微酸痛，倦怠。舌淡红，苔薄白，脉沉细。治宜上方去小茴香、炮姜、蒲黄、五灵脂，加巴戟天12g，菟丝子20g。10剂，服法同上，嘱患者外避风寒内禁寒凉饮食。

三诊（1975年12月6日）：12月3日经潮，经色、质、量基本正常，疼痛较前明显减轻。仍以前方加减10剂，服法同上。前后调理3个疗程，随访痛经未作。

按：此案中痛经主要由贪凉饮冷所致，故痛经一病，要做到经前预防，平素少食辛辣寒凉刺激之品，勿冒雨涉水，行经前后避免过度劳累和剧烈运动，注意保暖，避免受寒，保持心情舒畅。经前以温经散寒、理气活血化瘀、补肾养血、调理冲任为主。经后保暖益肾、养血暖宫，使胞络充养，气血调达，避免痛经复发，以巩固疗效，达到治本的目的。

案八

王某，女，28岁，1975年4月5日初诊。

行经小腹冷痛10余年。加重2个月，已婚2年，未孕。13岁初潮，末次月经3月18日，平素月经尚规律，经行5～7日，周期28～30日，经量中等，色暗红夹有血块，每逢经前及行经时小腹冷痛，得热痛减，时有恶心呕吐。幼时喜食生冷，平素怕冷，手、足凉。当行经第1～3日痛经难忍，经血点滴不下，色暗、夹血块，欲呕吐，需服止痛药才能缓解，且伴有腰腹坠痛，形寒肢冷。舌暗、边有瘀点，苔白，脉弦紧。

辨证：宿瘀内结，寒凝胞宫。

治法：温经散寒，祛瘀止痛。

处方：自拟温经止痛汤加减。

柴胡10g	红参20g	枳壳10g	当归10g
桂枝10g	香附10g	桃仁10g	白芍15g
川芎10g	炙甘草6g	吴茱萸6g	乌药10g

7剂，日1剂，早晚分服。

二诊（1975年4月23日）：4月17日月经来潮，经行6日，此次经行腹痛明显好转，痛经约有3小时，能忍，仍形寒肢冷、腰腹酸胀。舌暗，苔白，脉细涩。仍以上方加吴茱萸至10g，莪术10g，牡丹皮10g，10剂，服法同上。

三诊（1975年5月20日）：5月16日经潮，此次行经腹痛、腰腹酸胀未作，少有形寒肢冷。舌暗，苔白，脉细。仍以自拟温经止痛汤减桃仁、川芎，加桂枝至15g，茯苓20g，10剂，服法同上。

四诊（1975年6月23日）：6月17日经潮，行经前后无不适。此后每次经前10日服初诊方10剂，共服用4个疗程，未见痛经。

五诊（1975年10月28日）：患者月经后错10日，无不适，末次月经9月18日，经行6日，无痛经。舌淡，边有齿痕，苔薄，脉细滑。妊娠试验阳性。拟益肾安胎治疗，处方：太子参12g，炒白术10g，白芍12g，川续断15g，菟丝子15g，桑寄生15g，巴戟天15g，砂仁5g（后下），杜仲15g，紫苏梗10g，姜竹茹10g。6剂，2日1剂，日1次，上午服。先后断续服药至12月20日，无不适停药观察，随访10个月后，顺产一子，母子平安。

按：本案为幼时素有贪食生冷的习惯，则寒凝血脉，阳气受损，胞宫不得温养，损伤正气，而现痛经逐年加重。治宜温经散寒、调和冲任，选用自拟温经止痛汤加减，使气血寒凝得以温暖而恢复正常运行，通则不痛，使瘀滞的经水得以畅通，气血充盈，冲任得固，胞宫得养，月水有调而易受孕。

小结：通过以上案例可以看出，痛经的发病无外乎虚实。《诸病源候论》记载“妇人月水来腹痛者，由劳伤血气，以致体虚，受风冷之气，客于胞络，损冲任之脉”，此为“虚”，即“不荣则痛”。《妇人大全良方·调经门》认为“寒气客于血室，血凝不行”，此为“实”，即“不通则痛”。谢老认为不论虚实，其病机最终多演变为因瘀致痛，实者因气滞、寒凝致血瘀不畅，瘀而作痛；虚者亦可因虚致瘀而致痛经。其中，临床上因寒而致瘀者又占大半，《素问·举痛论》论痛十二条，其中属于寒痛的有十一条，这说明痛的病因，多因寒所致，所以痛经属于寒的或兼寒的也占大多数。从以上有效案例中发现，痛经多为寒凝子宫、冲任，气血运行不畅，日久化瘀，瘀血凝滞不通则痛，加之经前、经期、经后期冲任二脉气血蓄盈满贯的特殊生理，最终导致周期性的经行腹痛。因此，温经散寒、行气活血、祛瘀止痛是治疗痛经的大法。谢老创立的温经止痛汤，其方配伍严谨，立法有度。虽用药似乎平淡无奇，然临床疗效甚佳。遇有此类患者，恒选此方为基方，随症加减，每每收到满意的效果。

六、经间期出血

经间期处于卵巢排卵期，中医称之为“氤氲期”“的候”“真机”。凡在两次月经之间，氤氲乐育之时出血，持续 2 ～ 3 日，血量少于正常月经量，并有周期性者，称为“经间期出血”。经间期出血的病名古籍上并无专论，其病证记载可散见于“月经先期”“经漏”“赤白带下”“月经过少”等病证中。本病好发于育龄妇女产后、流产后，相当于西医学排卵期出血。

中医认为，月经排净以后，血海空虚，冲任衰少，经气逐渐蓄积，由空虚渐充盛。至两次月经之间，为由虚至盛之转折，阴精充实，功能加强，阳气内动而出现氤氲动情之期。若体内阴阳调节功能正常者，自可适应此种变化，无特殊证候。若肾阴不足，受此阳气之冲击，阴络易伤而血溢，出现少量阴道出血；或湿热内蕴，可使热与阳气动血，因而出血；又或宿有瘀血内留，此时亦可瘀为阳动易出血。其主要病机，可认为是由于氤氲期元精充实，阳气内动，加以肾阴不足、湿热内蕴或瘀血内留等因素动血，便可引致阴道出血。《傅青主女科》曰：“先期而来少者，火热而水不足也”“先期经来只一二点者……肾中火旺而阴火亏”。因此，谢老对经间期出血患者治疗常以益气养阴、清热行血为治疗原则。

自拟宫血宁汤，处方：太子参 20 g，生地黄炭 12 g，阿胶（烊化）10 g，山茱萸 15 g，地骨皮 10 g，墨旱莲 15 g，木香 6 g。

加减：

（1）肾阴虚者，加炙龟甲、鳖甲。

（2）湿热者，加黄芩炭、黄连。

（3）血瘀者，加当归、赤芍。

（4）有孕育要求者，加菟丝子、覆盆子。

案一

李某，女，27 岁，已婚未育，1975 年 3 月 28 日初诊。

经间期出血 1 年。持续 2 ～ 3 日即净，量明显少于平素经量，色暗，质稀，未见血块，无特殊气味，未予重视。近几月来出血量增多，持续时间延长，常伴有一侧少腹胀痛不舒，未避孕，1 年未孕。末次月经 3 月 25 日，月经周期第 4 日，月经量少趋净，平素怕热明显，情绪易激动、焦虑，夜寐多梦。舌尖红，苔薄白，脉细弦。

辨证：肾阴亏虚，虚火上炎。

治法：养阴益气，清热行血。

处方：宫血宁汤加减。

太子参 20 g	生地黄炭 12 g	阿胶 10 g（烊化）	山茱萸 15 g
地骨皮 10 g	墨旱莲 15 g	木香 6 g	炙龟甲 10 g
鳖甲 10 g	黄芩炭 10 g	黄连 3 g	

7 剂，水煎服，日 1 剂，早晚分服。

二诊（1975 年 4 月 5 日）：月经周期第 12 日，经间期出血未作，睡眠稍好，然小腹不舒，续服上方 5 剂，以察经间动静。

三诊（1975 年 4 月 11 日）：月经周期第 18 日，此次经间期出血未作，小腹不舒持续至 16 日以后无感觉，睡眠已正常。仍按上方加减，去炭，加活血行血之品。处方：太子参 20 g，生地黄 12 g，阿胶 10 g（烊化），山茱萸 15 g，地骨皮 10 g，当归 10 g，赤芍 10 g，10 剂，服法同上，经潮即停。

四诊（1975 年 4 月 30 日）：月经如期而来，月经周期的第 6 日，量、色、质均正常，无不舒。仍以初诊方 10 剂，服法同上。

五诊（1975 年 5 月 12 日）：月经周期第 18 日，经间期出血、小腹不舒均未作，仍按 4 月 11 日方 10 剂，服法同上。

六诊（1975 年 5 月 28 日）：月经如期来潮，月经周期第 4 日，经前虚热皆除。舌淡红，苔薄白，脉细有力。仍按初诊方 10 剂，服法同上。

七诊（1975 年 6 月 15 日）：经间期出血未作，月经周期第 20 日，无不适。仍按 4 月 11 日方 10 剂，服法同上。

八诊（1975 年 7 月 30 日）：如期来潮，月经周期第 6 日，量、色、质均正常，无不舒，虑其孕育需求。治宜补肾养血。处方：太子参 20 g，生地黄 12 g，阿胶 10 g（烊化），山茱萸 15 g，地骨皮 10 g，墨旱莲 15 g，木香 6 g，炙龟甲 10 g，当归 10 g，赤芍 10 g，菟丝子 20 g，覆盆子 20 g，10 剂，服法同上。

九诊（1975年8月15日）：月经周期第20日，在第9～16日时，中间白带较多，试孕，给予益气养血安胎之药。处方：太子参20g，竹茹10g，阿胶10g（烊化），山茱萸15g，枳壳10g，黄芩6g，桑寄生12g，杜仲15g，6剂，2日1剂，日1次。

十诊（1975年9月2日）：后错8日，无不舒，查尿妊娠试验阳性，予补肾安胎治疗，仍按8月15日方6剂，服法同上。以后略有加减，至孕3个月停服中药，10个月后足月产一男婴，母子平安。

按：对于经间期出血的治疗，西医治疗本病主要以止血、调节内分泌激素为主。但是，激素类药物副作用较大，应在医师的指导下服用，服用不当、错服或漏服往往会加重病情，这无疑是雪上加霜。谢老认为，本案患者从经间期出血至结婚1年不孕，辨证属肾阴亏虚，虚火上炎，给予养阴益气、清热行血的宫血宁汤加减，先后服用1个疗程疾病得到控制，2个疗程巩固，3个疗程治愈，第4个疗程益肾养血安胎，最终达到理想疗效。

案二

郑某，女，35岁，1976年5月28日初诊。

经间期出血1年半。22岁结婚，孕5产3，月经14岁初潮，周期正常，量、色、质均可，末次月经为1976年5月17日。现月经周期第12日，出血第3日，量少、色红、质黏，或带下夹血丝，平时带下量多，色黄稠，味臭难闻，少腹胀痛，腰酸痛，心烦欲呕，口苦，咽干，纳食不香，大便不爽。舌红，苔黄腻，脉滑数。

辨证：湿热困脾，热扰肾阴，损伤冲任。

治法：益气养血，清利湿热。

处方：宫血宁汤加减。

太子参20g	生地黄炭12g	阿胶10g（烊化）	山茱萸15g
地骨皮10g	墨旱莲15g	木香6g	黄芩炭10g

10剂，日1剂，分2次口服。

二诊（1976 年 6 月 22 日）：月经如期而至，周期第 7 日，服上方后，当时出血即停，现带下量减少，仍感腰痛，仍按初诊原方 10 剂，服法同上。

三诊（1976 年 7 月 12 日）：周期第 27 日，服上方后经间期出血未作，白带正常，无少腹胀痛，仍按上方加当归 12 g，赤芍 10 g，10 剂，经潮停服。

四诊（1976 年 7 月 26 日）：周期第 9 日，白带增多，别无不适，仍按初诊方 10 剂，服法同上。

五诊（1976 年 8 月 10 日）：周期第 24 日，服上方经间期出血未作，别无不适，仍以 7 月 12 日原方 7 剂，服法同上，经潮停服。

六诊（1976 年 8 月 22 日）：经周第 6 日，无不适，仍以初诊原方 10 剂，服法同上。

七诊（1976 年 9 月 12 日）：服上方后，经间期无出血，经周第 27 日，仍以初诊方 10 剂，经前停服中药，待此次月经量少时开始服药。

按：本案经间期出血，属湿热困脾，热扰肾阴，损伤冲任。治宜益气养阴、兼清湿热，方选宫血宁汤加减，后症状消失，又断续服药 4 个疗程后，以巩固疗效。

案三

罗某，女，26 岁，未婚，1975 年 5 月 6 日初诊。

经间期出血半年。末次月经为 1975 年 4 月 17 日，平素月经提前 5 日，色、质、量、味尚可，偶夹血块，经行小腹坠胀不适，腰骶酸痛。近半年，经间期出血，出血时间 3 ～ 6 日，量时多时少，呈咖啡色，伴见小腹两侧胀痛，带下色黄，乏力，精神倦怠。舌红，苔白腻，脉濡数。

辨证：脾肾阴虚，湿热瘀滞。

治法：益气养血，清湿热。

处方：宫血宁汤加减。

太子参 20 g	生地黄 10 g	阿胶 10 g（烊化）	山茱萸 15 g
地骨皮 10 g	木香 6 g	黄芩 10 g	当归 10 g
赤芍 10 g			

10 剂，水煎服，日 1 剂，分 2 次口服，嘱经潮停药。

二诊（1975 年 5 月 21 日）：月经周期第 5 日，色质量味尚可，本月经期如时来潮，小腹、腰骶无不适，仍选用益气养血、清湿热之宫血宁汤原方。处方：太子参 20 g，生地黄炭 12 g，阿胶 10 g（烊化），山茱萸 15 g，地骨皮 10 g，墨旱莲 15 g，木香 6 g，炙龟甲 10 g，鳖甲 10 g，黄芩炭 10 g，黄连 3 g，10 剂，服法同上。

三诊（1975 年 6 月 12 日）：经间出血未作，月经周期第 25 日，白带明显减少，别无不舒。舌红，苔白，脉细数。仍按初诊方 10 剂，服法同上。

四诊（1975 年 6 月 26 日）：月经如期来潮，月经周期第 9 日。舌红苔薄，脉细。别无不舒，仍以上方加墨旱莲至 30 g，10 剂，服法同上。

五诊（1975 年 7 月 22 日）：月经如期来潮，经周第 5 日。舌淡红，苔薄，脉细有力。仍按上方，6 剂，服法同上。

按：患者带下色黄，舌红，苔白腻，脉濡数，皆为湿热之象。湿热下注，则见黄带量多；邪热内动，伤及肾阴；湿热内扰冲任，则伤血动血，妄溢于冲任脉外而出血。治宜益气养血、兼清湿热为大法。此外，出血期间忌剧烈活动，平时饮食忌辛辣寒凉，务必保证一日三餐正常饮食，起居作息有规律，忌急躁恼怒，须平静怡悦。

小结：经间期是月经后阴血渐增，精血旺盛，阴长至重，此时精化为气，由阴转阳，由虚至盛的一个阶段。若体内阴阳调节功能正常者，可顺利转化。若肾阴不足，或湿热内蕴，或瘀阻胞络，当阳气内动时，阴阳转化不协调，阴经易伤，损及冲任，血海固藏失职，血溢于外，酿成经间期出血。本病治疗重在经后期以益气养血为主，兼热者清之，兼湿者降之，兼瘀者化之，可采用以下方法：

（1）注重阴阳转化：女子以血为本，阴精亦与血有关。调整经间期的阴阳转化，需要提高阴精水平，使之达到排卵的要求，首先要重视补血药的运用，这里补血常用的基础药物，有当归、阿胶等。

（2）活血以固冲任：经间期出血，是体内阴转化为阳异常时所带来的症状，瘀阻冲任，于氤氲之时，阳气内动，引动瘀血，扰及血海，血不循经，以致经间期出血。而活血化瘀，可推动阴精到阳气的顺利转化，达到活血而止血的目的。

（3）疏情志、解郁火：一些大龄未婚女子经间期出血者，多与心肝郁火有关。宜疏导解郁，心理和药物合而治之，佐以滋阴养血等药物，心烦甚者加黄连少许即可。

（4）祛湿浊、助转化：经间期出血者，多有湿浊偏盛，蕴阻胞脉、冲任之间，经间期重阴必阳，转化之时，阳气内动，引动湿热，扰于血海，迫血妄行。需要注意的是，湿有内外之分，外湿者，多为湿邪夹虚而入，蕴阻于胞络冲任之间，蕴而生热；内湿者，常与情志不畅，心肝气郁，克伐脾胃，不能化水谷之精微以生精血，反聚而生湿，下趋任带二脉而生热。

随着生活和工作节奏的加快，本病越来越多见。临床上较典型单纯证型的病例比较少见，往往以肾阴虚兼杂其他证型多见，故治疗必须认识到本病的特点，及阴阳互根的关系，补阴不忘阳。在抓住关键病机的基础上，仔细辨证，加减用药，方能药到病除。

七、经行前后诸症

经行前后诸症，是指每于行经前后或经行期间，周期性出现的明显不适的全身或局部症状，如口糜、发热、腹泻、水肿、头痛、乳房胀痛等。因女子以血为本，以气为用，气血调和，则经水按时而下。但女人除正常的工作外，还肩负着培养子女的任务，生活、工作压力增大，容易造成情绪不稳，而致气血阻滞。清代《古方汇总·妇科门》载：“妇人之症，总以调和气血为主，气血调，经脉和，腠理固，病何从生。”

（一）经行口糜

经行口舌糜烂（以下简称“口糜”）是指每值经期或经行前后，口舌糜烂，呈周期性发作的疾病。根据其病变部位主要表现在口舌，口为胃之门户，舌为心之苗窍，故本病之因多责之于心、胃二经，而病因主要是热，而热有实热、虚热之别，临床必须明察。

案一

方某，30岁，1975年6月11日初诊。

经前7～10日口腔溃疡2年余，加重半年。22岁结婚，有三子，流产3次。末次月经5月30日，平素月经规则，近2年先后流产2次，其中最晚是半年前孕56日行人流术，术后因未休息，加之劳累，晚上睡眠不足。以后每于经前7～10日开始出现口腔溃疡，轻度疼痛，持续10余日自复。月经提前7日，经量减少，色暗红，夹血块，持续7日净，伴轻度腹痛，经前乳房轻微作胀。平时家庭生活压力较大，喜食辛辣刺激之品。曾服西药、中成药，效果不明显，平素甚为痛苦。症见：经前10日，口唇内侧及齿龈黏膜见浅表性溃疡点，如绿豆大小，周边轻度红肿。伴精神疲倦，口干，大便偏干，排便不尽感。舌暗红稍有青紫，舌面有瘀点，苔微黄，脉细数。

辨证：瘀热互结。

治法：清热散瘀。

处方：血府逐瘀汤加减。

桃仁10g	红花10g	当归10g	生地黄10g
赤芍10g	牛膝10g	柴胡6g	枳壳10g
桔梗6g	牡丹皮10g	黄芩10g	黄连3g

10剂，水煎服，日1剂，早晚分服。

二诊（1975年6月25日）：服药后诸症均减，口腔溃疡未作，大便顺畅，日1次，经潮前5日无不适。按上方去黄连、黄芩，加香附、益母草，10剂，服法同上。

三诊（1975年7月15日）:6月30日经潮，经量不多，色红，精神较振，口干减轻，大便通畅，苔薄白，脉如前。于前方中加入麦冬以增滋阴之功，后守法连续治疗5个月经周期，病症得除。随访半年未复发。

按：本案因患者孕产多次，加上工作压力，又喜食辛辣刺激，肠胃蕴热，耗阴伤血，月经将行之际，阴血下聚血海，阴血更显不足，不能上济，虚火上浮，加之阴虚致瘀，瘀热互结，发为本病。患者舌脉均为瘀热互结之征，治宜清热散瘀，方用血府逐瘀汤加减，以清热活血化瘀之功，则瘀散热清，溃面得愈。

案二

杜某，33岁，1975年3月11日初诊。

行经前后口舌糜烂、疼痛难忍2个月。末次月经3月5日。平时月经提前5～7日，量少，色暗，夹血块，口臭，大便干、尿少色黄。舌绛红，苔薄黄，脉弦细。

辨证：肝郁化火，阴虚火旺。

治法：滋阴清热，疏肝解郁。

处方：丹栀逍遥散加减。

甘草6g	当归10g	茯苓10g	白芍15g
白术15g	柴胡6g	牡丹皮12g	栀子10g
知母10g	生地黄10g		

10剂，水煎服，日1剂，早晚分服。嘱忌辛辣油腻刺激性食物，多饮水，调畅情志。

二诊（1975年4月6日）：月经如期而潮未提前，量仍少，血色暗红，口舌糜烂、口臭、大便干均明显减轻，继以原方14剂，待月经量少后续服，后随访3个月，月经期间口舌糜烂未作。

按：本案为肝郁化火，火炼津伤，致月经量少，津不上承，火性炎上，故口糜。《素问・气厥论》中说："鬲肠不便，上为口糜"，丹栀逍遥散治疗肝郁化火证疗效尤显，兼以调经，加知母、生地黄是治疗口糜的常用药对，能明显改善口糜的症状，同时要保持心情舒畅，忌食辛辣油腻也尤为重要。

案三

丁某，女，33岁，1975年10月20日初诊。

经期口舌生疮，糜烂疼痛半年。月经周期规律，量可，色淡。近半年每值经期口舌生疮，糜烂疼痛，大便溏薄，经期地图舌。末次月经10月5日。患者面色晦暗，倦怠乏力，口渴，汗多，大便滞而不爽。舌淡红，脉沉迟而滑。

辨证：脾肾阳虚，湿滞不化。

治法：温肾助阳，健脾除湿，滋阴凉血。

处方：自拟脾肾助阳汤加减。

苍术 15 g	巴戟天 15 g	杜仲 15 g	山茱萸 15 g
炒芡实 15 g	生地黄 10 g	麦冬 10 g	赤芍 10 g
薏苡仁 20 g	土茯苓 15 g		

10剂，水煎服，日1次，早晚分服。

二诊（1975年11月8日）：月经如期来潮，口糜未作，面色较前光泽，精神变佳，自感全身轻快，汗出减少，大便较前成形。舌淡红，脉沉迟而略滑。阳虚湿滞较前减轻，月经将过，效不更方，继服10剂，服法同上。

三诊（1975年11月28日）：溃疡未起，大便正常，诸症均减。舌淡红，脉沉迟。仍以脾肾助阳汤加人参20 g，山茱萸15 g，10剂，见月经停服，月经量少时始服。

四诊（1975年12月16日）：12月6日月经来潮，口糜未作，无汗出，精力充沛。后随访3个月，病情稳定。

按：此案为脾肾阳虚，湿滞不化，从肾论治，兼运脾湿，虽有经行口舌糜烂，舌淡红，口渴，地图舌之火热表象，但面色晦暗，经行便溏，乏力，多汗，尤其是沉迟而滑之脉象，仔细分辨，应为脾肾阳虚，湿滞不化所致。治宜温肾助阳，健脾除湿，佐以滋阴、凉血，辨证精准，用药巧妙，仅用自拟一方，口糜未作，效果极好，值得后人深入学习与研究。

案四

马某，女，35岁，1975年3月6日初诊。

经行口舌糜烂2年，末次月经2月25日。近2年经前1周开始至经期口糜加剧，经净后即轻。曾服用多种中西药，疗效欠佳。平时月经提前，量多，色鲜红，有血块，1周干净，每至经行第2日，舌唇及口腔黏膜多处出现糜烂，饮食困难，面红目赤，口干不欲饮，少腹胀痛伴凉感，腰以下尤觉凉甚，小便清，大便溏。舌嫩红，苔薄黄，脉细弱。

辨证：下焦真阴不足，阴损及阳，虚阳上浮。

治法：水中补火，引火归元。

处方：肾气丸加减。

干地黄10g	山茱萸15g	茯苓15g	牡丹皮10g
山药15g	吴茱萸5g	黄连5g	肉桂3g（后下）
龙骨15g（先煎）	牡蛎15g（先煎）		

6剂，水煎服，日1剂，分2次口服。并嘱患者每于经前10日始服至经潮停服。

经净后以六味地黄丸加减调治。经间排卵期后加用补阳药。

经治3个月后，口糜得除，经期、经量基本正常。随访3个月病情稳定。

按：本案经行口糜，与经期血泄且量多有关，因阴血至经期较平日更加不足，累及于阳，致使阳亦虚，阳虚则寒凝，寒凝则气血运行不畅，故少腹胀痛伴有凉感。寒遏于下焦，逼虚阳上浮，龙雷之火有升无降，火不归其原，虚火蒸腾，心胃受其戕伐，故口糜甚，面红目赤。治宜肾气丸温补肾阳，方中龙骨、牡蛎重镇潜阳收敛，升降调和，引火归原，导龙入海；山茱萸滋补肾阴，阴中求阳，阴阳双补，并配合调理月经周期法而用药，收效良好。

小结：经行口糜是指在月经来潮前或行经期间出现的口腔内唇、颊、舌、牙龈等部位黏膜破溃糜烂，自觉灼热疼痛，影响进食，经尽后症状逐渐消失，月月如期为特点的疾病。中医学认为脾开窍于口，脾胃以膜相连，而颊与牙龈属胃肠，心开窍于舌，心肾上下交通，肾脉又连于舌。故口糜的发生，往往与脏腑功能失调密切相关。心脾有热，气冲上焦，上作口糜；膀胱移热于小肠，可作口糜；肝郁化火，火随气逆，亦可作口糜；亦有中气不足，虚火上炎，以及真阳不能内守，龙雷之火上越而致口糜者。古代医家对此病也多从“火热”论述，或因虚热，或因实热。因人而异，临证必须详辨。本病须和白塞综合征相鉴别。白塞综合征者之口腔黏膜溃烂与月经周期没有关系，据此可与本病区别。

（二）经行头痛

经行头痛是“月经前后诸症”的一种，其主要症状是指头痛随月经周期而发作，一般多发生在经前及经期，经净后头痛止。经行头痛有虚实之分，要以疼痛的时间、性质辨其虚实。痛于经前或经期的，且多胀痛或呈刺痛为实；痛在经后或行经将净时，头晕、隐痛为虚。

治疗以调理气血，疏通壅滞为主，使气血和顺，清窍得养，则痛自止。自拟经痛宁方，处方：太子参 20 g，当归 15 g，川芎 10 g，桂枝 6 g，丹参 15 g，柴胡 6 g。本方有益气养血、化瘀温经、疏肝的功效。

加减：

（1）肾虚肝郁者，加熟地黄，加大柴胡用量。

（2）胞宫瘀滞者，加大川芎用量。

（3）寒湿凝滞者，加大桂枝用量。

（4）气血虚弱者，加大当归用量。

（5）肝郁血虚者，加大柴胡用量。

案一

王某，女，29岁，已婚，1972年12月27日初诊。

痛经伴偏头痛10年。末次月经12月7日，既往痛经难忍，需服止痛药勉强可忍。刻下：经前10日，已经开始偏头痛1日，月经提前7日、量少，心悸，心烦，失眠，便秘，口干，口渴。舌红，苔白腻，脉弦滑。

辨证：肝郁血虚，虚火上炎。

治法：疏肝解郁，养血活血，通腑调经，滋阴降火。

处方：经痛宁方加减。

太子参 20 g	当归 15 g	川芎 10 g	桂枝 6 g
丹参 15 g	柴胡 6 g	川牛膝 10 g	制大黄 6 g
枳壳 10 g			

7剂，水煎服，日1剂，分2次。

二诊（1973年1月7日）：行经第3日，本次提前4日，月经期仍有腹痛、头痛，但不用止痛药可忍受，月经量增多，口干欲饮，不寐好转，舌红，苔白腻，脉弦滑。待月经干净后，给予疏肝养血，滋阴降火，以绝后患。处方：当归15g，川芎10g，赤芍10g，丹参15g，柴胡6g，川牛膝10g，制大黄6g，枳壳10g，白芍30g，生地黄15g，太子参30g，牡丹皮10g，焦栀子10g，生甘草6g，枳实12g，知母10g。14剂水煎服，日1剂，早晚分服。

三诊（1973年1月23日）：药后无不舒，经前10日，大便时干时稀，舌红苔薄，脉弦滑，仍按初诊方。处方：太子参20g，当归15g，川芎10g，桂枝6g，丹参15g，柴胡6g，川牛膝10g，制大黄6g，枳壳10g。7剂水煎服，日1剂，分2次。

四诊（1973年2月6日）：头、少腹部稍有不舒，月经刚现，色红，量可，未提前，别无不适，痛经未复发。舌红，苔薄，脉细。按1月7日二诊方加减 10 剂。随访半年未复发。

按： 本案为肝郁血虚，虚火上炎，运用经痛宁方加减治疗痛经伴偏头痛，以疏肝、行气、养血、活血，方中活血药行中有补，则行而不泄；补中有行，则补而不滞。诸药合用，有活血化瘀、通腑止痛之功，随症加减，收效可观。

案二

李某，女，32 岁，1973 年 10 月 12 日初诊。

经行头痛 2 年，加重半年。既往月经规则，平素工作压力较大，近 2 年来，每值经前 3 ～ 5 日开始出现头痛，以头部两侧刺痛为主，痛势剧烈，需服止痛西药方能忍受，经量偏少，经色暗红，有血块，伴小腹疼痛，曾多次求医，服用过中西药均无效。现正值经前 5 日，头部两侧疼痛欲裂，心烦易怒，小腹胀痛。舌暗红，脉弦涩。

辨证：胞宫瘀滞，络脉不通，阻塞清窍。

治法：活血化瘀，调理气血。

处方：经痛宁方加减。

太子参 20 g	当归 15 g	川芎 10 g	桂枝 6 g
丹参 15 g	柴胡 10 g	白芷 10 g	甘草 6 g

10 剂，水煎服，日 1 剂，早晚分服。

二诊（1973 年 10 月 28 日）：10 月 17 日经潮，服药至第 3 剂，随之经行头痛亦渐减轻，经行量增多，色暗有血块，血块下则小腹痛减，精神渐振，其他症状均渐减。按上方 10 剂，服法同上。

三诊（1973 年 11 月 15 日）：距经至只有 2 日，无头痛及其他反应，按上方加减 10 剂，服法同上。

四诊（1973 年 12 月 5 日）：月经 11 月 18 日来潮，行经 5 日，量、色均可，无不适，嘱其于下次月经来前5～7日按原方继服7剂，连续治疗5个月经周期，随访半年，诸症再未复发。

按： 本案因工作压力大、精神紧张而引起肝气不疏，气血瘀滞，瘀血内停，脉络不通，阻塞清窍，每逢经前经行之际冲气夹瘀上逆，上犯清窍，欲行不得，阻滞脑络所致。治宜活血化瘀，调理气血，气顺血和，清窍得通，则疼痛可愈。

案三

李某，女，31岁，1975年10月4日初诊。

经行头痛1年，加剧4个月。行经前2～3日自觉头目胀痛，逐渐加剧，至行经当日痛势尤甚。行经第2日痛势渐减，至经净痛止。伴心烦易怒，夜寐欠佳，口干而苦，两胁及乳房胀痛，小便黄。月经先期，行经量多，色红。10月3日经潮，本次行经提前1周，4日前曾与人争吵，即感头痛，今日头痛难忍，故前来就诊。舌稍红，苔薄微黄，脉细弦。

辨证：肝郁化火。

治法：疏肝滋阴清热。

处方：经痛宁方加减。

太子参 20 g	当归 15 g	川芎 10 g	桂枝 6 g
丹参 15 g	柴胡 10 g	生地黄 15 g	枸杞子 15 g
菊花 15 g	蒺藜 10 g	蔓荆子 10 g	

1剂，水急煎服，日1剂，早晚分服，嘱量大停服。

二诊（1975年10月7日）：服上方1剂后头痛减轻，两胁及乳房痛止仍胀，诸症大减，经将净。以原方减桂枝、川芎、丹参、柴胡，加益母草30 g，生白芍30 g，7剂，服法同上。

三诊（1975年10月18日）：上方服2剂后经净痛止，诸症平息，仍以一诊方7剂，服法同上。

四诊（1975年10月28日）：经前5日，无头部不适。舌红，苔薄黄，脉细。仍按一诊方，5剂，服法同上。

五诊（1975年11月15日）：11月3日经潮，无提前，亦无头痛，行经5日，量、色、质均可。舌淡红，苔薄，脉细。仍按一诊方，7剂，服法同上，嘱经前7日服用，平时注意休息。

六诊（1975年12月12日）：12月4日经潮，无任何不舒，仍按五诊原方7剂，经前7日始服。先后坚持服药3个疗程，头痛未作，一切安康。

按：本案患者素来肾虚肝热，又气郁化火，行经随冲气上逆，扰乱清窍，遂致头痛。以疏肝滋阴清热，方选经痛宁方加减，佐以平肝息风，以蒺藜疏散肝经风热，菊花疏风清热明目，蔓荆子散头面风热之邪而清利头目。三药共用，有疏散风热、清肝明目之功效，药证相符获效。

案四

王某，女，17岁，1975年9月21日就诊。

其母代诉，患者平素性格内向，沉默寡言。末次月经8月27日，14岁月经初潮，半年内经期无不适。半年后渐觉行经前头痛，逐渐加剧。未经治疗，随月经周期自行消失，历时1年余。经量适中，色暗红夹块。就诊时正值经前期，头痛较甚，以致不能坚持上课，伴小腹疼痛拒按。舌边稍暗，苔薄白，脉细兼涩。

辨证：瘀血内阻，脉络不通。

治法：活血化瘀，疏肝理气。

处方：经痛宁方加减。

太子参20g	当归15g	川芎10g	桂枝6g
丹参15g	柴胡10g	川牛膝12g	香附10g
水蛭6g	甘草6g		

5剂，水煎服，日1剂，早晚分服。

二诊（1975年10月8日）：10月3日经潮，头痛及小腹痛已减大半，经量一般，色暗夹小血块，脉细，舌苔同前。原方去川芎、桂枝、丹参、水蛭、川牛膝，加益母草30g，白芍15g，7剂，服法同上。

三诊（1975年10月18日）：饮食、睡眠均可，无不适，平时停药，经前7日服首诊方7剂，至经潮停服中药，经后干净3日始服丹栀逍遥丸7日。如此服药5个周期，经调头痛自止而停药，平时要保持心情舒畅。

按：患者性格内向，素禀抑郁，肝郁气滞，气郁化火，上窜脑窍，因火郁所形成的气滞血瘀，不通则痛。故采用经痛宁方以活血化瘀、疏肝理气，方中水蛭"但破瘀血而不伤新血；且其色黑下趋，又善破冲任中之瘀"。药证相符，用之即获良效。

案五

熊某，女，37岁，1975年2月13日初诊。

2个月前正值经潮淋雨，当时气温较低，次日感到头痛、头昏，沉闷有紧束感。但无寒热，亦未经治疗，至经净后头痛逐渐消失。上月行经时，头痛又再次发作。现正值行经前期，感觉头痛、头昏沉重，如戴帽状。无寒热，精神疲乏，纳差无味，伴小腹隐痛，前来就诊。舌淡红，苔白稍腻，脉缓。

辨证：寒湿凝滞气机，清阳被阻。

治法：散寒化湿，温经通阳。

处方：经痛宁方加减。

太子参 20g	当归 15g	川芎 10g	桂枝 10g
丹参 15g	柴胡 10g	羌活 10g	藿香 10g
厚朴 10g			

6剂。

二诊（1975年2月21日）：服药3剂后头痛、头昏减轻，戴帽状消失，精神见振，纳增。月经来潮，量少色暗。舌淡红、苔薄白。待月经干净3日后，仍以上方加益母草10g，白术10g，桂枝减至5g，甘草6g，6剂。并嘱下月行经前1周开始如上服药，连续服药3个月经周期，行经头痛治愈。

按：本案缘于寒滞于内，因行经时邪乘虚动，凝敛气机，阻塞清阳，形成经行头痛。故以经痛宁方加减，以散寒化湿，温经通阳立法。方药对症，效如桴鼓。

小结：经行头痛是妇科常见病之一，由于疼痛的原因复杂，发病机制各异，病变涉及气血、脏腑，与肝、脾、肾关系密切。谢老认为，除了对行经头痛的主症进行辨识，还应结合其他兼症综合分析，且根据疼痛的时间、性质辨清虚实，确定治法。辨证施治是中医治病的基本特点，对于经行头痛，有“不通、不荣”则痛的理论。

谢老在治疗经行头痛时，往往以“通”字立法，通之之法，并非单指攻下、行气破血之类，如《医学真传》说：“夫通则不痛，理也，但通之之法，各有不同。调气以和血，调血以和气，通也。下逆者使之上行，中结者使之旁达，亦通也。虚者助之使通，寒者温之使通，无非通之之法也。”这明确阐述了治疗经行头痛，以“通则不痛”为中心，对于“通”应辨证地理解。临证时根据头痛的部位、性质、虚实采取不同治法，最终达到“通则不痛”的目的。需要注意的是，头为诸阳之会，用药宜轻清上行之品，不可过用重镇潜藏之剂，以免重伤阳气。

（三）经行发热

月经前后或经行期间发热，经行或经净则发热渐退，呈周期性反复发作达3个月以上者，称为经行发热。清代武之望《济阴纲目》引王肯堂之说：“经行潮热，有时为内伤”，称为“经病发热”，武之望指出，经前潮热者，血虚有滞；经后潮热者，血虚有热。其病因与体内血热、肾虚、胃热、胞宫瘀热有关，临床结合发热的时间、性质，辨阴阳虚实。一般血热者，身热心烦；阴虚者多潮热；气虚者多低热怕冷，瘀热者多乍寒乍热。当审因论治，故治宜益气、化瘀、补肾、疏肝、清宫热为主。

自拟参皮四物汤，处方：太子参 20 g，地骨皮 10 g，当归 10 g，川芎 10 g，熟地黄 10 g，白芍 15 g，柴胡 10 g。

加减：

（1）经前潮热，血虚有滞者，加枳壳 10 g，生地黄 10 g。

（2）经后潮热，血虚有热者，加青蒿 10 g（后下）。

（3）瘀阻重者，重用四物汤。

（4）肾虚者，合六味地黄汤。

（5）胃实热者，加生石膏 20 g（先煎）。

（6）胞宫瘀热者，加赤芍 10 g，桃仁 10 g，红花 10 g。

案一

刘某，女，40 岁，1974 年 9 月 15 日初诊。

经行发热 1 年，加重 3 个月。8 月 28 日末次月经。22 岁结婚，孕 5 产 3，均健康，流产 2 次，3 个月前做人工流产手术，因人工流产术后正值天气炎热，贪凉饮冷，此后每于经行则自觉发热，测体温在 37.5 ～ 38℃，曾到多家医院求治无效。月经来潮第 1 日，身发低热，性情急躁易怒，经量不多，经色紫暗、夹血块，伴小腹疼痛，如针刺状，块去则痛减。舌暗，舌边有瘀点，脉沉弦。

辨证：瘀阻冲任，瘀久化热。

治法：活血化瘀，清热调经。

处方：自拟参皮四物汤加减。

太子参 20 g	柴胡 10 g	地骨皮 10 g	丹参 15 g
当归 10 g	川芎 10 g	生地黄 10 g	白芍 15 g
枳壳 10 g			

10 剂，水煎服，日 1 剂，早晚分服。

二诊（1974 年 9 月 30 日）：9 月 29 日经潮，行经无不适，发热未作，此次月经量较前增多，经色转红，小腹疼痛消失。舌淡红，舌边有瘀点消失，脉沉细。按一诊方，10剂，服法同上。

三诊（1974年10月15日）：心情平稳，别无不适，嘱其于下次月经来前10日按原方继服10剂，服法同上。经断续服药5个月经周期，随访1年，诸症平稳，行经发热未再发作。

按： 本案因人流后，贪凉饮冷，摄生不慎，寒湿凝滞，致瘀血留滞胞中，瘀久化热，经行之时，血海充盈，湿热与瘀血相搏结，使气血营卫失调，而致发热。以自拟参皮四物汤加减，加丹参与原方牡丹皮以增清热凉血、活血化瘀之功，诸药配伍，使瘀化热清，而诸症自愈。

案二

吴某，女，34岁，1975年7月21日初诊。

经前发热加重1年、伴经行口糜4个月。近1年无明显诱因出现经前3～4日自觉发热，体温在37.8～38.5℃，近4个月症状加重，经后2日口糜、发热消失。月经规律，30～32日一潮，经期4～5日。月经量少，色暗红，经前乳房胀。末次月经7月3日，期量均正常。形寒怕冷，四肢欠温。舌淡暗，苔薄白，脉右沉、左略弦细。

辨证：肾虚血瘀。

治法：补肾养血，活血调经。

处方：自拟参皮四物合六味地黄汤加减。

太子参 20 g	柴胡 10 g	地骨皮 10 g	丹参 10 g
当归 10 g	川芎 10 g	白芍 15 g	枳壳 10 g
熟地黄 15 g	桂枝 6 g	山药 15 g	菟丝子 20 g

10剂，水煎服，日1剂，早晚分服。

二诊（1975年8月8日）：月经于8月3日经潮，经行发热、口糜减轻，月经量较前多，色深红，有血块，手足欠温缓解。效不更方，嘱其续服上方10剂。

三诊（1975年9月7日）：服药后月经9月3日来潮，持续5日，量中，色红，经行发热及口糜均消失。仍按上方10剂，服法同上。后巩固治疗，病情稳定，随访3个月未复发。

按：本案病机为肾虚是本，血瘀是标，属本虚标实，治宜补虚泻实，而不宜过用攻伐，需补虚不留邪，祛邪不伤正。注重补肾活血、益阴清热的同时，佐以心理疏导，方可获得显著疗效。《医宗金鉴·妇科心法要诀》："经行发热，时热潮热之病，若在经前则为血热之热，经后则为血虚之热；发热时热，多是外感，须察客邪之热；午后潮热，多属里热，当审阴虚之热也。"

案三

贾某，女，26岁，1975年1月25日初诊。

经前发热1年，经前至经行2日自觉发热，体温37.4～37.8℃，月经规律，偶有并月，末次月经1月1日。已婚，孕1产0。平时月经量多，色红，经前乳胀，胸闷，心烦易怒，经行腰酸，前额头痛，头晕，腹泻，体倦乏力。舌红，苔腻，脉弦滑。

辨证：胃热炽盛，痰湿内蕴。

治法：清热健脾除湿。

处方：自拟参皮四物合苍附导痰汤加减。

太子参 20g	柴胡 10g	地骨皮 10g	丹参 10g
枳壳 10g	苍术 10g	香附 10g	胆南星 6g
白芷 10g	茯苓 20g	知母 10g	黄连 5g
甘草 6g			

7剂，水煎服，日1剂，早晚分服。

二诊（1975年2月5日）：自觉经行热度减轻，平日喜凉食，心烦躁扰，头痛、头晕明显减轻。予上方加生石膏 20 g 继用，14 剂，服法同上。

三诊（1975 年 3 月 4 日）：3 月 1 日经潮，无经行发热症状，自我感觉身体明显好转，头晕、乏力、腹泻症状消失，余无不适。半年后随访，经行发热未作。

按：本案患者痛在前额，阳明胃经所过，属阳明胃热炽盛致经行发热，痰湿内蕴，治宜清热健脾除湿。方选自拟参皮四物合苍附导痰汤加减，苍附导痰汤源自《万氏女科》的苍附导痰丸，具有开痰散结、行气解郁之功效，主要治疗妇人形盛多痰，气虚湿停，痰脂阻经脉等证。《广嗣集要》记载，苍附导痰汤亦可治疗肥盛女人无子者。两方合用，使脾气健、水湿除、痰热清，经行发热消失。

案四

田某，女，40 岁。1975 年 11 月 24 日初诊。

经来发热 4 年余，加重 2 个月。经前及经行全身怕冷、周身疼痛，乏力，体温 37.8 ~ 38℃。月经过后则热退身凉。11 月 18 日末次月经。平素急躁易怒，左胸部疼痛及胸中憋闷，以往有窦性心律不齐。舌略暗，苔白，左脉弦细，右脉弦。

辨证：血室瘀热，肝胆不利。

治法：活血祛瘀，疏利肝胆，益气解郁。

处方：自拟参皮四物合小柴胡汤。

太子参 20 g	柴胡 10 g	地骨皮 10 g	丹参 10 g
当归 10 g	川芎 10 g	白芍 15 g	黄芩 10 g
半夏 10 g	牡丹皮 10 g	炙甘草 10 g	

10 剂，水煎服，每日 1 剂，早晚分服。

二诊（1975 年 12 月 10 日）：服上方后，急躁易怒减轻，左胸部疼痛、胸中憋闷未作。舌淡红，苔白，左脉弦细，右脉细。上方去太子参加红参 20 g，并加大活血药用量，当归加至 15 g，川芎加至 15 g，10 剂，服法同上。

三诊（1975 年 12 月 25 日）：11 月 19 日经潮，发热、身痛未作，行经时胸中憋闷感有所减轻，今日月经将尽，但仍乏力。舌微红，脉略数无力。上方去红参加人参 20 g，枳壳 10 g。14 剂，水煎服，服法同上。

四诊（1976 年 1 月 10 日）：急躁胸闷未作，体力明显好转。舌淡红，苔薄白，脉细，仍以上方加大补气药量，人参加至 25 g，减活血药用量，当归、川芎各 10 g，7 剂，服法同上。

五诊（1976 年 1 月 20 日）：恰逢月经来潮第 2 日，经前及经来之时无发热及周身关节疼痛，未见胸痛及胸闷，乏力明显减轻。上方去川芎、黄芩，继续服用上方 7 剂，服法同上。

六诊（1976 年 1 月 30 日）：上方服后无明显不适而停药观察。随访半年，未再复发。

按：此案为血室瘀热、肝胆不利，以自拟参皮四物合小柴胡合方加减而治之。女子以血为主，肝藏血，司血室，有“肝为女子先天”之谓。肝胆疏泄不利，易于郁而化热。肝胆气郁，最易导致血瘀，瘀热内阻血室，则发热、恶寒。《金匮要略·妇人杂病脉证并治》云：“妇人中风，七八日续来寒热……经水适断，此为热入血室，其血必结，故使如疟状，发作有时，小柴胡汤主之。”

小结：从以上代表性案例可以了解到，经行发热有瘀阻、肾虚、胃热、胞宫瘀热等原因，或因行经时，冲任气血旺盛，气火偏盛而发热；或因素体虚弱，久病失养，耗伤阴血，阴血亏虚而生内热；或因房劳多产，久病耗阴，气血内耗，经行而气随血泄，气血亏虚而低热；或因经期产后，余血未净，瘀血滞留于宫中，积瘀化热。治宜益气、化瘀、补肾、疏肝、清宫热，选参皮四物汤加减辨证治疗效果显著。

（四）经行乳房胀痛

经行乳房胀痛主要是指女性连续2个月经周期以上出现经期或经行前后乳房胀痛，或乳头痒痛，经净后胀痛逐渐消失。本病多与肝气郁结、气滞、夹瘀等互为因果。而肝郁气滞为本病的基础病机，继而可累及脾、肾，出现阴亏血虚等证。《灵枢·五音五味篇》云："妇人之生，有余于气，不足于血。"正值经前或经期，气血下注冲任血海，使肝血暂时欠充，肝气偏亢有余。清代阎纯玺《胎产心法》云："肝经上冲，乳胀而溢。"肝经失常，不通则痛，可致乳房胀痛不适。肝气有余而血已亏是女性经行前期生理特点，若情志过激，郁则不达，怒则气上，郁怒伤肝，则致肝疏泄失常，气血运行不畅，壅滞脉络，可见经行乳房胀痛。女子以肝为先天，故经行乳房胀痛的治疗，以疏肝为本，标本兼顾，通达乳络，肝畅络通则病自愈。

自拟养血疏肝散加减。处方：柴胡10g，当归15g，白芍15g，青皮12g，香附10g。

加减：

（1）经前乳房胀痛有块者，加橘叶10g，橘核6g，山慈菇12g。

（2）急躁易怒者，加焦栀子6g。

（3）大便干结者，加制首乌12g。

（4）失眠者，加远志10g，炒酸枣仁15g。

（5）小腹冷痛者，加艾叶6g。

案一

张某，女，19岁，未婚，学生，1975年1月20日初诊。

经前乳房胀痛半年余。末次月经12月26日，半年前升大学后，与同宿舍女生发生争执后心情抑郁，出现经前乳房胀痛，有时有结块，于行经一二日后症状消失，而于下次行经前二三日又作，月月如此，已成规律。现患者经期将至，乳房胀痛，无结块，胸闷胁痛，胃纳欠佳，二便尚调，夜寐欠安。舌淡红，苔薄白，脉弦。13岁初潮，量可、色暗红，血块少许，无明显痛。

辨证：肝气郁结。

治法：疏肝解郁，活血止痛。

处方：自拟养血疏肝散加减。

柴胡 10 g	当归 15 g	白芍 15 g	青皮 12 g
香附 10 g	薄荷 10 g（后下）	郁金 10 g	枳壳 10 g
川芎 10 g	川楝子 15 g	延胡索 10 g	

7 剂。日 1 剂，水煎服，分 2 次服。嘱待月经量大停服至经净后 3 日始服。

二诊（1975 年 1 月 30 日）：1 月 25 日经潮，此次经前乳房胀痛明显好转，嘱其于经前 10 日开始服药至行经第 2 日为止，服药 3 个月后乳房胀痛消失，半年后随访乳房胀痛未作。

按：本案患者因情志内伤，肝气郁结，失于条达，乳络不畅，遂致经行乳房胀痛。治宜养血疏肝、解郁、活血止痛，方选自拟养血疏肝汤加减，获效极佳。需要注意的是，治疗本病应在经前开始感觉乳胀时服药，直服至经水来临通畅为止，一般须连服 3 ～ 4 个月。

案二

毕某，女，35 岁，1975 年 12 月 25 日初诊。

经前乳房胀痛 3 个月，伴经行腹痛，末次月经 12 月 6 日。3 个月前因与人争吵、恼怒后，经行 10 日前出现乳房胀痛，心中烦闷，痛处可忍，未予重视，经行后自觉乳房胀痛减轻。平时精神疲乏，焦虑面容，纳少，失眠，急躁易怒。舌红，苔薄白，脉弦。双侧乳腺压痛。

辨证：肝郁气滞。

治法：疏肝解郁，行气止痛。

处方：自拟养血疏肝散加减。

柴胡 10 g	当归 15 g	白芍 15 g	青皮 12 g
香附 10 g	羌活 10 g	川芎 10 g	桂枝 6 g
焦栀子 6 g	远志 10 g	炒酸枣仁 20 g	

共 7 剂，每日 1 剂，水煎服，分 2 次口服。嘱经行停药，经停后续服药。服药期间清淡饮食，忌食生冷。

二诊（1976 年 1 月 10 日）：1 月 5 日经潮，双侧乳房胀痛明显减轻，经量较前稍增多，色暗红，无血块，时感小腹冷痛。舌红，苔白，脉弦细。予原方加艾叶 6 g，10 剂，服法同上。

三诊（1976 年 1 月 25 日）：神清面荣，纳可，眠足。舌淡红，苔薄白，脉细有力。嘱经前 10 日始服首方 7 剂。先后服药 3 个疗程，经前乳房疼痛未作，随访 3 个月乳房胀痛消失。

按：本案为郁怒伤肝，肝气郁结。“人卧血归于肝”，患者失眠，血不归肝，肝血亏虚，肝失濡养，疏泄功能失常，肝气郁而不达，气血运行失常，瘀滞乳络，不通则痛，故出现经行乳房疼痛。证属肝郁气滞，以自拟养血疏肝散加减，疏肝解郁、行气止痛后效果显著，且远期疗效较好。

案三

雷某，女，35 岁，1975 年 6 月 18 日初诊。

经前乳房胀痛 2 年余，末次月经 5 月 26 日。2 年多来，每逢经前 1 周开始乳房胀痛，伴胸胁胀满，心烦易怒，善太息，头胀，头痛，经行后诸症自消。月经量少，色暗红，血块时多时少，经行少腹胀痛，平日头晕，目涩，纳可，大便干，3 ～ 4 日一行。舌淡暗，苔薄白，脉细弦。

辨证：血虚肝郁。

治法：养血柔肝，理气解郁。

处方：自拟养血疏肝散加减。

柴胡 10 g	当归 15 g	白芍 15 g	青皮 12 g
木香 10 g	橘叶 12 g	焦栀子 6 g	制首乌 15 g
川楝子 10 g			

10 剂，水煎服，日 1 剂，早晚分服。

二诊（1975 年 7 月 6 日）：6 月 28 日经潮，诸症减轻，经量稍增多，大便干稍有改观，日 1 次。舌淡暗，苔薄白，脉细弦。续以上方增减，调理 3 个月皆愈，又随访 3 个月病情稳定，经前乳房疼痛未作。

按：本案为肝经气郁所致的血虚肝郁，因阴血不足，肝失所柔，气机不畅而郁滞，脉络运行不畅，治宜养血柔肝、理气解郁，方选自拟养血疏肝散加减后，所有痛苦消失，效果显著。

案四

张某，女，30 岁，1975 年 2 月 18 日初诊。

经期乳房胀痛多年，伴月经量减少加重半年。末次月经 1 月 25 日。20 岁结婚，孕 5 产 3，小的 3 岁，人工流产 2 次，最后一次是近 3 个月前。平素月经规则，周期 30 日左右，经期 7 日，色红，量适中。经前 1 周左右自觉乳房胀痛，烦躁易怒，夜寐差，经净后乳房胀痛消失。症见：乳房略感胀痛，心情抑郁，脾气急躁易怒，心烦，失眠。舌红，苔薄白，脉弦细。

辨证：肝郁气滞。

治法：疏肝理气，通络止痛。

处方：自拟养血疏肝散加减。

柴胡 10 g	当归 15 g	白芍 15 g	青皮 12 g
木香 10 g	橘叶 12 g	延胡索 6 g	橘络 6 g
香附 10 g	炒酸枣仁 30 g	制远志 10 g	焦栀子 6 g

7 剂，日 1 剂，水煎服，分 2 次口服。

二诊（1975年2月28日）：2月23日经潮，经量略增多，乳房胀痛明显减轻，夜寐转安。舌淡红，苔白，脉弦。仍以上方加制首乌10 g。10剂，嘱待月经干净3日后始服，服法同上。

三诊（1975年3月15日）：乳房胀痛未作，夜寐安。仍按首诊方巩固治疗。先后调理3个月后，经行无乳房胀痛，经量适中，一切症状消失。

按：本案因性情急躁，结婚10年孕5产3，屡伤气血，经前冲脉气盛，肝司冲脉，肝脉夹乳，冲脉过乳，乳络气血运行不畅而发，患者情志抑郁、化火，上扰神明，内耗阴液、阴血，故夜寐差，经量减少。《黄帝内经》云："妇人之生，有余于气，不足于血。""有余于气"即女性易被情志所伤而肝郁气滞；"不足于血"即女性经带胎产等易耗伤阴血。故本病多从肝论治，以"调气血"为核心治疗思想。

案五

李某，女，30岁，1975年4月15日初诊。

经前乳房胀痛6年，末次月经2月25日。20岁结婚，孕3产2，因婚姻变故离异。现乳头痒痛，经行不畅，小腹胀满疼痛连及胸腹，血色暗红，烦躁易怒，胸闷胁胀，精神抑郁，时叹息，月经先后无定期，量少。苔薄白，脉弦。双乳房较胀满，触之有包块，呈条索状、颗粒状，但以条索状为多，包块边界不明显，质地中等，稍硬韧，活动好，与周围组织无粘连，常有触痛，肿块大小不一，小者如粟粒般大。乳房包块也有随月经周期而变化的特点，月经前包块增大变硬，月经来潮后包块缩小变软。

辨证：肝气郁结夹瘀。

治法：疏肝解郁，活血理气止痛。

处方：自拟养血疏肝散加减。

柴胡 10 g	当归 15 g	白芍 15 g	青皮 12 g
香附 10 g	橘叶 10 g	橘核 6 g	山慈菇 12 g
焦栀子 6 g			

10剂，日1剂，水煎服，分2次口服，连服3个周期。

二诊（1975 年 7 月 15 日）：包块呈条索状消失，乳房疼痛、腹痛均减，烦躁易怒、精神抑郁、时叹息消失，月经按月来潮 2 次，末次月经为 7 月 2 日，经前仍有胸闷胁胀。苔薄白，脉细弦。上方去川芎、青皮、橘核，加柴胡至 15 g，枳壳 10 g，甘草 6 g，10 剂，服法同上，经行停服，连服 3 个周期。

三诊（1975 年 10 月 15 日）：上述症状基本消失，经色仍为暗红，乳房稍有不适。舌淡红，苔薄白，脉细弦。以首诊方巩固调理，加益母草 10 g，10 剂，服法同上，经行停服，连服 3 个周期。随访 1 年，月经周期正常，经前乳房疼痛未作，包块、增生完全消失。

按：本案为情志刺激，易怒忧思，郁结伤肝，肝失条达，冲脉属于阳明而附于肝；经前、经行时阴血下注冲任，冲气偏盛，循肝脉上逆，肝经气血壅滞，乳络不通，导致虚中夹实之乳房胀痛，治宜疏肝解郁，活血理气止痛。根据用药疗效观察来看，服药不系统、不连续，此病易反复发作，一般以经前 7 ～ 10 日开始服药治疗效果最好，即使服药 2 ～ 3 个周期后，症状消失，也应继续坚持再用 3 ～ 6 个周期，以巩固疗效，达到治愈的目的。

小结：经期或行经前后乳房或乳头胀痛，多伴随月经周期呈规律性发作，影响生活及工作，疼痛可随情绪变化而波动。乳房内多未触及肿块，个别可有界限不甚清楚的结块，但于经后减轻。谢老认为，治疗此病的关键在于疏肝解郁，疏和通相结合，相得益彰，守法守方，坚持治疗，使肝气得以疏解，培土固元，使元气得以恢复，病可自除。

从以上案例可以了解到，谢老认为月经前后诸症的发生与肝密切相关，肝主疏泄又主藏血，妇女以血为用，因经前或经期阴血下注冲任，血海充盈，全身阴血相对不足，脏腑功能易出现不平衡状态。故有“肝为女子先天”“百病不离乎郁，诸病皆属于肝”之说。治宜根据月经前后及经中患者的整体状态，辨证与辨病相结合，调整脏腑与冲任的关系，使其恢复相对协调与平衡的功能状态。

八、闭 经

闭经是妇科常见病及多发病，女子年逾16周岁，月经尚未来潮称为原发性闭经；月经周期建立后，在正常绝经年龄前，月经停止来潮6个月以上者，或月经稀发者，按其自身原来月经周期计算，停经3个周期以上者称为继发性闭经。

谢老认为，闭经的病因复杂，有先后天因素，亦可由月经不调演变而来，也有因他病致闭经者。从患者的发病情况来看，多由先天不足，体弱多病；或多产房劳，肾气不足，精亏血少；或大病、久病、产后失血；或脾虚生化不足，冲任血少；或情志失常，气血郁滞等导致，本病虚多实少，发病多以虚为主或兼虚实夹杂，故用药切忌妄行攻破之法，妇女以血为用，滋养肝肾、养血调经是治疗闭经最基本法则。在确诊闭经时，还须明确是由经病还是他病所致，因他病致闭经者，当先治他病然后调经。

自拟调经益癸汤，处方：人参15g，紫河车6g（研末冲服），熟地黄10g，山茱萸12g，当归10g，白芍15g，炒白术10g，柴胡6g，香附10g。

加减：

（1）精亏血少气滞者，加紫河车至10g，菟丝子20g，益母草30g。

（2）脾肾亏虚、寒湿阻络者，加干姜6g，桂枝6g。

（3）肝郁情志不畅、肝胃不和者，加炒麦芽20g。

（4）肝肾阴虚者，加沙参15g，百合10g。

（5）气血亏虚兼气滞血瘀者，加丹参15g。

案一

王某，女，25岁，1974年5月6日初诊。

近半年月经未至。自述结婚3年，夫妻正常性生活，未避孕，从未受孕，14岁月经初潮后，每月按时而行。因正行经时，娘家兄长突发意外后月经渐闭。症见：面色萎黄，眼睑水肿，头晕，心悸，胸腹、腰背疼痛，四肢不温，神疲乏力，小腹胀痛拒按。舌淡胖，边尖有瘀点，苔白腻，脉沉细涩。

辨证：精亏血少，气滞血瘀。

治法：疏肝养血，补肾行气，化瘀。

处方：自拟调经益癸汤。

人参 15 g	紫河车 6 g（研末冲服）	熟地黄 10 g	山茱萸 12 g
当归 10 g	白芍 15 g	炒白术 10 g	柴胡 6 g
香附 10 g	菟丝子 20 g	益母草 30 g	

10 剂，日 1 剂，水煎服，早晚分服。先后此方断续服药 20 剂。

二诊（1974 年 6 月 25 日）：月经仍未潮，无白带，舌淡胖，边尖瘀点消失，脉沉细无涩，继用通补，拟上方加干漆 12 g，柴胡加至 10 g，紫河车 10 g（研末冲服），10 剂，服法同上，嘱月经至停服。

三诊（1974 年 7 月 22 日）：7 月 15 日经潮，量可。舌淡红，苔薄白，脉沉细。仍以二诊方 10 剂，服法同上。

四诊（1974 年 8 月 20 日）：8 月 14 日经潮，量可。舌淡红，苔薄白，脉沉。仍以初诊方 10 剂，待月经干净后 3 日始服，服法同上。后为巩固疗效，又续服 3 个疗程，随访半年，月经皆如期而至。

按： 本例患者惊则气乱，导致气血运行不畅，气滞血瘀，久之则因瘀致虚，故此患者闭经为虚实夹杂证，故治宜通补结合。谢老以自拟调经益癸汤加减，使阴血充盈，经血有源。兼用行气、活血、化瘀、疏肝，如此使肾精充，血脉通，月事依时而行。

案二

吕某，女，38 岁，1974 年 4 月 23 日初诊。

闭经 6 个月余。初潮月经后错，时有后错 10 ~ 60 日，量偏少，色暗，孕 1 产 1，男，15 岁，健康。症见：面色晦暗，腰酸，乏力，偶有乳胀。舌淡，脉细弱无力。

辨证：精衰血少。

治法：补阴益阳，养血填精。

处方：自拟调经益癸汤。

人参 15 g	紫河车 6 g（研末冲服）	熟地黄 10 g	山茱萸 12 g
当归 10 g	白芍 15 g	炒白术 10 g	柴胡 6 g
香附 10 g	菟丝子 20 g	续断 15 g	枸杞子 15 g

10 剂，水煎服，日 1 剂，早晚分服。

二诊（1974 年 5 月 10 日）：5 月 5 日，阴道有少量分泌物，色暗，2 日即净，无下腹痛，少有乳胀。舌淡，脉细无力。仍以原方加大紫河车量至 10 g，10 剂，服法同上。

三诊（1974 年 6 月 12 日）：6 月 5 日，经至，量少，色暗，乳胀较前明显减轻。舌淡红，脉细有力。仍以二诊方 10 剂，服法同上。

四诊（1974 年 7 月 12 日）：7 月 5 日，经至，量较前稍增，色暗，无不舒。舌淡红，脉细有力。仍以初诊方 10 剂。为巩固疗效，又断续服药 3 个疗程，随访半年，月经如期而至。

按： 此案患者年近 40 岁，《黄帝内经》云："五七，阳明脉衰，面始焦，发始堕；六七，三阳脉衰于上，面皆焦，发始白。"患者面色晦暗，时感腰酸，自觉乏力，实为精血不足，冲任不充，无血可下，发为闭经。证属肝肾两虚证，以自拟调经益癸汤加味，少佐活血、疏肝，使患者精血充足，月事以时下，且自觉症状较前明显改善，经至后加养血调经，攻补兼施，可收全功。

案三

金某，女，34 岁，1973 年 6 月 2 日初诊。

闭经 2 年余。2 年前月经后错，少则 10 日，多则 65 日，经量渐少，色淡红，质清稀，继则经闭。面色淡白，乏力，面目虚浮，畏寒，四肢欠温，腰痛重着，带下清冷，伴头昏、耳鸣，记忆力减退，纳少，胃脘作痛。舌淡少华，苔白腻，脉沉弱。

辨证：脾肾亏虚，寒湿阻络。

治法：温中醒脾，分利化湿。

处方：自拟调经益癸汤。

红参 15 g	紫河车 6 g（研末冲服）	熟地黄 10 g	山茱萸 12 g
当归 10 g	白芍 15 g	炒白术 10 g	柴胡 6 g
香附 10 g	桂枝 6 g	干姜 6 g	炒麦芽 20 g

10 剂，水煎服，日 1 剂，早晚分服。

二诊（1973 年 6 月 20 日）：药后腰痛小作，白带减少，纳谷见增，感头昏，嗜卧，治宜滋补脾肾，培本益源。拟上方去当归、白芍，加续断 15 g，炒杜仲 20 g，10 剂，服法同上。

三诊（1973 年 7 月 15 日）：精神大振，纳谷大增，四肢渐温。舌淡，苔白，脉细，按二诊方，10 剂，服法同上，嘱天热以饮食营养为主，中药可断续服用。

四诊（1973 年 9 月 22 日）：上方断续服用 2 个月后，于 9 月 6 日阴道有少量分泌物，色暗。舌淡，苔薄白，脉细弱。仍以初诊原方加大紫河车用量至 10 g，10 剂，服法同上。

五诊（1973 年 10 月 18 日）：10 月 6 日，经至，量少，色淡红。舌淡红，苔薄白，脉细。以四诊原方，10 剂，服法同上。

六诊（1973 年 11 月 15 日）：11 月 6 日，经至，量可，色红，行经 3 日，舌淡红，苔薄白，脉细。仍以四诊原方，10 剂，服法同上。

七诊（1973 年 12 月 18 日）：12 月 6 日，经至，量、色、质均可，无不适。仍以四诊方 10 剂，服法同上，且中药服完后可暂停。嘱早、中服健脾丸，晚服六味地黄丸以善后。随访半年月经正常。

按： 本案因脾肾亏虚，气血生化无源，所以月经后错、量少、色淡，直至经闭。同时，因脾虚失运，导致聚湿生痰，肾虚不温，脾阳不化，又呈现寒湿相杂之象，寒湿之邪客于下焦，阻于胞络，互相搏结，则经脉不得通，月事不得下，选用调经益癸汤，佐以健脾祛湿、温补脾肾之药，终获全效。

案四

温某，18岁，1974年8月6日初诊。

经闭半年。13岁初潮，四五十日一行，经量少，色暗红，腹痛。自觉烦躁易怒，寐差，胁肋疼痛，头晕目胀，口干苦。舌红少苔，脉弦细数。

辨证：肝郁经闭。

治法：疏肝泻热，养血通经。

处方：自拟调经益癸汤。

人参 15g	紫河车 6g（研末冲服）	熟地黄 10g	山茱萸 12g
当归 10g	白芍 15g	炒白术 10g	柴胡 6g
香附 10g	炒麦芽 20g	炒酸枣仁 20g	沙参 10g

10剂，水煎服，日1剂，早晚分服。

二诊（1974年8月26日）：服药后头晕目胀消失，烦躁易怒减轻，寐可，胁肋疼痛渐消，口干苦稍减。舌红少苔，脉弦细数。仍以上方去熟地黄、山茱萸，加赤芍10g，枸杞子15g，木香6g，10剂，服法同上。

三诊（1974年9月22日）：9月15日，经潮，量中等，色红，胁肋疼痛、口干苦均减，其他无不适。舌红苔薄，脉弦细。仍按初诊方10剂，服法同上。

四诊（1974年10月25日）：10月16日，经潮，量、色均可，无有不适。舌淡红，苔薄白，脉细有力。仍以初诊方10剂，服法同上。后断续服药3个疗程，至来年2月，一直月事正常。随访半年规律，无不适。

按：本案属肝气郁结，气郁化热，营阴暗耗，肝失血养，疏泄不利，遂致冲任不调，月事闭止。临床表现为本虚标实，络道受阻。《黄帝内经》云："月事不来者，胞脉闭也。"故治疗当祛邪扶正以令血生，通络调经以令血行，选服自拟调经益癸汤加减，断续服用，效果十分理想。

案五

姚某，女，32岁，1975年8月9日来诊。

闭经1年。13岁初潮，22岁结婚，孕5成2，男8岁，女4岁，先后流产3次，最后一次流产是15个月前。症见：月经量少，点滴即过，白带亦少，经常头晕目胀，失眠多梦，右胁、腰酸疼痛，面色萎黄，形体较瘦。舌暗红，苔少，脉沉细数。

辨证：肝肾阴虚，冲任不调。

治法：滋补肝肾，养血调经。

处方：自拟调经益癸汤加减。

太子参 20 g	紫河车 6 g（研末冲服）	熟地黄 10 g	山茱萸 12 g
当归 10 g	白芍 15 g	炒白术 10 g	柴胡 6 g
香附 10 g	炒麦芽 20 g	炒酸枣仁 20 g	枸杞子 12 g
杜仲 15 g	沙参 10 g		

10剂，水煎服，日1剂，早晚分服。

二诊（1975年8月26日）：8月16日，经潮，经量较少，3日净，头晕目胀减轻，失眠和右胁、腰酸疼痛均好转。舌红少苔，脉细。仍按上方10剂，服法同上。

三诊（1975年9月22日）：9月15日，经潮，量可，色红，所有不舒均减。舌淡红，苔薄，脉细有力。仍按初诊方，加菟丝子15g，阿胶珠12g，10剂，服法同上。先后断续服药3个月后，月事正常。半年后随访，每月经期按时来潮，量、色、质均可，全身无不适。

按：此案因多产伤及精血，肾精亏损，肝血不足，精血匮乏，冲任亏损，胞宫无血可下，渐至经闭。女子属阴，以血为本，精血不足，阳气过亢，故而又现头晕、失眠之象，治宜调经益癸汤加减，以滋补肝肾，调经养血，气能行血，使血生有源，精血互生，冲任充盛，血海满盈，胞脉通畅，则经水自行。

案六

赵某，25岁，1967年3月14日初诊。

闭经5个月。14岁初潮，周期28～32日，行经1～5日，5个月前因与男友分手，情绪不佳，先表现为月经逐渐量少。失眠多梦，月经5个月未潮，叹息，嗳气，时有胸脘痞闷、纳食减少。舌暗红，脉弦细。

辨证：情志不畅，肝胃不和。

治法：疏肝解郁、和胃。

处方：自拟调经益癸汤加减。

人参 20 g	紫河车 6 g（研末冲服）	熟地黄 10 g	山茱萸 12 g
当归 10 g	白芍 15 g	炒白术 10 g	柴胡 6 g
香附 10 g	炒麦芽 20 g	砂仁 6 g（后下）	豆蔻仁 10 g

10剂，水煎服，日1剂，早晚分服。

二诊（1967年3月28日）：失眠、叹息、胸脘痞闷、嗳气、纳食减少均渐轻，按上方加川芎 12 g，10剂，服法同上。

三诊（1967年4月15日）：4月9日，阴道有少量分泌物，持续3日净，色黑，舌淡苔薄，脉细。仍按初诊方加山茱萸至 15 g，枸杞子 15 g，10剂，服法同上。

四诊（1967年5月5日）：胸稍胀，舌红苔薄。仍按初诊方加川芎 10 g，10剂，服法同上，嘱见月经停服。

五诊（1967年5月25日）：5月10日，经潮，量色均可，持续5日净。

舌淡苔薄，脉细有力。仍按初诊方加丹参 15 g。10 剂，服法同上，嘱见月经停服。后停药观察 3 个月，随访半年月经正常。

按：本案为肝郁不舒致疏泄失职、不能下调冲任导致月经不能按时下行。《济阴纲目》："人有隐情曲意，难以舒其衷者则气郁而不畅，不畅则心气不开、脾气不化、水谷日少，不能变见气血以入二阳之血海矣，血海无余故不月也。"服用调经益癸汤加减后，症状皆除。

案七

于某，23 岁，1967 年 8 月 11 日初诊。

闭经 6 个月。15 岁初潮，周期、经量、经色均正常。近 1 年来，因心情不好，不欲饮食，面色淡白，头晕目眩，消瘦，乏力，经量逐渐减少后发生闭经（已闭经 6 个月），时有胸胀闷。舌淡暗，苔薄，脉弦缓。

辨证：气血亏虚，气滞血瘀。

治法：益气养血，化瘀。

处方：自拟调经益癸汤加减。

人参 20 g	紫河车 6 g（研末冲服）	熟地黄 10 g	山茱萸 12 g
当归 10 g	白芍 15 g	炒白术 10 g	柴胡 6 g
炒麦芽 20 g	木香 6 g		

10 剂，水煎服，日 1 剂，早晚分服。

二诊（1967 年 8 月 25 日）：情绪、饮食稍好，其他症状无明显变化，拟上方去人参、当归，加太子参 30 g，龙眼肉 10 g，10 剂，服法同上。

三诊（1967 年 9 月 15 日）：情绪、饮食较前大有好转，面色转淡红，头晕目眩消失，白带增多。仍按初诊方 10 剂，服法同上。

四诊（1967 年 10 月 15 日）：9 月 26 日阴道有少量分泌物，量少，2 日净，别无不舒。仍按初诊方 10 剂，服法同上。

五诊（1967 年 11 月 15 日）：10 月 25 日，月经来潮，量、色、质均可，5 日干净。又以上方加减调理近 5 个月后，随访半年月经正常。

按： 本案为情绪失调，木郁克土，影响后天饮食营养，导致气血亏虚；气能行血，气虚则运血无力，血行不畅，冲任受阻，经血不下。气血亏虚又常兼有血瘀，因此在临床治疗时，常常以益气养血为主，佐以化瘀通经，方选自拟调经益癸汤，先后加减断续服药 9 个月，取得满意的疗效。

案八

胡某，22 岁，1967 年 3 月 14 日初诊。

闭经 5 个月。半年前因失恋后渐至心情不好，月经量减少 3 个月，而近 5 个月闭经，叹息，嗳气，时有胸脘痞闷，纳食减少，失眠多梦，便秘。脉弦细数。

辨证：肝胃不和。

治法：疏肝和胃。

处方：自拟调经益癸汤加减。

人参 20 g	紫河车 6 g（研末冲服）	熟地黄 10 g	山茱萸 12 g
当归 10 g	白芍 15 g	炒白术 10 g	柴胡 6 g
炒麦芽 20 g	香附 12 g	益母草 20 g	

10 剂，水煎服，日 1 剂，早晚分服。

二诊（1967 年 3 月 28 日）：有少量白带，叹息、嗳气、胸脘痞闷等症状明显减轻，仍按上方 10 剂，服法同上。

三诊（1967 年 4 月 18 日）：4 月 10 日，见少量暗色分泌物，持续 3 日量大，15 日干净，一切症状消失。仍以初诊原方 10 剂，服法同上。后经半年中药断续调理月经正常来潮，后随访 1 年仍如期而潮。

按：本案属七情内伤，《万氏女科》云："忧愁思虑，恼怒怨恨，气郁血滞，而经不行。"肝郁不疏，冲任失常，胞脉不能按时蓄溢致经闭，治宜疏肝行气，活血调经。方用调经益癸汤加减，疏肝的同时不忘补肾以治本，对情绪所致的闭经疗效甚好。

案九

郝某，24岁，1967年8月11日初诊。

闭经7个月。15岁初潮，月经周期、经量、经色均正常，近1年因家事生活紧张、饮食营养不足，经量逐渐减少后发生闭经已7个月，面色淡白，头晕目眩，失眠多梦，时有小腹疼痛，形瘦，乏力，纳差。舌淡暗，苔薄，脉涩。

辨证：气血不足兼气滞血瘀。

治法：益气养血，化瘀。

处方：自拟调经益癸汤加减。

人参20g　紫河车6g（研末冲服）　熟地黄10g　山茱萸12g
当归10g　白芍15g　炒白术10g　柴胡6g
炒麦芽20g　木香10g　益母草20g
10剂，水煎服，日1剂，早晚分服。

二诊（1967年8月25日）：月经仍未见，但头晕目眩、乏力均减轻，拟上方加减10剂，服法同上。

三诊（1967年9月25日）：无任何不适，月经仍未见。仍按二诊方加减10剂，服法同上。

四诊（1967年10月26日）：服上方后胸胀痛，小腹发胀，腰酸，似有行经迹象，仍按上方加减10剂，服法同上。

五诊（1967年11月20日）：10月5日，经潮，第1日量较少，第2、第3日量可，行经5日干净。仍以上方加减服药调理近5个月，月经正常，又随访半年一切正常。

按： 本案为脾胃受损，生化乏源，冲任受损，血运无力，血行不畅而瘀阻胞宫，因血海不能满溢，致月经停闭。治宜调脾胃促先天以治其本，佐活血通络除其瘀滞，经3个月服药经至，后又坚持断续调理5个月，周期有规律。《赤水玄珠·调经门》云："夫血者，水谷之精气也，和调于五脏，洒陈于六腑，男子化而为精，女子上为乳汁，下为经水。"

案十

刘某，21岁，1968年2月8日初诊。

闭经15个月。16岁初潮，1年至多3～5次，量少色暗。其母47岁孕7个月早产，缺乳，少时体弱多病，食少乏力，经常吃药打针。曾口服黄体酮治疗后月经来潮，但停药后再次发生闭经，如今已15个月未潮，腰酸，腿软无力，头晕，耳鸣，心烦。舌淡，尺脉沉细弱。

辨证：肾精亏虚，阴虚阳亢。

治法：补肾精，养血通络。

处方：自拟调经益癸汤加减。

人参 20 g	紫河车 6 g（研末冲服）	熟地黄 10 g	山茱萸 12 g
当归 10 g	白芍 15 g	炒白术 10 g	柴胡 6 g
炒麦芽 20 g	菟丝子 10 g	枸杞子 10 g	覆盆子 10 g

10剂，水煎服，日1剂，早晚分服。

二诊（1968年2月28日）：腰酸、腿软无力、耳鸣、心烦等症状均有所减轻。按上方加大紫河车至12 g，10剂，服法同上。

三诊（1968年3月18日）：3月10日，月经来潮，行经3日，量较少，其他症状无明显变化，按上方加减调理近11个月，症状好转，月经如期而行。

按： 本案先天禀赋不足、精气未充，加之后天脾胃受损、饮食营养缺乏，天癸匮乏不能应时泌至。因“阴血循冲任，下入胞中，与癸水会合，则为经血”，天癸既乏，则不能与冲任之血相合于胞宫，以致经血不能按时充溢致闭。《医学正传》中云：“月经全借肾水施化，肾水即乏，则经血日以干涸。”方选自拟调经益癸汤加减，滋肾以填精，养血佐通络，精血互资，任通冲盛，经水如期而行。

案十一

周某，女，18岁，1972年4月22日初诊。

闭经6个月。其母随同就诊，13岁初潮，继而月经不调，且经量逐月减少，现已有6个月未来月经，未服任何药，患者形体瘦小，骨蒸劳热，低热日久不退，困倦，夜间潮热盗汗，五心烦热，干咳无痰，食纳日减，心悸气短，夜不成寐，体乏肢倦，面色㿠白。舌红少苔，脉细数无力。

辨证：气阴不足。

治法：补气养阴。

处方：自拟调经益癸汤加减。

人参 20 g	紫河车 6 g（研末冲服）	熟地黄 10 g	山茱萸 12 g
炒白术 10 g	柴胡 6 g	炒麦芽 20 g	鳖甲 10 g
青蒿 10 g	地骨皮 10 g	百合 10 g	

10剂，水煎服，日1剂，早晚分服。

二诊（1972年5月15日）：服上药后，潮热盗汗好转，干咳无痰，心烦少寐，身倦乏力仍作，脉虚数无力，仍以上方去人参，加红参15 g，龟甲10 g，炒酸枣仁15 g，甘草6 g。6剂，服法同上。

三诊（1972年5月26日）：潮热盗汗、干咳无痰、心烦少寐均减轻，脉象搏指、较前有力，继以二诊方加阿胶10 g（烊化）。10剂，服法同上。

四诊（1972年6月13日）：诸症渐减，脉稍有力。仍以三诊方10剂，服法同上。

五诊（1972 年 7 月 20 日）：7 月 10 日，经潮，量较少，色紫暗，行经时少腹微痛，3 日净．仍以三诊方 10 剂，服法同上。

六诊（1972 年 8 月 20 日）:8 月 8 日，经潮，量、色、质均可,5 日经净。无烦热盗汗、干咳。仍以初诊方去鳖甲、青蒿、地骨皮，加阿胶 10 g（烊化），龙眼肉 12 g。嘱坚持断续再服汤药 3 个疗程，后续服乌鸡白凤丸以善其后。

按：该患为室女，先天禀赋不足，形体消瘦，冲任尚未充盛，故月事虽至而不调，经量逐月减少，乃至经闭；因阴血亏损，故见潮热盗汗、五心烦热；肺阴虚则致干咳无痰；脾虚运化无力，食少；血虚心失所养则心悸气短；阳不入阴则不寐。此女闭经迁延日久，必将酿成血枯之顽疾。谢老以补气养血、滋阴清热调经治之，据不同临床表现，首诊以自拟调经益癸汤加青蒿、鳖甲，继以调气血加阿胶，终以益气养血劫劳收其全功，使闭经顽疾痊愈。

小结：谢老认为，闭经的病机为肾虚血枯、痰凝、血瘀、肝郁、阴虚等。痰凝或血瘀，胞脉受阻，冲脉不通，经血不能下达，血海不能满溢，肾虚精亏血枯，无经血可下；亦有肝肾不足或气血虚弱而致者，辨清患者的虚、实、寒、热、阴、阳，个体差异，辨证施治，灵活用药。从医案中可以看出，谢老治疗本病，注重中医辨证，以调理为主，慎用破气破血药，强调调理肝、脾、肾、冲任、气血功能，而不是过度滋补或过分的破气破血。人是一个有机的整体，女子属阴，以血为本，“冲为血海”“任主胞胎”“脾生血”“肝藏血”“精血互生”，均与妇女月经有着密切的关系。治疗闭经首先从养血调经、调理冲任、健脾养肝补肾着手，配合理气行血，使血生有源，精血互生，冲任充盛，血海满盈，胞脉通畅，则经水自行。

第二节 带下病篇

带下病是一种常见妇科疾病，表现为白带量增多、颜色异常，质地变化等症状。若所下量少，并无自觉症状的不属病态，乃是生理现象。诚如王孟英所谓："带下，女子生而即有，津津常润，本非病也。"带下病是妇女常见的多发病，张山雷言："孟英谓女子生而带下，不足为病，即所谓津津常润者本属无多，亦不秽恶，是以世俗有十女九带之谚，诚不必药……如其太过，或五色稠杂及腥秽者斯为病候。"这就明确指出带下病与生理性带下的区别。带下病多见于现代医学慢性盆腔炎症，具有病程长、病势缓，伴随多种不良症状，病情反复等特点。湿为带下病主因，因带下病主症为带下量多，带为阴湿之物，故认为带下病多属湿邪为患，与脾、肾二脏功能失调和任带二脉失于固约有密切关系。其发病多因正气不足、余邪未尽，毒邪残留于冲任、胞宫，与气血搏结，气机不畅，瘀血内停，阻滞胞脉，冲任带脉功能失调有关。其病机以血瘀为主，虚实错杂。常见证型多为气滞血瘀、寒湿凝滞、湿热瘀结、气虚血瘀等，临床症见带下增多，月经不调，不孕，下腹部疼痛，痛连腰骶，常在劳累、性交后及月经前后加重，可伴有低热等全身症状。治宜活血化瘀、行气止痛为主，兼以理气、散寒、益气、散结、祛湿、清热之法施治。若瘀阻胞络结块者，应行气活血，散结通络；若疾病迁延日久，多从"寒、湿、瘀"着手；若气虚寒湿者，治宜温经散寒，益气健脾。依据临床表现及舌脉辨证，标本兼顾，结合月经周期，温经、祛寒、利湿、通经络，达到"通则不痛"的目的。我们精选了谢老临床较为典型的带下腹痛案例，以下案例中谢老用药配伍严谨，药简效宏，值得深入学习与研究。

自拟调带汤，处方：生山药 30 g，党参 20 g，盐黄柏 6 g，白果仁 10 g，粉芡实 10 g，柴胡 6 g，白芍 15 g，干姜 6 g，甘草 6 g。

加减：

（1）肝郁气滞者，加柴胡至 10 g。

（2）脾肾两虚者，加党参至 40 g，菟丝子 20 g，覆盆子 15 g。

（3）瘀热内结者，加赤芍 10 g，桃仁 10 g，黄芩 10 g。

方义：脾属中焦，脾气健运则能纳腐水谷，输精而生化气血，以荣养内外。脾气衰弱则纳运失职而脘闷、腹胀、少食，精华不输则滞生湿浊而下流为带，故用生山药、党参健脾培土益气；柴胡疏肝助脾升清；白芍相须有酸甘化阴之妙，能收敛脾胃精气，内守而不下行；干姜温运脾阳，协甘草和中健脾，且干姜、甘草相伍又有辛甘化阳之妙，能鼓舞脾胃之气升腾而不下陷；黄柏清热解毒，盐炒制后则性深入下焦以清肾中虚热；白果仁健脾燥湿，且兼收敛脾精，协芡实以固涩肾精。诸药合用，则脾肾两调而湿浊不生，带下自愈。

案一

花某，女，25 岁，1974 年 10 月 27 日初诊。

白带增多、腰腹疼痛 2 年，加重 3 个月。末次月经 8 月 20 日。结婚 3 年，夫妻生活正常未怀孕。13 岁初潮，2 年前正值经期，生了一场大气后，出现月经紊乱、腰腹疼痛、白带增多。症见：带下色白量多，清稀如涕，缠绵不断，头昏，疲倦，四肢乏力，脘闷腹胀，食欲缺乏。舌淡嫩，苔白滑，脉弦弱。

辨证：肝郁脾虚，气滞血瘀。

治法：疏肝健脾，疏通经络。

处方：自拟调带汤合逍遥散。

生山药 30 g	党参 20 g	盐黄柏 6 g	白果仁 10 g
粉芡实 10 g	柴胡 10 g	白芍 15 g	干姜 6 g
甘草 6 g	白术 10 g	香附 10 g	川芎 10 g
益母草 30 g	黄芩 10 g		

10 剂，水煎服，日 1 剂，早晚分服。

二诊（1974 年 11 月 28 日）：11 月 20 日，月经来潮，腰腹疼痛减轻，白带减少，余无不适。嘱按初诊服药即可，先后断续治疗 3 个月，腰腹疼痛、带下消失，经期正常，嘱停药休息。

三诊（1975 年 5 月 6 日）：3 月 20 日末次月经，已孕 40 日，胸胀、腰痛，喜食酸味，乏力。舌淡红，苔薄白，脉细滑有力。给予固胎饮加减。处方：炒白术 12 g，白芍 12 g，熟地黄 10 g，太子参 20 g，黄芩 6 g，陈皮 6 g，砂仁 6 g（后下），紫苏 10 g，生姜 6 g。6 剂，水煎服，2 日 1 剂，日 1 次口服，嘱断续服药，先后调理 1 个多月，各种症状消失，遂停药。

四诊（1975 年 12 月 29 日）：12 月 22 日，足月生一男婴，母子平安。

按语：此病患恰如傅青主所言："肝郁乘脾，脾精不守，既不能化荣血以为经水，则湿土之气，即下陷而为病耳。"患者行经生气后致肝郁脾虚，气机壅滞，湿土之气下陷，加之结婚 3 年未孕，压力过大，情绪紧张而致病情加重。《女科经纶》引缪仲淳语："白带多是脾虚，肝气郁则脾受伤，脾伤则湿土之气下陷，是脾精不守，不能输为荣血，而下白滑之物，皆由肝木郁于地中使然，法当开提肝气，辅助脾元，盖以白带多属气虚，故健脾补气要法也。"故治以疏肝健脾，疏通经络，收到理想的效果。

案二

高某，女，32 岁，1975 年 10 月 3 日初诊。

腰腹疼痛、白带增多 1 年余，加重 7 日。结婚 10 年，曾孕 5 胎，产 3 胎均健康，人工流产 2 胎。末次月经 9 月 26 日。1 年前行女性输卵管结扎术后，即感腰腹疼痛，白带增多，7 日前正值行经时突发右下腹疼痛，往来寒热，就近人民医院以急性阑尾炎收住院，静脉滴注抗生素无效，因惧怕再次手术，要求中药治疗。症见：面色淡白，怕冷，表情痛苦，右下腹放射性疼痛，腰腹疼痛较平时加重、下坠，带下量多、色白，大便溏泻，日 2 次，伴外阴瘙痒。舌淡苔白，脉弦细数。

辨证：脾肾阳虚，血瘀于腹。

治法：温经散寒，活血通络。

处方：自拟调带汤合桂枝茯苓丸。

生山药 30 g	党参 20 g	盐黄柏 6 g	白果仁 10 g
粉芡实 10 g	柴胡 10 g	白芍 15 g	干姜 6 g
桂枝 10 g	茯苓 30 g	牡丹皮 10 g	赤芍 10 g
桃仁 10 g	生甘草 6 g		

7 剂，水煎服，日 1 剂，早晚分服。

二诊（1975 年 10 月 12 日）：服药后疼痛渐减，其他症状均有不同程度改善，精神明显好转。舌淡，苔白，脉弦细。效不更方，续方 10 剂，服法同上。

三诊（1975 年 11 月 6 日）：白带明显减少，10 月 26 日，经潮，5 日经净，腰腹疼痛未作，右下腹疼痛消失，精神转佳。舌淡红，苔白，脉沉细有力。仍以上方 10 剂，服法同上。连服 3 个疗程病愈，随访 2 年未复发。

按：本案患者孕 5 产 3，流产 2 次，屡招瘀毒残留，致使带下腹痛，经久不愈，寒湿蕴结下焦，突发右下腹疼痛，给予温经散寒、活血通络而获卓效。

案三

陈某，女，39 岁，1975 年 4 月 2 日初诊。

白带增多，下坠，腰腹疼痛 2 年余，加重 10 日。末次月经 3 月 10 日。月经周期正常，前 3 日量大，有块，行经 15 日方能干净，经行时腰腹坠胀疼痛。2 年前做人工流产后带下始多，曾服中西药治疗，服药时症状消失，但停药即复发。症见：腰腹疼痛，怕冷，得温则舒，精神紧张则手足及头部发麻，带下量多、色白，食少乏力，睡眠差。舌淡红，苔薄白，脉沉细尺弱。

辨证：脾肾两虚，气血不足。

治法：温养气血，补益脾肾。

处方：自拟调带汤合黄芪建中汤。

生山药 30 g	党参 20 g	白果仁 10 g	粉芡实 10 g
柴胡 10 g	白芍 15 g	干姜 6 g	甘草 6 g
黄芪 30 g	肉桂 3 g	菟丝子 20 g	覆盆子 15 g
阿胶珠 10 g			

10 剂，日 1 剂，水煎服，早晚分服。

二诊（1975 年 4 月 18 日）：腰腹疼痛、白带量多明显减轻，睡眠饮食较前好转，4 月 12 日，经潮，历经 8 日净。舌淡红，苔薄白，脉沉细尺弱。上方去覆盆子，加枸杞子 15 g。10 剂续服，服法同上。

三诊（1975 年 5 月 20 日）：5 月 14 日，月经来潮，量、色均正常，经行 6 日净，腰腹于行经前后疼痛未作，白带正常，精神转佳，基本病愈。按二诊方续服。为巩固疗效，上方又连服 3 个疗程停药，以后生活调理，4 个月后随访病情稳定，腰腹疼痛、带下病未作。

按：本案患者带下量多，腰腹疼痛，怕冷，得温则舒，证属寒湿，每遇精神紧张则手足及头皮发麻，为气血两虚，冲任失养，带脉不固，带下、经量多，经期延长，舌淡红、苔薄白、脉沉细尺弱均为肾气不足所致。“治病必求于本”，给予自拟调带汤合黄芪建中汤加减，黄芪建中汤作为补虚方，主治“虚劳里急诸不足”，服后气血得充，脾肾得养，诸症消失。

案四

王某，女，46 岁，1975 年 10 月 9 日初诊。

带下黄稠有异味、外阴瘙痒 2 年。5 年前因情志因素致月经突然闭止，至今未再行经。脐以下腹痛时轻时重多年，便前加重，伴有便秘。舌暗红，苔薄白，脉沉细涩。

辨证：冲任闭阻，瘀热内结。

治法：活血化瘀，泻热止痛。

处方：自拟调带汤合桃核承气汤加减。

龙胆 10 g	黄柏 10 g	柴胡 10 g	党参 20 g
白芍 20 g	牡丹皮 10 g	桃仁 10 g	黄芩 10 g
生甘草 6 g	酒大黄 6 g（后下）	芒硝 6 g（后下）	延胡索 10 g

10 剂，水煎服，日 1 剂，早晚分服。

二诊（1975 年 10 月 19 日）：腹痛大减，便前已无腹痛，大便正常，晨起口干，夜卧鼻塞，打鼾。舌淡红，苔薄白，脉沉细涩。上方去大黄、芒硝，续服，服法同上。守方加减治疗 2 个月，下腹痛愈，遂停药。年底随访腹痛未发作。

按：本患者因肝郁气滞，瘀血内结，冲任受损，日久化热，瘀热互结于少腹，冲任受阻，经血不至而致绝经。瘀热阻于冲任胞宫，“不通则痛”，故下腹痛。冲脉隶属于阳明，瘀热传入胃肠阳明经而致大便异常。本案与伤寒蓄血证相似，选自拟调带汤合桃核承气汤破瘀泻热，加活血止痛，终获佳效。

案五

赵某，女，35 岁，1975 年 7 月 28 日初诊。

白带增多，腰腹疼痛、下坠多年，但喜温喜按，受凉、生气后加重。月经 37 日一行，行经 6 日，色红，夹血块，痛经，末次月经 7 月 11 日。此次经前受凉，行经不畅，血块多，经后面斑增多。症见：腹痛，白带多、色黄、成块状，睡眠易醒。舌暗红，苔薄白，脉沉细弦。

辨证：冲任虚寒，寒湿内聚。

治法：温经散寒除湿，暖宫补虚调经。

处方：自拟调带汤合温经汤加减。

生山药 30 g	党参 20 g	白果仁 10 g	粉芡实 10 g
柴胡 10 g	白芍 15 g	干姜 6 g	吴茱萸 6 g
桂枝 10 g	阿胶珠 10 g	生甘草 6 g	小茴香 6 g

10 剂，每日 1 剂，水煎服，日 2 次温服。

二诊（1975 年 8 月 20 日）：8 月 15 日经行，月经量增加，第 1 日量少色暗，下腹痛减轻。舌淡红，苔薄白，脉沉细。仍以上方加减，10 剂，服法同上。

三诊（1975 年 9 月 20 日）：9 月 15 日，经潮，月经量、色、质亦正常，腹痛未作，面斑已淡，以上方去干姜、吴茱萸、桂枝、小茴香，加黄芪 30 g，炒枳壳 10 g，以益气温通，10 剂，服法同上，以巩固疗效。

按： 本案患者白带增多，腹痛，得温则减，受凉后加重，为冲任虚寒，寒湿内阻，给予温养冲任、散寒除湿。选自拟调带汤与温经汤合方加减，以散寒除湿、活血化瘀，药证相合，故能取捷效。

案六

李某，女，45 岁，1974 年 3 月 5 日初诊。

带下量增多半年。2 月 25 日末次月经，后错 9 日，量多、色淡，伴腰腹疼痛。症见：面色㿠白，带下清稀，腰脊酸弱，胃寒腹冷，便溏，性欲淡漠，头晕，耳鸣。舌淡，苔薄，脉沉细弱。

辨证：脾虚失约，寒湿下注。

治法：健脾固涩化湿。

处方：自拟调带汤合益肾固带汤加减。

生山药 30 g	白果仁 10 g	粉芡实 10 g	柴胡 10 g
白芍 15 g	干姜 6 g	熟地黄 15 g	山茱萸 15 g
党参 20 g	焦白术 12 g	鹿角胶 10 g（烊化）	煅龙骨 30 g（先煎）
牡蛎 30 g（先煎）		甘草 6 g	

10 剂，日 1 剂，早晚分服。

二诊（1974 年 3 月 20 日）：带下减少，腰脊酸弱显轻，胃寒腹冷明显好转，大便成形，性欲稍好，头晕、耳鸣大减。舌淡红，苔薄，脉沉细。原方再进 15 剂而愈。

按：本案属脾虚失约、寒湿下注，治宜健脾固涩化湿，方选自拟调带汤合益肾固带汤加减，获效甚速也。古云“十女九带”乃言其发病多也，掌握此法则效佳。

案七

张某，女，33 岁，1974 年 3 月 9 日初诊。

带下量多黄稠，有异味，反复加重 4 个月。1 年前出现带下量多黄稠症状，经治疗后缓解，近 4 个月来病情复发。末次月经 3 月 2 日。平素月经规律，行经 7 日，周期 28 ～ 30 日，量多色红，有血块，经行第 1 日腹痛，伴两侧少腹胀痛，纳差，寐不安，平时腰骶酸痛，带下黏稠量多，色黄如浓茶，其气腥秽。舌红，苔黄腻。

辨证：肾虚，湿热下注。

治法：固肾止带，清热祛湿。

处方：自拟调带汤合易黄汤加减。

生山药 30 g	党参 20 g	白果仁 10 g	粉芡实 10 g
柴胡 10 g	白芍 15 g	干姜 6 g	酒炒车前子 20 g（包煎）
茯苓 20 g	炒白术 10 g		黄芪 20 g
怀牛膝 20 g			

10 剂，水煎服，日 1 剂，早晚分服。

二诊（1974 年 3 月 25 日）：腹痛减轻，腰酸消失，带下减少，色淡黄。舌淡红，苔薄腻，脉细。虑经前治疗，治宜前法去固涩，少佐助阳温宫行气。处方：生山药 20 g，党参 20 g，酒炒车前子 20 g（包煎），茯苓 20 g，炒白术 10 g，黄芪 15 g，怀牛膝 20 g，淫羊藿 15 g，桑寄生 15 g，菟丝子 15 g，香附 10 g。10 剂，服法同上。

上方根据经前经后周期性调理，先后服用 3 个疗程，带下正常，腹痛消失，精神状况好转。嘱其注意休息，避免劳累，以巩固疗效。

按：本案属肾虚、湿热带下。因肾与任脉相通，肾虚有热，损及任脉，气不化津，津液反化为湿，循经下注于前阴，故带下色黄、黏稠量多，其气腥秽。治宜固肾清热，祛湿止带。方选自拟调带汤合节黄汤加减。方中重用山药、芡实补脾益肾，固涩止带。《本草求真》曰："山药之补，本有过于芡实，而芡实之涩，更有胜于山药。"故山药和芡实共为君药。白果收涩止带，兼除湿热，为臣药。用少量黄柏苦寒入肾，清热燥湿；车前子甘寒，清热利湿，均为佐药。连续调治 3 个疗程，收效满意。

案八

刘某，女，32 岁，1973 年 2 月 24 日初诊。

患者白带多，伴腰腿痛加重半年。末次月经 2 月 6 日。结婚 2 年夫妻生活正常但未孕，小腹疼痛，经期加重，尿频，怕冷，经多家医院医师调治，症状无明显变化。平时月经错后 1 周，量少、色深、有块，腰腹冷痛，得热痛减，大便稀，带下量多色白质清。舌淡，苔白腻，脉沉紧。

辨证：寒湿凝滞。

治法：散寒除湿，化瘀止痛。

处方：自拟调带汤合少腹逐瘀汤加减。

生山药 30 g	党参 20 g	白果仁 10 g	粉芡实 10 g
柴胡 10 g	白芍 15 g	干姜 6 g	小茴香 6 g
当归 15 g	川芎 15 g	肉桂 3 g	赤芍 15 g
蒲黄 10 g（包煎）			

10 剂，水煎服，日 1 剂，早晚分服。

二诊（1973 年 3 月 15 日）：月经错后 2 日，于 3 月 8 日来月经，量略多，色红，小腹痛明显减轻，但腰膝疼痛仍作，大便稀。舌淡，苔白，脉沉细。上方加茯苓 20 g，菟丝子 20 g。10 剂，服法同上。

三诊（1973 年 4 月 15 日）：4 月 7 日，月经来潮，量较多、色红、血块少，无小腹疼痛，腰腿疼痛好转，大便正常。舌淡，苔白，脉沉细。适逢经净期加淫羊藿 20 g，紫石英 40 g，香附 10 g，补肾养血，促排卵。10 剂，服法同上。

四诊（1973 年 5 月 15 日）：月经未来，小腹微胀，乳胀。舌淡，苔白，脉沉滑。妊娠试验为阳性，诊断早孕。因其妊娠腹胀，为防止流产，给予补肾养血安胎。处方：山药 20 g，菟丝子 20 g，桑寄生 20 g，白术 15 g，黄芪 20 g，黄芩 15 g，白芍 20 g，巴戟天 15 g，紫苏梗 15 g，艾叶 6 g，甘草 10 g。3 剂，日 1 次，2 日 1 剂。

五诊（1973 年 6 月 2 日）：小腹胀消失，腰酸，恶心，呕吐。舌红，苔白，脉滑数。上方加莲子心 3 g，砂仁 6 g，10 剂，服法同四诊。随访，孕期正常，1974 年 1 月 16 日足月顺产男婴，母子平安。

按：本案患者带下量多、色白、质稀，伴月经错后 1 周，量少，痛经，腰痛怕凉，结婚 2 年未孕，属寒湿凝滞型，治宜疏肝健脾、渗湿止带、温经化瘀。服药 1 个疗程后，带下明显改观，腹痛也减轻，说明脾虚肝郁、瘀滞渐化，气血渐通。二诊腰腿痛明显、大便稀为脾肾阳虚，方中重点加入了补脾肾之菟丝子。改善冲任胞宫气血瘀滞，为下一步孕育奠定了基础。三诊时，正适患者经净后，诸症均消，在温经散寒化瘀基础上增加了补肾养血理气之品，解决了孕育问题。

小结：从以上案例可以了解妇科带下病实属女性慢性盆腔炎症，病机与“湿、热、瘀、虚”有关，其病理基础多本虚标实，因本病缠绵难愈，表现为不同程度的虚实寒热错杂，且病程日久则虚者越虚，逐渐转化为正虚为主，实者越实，则形成癥瘕。此病涉及肝、脾、肾三脏，在临床的辨证施治中，须把握住整体观，标本兼顾综合施治。

第三节 妊娠篇

妊娠病是指在妊娠期间，发生与妊娠有关的疾病。妊娠病不但影响孕妇的健康，还可妨碍胎儿的正常发育，甚至造成堕胎、小产，因此必须注意平时的预防和发病后的调治。本篇主要包括不孕不育、习惯性流产、产后身痛、产后腹痛等。

一、不孕不育

不孕症是妇女常见病。谢老认为，本病发病与天癸、脾胃有关，易导致子宫发育不良、月经不调、带下过多、情志不畅等，治疗时辨证求因，从以下几个方面论治：

1. 调治先天肾精（天癸）

《素问·上古天真论》记载女子“二七天癸至，任脉通，太冲脉盛，月事以时下，故能有子”。男子“二八肾气盛，天癸至，精气溢泻，阴阳和，故能有子”。说明“天癸”不单为女子具有，男子亦具有，实指人体的肾精，主生殖机能。女性肾气不充，天癸发育不良，月经不能按时来潮，经量涩少等。治疗因天癸发育不良、生殖机能衰弱者，治宜健脾益肾、滋补精血（天癸），方选傅青主助仙丹加减。处方：白茯苓15g，陈皮10g，白术10g，酒炒山药10g，炒菟丝子15g，酒炒杜仲15g，炒黑甘草6g。本方具有健脾益肾之功，使脾气健则水谷之精气充养于肾，肾气充则精气自溢，天癸得养，使月经调顺，生殖机能随之正常。

2. 调治后天脾胃

脾胃为后天之本，气血生化之源。月经乃血所生，故脾胃强健，对月经的产生起重要作用。“妇人脾胃久虚，经水断绝不行”，脾胃失调是月经病形成的重要因素，调理脾胃乃治疗月经病的重要法则。临床上，在调治月经病时，应时刻顾护脾胃，以保脾胃健运，生化有源，气血旺盛，从而使妇女月经正常，健康孕育。

3. 调月经治带下

谢老认为，邪热郁滞、肝郁血热、带下过多会出现月经不调，治宜调经治带。若月经提前量多、带多者，治宜清热凉血、解郁调经，方选傅氏清经散加减。处方：地骨皮、牡丹皮、白芍、熟地黄、青蒿、茯苓、黄柏。若兼有病久气虚者，上方加生黄芪、太子参、桑叶，以图补气清热，经调带愈，不孕随之而愈。临床发现月经提前量多者易治，月经后错量少、腹痛者相对难治。

恣食生冷、涉水淋雨、受凉而致月经后错，量少色淡，白带频下者，治宜温肾健脾，调补冲任，方选傅氏完带汤加减。处方：炒白术15g，炒山药20g，人参15g，炒白芍15g，车前子30g（包煎），苍术15g，甘草6g，陈皮10g，柴胡10g，菟丝子15g，杜仲15g。上方既调养脾气，又滋补肾精，使精血充盛，冲任得养，月经正常，带下即愈，胎孕易成。

寒凝血瘀，症见少腹冷痛，月经错后、色暗，婚后久不怀孕者，治宜温经散寒，化瘀止痛，方用少腹逐瘀汤加减。若腹痛较甚者，大青盐炒热布包外敷局部的天枢穴、关元穴，以增强温经散寒止痛之力。

寒湿郁滞胞宫，月经不调，少腹挛痛，白带频下，久不怀孕者，治宜疏肝和血，利湿调经，方用当归芍药散加减。养血调肝，健脾利湿，使寒湿分利，腹痛自止，经调带愈，恢复怀孕之功。

4. 调畅精神情志

精神情志异常，可致月经不调。谢老认为，肝主疏泄，调畅气机，脾主思，思虑过度，耗伤肝血。若因情志不畅，肝郁气滞者，肝调节血量失常，就会形成月经不调。临床可见月经前后不定、量少、行经腹痛、消瘦，从肝脾两脏着手，治宜逍遥丸（汤）加减，疏肝理气，调经和血。

谢老曾治患者王某，婚后经久未孕，形体消瘦，乳房发育不良，如同男子之状，经期提前。先投四物汤加味数剂，后服逍遥丸。服药2个月余，乳房膨隆如正常妇女，于翌年生一女婴，后又生数胎。

因思虑过度，情志不遂，而致抑郁者，症见：月经不调，精神忧郁，情绪易于激动烦乱，哭笑无常，不愿与人言语，呵欠频作，为心脾两虚，阴血不足，治宜甘润滋补，养心益脾，方选甘麦大枣汤。处方：小麦30 g，甘草6 g，大枣10枚，可加入白芍、枣仁、茯神、百合等，以增强养心安神、补养肝肾之用，情志调畅，心、肝、脾、肾之功协调，月经如期来潮，即可怀孕。

谢老早年在固始行医时，一妇人因情志不遂，精神忧郁，月经不调，久不怀孕。经服上方，月经已调，精神情志正常。不久即怀孕，生一健康的女孩。

5. 重视生活调理

谢老认为，治疗不孕不育症，女子以调经，男子以养精，这是宝贵的经验。但调经与养精，更重要的是要注重生活调理。《素问・上古天真论》所说“上古之人，知其道者，法于阴阳，和于术数，食饮有节，起居有常，不妄作劳，故能形与神俱，而尽终其天年，度百岁乃去。”说明要注重精神情志调养，保持乐观、向上，饮食起居有一定规律，适当节制性生活，坚持体育锻炼，可使女子的经血自调，肾精充沛，天癸充盛，脏腑功能正常，身体健康，使不孕者自然恢复生育能力。

自拟益肾促孕汤，处方：红参20 g，白芍15 g，山茱萸15 g，熟地黄15 g，紫河车10 g（研末冲服），当归10 g，枸杞子15 g。

加减：

（1）肾虚血少者，加大紫河车用量至 15 ～ 30 g。

（2）肝郁不孕者，加柴胡 6 g，麦芽 20 g。

（3）肾气不足者，加大熟地黄用量至 25 g。

（4）胞宫虚寒者，加艾叶 6 g，吴茱萸 6 g。

（5）冲任虚寒、瘀血阻滞者，加菟丝子（炒）20 g，覆盆子 15 g。

谢老治不孕症多用补气培元、益血生津、强心健胃的红参，以补虚、扶正、强身的功用来整体调理，对脾肾虚寒，真阳衰弱，中气不足，四肢欠温，月经量减少、后错，不孕、不育等有特效。紫河车与熟地黄为伍，一阴一阳，有益阳补血、填髓之功效，对肾阴阳不足，精血衰少之足膝无力，头昏耳鸣，女子月经延期、经少、不孕有独特疗效。当归与白芍养血柔肝、调经、和营，对心肝血虚，情志郁闷、压力过大所致月经量减少、失眠、心悸者，具有活、补、养的作用。枸杞子益精滋补，与山茱萸酸敛收涩，对月经干净后补益肝肾有捷效。另外，在加减用药中，熟地黄与白芍，为肝肾阴亏必选之品；肉苁蓉与巴戟天，两药均入督脉，为虚证不孕之要药。此外，治肝郁不孕善用生麦芽与柴胡，当归与川芎为补血活血之要药，木香与香附为气滞证必不可少的良药。

案一

熊某，28 岁，结婚 4 年未孕，1974 年 2 月 10 日初诊。

自述曾在多家医院做过数次检查，未发现器质性病变，求孕治疗未遂。末次月经去年 10 月 10 日，平时后错 50 ～ 90 日，月经色淡，量少，点滴即过，面色晦暗，腰膝酸软，四肢无力，头晕心悸。舌淡苔白，脉沉细迟。

辨证：肾虚血少。

治法：温肾，养血调冲。

处方：自拟益肾促孕汤加减。

红参 20 g	白芍 15 g	山茱萸 15 g	熟地黄 15 g
紫河车 10 g（研末冲服）	当归 15 g	枸杞子 15 g	黄芪 30 g

10 剂，日 1 剂，水煎服，分 2 次服。

二诊（1974年2月25日）：服药后无明显变化，后续在益肾促孕汤基础上随症加减，服药1年喜孕。

按：肾是人体生命的根源，先天之本。若肾气不足，命门火衰，物质基础的“精”必亏，岂能生育，生殖功能何以强健，冲任二脉又何谈盈实。胞宫能否正常排经和孕育胎儿，取决于冲任二脉的盛衰，冲任二脉虚，就会引起月经不调和闭经而不能孕育。因此，调理月经是前提，温补肾阳、填肾阴、充精血，使太冲脉盛，故能有子。需要注意的是，肾精的滋补需要一定的时间，非短期一蹴而就，对医师的信任必不可少，故该患者随症加减先后连服近1年，方才喜得贵子。

案二

赵某，29岁，1975年2月16日初诊。

结婚4年未孕。先后经多家医院诊治无效，现月经先后不定，末次月经2月7日，行经腹痛，量少色暗，有小血块，经前乳房胀痛，精神抑郁，烦躁易怒。舌暗红，苔薄白，脉弦。

辨证：肝郁不孕。

治法：疏肝解郁，养血理脾。

处方：自拟益肾促孕汤合柴胡疏肝散加减。

红参 20 g	白芍 10 g	山茱萸 15 g	熟地黄 10 g
紫河车 10 g（研末冲服）	当归 10 g	枸杞子 15 g	柴胡 10 g
陈皮 10 g	川芎 10 g	香附 10 g	枳壳 10 g

10剂，水煎服，日1剂，早晚分服。

二诊（1975年3月1日）：服上方无不适。舌红，苔薄白，脉弦。按上方去陈皮，加丹参10 g，10剂，服法同上，嘱见月经停服。

三诊（1975年3月26日）：3月7日，正常经潮，无胸腹疼痛，心情转安，行经3日，第1日量少、色暗、点滴样，第2日经血顺畅，色、量均可。舌红，苔薄白，脉弦细。虑其经前，仍以初诊原方，10剂，服法同上。

四诊（1975年4月17日）：4月6日，经潮，经量、色、质均可，行经5日，无不适。今天有较多白带，别无不舒。仍按初诊方去陈皮，加菟丝子（炒）20 g，覆盆子15 g，10剂。先后断续调理近5个月，终于顺利得孕。

按：结婚4年未孕，平素善太息，胸胁满闷，月经前后不定，量或多或少，辨之属肝气郁结，气滞血瘀。婚后多年未孕，压力更大，伴烦躁、焦虑不安，使月经紊乱，产生痛经，经期紧张等症，应先调畅情志，疏肝养血调经，缓解后继以补肾生精断续调理，不数月果喜孕。

案三

徐某，女，30岁，1975年3月10日初诊。

婚后6年不孕，痛经8年。17岁月经初潮，周期后错，38～45日一见，末次月经3月2日，经行5日。19岁夏季因经期恣食生冷后，每至经行小腹冷痛，辗转不安，待烂肉样物排出则痛减，得热则安，腹痛亦减，经前头臀腰痛、乳房胀痛。面色发黄，形体偏胖，喜食味重。舌淡，苔白腻，脉细弱。

辨证：肾虚寒客。

治法：补肾养血。

处方：自拟益肾促孕汤。

红参 20 g	白芍 15 g	山茱萸 15 g	熟地黄 15 g
紫河车 10 g（研末冲服）	当归 10 g	枸杞子 15 g	柴胡 10 g
丹参 20 g	肉桂 3 g		

10剂，水煎服，日1剂，早晚分服，嘱见月经停服。

二诊（1975 年 4 月 10 日）:4 月 3 日，经潮，行经 5 日净，经期无后错，别无明显变化，仍以上方加紫河车至 15 g，服法同上。

三诊（1975 年 5 月 1 日）：阴道有少量暗红色分泌物，无胸腹疼痛，嘱急取西红花 2 g，生姜 10 g，红糖 40 g，开水冲开再煮开即饮，一日量，3 次冲服，等月经干净 3 日始服初诊方，10 剂，服法同上。

四诊（1975 年 5 月 20 日）：上次服小方后行经第 2 日量特大，有血块但无腹痛，4 日干净。患者想停药休养，尊患者意见，嘱每次经净后服初诊方 6 剂，后以五子衍宗丸调理，服用 3 个疗程以巩固。

五诊（1975年8月20日）：中药汤、丸约服近5个月，腹痛、后错已愈，周期的第 10 日，有少量白带。舌淡红，苔薄白，脉沉细缓。仍按初诊方 10 剂，服法同上。

六诊（1975 年 9 月 9 日）：此次月经后错 7 日，清晨食时上泛欲吐，面色红润，精神尚可，左右脉均有细滑感，拟以安胎固肾。处方：太子参 20 g，竹茹 10 g，寄生 15 g，枳壳 10 g，半夏 10 g，茯苓 15 g，砂仁 6 g（后下），杜仲 15 g。6 剂，2 日 1 剂，日 1 次。至此先后断续服药半载，终于喜迎获孕，随访足月顺产一男婴，母子平安。

按：婚后 6 年不孕，本案与傅青主所云“寒冰之地，不生草木，重阴之渊，不长鱼龙”的宫寒不孕理论相合。然谢老却于众症之中，注重经前乳胀一症，洞察阳虚阴亦不足，立辛热温肾一法，兼平补阴阳之策，且深悟虚疾非一朝收功，弃汤剂峻猛之性，取丸方从容缓治；明彻痛经之疾，以经水畅下为顺，幡然易汤为丸，交替使用，荡涤胞宫，推陈致新，辨证有识，法活机圆，耐人深思。

案四

曹某，女，26 岁，1975 年 4 月 10 日初诊。

结婚 3 年未孕。原发不孕，月经周期尚准，末次月经 4 月 2 日，经量偏少，每于经净 5 ～ 7 日，漏下色红或咖啡样，约 1 周净，历时 3 年。伴见腰酸、两少腹隐痛，小溲色黄，面部烘热，午后明显，口干，便秘，心烦易怒，夜寐不宁。舌红，苔少，脉细弦。

辨证：肝肾阴虚。

治法：滋肾益阴，固冲止血。

处方：自拟益肾促孕汤合一贯煎加减。

太子参 20 g	白芍炭 15 g	山茱萸 15 g	熟地黄炭 15 g
北沙参 15 g	乌梅 10 g	杜仲 15 g	知母炭 10 g
黄芩炭 10 g			

7 剂，水煎服，日 1 剂，早晚分服。

二诊（1975 年 4 月 20 日）：漏下 12 日净，大便每日 1 次，带下色黄。原方去炭成原药，仍以前方加太子参 30 g，龙胆 10 g，继进 10 剂，服法同上。

三诊（1975 年 5 月 10 日）:5 月 3 日，月经来潮，月经量增多，色暗红，胸腹胀，腰酸。舌尖红，苔少，脉细。待月经净后仍以初诊方加减，10 剂，服法同上。

四诊（1975 年 6 月 10 日）：6 月 5 日，月经来潮，经色、量、质均可，经周期中间临近，未见出血迹象。仍按初诊方加黄芪 30 g，以大补元气，10 剂，服法同上。

五诊（1975 年 8 月 10 日）：停经 60 日，腰酸，脉细滑，已孕 2 个月。

按：本案患者年龄尚轻，肝肾阴虚为其病之源，心肝气火为其病之标，病机切合何松庵“有瘦弱妇人，不能成胎者，或内热多火，子宫血枯，不能凝精”之说。谢老治遵《女科要旨》“种子之法，即在于调经之中”，然调经不泥“久漏宜清宜通”之论，少腹隐痛，亦为阴虚不能润泽肝木，故立清热养阴之法寄于滋填肾水之中，滋阴调理气血，立足求子，粗看平庸无奇，实有不凡之识。

案五

罗某，女，26岁，1975年3月10日初诊。

结婚5年未孕。前几年喜食冷饮，末次月经3月1日，经期3日，量少色暗，周期35～50日。症见：面色及口唇淡白少华，神疲乏力，四肢不温，小腹寒冷，时而作痛，轻度宫颈糜烂，白带较多，质清稀，色淡，小便频。舌淡，脉沉细，尺脉尤甚。

辨证：胞宫虚寒。

治法：温经散寒暖宫。

处方：自拟益肾促孕汤合艾附暖宫丸。

红参 20 g	白芍 15 g	山茱萸 15 g	熟地黄 15 g
紫河车 10 g（研末冲服）	当归 10 g	枸杞子 15 g	艾叶 6 g
吴茱萸 6 g	肉桂 3 g	仙茅 10 g	淫羊藿 12 g
黄芪 20 g	麦芽 20 g		

10剂，日1剂，早晚分服。

二诊（1975年3月28日）：服药后无不舒，白带量减少，气力稍好。舌淡，脉细沉。仍以上方10剂，服法同上，嘱见经停服。

三诊（1975年4月15日）：4月5日，经潮，量、色均可，无腹痛，仍以初诊原方10剂，服法同上。

四诊（1975年5月12日）：5月4日，经潮，月经量、色、质均可，无腹痛，仍以初诊原方10剂，服法同上。先后经中药断续调理近半年，顺利孕育，足月顺产一女婴，母女平安。

按：本案患者经行之际，当风受寒，风寒乘虚袭于胞宫，使胞宫受寒。胞宫为孕育胎儿之地，胞脉系于肾，素体阳虚，肾阳不足，胞宫失于温煦，不能摄精成孕，治以温经散寒暖宫。方选自拟益肾促孕汤合艾附暖宫丸加减，以暖宫调经，经近半年调理终获理想的效果。

案六

李某，28 岁，工人，1975 年 3 月 6 日初诊。

婚后 3 年未孕。14 岁初潮，当时亦 2 ～ 3 月一至，婚后则半年以上一至，求治中西医无效。症见：已闭经 7 个月，无白带，其人形体虚胖，自感脐下有冷气如掌大，交接后冷更甚，腰尻痛，眠佳，食香，但食寒凉食物易腹痛、腹泻。舌淡暗，苔白滑，脉沉细弱。

辨证：冲任虚寒，瘀血阻滞。

治法：温经散寒，养血祛瘀。

处方：自拟益肾促孕汤合温经汤加减。

红参 20 g	白芍 15 g	山茱萸 15 g	熟地黄 15 g
紫河车 10 g（研末冲服）	陈皮 10 g	枸杞子 15 g	半夏 10 g
赤芍 10 g	干姜 10 g	肉桂 5 g	炙甘草 6 g
紫石英 25 g			

10 剂，水煎服，日 1 剂，早晚分服。

二诊（1975 年 3 月 26 日）：服上方后症状变化不大，小腹冷气稍减。舌淡，苔白滑。仍以上方加桂枝 10 g，10 剂，服法同上。

三诊（1975 年 4 月 16 日）：服上方后，少有白带，小腹怕凉减轻，仍以二诊方 10 剂，服法同上。

四诊（1975 年 5 月 16 日）：5 月 6 日，月经来潮，色淡量少，2 日即净，小腹怕冷症状消失。治宜填补精血，益气壮阳、温经，仍以上方加菟丝子 20 g，10 剂，服法同上。

上方先后加减调理近 9 个月，月经按时至，又服 5 个月余而孕，于 1977 年 6 月初顺产一女婴，母女平安。

按：不孕症病因复杂，本案属胞宫虚冷，六淫寒邪所侵，首选自拟益肾促孕汤合温经汤加减，以调理经血。继以填补精血，益气壮阳。《景岳全书·妇人规》云："种子之方，本无定轨……故凡寒者宜温……"由于病因不同，治法也就千差万异。

案七

陈某，28岁，1975年3月16日初诊。

婚后4年未孕。13岁初潮，周期23～38日，量少，色暗，淋漓10多日，3月6日月经来潮，仍有少量分泌物。历经中西医治疗无效，用凉药则头晕、纳少，用补药则心烦、少腹痛。症见：形瘦色苍、颧红，月经错前错后，量少、色暗、淋漓不绝，持续10日以上，伴头痛，口苦，乳胀，少腹痛，心烦干呕，经后则带下色黄腥秽。舌暗红，脉弦细略数。

辨证：肝肾阴虚，湿热交加。

治法：滋水清肝。

处方：自拟益肾促孕汤合滋水清肝饮加减。

太子参 20 g	白芍 15 g	山茱萸 15 g	熟地黄 15 g
紫河车 10 g（早晨冲服）	陈皮 10 g	枸杞子 15 g	生地黄 10 g
牡丹皮 10 g	黄柏 6 g	柴胡 6 g	

10剂，水煎服，日1剂，早晚分服。

二诊（1975年4月10日）：4月7日，月经来潮，量仍不多，色黑，内热不明显，舌暗红，脉细数，上方去柴胡，加黄柏炭10g，龟甲胶15g（烊化），生、熟地黄炭各10g，10剂，服法同上。

三诊（1975年5月9日）：5月5日，月经来潮，经色、量、质均可，仍有腰酸痛，行经5日净，有少量白色分泌物。舌红，苔薄白，脉细稍数。仍按二诊方，10剂，服法同上。

四诊（1975年6月12日）：6月4日，月经来潮，行经腰酸痛，经、量、色均可，5日净，精神、饮食尚可，平时白带较少。舌淡红，苔薄白，脉细。患者阴虚火盛兼夹湿热已去，证属肾精不足，治宜补肾益精，方选初诊方加菟丝子 20 g（炒），覆盆子 20 g，五味子 6 g（蒸）。10 剂，服法同上。

五诊（1975 年 7 月 13 日）:7 月 6 日，月经来潮，现正值周期的第 7 日，量可，腰酸痛明显减轻，舌淡苔白，脉细。仍按四诊方，加鹿角霜 20 g，紫河车 15 g（早晨冲服），10 剂，服法同上，且嘱服完此方停药、放松观察。

六诊（1975 年 10 月 13 日）：停药近 2 个月后，10 月 8 日，月经来潮，经行 5 日，周期第 6 日，月经量、色、质均可，情绪稳定。仍按五诊原方 10 剂，服法同上。

七诊（1975 年 11 月 12 日）：月经未至，双侧乳房发胀 6 日，少有呕恶，但食量不少，别无不舒。舌红，苔薄黄，脉细数。症状似初孕样，给予健脾补肾，清热安胎，方选清热安胎饮加减。处方：山药 15 g，黄芩 10 g，黄连 6 g，侧柏炭 10 g，阿胶 6 g（烊化），太子参 20 g，砂仁 6 g（后下），竹茹 10 g，桑寄生 10 g，杜仲 10 g，枳壳 10 g,3 剂，水煎服，日 1 次,2 日 1 剂，断续服用。

八诊（1975 年 12 月 22 日）：月经仍未至，服药后，饮食量增加，欲食酸味，胸胀甚。舌红，苔薄白，脉细滑。经妊娠试验为阳性，诊断早孕。

嘱停药观察。1976 年顺产一男婴，母子平安。

按：本案属阴虚，烦劳阳升，脉细数，阴中干燥，首以调经，重在周期，选自拟益肾促孕汤合滋水清肝饮加减，内热清除后，继以补肾精之药加味，经调则自然受孕。据月经周期用药，经后选用自拟益肾促孕汤以益肾培元，屡收捷效。

案八

侯某，女，27 岁，1975 年 7 月 14 日初诊。

结婚 3 年未避孕未孕，月经自初潮起错后 11 年。16 岁初潮，末次月经 5 月 6 日，经期 1 ～ 3 日，量少、色黑，周期 1 ～ 3 个月，甚则半年，曾多次求医诊治无效。近 1 年经量较既往月经量少、色黑，无白带，急躁易怒，便干。舌暗，苔薄白，脉弦。诊断为月经后期，西医诊断为原发不孕，月经不调。

辨证：肝郁肾虚，冲任失养。

治法：填精固冲，疏肝通任，兼以活血。

处方：自拟益肾促孕汤合归芍地黄汤加减。

红参 20 g	白芍 15 g	山茱萸 15 g	熟地黄 15 g
紫河车 10 g（研末冲服）	陈皮 10 g	枸杞子 15 g	川芎 15 g
枳壳 10 g	巴戟天 10 g	鹿角霜 20 g	菟丝子 30 g
橘核 6 g			

10 剂，水煎服，日 1 剂，早晚分服。

二诊（1975 年 7 月 30 日）：药后小腹及乳房微胀，少有带下，治宜温阳通任、育卵促排。仍以上方加紫河车至 15 g（研末冲服），早 1 次。10 剂，服法同上。

三诊（1975 年 8 月 15 日）：月经于 8 月 10 日来潮，第 1 日量少，第 2 日可，色红。其后补肝肾、调冲任，随症加减治疗半年，1976 年 1 月 9 日自感欲食酸味，稍有恶心。舌淡红，苔白，脉细滑，以固肾养血安胎调理，后足月产一男婴，母子平安。

按：患者初潮起即月经稀发，量少，素性抑郁，脉弦，辨证属肝肾亏虚，精血匮乏，冲任失养，血海不能按时满溢，而经血不能规律而下，血海不盈，则经量少。舌暗提示血行不畅。任脉闭阻，亦不能助胞宫摄精成孕，故婚久不孕。病机为虚实夹杂，当以补养为本、兼通为宜，精血充溢则能濡养奇经，使冲任发挥对胞宫经血的溢蓄、调节作用，则孕育正常。

案九

王某，女，27 岁，教师，1974 年 2 月 18 日初诊。

婚后 5 年未孕。末次月经 1 月 10 日，量少色暗，经行 1 ～ 3 日，近半年月经周期为 39 ～ 45 日，量少色紫夹块，行经少腹痛甚，腰酸，四肢欠温。舌淡苔白，脉沉细。

辨证：命门火衰，胞宫寒冷。

治法：温补下焦，培补命门之火。

处方：自拟益肾促孕汤加减。

红参 20 g	白芍 15 g	山茱萸 15 g	熟地黄 15 g
紫河车 10 g（研末冲服）	当归 10 g	枸杞子 15 g	核桃仁 10 g
肉苁蓉 15 g	巴戟天 15 g	桑寄生 15 g	柴胡 10 g

10 剂，水煎服，日 1 剂，早晚分服。

二诊（1974 年 3 月 15 日）：3 月 8 日，月经来潮，量少、夹瘀块，少腹疼痛难忍，治宜温宫调经。仍以初诊方加乌药 10 g，10 剂，服法同上。

三诊（1974 年 4 月 15 日）：4 月 7 日，月经来潮，经行 7 日尽，仍感腰酸，平素带下多，色白质清。仍以初诊原方 10 剂，服法同上。

先后经 6 个月周期性治疗后停经，妊娠试验为阳性，诊断早孕。

按：本案为宫寒、真阳不足，胞宫失于温煦，寒湿阻滞胞宫以致不孕，表现为一派虚寒之象。采用温肾暖宫，壮命门之火，以散寒凝，经后则以调和气血，补肾、温宫、调气血三则为宫寒不孕之大要也。

案十

张某，女，32 岁，工人，1973 年 3 月 22 日初诊。

婚后 7 年未孕。末次月经 2 月 21 日，月经后错，周期 35 ～ 42 日，量少，色淡，经期腹痛，平素带下稍多，头昏，腰酸乏力。舌暗淡，脉沉涩。

辨证：冲任不足，胞系失养。

治法：滋补脾肾。

处方：自拟益肾促孕汤加减。

红参 20 g	白芍 15 g	山茱萸 15 g	熟地黄 15 g
紫河车 10 g（研末冲服）	当归 10 g	枸杞子 15 g	黄芪 20 g
柴胡 10 g			

10 剂，水煎服，日 1 剂，早晚分服。

二诊（1973 年 4 月 8 日）：4 月 2 日，月经来潮，量较少、色黑，少腹隐痛，头昏。舌暗，脉沉涩，仍以上方加巴戟天 10 g，鹿角霜 20 g，菟丝子 30 g。10 剂，服法同上。

三诊（1973 年 5 月 9 日）：5 月 3 日，月经来潮，经量、色、质均可，唯感头昏，仍以初诊方 10 剂，服法同上。

四诊（1973 年 6 月 8 日）：6 月 2 日，月经来潮，经量、色、质均可，头昏消失，仍按初诊方 10 剂，服法同上。

先后调理近 8 个月，妊娠试验阳性。

按：本案属冲任不足，肾阳虚寒所致，症见头昏心悸，腰膝酸软，月经量少后错、色淡等症。治宜滋补脾肾，养血调经，调固冲任为主，方选自拟益肾促孕汤加减后，月经规律，孕育有期。

案十一

王某，女，28 岁，工人，1975 年 3 月 20 日初诊。

结婚 7 年，6 年前曾产 1 女（夭折）。后夫妇一直同居不孕，曾先后求医无效，末次月经 2 月 15 日。自从小产后月经一直推迟，40 ~ 60 日一行，量少、色暗红、有血块，行经时下腹疼痛拒按，血块排出后痛减。舌淡红，边有瘀点，脉弦沉细。

辨证：肾虚血瘀。

治法：补肾益精活血。

处方：自拟益肾促孕汤合桃红四物汤加减。

红参 20 g	白芍 15 g	山茱萸 15 g	熟地黄 15 g
紫河车 10 g（研末冲服）	当归 10 g	枸杞子 15 g	桃仁 10 g
红花 10 g	香附 10 g	赤芍 10 g	丹参 15 g
川芎 10 g	甘草 6 g		

10 剂，日 1 剂，早晚分服。

二诊（1975 年 4 月 20 日）：4 月 15 日，月经来潮，腹痛减轻，经量增多，色红，血块减少，行经 5 日净。舌红，瘀点浅淡，脉沉细。仍以上方去桃仁、红花、香附、赤芍、丹参、川芎，加菟丝子 20 g，覆盆子 20 g，五味子 6 g，柴胡 10 g。10 剂，服法同上。

三诊（1975 年 5 月 20 日）：5 月 14 日，月经来潮，行经 5 日，经量较前略增加，近 2 日白带较多，腰酸、左小腹少有下坠不舒感。舌红，仍有暗淡瘀点，脉细弱。仍按二诊方 10 剂，服法同上。

四诊（1975 年 6 月 18 日）：行经第 3 日，月经正常来潮，量第 1 日少，第 2 日量多，色暗红。近 2 日，腰酸、左小腹稍有下坠不舒感，别无不舒。舌淡红，苔薄白，脉细。仍按二诊方，以补肾益精促孕，10 剂，服法同上。

此后经前按初诊方疏肝活血通络，月经后以二诊方益气补肾促孕调理近 6 个多月，患者于 10 月 24 日停经 37 日后前来就诊，妊娠试验阳性，给服益气固肾安胎治疗 1 个月，次年顺产一男婴，母子平安。

按：依据患者的临床表现，辨证当属肾虚血瘀证，治宜补肾益精活血，结合月经周期变化，“经时宜通，经后宜补”的原则，随症加减，灵活用药。行经期（即经期前 7 日至经期）宜加活血化瘀之品，在经净后（排卵期）宜服自拟益肾促孕汤，方可达到理想的疗效。

案十二

张某，女，30 岁，1974 年 8 月 6 日初诊。

结婚 6 年，夫妻生活正常未孕，曾到多家医院求治无效。末次月经 7

月30日，行经2～3日，周期13～30日，量少，色暗黑，经前乳房、少腹胀痛，经行不畅，腰膝酸软，烦闷急躁，便秘，眠差。舌暗红，苔薄黄，脉细数。

辨证：肝郁肾虚，胞宫虚热。

治法：疏肝解郁，清热调经。

处方：自拟益肾促孕汤合丹栀逍遥丸加减。

太子参 20 g	白芍 15 g	山茱萸 15 g	熟地黄 15 g
紫河车 6 g（研末冲服）	当归 10 g	枸杞子 15 g	牡丹皮 10 g
炒栀子 10 g	生地黄 10 g	白芍 15 g	当归 10 g
黄芩炭 10 g			

10剂，日1剂，早晚分服。

二诊（1974年9月6日）：8月28日，月经来潮，睡眠改善，便秘、腰膝酸软均有减轻，仍按初诊方。10剂，服法同上，嘱见月经停服。

三诊（1974年10月7日）：9月27日，月经来潮，量较前增多，行经5日，无胸腹胀痛。舌淡苔白，脉细沉。仍以初诊方，加菟丝子、覆盆子、五味子以补肾益精促孕。10剂，服法同上。先后调服近10个月，胞宫得养，规律的月经与白带，妊娠试验阳性，后经随访顺产一女婴。

按：凡妇人无子，多因七情所伤，致使血衰气旺，经水不调，月经错前、量少、色暗、胸腹疼痛，胞宫虚热不能受孕者，宜服自拟益肾促孕汤合丹栀逍遥丸加减，先调其经，待月经周期正常后，再促孕以补肾，临床验证多年，效果十分满意。

案十三

梁某，女，26岁，1973年3月2日初诊。

结婚6年不孕。17岁月经初潮，末次月经1972年6月15日，量少、色暗，行经 1 ～ 3 日，无白带，周期为 3 ～ 4 个月，点滴即过。症见：面色萎黄，发枯齿疏，形体瘦小，声怯短气。舌淡，苔少，脉细弱无力。

辨证：脾肾亏虚。

治法：填精养血，补脾益肾。

处方：自拟益肾促孕汤加减。

红参 20 g	白芍 15 g	山茱萸 15 g	熟地黄 15 g
紫河车 15 g（研末冲服）	当归 10 g	枸杞子 15 g	鹿角片 10 g（先煎）
制何首乌 10 g	肉苁蓉 10 g		

10 剂，水煎服，日 1 次，1 剂分 2 日服用。

二诊（1973 年 4 月 2 日）：原方加川椒 6 g 以温督助阳，10 剂，服法同上。服药期间节欲，且配合食疗，黑豆、羊肉（骨）汤，食疗进补。以上方法加减化裁服药近 7 个月，患者面色红润，唇荣发泽，气充血足，体重增加，阴道有分泌物。舌淡红，苔薄白，脉细。患者想停药休息，嘱以食疗为主，在原方基础精选紫河车 15 ～ 30 g（细粉冲服），鹿茸片 1 g（细粉冲服），红参 10 g 煎煮代水冲服前二味细粉，以缓图功，使精气得以填充，肾胞得以温养。断续服用 13 个月，经水如期，至 16 个月摄精成孕，顺产一男婴，母子平安。

按：此患者因“虚”不孕，17 岁初潮，说明先天禀赋不足，冲任、胞宫发育不良。加之后天脾胃饮食营养不足、气血匮乏伤及冲任胞宫，血海不足，无以“荣任养胞”而不能受孕。正如《医宗金鉴》所云：“天癸始至，已近男色，则阴气早泄，未完而伤，未实而动，所以虽交而不孕，孕而不育……”临床多采用补肾填精、血肉有情之品，加之食疗，终获理想的疗效。

案十四

胡某，女，34岁，工人，1975年6月11日初诊。

结婚4年，婚后1年曾孕40日，保胎未成，自然流产至今未孕。平素月经后期，延至40～70日，甚至数月经血来潮一次，持续5～7日，色暗，有较小血块，带下不多。末次月经4月22日，后错50余日。症见：神疲乏力，汗出，食少，便溏，腰膝酸软，四肢不温。舌淡，苔白腻，脉细缓。

辨证：肾阳不足，气血虚弱。

治法：温补肾阳。

处方：自拟益肾促孕汤合右归饮加减。

红参 20g	白芍 15g	山茱萸 15g	熟地黄 15g
紫河车 15g（研末冲服）	当归 10g	枸杞子 15g	肉桂 3g
制附子 10g	柴胡 10g	麦芽 20g	

10剂，水煎服，日1剂，早晚分服。

二诊（1975年6月28日）：月经未来潮，神疲乏力，便溏，腰膝酸软，四肢不温均渐轻，效不更方，10剂，服法同上。

三诊（1975年7月20日）：月经仍未来潮，精神好转，便溏、四肢不温、腰膝酸软症状稍好，白带增多，仍以上方加川芎10g，10剂，服法同上。

四诊（1975年8月12日）：经血于8月1日来潮，量少、色暗，经前轻微乳胀，四肢不温稍好。舌淡，苔白，脉细。仍以初诊方10剂，服法同上。

五诊（1975年9月12日）：9月3日，月经来潮，量少，色暗，别无不适，便溏、腰膝酸软、四肢不温消失。舌淡红，苔薄白，脉细。仍以上方10剂，服法同上。

六诊（1975年10月10日）：10月2日，月经来潮，经行6日，无不适症状。月经干净后继以温肾疏肝养血之法。仍以上方10剂，服法同上。

七诊（1975年11月10日）：11月3日，月经来潮，经行6日，量中等，无不适。仍以上方去肉桂、制附子、柴胡，加菟丝子、覆盆子、五味子以补肾益精促孕10剂，服法同上。

八诊（1975年12月10日）:12月3日，月经来潮，经量、色、质均可。舌淡红，苔薄白，脉沉细。仍以七诊方10剂，服法同上。

九诊（1976年1月10日）：1月2日，月经来潮，一切如常，仍以七诊方10剂，服法同上。

十诊（1976年2月20日）：月经未来潮，双乳发胀，食少呕恶，别无不适，做妊娠试验阳性，诊为早孕。后经追访，生一女孩。

按：本案为继发性不孕，因婚后曾孕，但月经不潮，注重温补肾阳，调整月经周期。肾气不足、真阴亏损、冲任失调、阳虚不温，皆可影响月经正常来潮，必然导致不能受精孕育。古人云：“世无不生之妇，其不孕者乃经血不调也。”说明月经不调为不孕之首要因素，调经方药亦有促使孕育之功效。

案十五

杜某，女，29岁，1974年2月26日初诊。

结婚2年夫妻生活正常但未孕。末次月经1月20日，曾到多家医院求治无效。16岁初潮，周期35～49日，行经1～3日，量少、色暗。症见：形体消瘦，头晕，腰酸，睡眠差，食少，口干。舌稍红，苔薄白，脉细弱。妇科检查：提示子宫发育不良。

辨证：真阴不足。

治法：滋肾益精养血。

处方：自拟益肾促孕汤合左归饮加减。

红参20g	白芍15g	山茱萸15g	熟地黄15g
紫河车15g（研末冲服）	当归10g	枸杞子15g	山药15g
菟丝子20g	覆盆子20g	五味子6g	柴胡10g
炙甘草6g			

10剂，日1剂，早晚分服。

先后调理近3个月，经期、量都正常。1974年10月25日复诊，自觉胸闷欲吐，头晕，舌红苔薄，脉细滑，妊娠试验阳性，诊为早孕，后经追访，生一男婴，母子安康。

按：本案亦是原发性不孕，由月经不调而不孕者应先调经，因种子必先调经。不孕症的病因复杂，有“求子之法，莫不先调经，每见妇人之无子者，其经必或前或后，或多或少，或将行作痛，或行后作痛，或紫或黑或淡，或凝而不调，不调则气血乖争，不能孕矣。”经血异常，不易受孕，待月经正常后，多能受孕。

案十六

郭某，女，30岁，职工，1974年3月5日初诊。

结婚5年，17岁初潮，先后妊娠2次，分别于2年前、1年前，皆因孕后不足60日胎停而终止。末次月经2月28日，平素月经19～20日一行，行经1～3日，量少色黑、质黏稠，面色萎黄，体形消瘦，口干咽燥，五心烦热，偶有失眠，眩晕，腰膝酸软。舌红，苔白少津，脉虚细而数。

辨证：肝肾阴虚，冲任血少。

治法：滋肾填精，平肝潜阳，养血。

处方：自拟益肾促孕汤合养精种玉汤加减。

太子参20g	白芍15g	山茱萸15g	生地黄15g
紫河车6g（研末冲服）	当归10g	枸杞子15g	黄芩10g
茯神15g	山药15g	牡丹皮10g	炒酸枣仁20g
甘草6g			

10剂，水煎服，日1剂，早晚分服，忌食辛辣、燥热之品。

二诊（1974年3月25日）：面色稍润，五心烦热、腰酸膝软、失眠等诸症皆有缓解。舌红，苔白，脉虚数。效不更方。拟上方加龟甲15g，石斛

10 g，以增强养阴之功，10 剂，服法同上。

三诊（1974 年 4 月 15 日）：3 月 27 日，月经来潮，量较少、色暗，睡眠稍好。脉虚细弱。仍以上方，10 剂，服法同上。

四诊（1974 年 5 月 10 日）：4 月 25 日，月经来潮，量较前有所增加，色暗红，行经前后无不适。面色稍滋润，有精神，口干咽燥、烦热消失，睡眠可，无眩晕、腰膝酸软。舌淡红，苔薄白，脉细。仍以上方 10 剂，服法同上。

五诊（1974 年 5 月 31 日）：5 月 26 日，月经来潮，行经 5 日，量、色、质均可，无提前，精神佳，饮食、睡眠可，二便顺畅。舌淡红，苔薄白，脉细有力。仍按初诊方去黄芩、茯神、山药、牡丹皮，加菟丝子 20 g，覆盆子 20 g，巴戟天 15 g，五味子 6 g，10 剂，服法同上。

六诊（1974 年 6 月 27 日）：6 月 24 日，月经来潮，量可，无不适，仍以五诊方 10 剂，服法同上。以后暂停药观察，以其怀孕为准，必要时随时复诊。

七诊（1974 年 12 月 30 日）：4 个月后复诊，月经后错 15 日，乳胀，少有呕恶，别无不适，妊娠试验阳性，诊为早孕。后来报喜生一男婴，母子安康。

按：本例为肝肾阴虚，热灼津液，津血同源，阴血不足，不能养胎而致胎儿停止发育，先后调理 9 个月，用滋肾填精、养阴柔肝法治疗，终获满意的疗效。

案十七

方某，女，30 岁，职工，1973 年 10 月 10 日初诊。

结婚 4 年，夫妇正常性生活未孕。16 岁初潮，末次月经为 9 月 20 日，周期长 37 ～ 42 日，行经 1 ～ 3 日，量少、色暗。曾多次去医院求治无理想疗效。症见：面色稍显萎黄，暗淡无华，自觉乏力，汗出。舌淡，苔白，脉沉细无力。

辨证：气血两虚，冲任不足。

治法：补气养血，滋肾调经。

处方：自拟益肾促孕汤合八珍汤加减。

红参 20 g	白芍 15 g	山茱萸 15 g	熟地黄 15 g
紫河车 15 g（研末冲服）	当归 10 g	枸杞子 15 g	炒白术 15 g
茯苓 12 g	川芎 10 g	柴胡 10 g	阿胶 12 g（烊化）

10 剂，水煎服，日 1 剂，早晚分服。

二诊（1973 年 10 月 22 日）：月经未延后，周期第 3 日，量第 2 日稍多，色暗红，面色淡黄，但有光泽，仍有乏力，倦怠，余症如前。舌淡，苔薄白，脉细弱。仍拟上方加龙眼肉 20 g，生姜 3 片，大枣 5 枚，以增强健脾养血调和营卫的功能，10 剂，服法同上。

三诊（1973 年 11 月 10 日）：面色红润，乏力倦怠、汗出消失。舌淡红，苔白，脉象和缓。仍以上方加生黄芪 20 g。10 剂，服法同上。

四诊（1973 年 12 月 10 日）：病情稳定，要求怀孕急切，按三诊方取 10 剂，服法同上。嘱其服用完汤剂后，交替服用定坤丹与乌鸡白凤丸。忌食生冷、油腻、辛辣、炙烤之品，切勿受凉。

五诊（1974 年 5 月 29 日）：5 个月后复诊，本次月经错后，无不适，自述就近医院查妊娠试验阳性，遂停药。随访足月顺产一男婴。

按：本例患者属气血两虚、冲任失养，胞宫虚弱，不能养育胎儿，用补气养血法坚持治疗而获满意的疗效。

案十八

王某，女，30 岁，1976 年 6 月 15 日初诊。

结婚 6 年不孕，夫妻生活正常。末次月经 6 月 10 日，平素月经周期尚可、量适中、色暗红、血块多，偶有痛经，经期及经后腰酸，冬天手足冰凉，易乏力，大便溏薄，纳可，寐安。舌暗红，边有瘀斑苔薄白，脉沉。

辨证：肾阳虚，血寒凝滞。

治法：温肾暖宫，理血调经。

处方：自拟益肾促孕汤加减。

红参 20 g	炒白芍 15 g	山茱萸 15 g	熟地黄 15 g
紫河车 15 g（研末冲服）	当归 10 g	枸杞子 15 g	川芎 10 g
肉桂 5 g	牡丹皮 10 g	吴茱萸 6 g	桂枝 9 g
甘草 6 g			

10 剂，日 1 剂，早晚分服。

二诊（1976年7月15日）：行经的第5日，量、色均可，血块较前减少，腰酸明显缓解。仍以上加减 10 剂，服法同上，待月经干净后 3 日开始服药。

三诊（1976 年 8 月 15 日）：月经如期而至，腰酸、便溏、乏力均减，别无不适。仍以上方去当归、川芎、肉桂、牡丹皮、吴茱萸、桂枝，加菟丝子 20 g，覆盆子 20 g，巴戟天 15 g，五味子 6 g，10 剂，服法同上。

四诊（1976 年 9 月 14 日）：月经如期而至，量、色、质均可，大便日 1 次，成形，别无不适。仍以三诊方 10 剂，服法同上。

五诊（1976 年 10 月 13 日）：10 月 9 日经至，无不适。仍以三诊方加大紫河车至 30 g（另冲、分 2 次），10 剂，服法同上。

六诊（1976 年 11 月 18 日）：此次月经未至，查妊娠试验阳性。嘱患者注意休息，合理饮食，如有腹痛、阴道流血等不适及时随诊。

按：不孕症的原因十分复杂，治疗困难，但只要抓住最关键的问题，通过治疗使月经正常，改善子宫内环境，温肾暖宫，气血充足，“土壤”肥沃，就能健康受孕。

小结：谢老对于不孕症的调理，重点在于肝肾。肾藏精，胞脉系于肾，如肾气旺盛，精血充沛，则月经正常，生殖发育功能也就旺盛。肾气不足，则生殖功能衰退，故云“肾主生殖”，治疗以补肾填精助孕为主，用补肾填精方药，且精血互生，妇女以血为本，冲任盛则月经如期而至。肝藏血，肾藏精，肝肾同源，相互转化。肝血不足，肾精亏损，冲任空虚则不能受孕。故云“求子贵养精血”，多选用益肝肾、补精血之法。肝主疏泄，并藏血，能调达人身气机，使人体气血运行正常，冲任调和，胞脉得养方能摄精成孕。患者或因求子心切而致情志不畅，或因频频人工流产、房事不节而致精血亏虚，或因饮食生冷而致寒湿内蕴。谢老多采用疏肝健脾、益肾温阳、疏理气血之法，对婚后久不生育者以温通为目标，灵活用药，每每取得较好的疗效，是值得深入学习思考的。

二、习惯性流产

连续发生自然流产达 3 次以上称为习惯性流产，中医称为“滑胎”。由于多次流产，不但因出血危及妇女健康，还可因处理不当或不及时，造成生殖器官感染，影响此后再孕育。

中医认为导致滑胎的主要机制有二：其一，为母体冲任损伤；其二，为胎元不健，致冲任气血不调，胎元不固，方致发病。

冲任二脉皆起于胞中。胎儿居于母体之内，全赖母体肾以系之，气以载之，血以养之，冲任以固之。若母体素虚、肾气不足，或因房事不节、耗损肾精，或由气血虚弱或因邪热动胎，或受孕之后兼患其他疾病，干扰胎气，以致胎动不安，伤及冲任，均可引起胎元不固而致滑胎。

由于父母先天之精气亏虚，两精虽能相合，但因先天禀赋不足，胎元有缺陷，致使胚胎损伤而不能成形，或成形易损，故而发生屡孕屡堕。滑胎的证型临床常见有肾虚、气血两虚和血瘀等证，滑胎的调理应注意分清非孕期和受孕期。

1. 非孕期

重在补益精血、养冲育胞。

《灵枢·经脉篇》云：“人始生，先成精。”朱丹溪曰：“人之育胎，阳精之施也，阴血能摄之，精成其子，血成其胞，胎孕乃成。”均强调了正常孕育必须要有高质量的男精女血。然而，女子之精血除来源于先天之父母外，更赖后天之精气充养，盖脾为生化之源，肾为助脾生精化血之脏，而肾又为系胞之本，故这一时期补益应从调理肾脾着手。

2. 受孕期

重在补肾安胎、固护胎元。

《妇人良方》与《女科经纶》均认为妊娠胎动不安或胎漏下血系冲任脉虚，不能制其经血，受胎不实。此外，还有医家认为脾虚生湿、湿聚生热、热胜动血伤胎，以及怒气伤肝或肝郁不疏，触动血脉，影响胎元等。但习惯性流产则以肾虚为本，盖肾虚根怯，冲任难固，胎无所附。此期谢老常用自拟益气安胎饮主之。

自拟益气安胎饮，处方：太子参 15 g，枳壳 10 g，茯苓 15 g，竹茹 10 g，黄芩炭 6 g，桑寄生 10 g，白术炭 15 g，杜仲炭 15 g。

加减：

（1）气虚胎元不固者，加黄芪 20 g。

（2）呕恶明显者，加黄连 6 g，大枣 3 枚，生姜 6 g。

（3）气血双虚，冲任不固者，加阿胶 10 g。

案一

黄某，女，30 岁，1974 年 3 月 1 日初诊。

结婚 3 年，曾孕 4 次，皆于 39 ～ 68 日胎停孕。平时月经量少、色暗，行经 1 ～ 3 日，周期正常，末次月经 1 月 10 日。又孕 50 日，妊娠试验阳性。3 日前始阴道少量流血，伴有小腹疼痛，稍有下坠感，西医按先兆流产治疗，给予患者口服及注射黄体酮、维生素 E 等保胎药后 3 日，无明显疗效，仍有不断的暗红色分泌物排出，特来求治于中医。症见：面色萎黄不泽，食少呕恶，喝水亦上反呕吐。舌淡，苔淡黄，脉细弱，左右关尺无力。

辨证：气虚不固，脾虚肾弱。

治法：健脾益肾，止呕安胎。

处方：自拟益气安胎饮。

太子参 15 g	枳壳 10 g	茯苓 15 g	竹茹 10 g
黄芩炭 6 g	桑寄生 10 g	白术炭 15 g	杜仲炭 15 g
大枣 3 枚	生姜 6 g		

6 剂，水煎服，稀粥为引，日 1 次，2 日 1 剂，分 12 日口服。

二诊（1974年3月16日）：患者服上药后，阴道流血停止，腹痛减轻，但仍食少呕恶，乏力。上方去大枣，加太子参至30 g，乌梅6 g，6剂，服法同上。

三诊（1974年4月16日）：孕近3个月后，呕恶渐减、食量稍增，乏力亦有所改观。舌淡红，苔薄，脉细，左右关尺稍有力。仍以二诊方6剂，服法同上。因患者属习惯性流产，嘱特把上方配制丸药一料常服，服至5个月后停服。足月分娩一女婴，产程顺利，母女平安。

按：患者面黄纳差，关尺无力，提示此习惯性流产为脾虚肾弱，化源不足而致胎失所养。孕后50日，正是胎元不固之时，谢老及时把握时机，先期以自拟益气安胎饮补气安胎、改善宫内气血优化内环境，待胎元稳固，诸症缓解，方才改汤为丸，以便患者久服巩固。另外，嘱患者加以饮食调理，效果更为满意。

案二

黄某，女，29岁，营业员，1974年3月2日初诊。

结婚已3年，婚后2次怀孕，均先后流产。第1次妊娠后70日，因负重不慎而滑胎，第2次妊娠后50日，无故而滑胎，就诊时月经逾期5日未至，家人促其速服中药保胎，乃来谢老处求治。诊其脉沉细，舌暗淡，形体外观尚健，平时月经来潮准时，此次月经逾期5日未潮，可能是妊娠之象，但因体虚，脉尚未表现滑象。

辨证：气虚血弱，胎气不固。

治法：补血安胎。

处方：自拟益气安胎饮。

太子参15 g	枳壳10 g	茯苓15 g	竹茹10 g
黄芩炭6 g	桑寄生10 g	白术炭15 g	杜仲炭15 g
续断10 g	菟丝子10 g		

6剂，水煎服，日1次，2日1剂。

二诊（1974年3月15日）：白带增多，时有乏困，欲食酸味食物。舌淡红，脉细弱微滑，查妊娠试验阳性。嘱其注意休息，按原方6剂，服法同上。

三诊（1974年4月16日）：自觉体力增加，胸胀明显，脉有明显滑象，少有呕恶，要求坚持服药，遵嘱注意休息，勿负重远行。仍以初诊方，继续补血安胎。6剂，服法同上。

四诊（1974年4月30日）：前方加减连服18剂，孕妇自觉安然无恙，要求3日1剂药，服2日，停1日，仍以上方6剂。

五诊（1974年5月22日）：孕妇无不适，精神、气色均较好，要求暂停服药观察，嘱注意饮食营养调理与休息，至10月顺产男孩，母子平安。

按：连滑两胎，胎元失固，若再孕必再滑，按自拟益气安胎饮加减，以补血安胎使胎固。因胎本于肾，赖气血以养，上方加续断、菟丝子以增强补肾之力，使肾精足，气血补，孕胎自安矣。

案三

李某，女，28岁，1975年3月2日初诊。

末次月经1月10日，停经50日，腰酸，小腹闷痛，阴道少量出血5日，妊娠试验阳性。3年前1月结婚，2年前连续自然流产3次，每次多在3个月内出现腰酸，小腹疼，阴道出血而滑胎，末次流产是去年9月，迄今已5个月。本次孕50日又出现腰酸，小腹闷痛，阴道少量出血，怕流产故来就诊。症见：腰膝酸软，小腹疼痛，阴道出血，量少，色淡暗，神疲乏力，恶心欲呕，食欲缺乏。舌淡红，苔薄白，脉细滑。

辨证：气血双虚，冲任不固。

治法：补肾健脾，益气养血。

处方：自拟益气安胎饮。

太子参15g　枳壳10g　白茯苓15g　竹茹10g
黄芩炭10g　桑寄生10g　白术炭15g　杜仲炭15g
阿胶10g（烊化）　黄连6g

6剂，日1次，2日1剂。

二诊（1975 年 3 月 20 日）：出血减少，少有恶心、呕吐。上方加半夏 10 g，6 剂，服法同上。

三诊（1975 年 4 月 15 日）：一切症状消失，停药。嘱加强营养，禁房事，防过累，后足月顺产男婴。

按：此案素体虚弱，又因连续流产 3 胎，气血大伤，冲任不固，肾失闭藏以致屡孕屡坠。采用补肾健脾、益气养血之自拟益气安胎饮，断续服用，获得良好的效果。

案四

王某，女，29 岁，1974 年 2 月 16 日初诊。

孕 4 个月 10 日，腰酸痛，小腹坠痛 4 日，末次月经 1973 年 9 月 30 日，有早孕反应。婚后 5 年无子，曾连续 3 次晚期自然流产。3 次流产均在妊娠 5～6 个月，末次流产在 1973 年 2 月 12 日。当时小腹胀满阵痛，胎动不安，漏下量少，色淡有时鲜，伴见头晕、耳鸣，恶心、呕吐，胸闷痰多，食欲缺乏。舌淡，苔白滑腻，脉濡滑数。

辨证：脾肾两虚，痰湿阻络。

治法：健脾补肾，化湿除痰。

处方：自拟益气安胎饮。

太子参 15 g	枳壳 10 g	白茯苓 15 g	竹茹 10 g
黄芩炭 10 g	桑寄生 10 g	白术炭 15 g	杜仲炭 15 g
半夏 10 g	茯苓 15 g	砂仁 6 g（后下）	甘草 6 g

6 剂，水煎服，日 1 次，2 日 1 剂。

二诊（1974 年 2 月 28 日）：小腹疼痛大减，有轻微腰酸。守原方加杜仲炭至 20 g，6 剂，服法同上。

三诊（1974 年 3 月 20 日）：诸症消退，无任何自觉症状。为巩固疗效，守初诊方再进10剂，服法同上。后停药观察，无任何不良反应，于足月顺产女婴，母女平安。

按：本例属脾肾两虚，痰湿阻络而滑胎。胞脉系于肾，肾虚则冲任不固，胎失所养，因而胎动不安，腰酸腹坠，阴道少量下血；肾虚髓海不足，脑失所养，故头晕、耳鸣；脾胃虚弱，健运失常，胃气不降，逆气上冲，故而恶心、呕吐，食欲不振；脾气虚弱，不能运化水湿，聚湿成痰，痰湿之气下陷，阻塞胞脉，胞血凝结，胎无血养而坠下；舌淡、苔白、脉濡滑数为脾虚湿盛之象。故选自拟益气安胎饮加健脾化湿除痰之半夏、砂仁而获效。

案五

雷某，女，30岁，1972年4月11日初诊。

孕3个月余，末次月经1月5日，少腹疼痛拒按，腰酸，阴道有少量流血5日，色紫红。2年前，先后两次孕3个多月时，无任何原因连续流产，每次均做清宫术。症见：面色淡白，胸闷、气短、乏力，阴道有暗红色分泌物。舌淡白，边有瘀点，脉沉细弱。

辨证：气虚不固，胞脉失养。

治法：益气养血安胎。

处方：自拟益气安胎饮。

太子参15g	枳壳10g	白茯苓15g	竹茹10g
黄芩炭10g	桑寄生10g	白术炭15g	杜仲炭15g
阿胶10g（烊化）	五味子6g		

10剂，水煎服，日1次，3日1剂。

二诊（1972年5月12日）：诸症减轻，稍有腰疼，有少量紫黑色血，上方加杜仲炭至20g，艾叶炭6g，10剂，服法同上。

三诊（1972 年 6 月 12 日）：一切症状消失，为巩固疗效，仍按初诊方 10 剂，服法同上。后停药至足月顺产一男婴。

按：本案孕妇前伤两胎，行清宫术内膜受损，必有血虚，胞宫失养，证属肾气虚，不固冲任二脉，宫内胎儿失养。故用益气养血安胎治疗后，所有症状消失，因宫内营养充足，胎儿生长正常，故不再有流产之虞。

小结：本病的治法以安胎为主，根据不同情况辨证治疗，分别以益气、固肾、养血、清热、化湿等法，应做到未孕先防，既孕早治，意在增强体质。服药调治应服至超过既往流产时间后，可渐停药观察。孕期强调加强营养，避免劳累，保持情绪稳定，睡眠充足。谢老认为，本病与脾肾关系密切，肾为冲任之本，脾为气血生化之源，肾藏精，主生殖，胞络系于肾，肾气壮实则胎有所系，肾气之滋长，有赖后天脾胃水谷精微滋养。孕后胎儿正常发育，不能离开气血的濡养及载摄，脾气健旺，气血充足，源盛流畅，则可养胎。肾气不固，封藏失职或脾气不足，气血乏源，胎失载养，因而屡孕屡坠。《医宗金鉴·妇科心法要诀》中载："气血充实胎自安，冲任虚弱损胎原，暴怒房劳伤肝肾……"这也说明脾肾气虚是发生本病的关键，但习惯性流产每多因气、血、阴、阳虚弱所致，故必须审因论治，治病求本。

此外，习惯性流产患者大多情绪焦虑，此时宜予心理疏导，并给予安定心神之剂。《妇人秘科·养胎》曰"受孕之后喜怒哀乐，莫敢不甚，盖过喜则伤心而气散，怒则伤肝而气上，恐则伤肾而气下，母气既伤，子气应之。"因此，孕前宜心理疏导，调节自身情绪，保持平稳心态。

三、产后身痛

产后身痛是指产褥期间出现肢体或关节疼痛、麻木为主要表现的产后疾病。谢老常用补血调经的四物汤为核心加减，自拟治疗产后身痛的养血消痛汤。

处方：黄芪 30 g，桂枝 10 g，川木瓜 15 g，乌梢蛇 20 g，桃仁 10 g，丹参 15 g。

加减：

（1）气血双亏，寒邪侵袭者，加白芍 15 g，秦艽 10 g，当归 10 g。

（2）肾气亏损，胞脉失养者，加熟地黄 15 g，独活 15 g，桑寄生 15 g，秦艽 10 g，生姜 6 g。

（3）瘀血停滞经络者，加羌活 10 g，白芍 15 g，甘草 6 g。

（4）阳气亏虚，寒邪瘀阻者，加淡附子 12 g，炙甘草 6 g，生姜 6 g，大枣 6 枚。

其组方思路如下：

（1）产后气血虚。《妇人大全良方·二十卷》言“产后百节开张，血脉流散”，《经效产宝·产后中风方论》言“产伤动血气”，《医学心悟·卷四》言“血脉空虚，不能荣养”，故见产后身痛，肢体酸楚、麻木。《医学心悟·卷四》言“若按之而痛稍止，此血虚也”，伴面色黄无华，头晕，气短，舌淡，脉弱等。《沈氏女科辑要笺正》云：“此证多血虚，宜滋养。”《丹溪心法》亦云：“产后无得令虚，当大补气血为先。”故选用黄芪补益脾肺之气，助运实卫；重者加酒制熟地黄、当归、芍药补血和血，四药合用气血双补。

（2）产后风邪侵络。《金匮要略·妇人产后病脉证治第二十一》记载“新产血虚，多汗出，喜中风”，《沈氏女科辑要笺正》记载“或有风寒湿三气杂至之痹”。产后气虚肌腠失固，风夹寒湿之邪，乘虚而入，正气无力驱除，侵滞经络关节，致周身关节疼痛，或伴恶风寒，舌淡红，苔薄白，脉浮缓。程钟龄在《医学心悟》曰：“或有兼风寒者，则发热恶寒，头痛鼻塞，……以散之。”《沈氏女科辑要笺正》曰：“此证多血虚，……则养血为主，稍参宣络，不可峻投风药。”故以益气补血为主的基础上，针对病邪或致病因素，组方选配桂枝祛风、温通经络，川木瓜平肝舒筋，乌梢蛇祛风、通络，用于风湿顽痹。

（3）产后留瘀。《医学心悟·卷四》曰：“败血乘虚而注于经络，皆令作痛。”《妇人大全良方·二十卷》曰：“遇气弱则经络、分肉之间血多流滞，累日不散，则骨节不利，筋脉急引。故腰背不能转侧，手足不能动摇，身热头痛也。”产后气虚无力行血，血虚血行不畅，风夹寒湿之邪痹阻，致瘀血阻滞筋骨，产后身痛较剧，伴恶露量少、色暗，少腹疼痛拒按，舌暗，脉弦涩。故以益气补血为主的基础上，方中选配桃仁通经，丹参活血祛瘀，用于化瘀通络止痛。

案一

陈某，女，35岁，1974年6月26日初诊。

产后2个月。结婚15年，因夫妻两地生活，未能正常怀孕，平时食少，体弱，加之高龄产时大出血3个多小时，恶露32日方净。现奶水不足，全身关节肿胀疼痛，肢体酸楚麻木，头晕，心悸，动则汗出，纳差，失眠。舌淡红，少苔，脉细无力。

辨证：气血双亏，寒邪侵袭。

治法：气血双补，温经通络。

处方：自拟养血消痛汤。

黄芪 30 g	桂枝 10 g	川木瓜 15 g	乌梢蛇 20 g
桃仁 10 g	丹参 15 g	白芍 15 g	生姜 6 g
大枣 12 g	秦艽 10 g	当归 10 g	

10付，水煎服，日1剂，早晚分服。

二诊（1974年7月16日）：服药后所有症状均减，无不适，仍以上方加减调理3个疗程即愈，随访5个月，症状无反复。

按：本案后天脾胃气血不足，加之第1胎年龄过大，又因分娩用力，阳气虚耗，百节开放，腠理不密，为风邪所乘，遍身关节疼痛，自汗出，动则加重，治当顾护元气，方选自拟养血消痛汤加减，补元气以助血行，温煦百节以驱寒湿，气血调和，百脉安康。

案二

张某，女，32岁，1974年9月2日初诊。

产后59天。全身关节肿胀疼痛，屈伸不利，动作艰难，痛如锥刺，仍有恶露流出，为暗红色夹有瘀块，少腹胀痛拒按。舌紫暗，舌边有瘀点，苔白，脉沉涩。

辨证：瘀血停滞，阻滞经络。

治法：活血补血通络，祛风止痛。

处方：自拟养血消痛汤加减。

黄芪 30 g	桂枝 10 g	川木瓜 15 g	乌梢蛇 20 g
桃仁 10 g	丹参 15 g	熟地黄 12 g	羌活 10 g
白芍 15 g	甘草 6 g		

10 剂，水煎服，日 1 剂，早晚分服。

二诊（1974 年 9 月 22 日）：关节肿胀、疼痛渐好，恶露即净。舌紫，舌边有瘀点，苔白，脉沉涩。嘱保暖，原方再进 10 剂，服法同上。

三诊（1974 年 10 月 18 日）：关节肿胀、疼痛明显消除。舌淡紫，舌边仍有瘀点，苔白，脉沉。嘱保暖，原方再进 10 剂，服法同上。

四诊（1974 年 11 月 20 日）：关节肿胀、疼痛消除。舌淡红，舌边瘀点变淡，苔薄白，脉沉。嘱保暖，原方再进 10 剂，诸症痊愈。

按：本案为内有瘀血停滞，属虚中夹实，因产后体虚、瘀血浊液，阻滞经络。《叶天士女科》曰："产后遍身疼痛，因气血走动，升降失常，留滞于肢节间，筋脉引急，或手足拘挛不能屈伸。"治宜自拟养血消痛汤加减，以益气活血化瘀，通络止痛。

案三

李某，女，30 岁，1974 年 6 月 20 日初诊。

产后腰背酸痛 57 日，伴关节麻木，足跟痛，腿脚乏力，耳鸣，头晕，失眠。舌淡红，苔薄，脉沉细。

辨证：肾气亏损，胞脉失养。

治法：补益肝肾，强腰壮骨。

处方：自拟养血消痛汤合独活寄生汤加减。

黄芪 30 g	桂枝 10 g	川木瓜 15 g	乌梢蛇 20 g
桃仁 10 g	丹参 15 g	熟地黄 15 g	独活 15 g
桑寄生 15 g	秦艽 10 g	杜仲 20 g	续断 15 g
生姜 6 g			

10 剂，水煎服，日 1 剂，早晚分服。

二诊（1974 年 7 月 15 日）：所有关节疼痛、麻木、足跟痛明显缓解。在上方基础上去独活、生姜、熟地黄、桑寄生，加山茱萸 20 g，枸杞子 15 g，茯苓 15 g，鹿角霜 20 g。10 剂，水煎服，日 1 剂，早晚分服。

三诊（1974 年 8 月 10 日）：患者无不适，诸症消除，为巩固疗效，按二诊原方取 10 剂，水煎服，服法同上。随访半年无复发。

按：此案患者因产后肾气亏损、胞脉失养而致身痛。女子腰肾，胞脉所系，因产后精血俱虚，胞脉失养，肾气亏耗，治当益肝肾、壮筋骨，方选自拟养血消痛汤合独活寄生汤加减，终获佳效。

案四

田某，女，27 岁，1973 年 2 月 5 日初诊。

产后 20 日，2 日前左髋关节开始疼痛麻木，屈伸不利，揉按热熨，稍得缓解。昨日疼痛加剧，宛如锥刺，不能行走。痛急交加，啼哭不止，家人搀扶前来求医。患者汗出恶风，痛处无红肿灼热之征。舌淡，苔白，脉弦紧。

辨证：气血亏虚，寒邪瘀阻。

治法：温经散寒，益气养血。

处方：自拟养血消痛汤合桂枝附子汤加减。

黄芪 30 g	桂枝 10 g	川木瓜 15 g	乌梢蛇 20 g
桃仁 10 g	丹参 15 g	当归 10 g	白芍 12 g
川芎 10 g	附子 12 g（先煎）	炙甘草 6 g	生姜 6 g
大枣 6 枚			

6 剂，水煎服，日 1 剂，早晚分服。

二诊（1973 年 2 月 15 日）：疼痛消除，为巩固疗效，原方续服 6 剂。半年后随访，未再复发。

按：本案为产时正值寒冬季节，寒邪独盛而为痛痹，寒性凝滞，局部关节疼痛，痛如锥刺，得热痛减。给予温经散寒、益气养血的同时，疏通经络气血的阻滞，使营卫调和则外邪无所依而痹痛遂解。

小结：产后身痛的病因病机，多为产后气血虚弱，经脉失养，卫阳不固，外邪乘虚袭于经络而致。其特点以虚为多见，治宜扶正养血佐以散寒、除湿通络，切不可一味使用温热祛寒胜湿之剂重伤阴血。

四、产后腹痛

产后腹痛是指产妇在产褥期内，发生与分娩或产褥有关的小腹疼痛，多呈阵发性，持续 1 周以内，可自然消失，但有部分患者疼痛持续不能缓解，甚则出现疼痛难忍、大汗淋漓、恶心、呕吐等症状，严重影响了产妇的生活质量。

案一

王某，女，25 岁，1975 年 6 月 6 日初诊。

5 日前足月顺产一女婴，因腹痛、腹胀拒按加重 1 日急诊救治，诉产后恶露点滴不畅，有紫血块，平素大便干结，5 ～ 7 日勉强 1 次、量少，产后

5日未排大便，小便正常。舌紫暗，舌边尖有瘀斑点，苔黄少津，脉弦紧。

辨证：肠胃燥热，血瘀腹痛。

治法：润肠泻热，活血行瘀止痛。

处方：麻子仁丸合生化汤加减。

火麻仁 15 g	枳实 10 g	杏仁 10 g	生大黄 6 g（后下）
油炒当归 20 g	川芎 12 g	桃仁 10 g	炮姜 5 g
炙甘草 6 g	五灵脂 10 g	蒲黄 10 g（包煎）	益母草 30 g

6剂。水煎服，日1剂，早晚分服。

二诊（1975年6月15日）：大便顺畅，日能1次，成形，腹不胀，按之软，腹痛大减，恶露排泄通畅，色与量基本正常。舌淡红，苔白，脉沉缓。上方续服6剂病愈。

按：本案为初产妇，素有习惯性便秘，加之产后血虚，因胃肠内热，加重了产后腹痛。《医宗金鉴·妇科心法要诀·腹痛证治》曰："产后腹痛，若因去血过多而痛者，为血虚痛。"本病以胃肠内热、血瘀为主，治当分清轻重缓急，把握病机之关键，辨证施治，治标勿忘于本，方能取得全效。

案二

于某，女，38岁，1975年7月6日初诊。

产后9日，在家足月顺产第2胎男婴，因腹痛2日加重前来救治。症见：面色苍白，言语无力，腹痛绵绵，有空感，喜温，按之痛减，恶露点滴未尽，色淡无血块。舌淡暗，苔薄少，脉弦细弱。

辨证：血虚腹痛。

治法：益气养血，温经止痛。

处方：生化汤加减。

当归 15 g	人参 15 g	川芎 10 g	桃仁 10 g
炮姜 6 g	炙甘草 6 g	熟地黄 10 g	续断 10 g
炒白芍 20 g			

6 剂，水煎服，日 1 剂，早晚分服。

二诊（1975 年 7 月 16 日）：面色转润，言语较前有力，腹不痛，且倍感轻松，恶露已尽，乳汁较前多且稠。舌淡红，苔薄少，脉弦细。药已中病，仍用上方加黄芪 30 g，续服 6 剂病愈。

按：本案为高龄产妇，腹痛多为血虚受寒。《妇人规》：“血有留瘀而痛者，寒也。”，加之产后亡血伤津，元气受损，瘀血内阻，形成“多虚多瘀”的病机特点，给予养血祛瘀，温经止痛之生化汤加减，对产后恢复、子宫疼痛、胎盘残留等属产后血虚寒凝，瘀血内阻者疗效可靠，有效解除产后腹痛。

小结：产后腹痛为妇科临床常见的病证，《医宗金鉴·妇科心法要诀·腹痛证治》中有：“产后腹痛，若因去血过多而痛者，为血虚痛；若因恶露去少，及瘀血壅滞而痛者，为有余痛；若因风寒乘虚入于胞中作痛者，必见冷痛形状。”其病机有瘀、虚、寒、热、滞的不同，但总体治疗思路以调畅气血为主，使之“通而不痛”，故应结合患者的体质、年龄、环境等因素，治宜养血益气，活血化瘀，散寒止痛，使气血调匀和畅，则腹痛自止。由于产后多虚，因而用药宜当和平，忌用攻破之品，需处处顾护气血。然产后兼瘀夹寒者亦不少见，故补虚用药不可过用滋腻、寒凉，以免留邪，适当寓攻于补中。从以上病案用药中可以体现谢老治疗此病的临床思路与经验，为有效治疗产后腹痛提供参考。

第四节 杂病篇

凡不属于经、带、胎、产和前阴疾病范畴，而又与女性解剖、生理特点密切相关的疾病称为“妇科杂病”。

癥瘕

癥瘕是指妇女小腹内的结块，伴有或胀，或痛，或满，并导致月经或带下异常，甚至影响生育的疾病。癥瘕为妇女常见病，主要由机体正气不足，风寒湿热之邪内侵，导致脏腑功能失常，使瘀血等有形之邪凝结不散，停聚下腹胞宫而成。《景岳全书·妇人规》云：“非在气分则在血分，知斯二者，则癥瘕二字已尽之矣。”治疗此病时，首先应分清气病、血病、脏腑及阴阳虚实，随证施治。若病在气分，治宜行气导滞为主，佐以活血散结；病在血分，则以破瘀散结为主，佐以理气。谢老依据《医学入门·妇人门》“善治癥瘕者，调其气而破其血，消其食而豁其痰，衰其大半而止，不可猛攻峻施，以伤元气。宁扶脾胃正气，待其自化”之理，常以调气破血，消食豁痰之法治之，每获良效。

案一

包某，女，30岁，1975年3月20日初诊。

结婚3年，夫妻感情不合，情绪郁闷。平时月经先后无定，末次月经3月15日，色暗有块，行经腹痛，带下量多，色白质黏，腹胀痛，大便溏泻，善太息。舌淡胖，苔白厚，脉弦。妇科触诊：右侧附件处有似鸡卵大硬块。

辨证：肝郁气滞，气机不畅。

治法：疏肝行气和血，补脾柔肝止泻。

处方：柴胡疏肝散合白术芍药散加减。

柴胡 10 g	陈皮 10 g	白芍 12 g	枳壳 10 g
川芎 10 g	香附 10 g	白术 10 g	茯苓 20 g
防风 10 g	炙甘草 6 g		

10 剂，水煎服，日 1 剂，早晚分服。

二诊（1975 年 4 月 10 日）：服上方后，自觉气息顺畅，情绪转佳，带下减少，大便成形，经言语开导，患者认识到此病与自己情绪不好有关，嘱其在药物治疗的基础上注意情绪调畅。仍按上方，10 剂，服法同上。

三诊（1975 年 4 月 28 日）：仍腹胀，脉弦，舌苔稍厚，考虑“久病成瘀”，原方加生鸡内金 10 g，桃仁 10 g，红花 10 g，加强祛瘀效果，又连服 10 剂，诸症若失。后以逍遥丸善后，随访 1 年，月经正常，余症未见。

按：中医治病以病机为主，即以证为主，抓住病机，不论症状如何，只要辨证准确，则效若桴鼓。本案患者因肝郁气滞、气机不畅而发病，治宜疏肝行气、活血止痛、补脾柔肝。以柴胡疏肝散合白术芍药散合方加减，使肝气条达，血脉通畅，营卫自和，痛止而瘕消。

案二

王某，女，31 岁，1975 年 3 月 9 日初诊。

少腹左侧包块渐大 2 年，触之如鹅卵，按之不坚。22 岁结婚，孕 5 成 3，人工流产 2 次。末次月经 2 月 15 日，平素月经不调，经行小腹坠胀、疼痛，经期加重，面色萎黄，头晕，胸脘痞闷，乏力倦怠，腰膝酸痛，带下量多，质稀，大便溏薄。舌体胖大，苔白厚腻，脉沉细。

辨证：痰湿凝滞。

治法：健脾化痰祛湿，活血化瘀消癥。

处方：二陈汤合桂枝茯苓丸加减。

陈皮 10 g	半夏 10 g	茯苓 30 g	桂枝 10 g
牡丹皮 10 g	赤芍 10 g	桃仁 10 g	土鳖虫 10 g
甘草 6 g	党参 30 g		

10 剂，水煎服，日 1 剂，早晚分服。

二诊（1975 年 3 月 31 日）：3 月 16 日经潮，腹痛较前稍有减轻。其他症状如前。舌体胖大，苔白厚，脉沉细。仍以上方 10 剂，服法同上。

三诊（1975 年 4 月 18 日）：4 月 12 日经潮，腹痛未作，经量、色、质均可，仍以上方 10 剂，服法同上。上方先后加减服半年后，包块逐渐缩小乃至消失。

按：本案因多产体虚，风寒湿之邪内侵，下焦寒湿之气凝聚不散，久之，脏腑功能失调，阻碍气机，水湿停滞，发为痰饮，湿浊之邪相继内生，停积小腹，胶结不解，日积月累，发为癥瘕。正如《灵枢·百病始生》云“积之始生，得寒乃生”，因此采用活血、化瘀、消癥之二陈汤合桂枝茯苓丸加减，取得理想的疗效。

案三

李某，女，27 岁，1975 年 4 月 6 日初诊。

结婚 5 年未孕，末次月经 3 月 26 日，提前 8 日，平时提前 7 ～ 9 日，经量增多，经期延长，色红有块，烦躁，腹部包块拒按、质硬、触痛明显，劳累后下腹及腰骶疼痛，带下量多，外阴瘙痒，经前腹痛、烦躁易怒加重，发热，口渴，便秘溲黄。舌红，苔黄腻，脉弦滑数。

辨证：湿热瘀结。

治法：清热解毒除湿，破瘀消癥。

处方：银花蕺菜饮合大黄牡丹皮汤加减。

三棱 12 g	莪术 12 g	丹参 12 g	皂角刺 10 g
金银花 15 g	蕺菜 12 g	土茯苓 20 g	炒荆芥 9 g
甘草 6 g	大黄 10 g（后下）	牡丹皮 12 g	桃仁 12 g
冬瓜仁 20 g	芒硝 12 g		

10 剂，水煎服，日 2 次。

二诊（1975 年 4 月 18 日）：服药后，腹痛、腰痛、烦躁、口渴均减轻，带下量多，色黄稠。舌红转淡，苔黄，脉弦滑。仍按上方加半支莲、穿心莲各20g，白花蛇舌草20g，以清热解毒消癥，10剂，服法同上，嘱见月经停服。

三诊（1975 年 5 月 10 日）：4 月 25 日，月经来潮，只提前 1 日，行经 5 日，量中等，腹痛、腰痛、烦躁、口渴等均减轻至能忍受。舌淡红，苔微黄，脉弦细，仍以二诊方，10 剂，服法同上。上方先后加减服 2 个月后，所有症状消失。

按：此案为经期胞脉空虚，余血未尽，外阴不洁，感染湿热之邪，与邪相搏成瘀；瘀积日久，则可成癥，阻滞胞络，故婚久不孕。金银花蕺菜饮中金银花、土茯苓、蕺菜、炒荆芥清热解毒，利湿排脓；赤芍、牡丹皮、丹参清热凉血，活血化瘀；三棱、莪术、皂角刺行气破瘀，消瘕散结。合大黄牡丹皮汤泻热破瘀，散结消肿，两方合用，使得热退，湿除，便通，癥消。

案四

赵某，女，28 岁，1976 年 4 月 6 日初诊。

结婚 6 年，夫妻生活正常，从未怀孕。末次月经 4 月 1 日，量少，后错。常后错 8 ～ 12 日，进行性痛经，经前或经行小腹冷痛，喜温，经量少、色暗黑，经血有块，块下痛减，形寒畏冷，面色苍白，痛甚呕恶，大便溏薄。舌淡暗，苔白润，脉弦紧。妇科触诊：盆腔有结节、包块。

辨证：寒凝血瘀。

治法：温经散寒，活血祛瘀。

处方：少腹逐瘀汤加减。

吴茱萸 10 g	当归 15 g	川芎 10 g	小茴香 6 g
干姜 6 g	肉桂 2 g（冲服）	赤芍 10 g	炒蒲黄 10 g（包煎）
五灵脂 12 g	延胡索 10 g		

10 剂，水煎服，日 1 剂，早晚分服。

二诊（1976 年 4 月 20 日）：服药后，小腹冷痛，怕冷，便溏均减轻，但腰骶酸痛加重。舌淡，苔白，脉细弦，拟上方加制川乌、制草乌各 10 g（先煎），补骨脂 10 g，川续断 15 g，10 剂，服法同上。

三诊（1976 年 5 月 10 日）：5 月 3 日，月经来潮，量增多，色暗红，怕冷、腹痛、便溏、腰骶酸痛均好转，舌淡红，苔薄白，脉细，仍以一诊方加减，10 剂，服法同上，后仍以上方加减调方服药 3 个月，症状消失。

按：此案患者形寒畏冷，一派寒象，为寒凝、瘀血积聚，阻滞胞宫，不通则痛。瘀血阻滞胞络，故婚久不孕；血瘀日久，积久成癥瘕。正如《济阴纲目》云："妇人血海虚寒，外乘风冷，搏结不散，积聚成块。"少腹逐瘀汤具有活血祛瘀、温经止痛的作用，被誉为"调经种子第一方"，专为妇人小腹寒滞瘀积，冲任虚寒，瘀凝内阻，血不归经而设。谢老以少腹逐瘀汤合失笑散加减，化瘀散结、温阳散寒，辨证恰当，用药得法，终获满意的疗效。

小结：癥瘕包括现代医学妇科附件囊肿、积液、子宫肌瘤等，好发人群为 30 ～ 50 岁的育龄女性，临床证型为肝郁气滞、痰湿凝滞、湿热瘀阻、寒凝血瘀等为常见，气滞、血瘀、痰湿三者，于临床每每交错夹杂，互为因果。有以气滞为主而兼见血瘀者，有以血瘀为主而兼见气滞者，又有气滞血瘀兼夹痰湿者。因此，在审证求因时，应注意三者的分合与主次关系。临床还应注意辨新病久病，新病体质较强者，宜攻宜破；久病体质较弱者，可攻补兼施，或先攻后补，随证施治。并需遵循"衰其大半而止"的原则，不可猛攻峻伐，以免损伤元气。

第四章 儿科医案

中医儿科学，是在中医学理论体系的指导下，运用中药、针灸、推拿等治疗方法，研究从胎儿至青少年这一时期的生长发育、生理病理、喂养保健，以及各类疾病预防和治疗的一门中医临床学科。

本章精选谢老较完整医案，分别从新生儿疾病、小儿肺病、小儿心肝病、小儿脾胃病、小儿肾病、小儿传染病以及其他疾病等方面论述谢老在儿科方面的理论认识和治疗方法。

第一节 新生儿病篇

新生儿期是指自出生后脐带结扎时至生后满 28 日。这一时期新生儿刚刚脱离母体开始独立生存，需要在短时间内适应新的内外环境变化，但由于生理调节和适应能力不成熟，因此常有产伤、感染、窒息、出血、溶血等新生儿疾病发生。这一阶段新生儿肺系开始呼吸，脾胃开始受盛化物、输布精微和排泄糟粕，心主神明、肝主疏泄、肾主生长的功能开始发挥。此期小儿体质尤其稚嫩，五脏六腑皆成而未全、全而未壮，极易受到损伤。

胎 黄

胎黄以婴儿出生后皮肤、面目皆出现黄疸为主要特征，其形成原因与胎禀有关，故称“胎黄”或“胎疸”。中医最早对胎疸病名、病因和症状的记载可见于隋代《诸病源候论·胎疸候》中“小儿在胎，其母脏气有热，熏蒸于胎，至生下，小儿体皆黄，谓之胎疸也”。

现代医学认为胎黄与先天、饮食、体质等因素有关，新生儿黄疸包括生理性黄疸和病理性黄疸。生理性黄疸 1 周以内可自然消退，不需给予治疗；病理性黄疸常在出生 24 小时内出现黄疸，并持续加深，3 周后仍不消退。

医案

李某，男，35 日，1967 年 3 月 2 日初诊。

出生 2 日后出现黄疸，面目及全身皮肤发黄，颜色逐渐加深，晦暗无华，腹部膨隆，打嗝溢乳，不时哭闹，小便少，大便溏，指纹淡红。实验室检查：患儿血常规正常，总胆红素 61.56 μmol/L。

辨证：寒湿阻滞。

治法：温中健脾，化湿退黄。

处方：茵陈术附汤加减。

茵陈 10 g（后下） 茯苓 5 g 猪苓 2 g 干姜 2 g
当归 2 g 赤芍 2 g 竹茹 2 g 甘草 2 g
麸炒白术 5 g 红参 5 g
3 剂，水煎频服。每 2 小时温服 2 mL，每次喂药前后均给患儿饮温开水 2 mL，3 剂药 6 日服完。

二诊（1967 年 3 月 9 日）：服上方后，面目黄疸减轻，但身体皮肤暗黄，腹胀便稀，打嗝溢乳症状仍在，指纹淡红。按上方加砂仁 3 g，继服 3 剂，服法同上。复诊时患儿面目及全身皮肤恢复正常，腹胀、溢乳、便稀等临床症状消失，总胆红素 12.83 μmol/L，恢复正常。

按：本案病机为寒湿阻滞，与先天禀赋有关。治宜温中健脾，化湿退黄，方选茵陈术附汤加减。方中重用茵陈苦泄下降，能清热化湿、利胆退黄；臣以茯苓、猪苓、红参、白术健脾化湿，当归、赤芍活血化瘀；佐以竹茹降逆止呕，甘草调和诸药，缓解药性。诸药合用达健脾化湿、活血化瘀、利胆退黄之功，效果理想。

第二节 小儿肺病篇

肺为娇脏，主一身之气，司呼吸，开窍于鼻，外合皮毛。小儿肺脏娇嫩、生而未全、卫外功能尚未能固，对环境气候变化的适应能力以及被外感邪毒侵袭后的抗御能力均较差，加之小儿寒热不能自调、家长护养常有不当，故外感诸因，无论从口鼻抑或皮毛而入，均可客犯肺系而发病，使肺系疾病成为儿科发病率最高的一类疾病，如感冒、咳嗽、哮喘等。

一、感 冒

感冒指长期反复发作的上呼吸道感染（习惯性感冒），小儿感冒大多为虚性感冒，其治疗颇为棘手，用常规感冒药效果不佳，甚至使病情更加复杂化。谢老认为，本病多因体弱卫外不固，以致反复感邪，缠绵难愈。单纯祛邪，易伤正气，治当固本培元、扶正固表。自拟益元扶正汤加减。处方：黄芪 15 g，人参 10 g，桂枝 6 g，白术 10 g，防风 6 g，柴胡 6 g，炙甘草 6 g。

加减：

（1）肺脾气虚者，加白芍 10 g，五味子 6 g，连翘 10 g。

（2）元气不足者，加细辛 3 g，枸杞子 15 g，山茱萸 15 g，五味子 6 g。

（3）肺脾肾功能失调者，加当归 10 g，羌活 10 g，紫苏 10 g，益母草 15 g，川芎 10 g。

案一

梁某，男，13 岁，1968 年 3 月 2 日初诊。

反复感冒 2 年，加重 2 日。经常服用西药（具体不详）。2 周前受凉后即觉感冒，服药 5 日，症状减轻停药，大约 15 日感冒一次。症见：面色白，恶寒发热，全身酸困，鼻塞流涕，咳嗽少痰，汗出怕风。舌淡红，苔白，脉沉弦。体温 37.8℃，咽部充血，心肺功能正常。

辨证：肺脾气虚。

治法：健脾益肺，调和营卫。

处方：自拟益元扶正汤加减。

黄芪 15 g	人参 10 g	桂枝 6 g	白术 10 g
防风 6 g	柴胡 6 g	炙甘草 6 g	白芍 10 g
五味子 6 g	连翘 10 g		

6 剂，水煎，日 1 剂，分 2 次口服。

二诊（1968 年 3 月 9 日）：服上方后，所有症状均消除，为巩固疗效，要求其续服上方 12 剂，服法同上。复诊时嘱患者断续服上方，也可周 1 剂。坚持 2 年后随访，感冒未作，一切均可。

按： 本案病机为肺脾气虚、营卫不和。反复感冒 2 年，多因治疗不当，耗伤正气，则病情反复，治宜健脾益肺，调和营卫。自拟益元扶正汤加减，调和营卫，使营阴内守，卫阳外固，益气固表，诸药合用能有效治疗习惯性感冒，疗效确切。

案二

张某，女，9 岁，1968 年 3 月 3 日初诊。

反复感冒 2 年。母亲在整个孕周期有孕吐史，孕期 7 个月时早产，患儿素来身体虚弱，伴有低热，经多家医院检查未发现异常。2 年前上学感冒，发热、咳嗽、流涕、周身疼痛，经住院输液治疗半月后，症状缓解。但过后没几日又感觉身倦乏力，鼻塞流涕，时轻时重，伴食少、低热，每次治疗都要经历 10 日以上。患儿曾多次服用中西药，效果不佳。

辨证：元气不足，卫外失固。

治法：补元扶正，调和营卫。

处方：自拟益元扶正汤加减。

黄芪 15 g	人参 10 g	桂枝 6 g	白术 10 g
防风 6 g	柴胡 6 g	炙甘草 6 g	细辛 3 g
枸杞子 15 g	山茱萸 15 g	五味子 6 g	

6 剂，水煎，日 1 剂，分 2 次口服。

二诊（1968 年 3 月 9 日）：服上方后，症状缓解，按上方 12 剂以巩固治疗。复诊时告知，感冒未作，上方加减断续服药，3 日 1 剂。坚持服药半年，元气恢复，无不适，2 年后随访，感冒未作。

按： 本案小儿先天元气不足，肺脏娇嫩，易招外邪侵袭，且中西药治疗不当，盲目发汗解表，伤津耗阳。元气受损，卫外失固，无力驱邪外出。小儿脾常不足，化学药易伤脾胃，并使肝肾受累。本病临床特点为病程长、反复发作、缠绵难愈，治宜补元扶正、调和营卫，方选益元扶正汤加减，远期疗效甚好。

案三

方某，女，15岁，1969年3月3日初诊。

鼻塞、头痛伴月经不调半年，加重3日。半年前月经来临之际发热、恶寒、头痛、周身酸痛、鼻塞、流涕、咽痛、有汗，月经不调，精神差，咽部充血。舌淡，脉右浮大，左脉沉涩。

辨证：肺脾肾三脏功能失调，冲任不固。

治法：益气固表，调和气血。

处方：自拟益元扶正汤加减。

黄芪 15 g	人参 10 g	桂枝 6 g	白术 10 g
防风 6 g	柴胡 6 g	炙甘草 6 g	当归 10 g
羌活 10 g	紫苏 10 g	益母草 15 g	川芎 10 g

12剂，水煎，日1剂，分2次口服。待月经干净后6日与经前6日开始服上方各6剂即可。1个月为1个疗程。

二诊（1969年4月3日）：服上方1个疗程后，经期第5日，此次行经未出现上述感冒症状，为巩固疗效，继服上方1个疗程,12剂，服法同上。

三诊（1969年5月3日）：又服上方1个疗程，经期第3日，本次症状无不适，为巩固疗效再服1个疗程，12剂，服法同上。复诊时得知患者一切正常，嘱其停药。1年后随访，健康无反复。

按： 本案患者为青春期少女，患经期感冒半年。妇女以血为本，行经期气血俱亏，肺脾气虚，营卫失和，风邪乘虚而入，肺、脾、肾三脏功能失调，冲任不固，带脉失约，内传胞宫，而见行经感冒，缠绵难愈。谢老从整体着手，根据月经周期，审时度势，谨守脾肾元气亏虚，中气不足，肺气失宣，卫外失固之病机，采用益气固表、调和气血的方法。方选自拟益元扶正汤加减，以固护元气，补脾益肺，调和营卫，扶正祛邪为宗旨，经前6日服药，预防习惯性感冒。经期干净后6日服药，正值体内阳生阴长，起到扶助正气，防御外邪的作用，增强了机体免疫力。

小结：习惯性感冒一般是由感冒治疗不当转变而来，多因人们习惯用见效快的化学药，祛邪同时损伤了正气，正气不足，卫外失固，无力抵御外邪而致病情反复。故其病机多与元气不足、营卫失调、卫外失固有关，特点是病程长，反复发作，缠绵难愈。谢老以固护元气为宗旨，自拟益元扶正汤加减，效果理想，值得后人深入研究。

二、咳 嗽

本病为小儿常见肺系疾病，以咳嗽为主症，多与外感六淫和内伤饮食有关。谢老认为，小儿受先天禀赋的影响，往往表现为肺气不足，卫外不固，易感外邪，而临床以咳嗽为多见，部分患者可反复发作，日久不愈。治宜益气养肺，宣肺止咳，方选自拟益气养肺汤加减。处方：太子参15 g，麻黄6 g，桂枝5 g，杏仁6 g，五味子3 g。

加减：

（1）肺脾气虚，痰湿蕴肺者，加莱菔子12 g，细辛3 g，生姜3 g，半夏6 g，生甘草5 g。

（2）外感风寒兼脾虚者，加乌梅10 g，干姜6 g，莱菔子12 g。

（3）风热咳嗽者，加桑叶10 g，芦根10 g，前胡6 g，浙贝母3 g，葶苈子10 g，瓜蒌10 g。

（4）痰热壅肺者，加莱菔子10 g，浙贝母3 g，瓜蒌仁10 g，黄芩6 g，栀子6 g。

（5）风寒闭肺者，加紫苏子10 g，款冬花6 g，紫菀6 g，生甘草6 g。

（6）痰热闭肺者，加芦根 10 g，淡竹叶 10 g，生石膏 30 g（先煎），紫苏子 10 g，生甘草 5 g。

案一

邢某，女，7 岁，1968 年 3 月 2 日初诊。

咳嗽 10 日，痰多，加重 2 日。素体虚弱易外感，经常反复咳嗽。10 日前因受凉后发热、咳嗽，就近诊疗，前医以外感治疗 3 日，发热愈，但咳嗽加重，近 2 日呈阵发性咳嗽，咳甚时呕吐黏稠痰涎，色白量多，时有鼻塞，流清涕，食少，便秘，面色萎黄，咽部充血，扁桃体增大。舌红，苔白腻，指纹淡滞。

辨证：肺脾气虚，痰湿蕴肺。

治法：益气健脾，化痰止咳。

处方：自拟益气养肺汤加减。

太子参 15 g	麻黄 6 g	桂枝 5 g	杏仁 6 g
五味子 3 g	莱菔子 12 g	细辛 3 g	生姜 3 g
半夏 6 g	生甘草 5 g		

6 剂，水煎，日 1 剂，分 2 次口服。

二诊（1968 年 3 月 9 日）：服上方后，咳嗽减轻，无呕吐、流涕，痰少，纳食增多，大便顺畅。咽淡红，舌红，苔薄白，按上方 6 剂，服法同上。复诊时症状皆愈，为巩固疗效，按上方略加减，3 日 1 剂，服 1 剂，休 2 日，坚持 3 个月停药观察。2 年后随访，患儿健康，咳嗽未反复。

按：本案为肺脾气虚，痰湿蕴肺，治宜益气健脾，化痰止咳，方选自拟益气养肺汤加减。方中加辛、甘、平，归肺、脾、胃经之莱菔子以消食除胀，降气化痰；细辛温肺化饮，解表散寒，宣通鼻窍；半夏燥湿化痰，降逆止呕，消痞；生姜温肺止咳，解毒；生甘草补脾益气，祛痰止咳，并兼使药调和药性。诸药合用具有宣降平和，温而不燥，散寒不助热，降肺不伤正之功，治肺脾气虚咳嗽效果佳。

案二

刘宗，男，13岁，1968年9月15日初诊。

受凉咳嗽，晨起加重半个月。半月前，因天气转凉未及时加衣而受凉感冒，当时发热（体温38.9℃）、咳嗽、鼻塞、流清涕，咽喉肿痛，食少胃胀、便秘，就近诊治，口服西药三四天后，感冒、发热好转，但咳嗽夜间加重，痰多色白清稀，鼻塞喷嚏，咽痒即咳，阵作。舌淡红，苔白滑，脉滑。

辨证：外感风寒兼脾虚。

治法：宣肺止咳，温运脾阳。

处方：自拟益气养肺汤加减。

太子参 15 g	麻黄 6 g	桂枝 5 g	杏仁 6 g
五味子 3 g	乌梅 10 g	干姜 6 g	莱菔子 12 g

6剂，水煎，日1剂，分2次口服。

二诊（1968年9月22日）：服上方后，咳嗽较前减轻，但痰质仍色白清稀，痰量较前减少，无胃胀，食量较前增加，大便顺畅。舌淡，苔白，脉滑。按上方加大干姜用量至10 g，6剂，服法同上。复诊时告知服上方第3剂时咳嗽消除，余无不适。

按：本案属外感风寒兼脾虚，治宜宣肺止咳，温运脾阳，方选自拟益气养肺汤加减。方中加乌梅收敛肺气，与自拟方中麻黄一敛一散，以防发散太过，桂枝、干姜以温中化饮，加辛、甘、平，归肺、脾、胃经之莱菔子以消食除胀，降气化痰。诸药合用以益肺气、补中土，使土能生金，则咳嗽自平。

案三

严某，男，5 岁，1968 年 9 月 3 日初诊。

受凉后咳嗽 1 周，少痰，无发热，加重 1 日。1 日前因食咸诱发咳嗽加重，晨起及夜间频咳，有痰，色黄，质黏，鼻塞流黄涕，低热（体温 37.9℃），食少，便秘。舌红，苔薄黄，脉滑。

辨证：风热咳嗽。

治法：宣肺止咳，清热化痰。

处方：自拟益气养肺汤加减。

太子参 15 g	麻黄 6 g	桂枝 5 g	杏仁 6 g
五味子 3 g	桑叶 10 g	芦根 10 g	前胡 6 g
浙贝母 3 g	葶苈子 10 g	瓜蒌 10 g	

6 剂，水煎，日 1 剂，分 2 次口服。

二诊（1968 年 9 月 10 日）：服上方后，咳嗽较前减轻，痰液由黄变白，鼻塞黄涕、低热消失，食量增加。舌淡，苔薄白，脉滑。按上方 6 剂，服法同上。复诊时咳嗽消失，停药 5 日，未反复，后随访咳嗽未作，余无不适。

按：本案为风热咳嗽，治宜宣肺止咳，清热化痰，方选自拟益气养肺汤加减。方中加甘凉轻清之桑叶，疏风清热，宣肺止咳，善走肺络，清泻肺热。前胡降气化痰，散风清热。浙贝母清热润肺，化痰止咳，解毒。葶苈子下气祛痰。诸药合用则疏散风热，宣降相宜而咳嗽止。

案四

王某某，女，13 岁，1968 年 3 月 2 日初诊。

咳嗽频繁，有黄稠痰，口渴饮水多，纳食欠佳，便秘。舌红，苔黄腻，脉滑数。

辨证：痰热壅肺。

治法：清肺化痰。

处方：自拟益气养肺汤加减。

太子参 15 g	麻黄 6 g	桂枝 5 g	杏仁 6 g
五味子 3 g	莱菔子 10 g	浙贝母 3 g	瓜蒌仁 10 g
黄芩 6 g	栀子 6 g		

6 剂，水煎，日 1 剂，分 2 次口服。

二诊（1968 年 3 月 9 日）：服上方后，咳嗽减轻，吐白痰。舌红，苔薄白，脉滑，大便顺畅。上方去黄芩、栀子，加蜜紫菀 10 g，蜜款冬花 12 g。6 剂，服法同上。复诊得知，上方服 3 剂后咳嗽消失，续服上方，咳嗽未作，3 个月后随访，患儿愈。

按：本案为痰湿蕴肺，郁久化热，痰热互结所致，治宜清热化痰。方选自拟益气养肺汤加减，加莱菔子降气化痰，“治痰先治气，气顺则痰消”。黄芩、栀子清泻肺热，瓜蒌仁宣肺化痰。二诊时，热清，去除苦寒之栀子、黄芩，加紫菀、款冬花以降气润肺，化痰止咳，咳嗽自愈。

案五

陈某，男，1 岁 3 个月，1969 年 3 月 2 日初诊。

咳嗽 4 日。4 日前受凉后咳嗽频繁，咳时呼吸急促，喉间痰鸣。素有体质偏弱，既往有肺炎病史住院 2 次，平素易因天气变化而引起咳嗽。症见：咳嗽较频，喉间痰鸣、气粗，纳食减少，便秘，夜寐欠安，小便黄，无发热，烦躁不安，哭涕咳喘闷明显，触之颌下淋巴结增大。舌红，苔薄白，指纹浮紫红达风关。

辨证：风寒闭肺。

治法：辛温宣肺，化痰止咳。

处方：自拟益气养肺汤加减。

太子参 15 g	麻黄 6 g	桂枝 5 g	杏仁 6 g
五味子 3 g	紫苏子 10 g	款冬花 6 g	紫菀 6 g
生甘草 6 g			

3 剂，水煎，2 日 1 剂，多次频服。

二诊（1969 年 3 月 8 日）：服上方后，咳嗽、喉间痰鸣较前减轻，无明显气喘，晨起稍有鼻塞流涕，无发热，纳食一般，夜寐安，二便调。舌淡，苔薄黄。按上方 3 剂，服法同上。复诊时告知，服上方 6 剂后咳嗽已消失，喉间无明显痰鸣，纳食可，夜寐安，二便调。按上方去麻黄、桂枝，加黄芪 10 g，蛤蚧 1 对。6 剂，服法同上。以后间断服上方加减，症状稳定，2 年后随访，少儿健康，无不适。

按：本案为风寒闭肺，肺失宣降所致。患儿素体虚弱，易感外邪，本次因复感风寒而发病。初诊咳嗽，喉间痰鸣而呼吸急促，但舌红，颌下淋巴结增大，风邪入里化热，治宜辛温宣肺，化痰止咳。方选自拟益气养肺汤加减，加紫苏子、款冬花、紫菀以行降气平喘、化痰止咳，甘草以调和诸药，诸药合用，寒散则表解，肺开则喘定。复诊时症状平稳，注重固护肺肾之气，原方加黄芪、蛤蚧以补气固表，益肾补肺，断续服药以巩固。

案六

刘某某，男，2 岁，1969 年 9 月 3 日初诊。

咳喘 3 日，发热 2 日。3 日前无明显诱因出现咳喘，今天出现发热，最高体温达到 39.3℃（口腔），伴喘息，服退热药后可降至正常，数小时后体温再次升高，咳嗽，伴喘促，哭闹不安。症见：面色红赤，烦躁不安，发热，咳嗽、喉间痰鸣，喘息明显，咳甚呕吐，口臭，纳少，大便干结，小便黄少。咽喉充血，舌红，苔黄，指纹紫达风关。

辨证：痰热闭肺。

治法：清热涤痰，开肺定喘。

处方：自拟益气养肺汤加减。

太子参 15 g	麻黄 6 g	桂枝 5 g	杏仁 6 g
五味子 3 g	芦根 10 g	淡竹叶 10 g	生石膏 30 g（先煎）
紫苏子 10 g	生甘草 5 g		

3 剂，水煎，少量多次频服。

二诊（1969 年 9 月 7 日）：服上方第 2 剂时热退，咳喘较前明显缓解。症见：精神尚可，咳嗽不频，稍气促，喉间痰鸣音明显，无发热，纳少，仍便秘。咽部充血减轻，舌红，苔薄黄，指纹紫于风关内。按上方加川贝母 3 g，莱菔子 10 g，炒山楂 6 g。3 剂，服法同上。嘱不适随诊，复诊时服上方 2 剂咳嗽已失，喉间无明显痰鸣，6 剂毕，纳食可，夜寐安，二便调。

按：本案为痰热闭肺所致。初诊即见发热（高热）、咳嗽、喉间痰鸣、喘息明显，舌红，苔黄，可见此为痰热内羁之象。此证的发生，多因外受非时之感，内有壅塞之气，膈有胶固之痰，三者相合，则阻于气道，搏击有声，故见喉间痰鸣哮吼。肺络阻塞，清肃失职，则见呼吸气促。肺与大肠相表里，肺热郁闭，大肠传导失司，故见口臭、大便干结。治宜清热涤痰，开肺定喘，方选自拟益气养肺汤加减，加芦根、淡竹叶以清热生津除烦，用生石膏取白虎汤清热生津之意，用紫苏子配莱菔子则降气化痰、止咳润便效果更佳，用甘草有宣肺利咽化痰，调和诸药之功。诸药合用有清热涤痰、开肺定喘之效。

小结：咳、喘、痰是儿科常见病证，谢老的案例具有辨证施治、随症加减、用药灵活、疗效显著的特点，有助于传承老中医的经验。

三、哮喘

哮喘是儿科常见病、多发病，包括西医的喘息性支气管炎、支气管哮喘等。《证因脉治》曰：“哮病之因痰饮留伏，结成窠臼，潜伏于内，偶有七情之犯，饮食之伤，或外有时令风寒，束其肌表，则哮喘之证作矣。”《证治汇补》曰：“因内有壅塞之气，外有非时之感，膈有胶固之痰，三者相合，闭拒气道，搏击有声，发为哮病。”临床表现为反复发作性喘促气急，喉间哮鸣，呼气延长，重者不能平卧，张口抬肩，常在清晨或夜间发作或加剧。其特点是反复发作，时轻时重，难以根治。谢老对哮喘一证独具卓见。自拟哮喘饮加减。处方：炙麻黄 6 g，杏仁 10 g，桂枝 5 g，甘草 5 g。

加减：

（1）外感寒邪引动内饮者，加姜半夏 6 g，炒紫苏子 10 g，附子 6 g，干姜 3 g。

（2）痰热闭肺者，加枳实 6 g，大黄 6 g（后下），厚朴 6 g。

（3）气阴两虚者，加沙参 12 g，川贝母 3 g，麦冬 6 g，芦根 15 g，丝瓜络 10 g。

案一

李某，男，12 岁，1969 年 3 月 3 日初诊。

哮喘反复发作 5 年。因感受风寒，咳喘气促，哮鸣有声，面色白，肢冷无汗，恶寒流涕，渴喜热饮，二便可，舌苔薄白，脉浮紧。

辨证：外寒内饮。

治法：温肺散寒化饮。

处方：自拟哮喘饮加减。

炙麻黄 6 g	杏仁 10 g	桂枝 5 g	甘草 5 g
姜半夏 6 g	炒紫苏子 10 g	附子 6 g	干姜 3 g

6 剂，水煎，日 1 剂，分 2 次口服。

二诊（1969 年 3 月 10 日）：服上方后，恶寒、流涕已愈，哮喘仍作，痰多如稀沫状，纳食一般，舌苔白腻，脉滑，二便可。按上方加大姜半夏至 10 g，干姜 6 g，茯苓 10 g。6 剂，服法同上。

三诊（1969 年 3 月 17 日）：服上方后，咳喘已愈，有少量痰鸣，纳食欠佳，面色不华，形寒肢冷，二便可。舌苔白腻，脉濡无力。按二诊方加黄芪 15 g，以益气温阳化饮。复诊时告知，药后痰鸣已愈，食量增加，二便可。为巩固疗效，又续服药以健脾、益肺、温肾，数日痊愈。2 年后随访，病情稳定，无反复。

按：本案病延五载，痰浊久踞肺脏，每因受寒冷之邪诱发，痰气交阻，搏击气道故喘鸣有声。景岳云："喘有夙根，遇寒即发或遇冷即作者，亦名哮喘。"谢老认为，肺脏所伏之痰浊水饮是哮喘病屡发屡止的潜在病理因素，即所谓夙根。强调"治喘先治痰、治痰宜调气"。方选自拟哮喘饮加减，加姜半夏以增强燥湿化饮之力，炒紫苏子以化痰降气。附子力雄性烈，为祛风寒阴邪第一要药，干姜力专味厚，能守能攻，防风寒外袭。两药味辛入肺，相须祛寒，助肺气输布，使周身阳气振奋，水液气化而痰消，肺复肃降而哮喘止。《神农本草经》云："附子主风寒咳逆邪气……干姜主胸满咳逆上气。"合而用之，气顺痰消，水液得化，则咳喘自平。

案二

王某，男，8 岁，1968 年 4 月 3 日初诊。

家长代述，患儿咳嗽喘憋 3 日。既往有哮喘史，素有汗出，易外感。因 3 日前受寒而现晨起即喘，入夜加剧。遇风冷则喷嚏频作、涕泪交流，继之喉中痰鸣，哮如拽锯，不能仰息平卧。口服抗生素、平喘西药暂时缓解，但停药又反复。此次哮喘已持续 3 日。症见：咳喘、痰鸣，喘憋明显，无流涕，纳呆、呕吐，便秘，3 日一行，小便色黄，神志清，精神欠佳，时有烦躁，鼻翼扇动，咽红，可闻及哮鸣音。舌红，苔黄腻，脉滑数。

辨证：痰热闭肺，腑气不通。

治法：宣肺平喘，清热化痰，顺气导滞。

处方：自拟哮喘饮加减。

炙麻黄 6 g　杏仁 10 g　桂枝 5 g　甘草 5 g
枳实 6 g　大黄 6 g（后下）　厚朴 6 g
6 剂，水煎，日 1 剂，分 2 次口服。

二诊（1968 年 4 月 10 日）：服上方后，诸症大减，大便顺畅，按上方去大黄，加蜜紫菀 6 g。6 剂，煎服方法同上。

三诊（1968 年 4 月 17 日）：服上方后，偶咳，有痰，纳食欠佳。舌淡红，苔薄白，脉弱，仍按上方。6 剂，服法同上。复诊时症状消失，为巩固疗效，按二诊方加减，断续服药 3 个月后，患者食量增加，未感冒。2 年后随访，述其哮喘未复发。

按：本案为小儿哮喘发作期，外邪侵袭为其诱因。痰饮、瘀血为病理产物，肺脾两虚是本，气逆咳喘是标。腑气不降，大肠积滞不行，浊气逆于肺，加重邪气壅肺，互为因果，热邪壅肺、血脉瘀阻可加重肺气上逆致哮喘难以平息。实热与结滞互见，治宜宣肺平喘，清热化痰，顺气导滞，方选自拟哮喘饮合大承气汤加减，每获卓效。

案三

白某，女，7 岁，1968 年 3 月 5 日初诊。

咳喘 2 年，加重 2 周。2 年前因感冒发热，住院 20 日后，始咳喘，反复发作，动则喘促不已，语不成声，口干欲饮，面浮肢肿。舌淡红，少津，脉虚数。

辨证：气阴两虚。

治法：益气养阴，纳气平喘，佐以通利为先。

处方：自拟哮喘饮加减。

炙麻黄 6 g	杏仁 10 g	桂枝 5 g	甘草 5 g
沙参 12 g	川贝母 3 g	麦冬 6 g	芦根 15 g
丝瓜络 10 g			

6 剂，水煎，日 1 剂，分 2 次口服。

二诊（1968 年 3 月 12 日）：服上方后，咳喘得平，水肿消退，余症亦随之而减，并无他变。守上方稍事增减，断续服药半年以巩固疗效，如保持平稳，可少服中药（1 剂药分 3 日，每日 1 次）。但需避风寒，以防诱发。2 年后随访，病情稳定，未复发。

按：本案为气阴两虚所致，治宜益气养阴、纳气平喘，佐以通利为先。邵新甫曰："喘症之因，在肺为实，在肾为虚。大凡实而寒者，必挟凝痰宿饮，上干阻气；实而热者，不外乎蕴伏之邪，蒸痰化火。虚者，有精伤气脱之分，填精以浓厚之剂，必兼镇摄。"其病机多属肺、肾二脏气阴不足，因精气亏损难以骤复，治之较难，只有严密辨证，四诊合参，才有望收效。方选自拟哮喘饮加减，以益气养阴，纳气平喘，佐以通利。稳定后固本需坚持治疗，方能取得远期理想疗效。

小结：谢老治哮喘，学古而不泥于古，遵其法而不拘执于方，有独到之处。哮喘为一种呼吸道常见疾病，老幼皆得，夙根难除，一触即发，反复发作，顽固难愈，非一特效方药能治，必依临床症状，灵活辨证，对症下药，方能取效。

第三节 心肝病篇

谢老认为，心行血，肝藏血。人体的血液，化生于脾，贮藏于肝，通过心以运行全身，使各脏腑组织器官发挥正常作用。因心藏神、主血脉，为一身之主。肝主筋、主风，藏血，主疏泄，心之行血功能正常则肝有所藏，肝的藏血充足则心有所主；心主神志，肝主疏泄，共同完成人的情志活动，二者关系密切。本篇常见疾病有病毒性心肌炎、多发性抽动症、注意力不集中、痫病和汗症等。

一、病毒性心肌炎

谢老认为，本病因风热、湿热邪毒经口鼻或胃肠侵入机体，继而由表入里，留而不去，内舍于心而发。临床特点属“心悸”“心痛”“虚劳”“温病”等范畴。其病机多为气阴不足，心失所养。治宜益气养心清热，方选益气养心汤加减。处方：西洋参 15 g，黄芪 15 g，酸枣仁 15 g，黄连 5 g。

加减：

（1）气阴两虚者，加白芍 15 g，牡丹皮 10 g，丹参 15 g，麦冬 6 g。

（2）心脾两虚夹热者，加当归 15 g，茯神 15 g，远志 12 g，龙眼肉 15 g，木香 6 g，炙甘草 6 g。

（3）心血亏虚者，加炙甘草 6 g，当归 10 g，桂枝 5 g，阿胶 6 g（烊化）。

案一

王某，女，17 岁，1973 年 3 月 3 日初诊。

心慌、乏力半年，加重 1 周。半年前感冒后出现咳嗽、心慌，伴乏力、气短，活动后加重。经检查心电图、心肌酶谱等，确诊为病毒性心肌炎，对症治疗后好转。但每当劳累，行经前后，生气时，均会发生心慌气短。近 1 周因劳累复发，症状较以前严重。症见：心慌气短，乏力，汗出，咽干，胸闷，大便秘结。舌红，苔微黄，脉细数时结。

辨证：气阴两虚。

治法：益气养阴，宁心安神。

处方：益气养心汤加减。

西洋参 15 g	黄芪 15 g	酸枣仁 15 g	黄连 5 g
白芍 15 g	牡丹皮 10 g	丹参 15 g	麦冬 6 g

6 剂，水煎，日 1 剂，分 2 次口服。

二诊（1973 年 3 月 10 日）：服上方后，心慌气短未作，乏力明显改善，汗出、咽干消除，胸闷减轻，大便顺畅。按上方 10 剂，服法同上。

二诊（1973 年 3 月 21 日）：服上方后，心慌气短未作，精神振作，无汗出、咽干、胸闷，大便日 1 次，顺畅。舌淡红，苔薄白，脉沉细。按上方 10 剂。复诊时无不适，为巩固疗效，断续服上方近 3 个月后停药。1 年后随访，一切正常，旧疾未作。

按：本案属气阴两虚所致。因半年前外感温热，首先犯肺，内舍于心，扰乱心神，故见心悸。温热之邪最易耗气伤阴，治宜益气养阴，宁心安神。方选益气养心汤加减。方中加白芍、麦冬以急补气阴，气阴得补则藏神运血功能复常，心悸、乏力、咽干等症状渐愈。牡丹皮以清解余毒。因温邪久居，势必灼血成瘀，蒸液为痰，气虚鼓动无力，亦可内生痰瘀，故以丹参、牡丹皮凉血祛瘀。诸药合用使气阴得补，痰瘀得化，则心神自安，诸症悉除。

案二

郭某，男，13 岁，1975 年 1 月 3 日初诊。

2 周前感冒之后多汗，乏力，劳累则气短心悸，经心电图、血常规等检查，确诊“病毒性心肌炎”。症见：面色萎黄，扁桃体肿大充血，舌尖红，体胖，苔薄黄腻，脉弦数。

辨证：心脾两虚夹热。

治法：益气补血，健脾养心，清热。

处方：益气养心汤加减。

西洋参 15 g	黄芪 15 g	酸枣仁 15 g	黄连 5 g
当归 15 g	茯神 15 g	远志 12 g	龙眼肉 15 g
木香 6 g	炙甘草 6 g		

6 剂，水煎，日 1 剂，分 2 次口服。

二诊（1975 年 1 月 10 日）：服上方后，心悸、气短、汗出减轻。舌红，苔黄，脉弦细数，按上方继服 6 剂，服法同上。

三诊（1975 年 1 月 17 日）：服上方后，心悸、气短、汗出消失。舌淡红，苔薄白，脉细稍数，仍按上方 6 剂，服法同上。复诊告知，心悸气短消失，别无不适。为巩固疗效，按上方 10 剂，水煎，2 日 1 剂，日 1 次。1 年后随访，健康。

按：本案为心脾两虚夹热毒所致，治宜益气补血，健脾养心，清热，方选益气养心汤加减。方中加当归、龙眼肉甘温补血养心，茯神、远志宁心安神，木香辛香而散、理气醒脾，与大量益气健脾药配伍，复中焦运化之功，又能防大量益气补血药滋腻碍胃，使补而不滞，滋而不腻，甘草乃甘温之品补脾益气以生血，使气旺而血生。诸药合用则心脾同治，气血并补，补而不滞，服药月余已痊愈。

案三

李某，男，12 岁，1975 年 1 月 3 日初诊。

心慌气短月余，加重 2 日。1 个月前因患发热、腹泻、心悸而急诊住院，按急性胃肠炎输液 3 日痊愈。但心悸不减，经查心肌酶谱、心电图确诊病毒性心肌炎。症见：胸闷、憋气、心慌气短，动则尤甚，身倦乏力，自汗懒言，纳呆，面色苍白，舌淡，苔薄白，脉结无力。心电图检查提示 ST 段下降，P-R 间期延长，室性早搏二联律，心动过缓（每分钟 56 次）。

辨证：心血亏虚。

治法：益气养血，补益心气。

处方：益气养心汤加减。

西洋参 15 g	黄芪 15 g	酸枣仁 15 g	黄连 5 g
炙甘草 6 g	当归 10 g	桂枝 5 g	阿胶 6 g（烊化）

6 剂，水煎，日 1 剂，分 2 次口服。

二诊（1975 年 1 月 10 日）：服上方后，心慌、自汗明显减轻，但仍感胸闷憋气，按上方加大西洋参至 20 g，黄芪至 20 g，阿胶至 10 g，6 剂，服法同上。

三诊（1975 年 1 月 17 日）：服上方后，心慌、胸闷明显减轻，复查心电图，二联律消失，心率每分钟 66 次，早搏每分钟 9 次，仍感乏力气短，上方继服 6 剂，服法同上。

四诊（1975 年 1 月 24 日）：服上方后，心慌气短、胸闷、自汗消失，心率每分钟 78 次，节律整齐，未闻及早搏，仍感乏力、纳呆。上方加砂仁 6 g，麦芽 15 g，继服。12 剂后，纳食增加，自觉有力，复查心电图、心肌酶谱均正常，半年后追访，患儿一切正常。

按：本案为心血亏虚所致，治宜益气养血、补益心气，方选益气养心汤加减。方中加当归补血活血化瘀。《本草正》：“当归，其味甘而重，故专能补血，其气轻而辛，故又能行血，补中有动，行中有补，诚血中之气药，亦血中之圣药也。”桂枝温通心阳，发汗解表、散寒止痛、通阳化气。阿胶补血滋阴。《医林纂要·药性》：“补心和血，散热滋阴。”诸药合用，气血得充，心悸诸症则消。

小结：本病多因气阴不足，心失所养，治宜益气养心。对药物的配伍，用量之轻重，均应随患儿的体质、年龄、病程转化等全面考虑，病情稳定后仍需坚持守方服用，方可收到预期效果。

二、多发性抽动症

本病属中医的“肝风”“抽搐”“慢惊风”等范畴。临床包括头、颈、肩、面不自主抽动、眨眼，注意力不集中等症。谢老认为，本病属难治性疾病，多由肝、脾、肾三脏功能失调引起，以肝风内动最为明显。《素问·至真要大论》中有记载“诸暴强直，皆属于风；诸风掉眩，皆属于肝”。证属肝风，治宜健脾化痰、祛风，平肝泻火，自拟养肝健脾祛风汤。处方：太子参15g，竹茹10g，酸枣仁15g，炒白芍15g，钩藤10g。

加减：

（1）心肝火旺者，加菊花10g，黄连3g，浙贝母5g，制远志6g，甘草3g。

（2）痰火内扰者，加柴胡6g，石菖蒲12g，黄芩6g，制远志10g。

（3）脾虚食积者，加天麻15g，夏枯草15g，丝瓜络12g，蝉蜕5g，麦芽20g，甘草5g。

（4）肝郁化火，痰火扰心者，加黄芩9g，栀子9g，川芎6g，瓜蒌10g，僵蚕9g，地龙9g。

（5）痰热内扰，肝经风热者，加法半夏6g，枳壳6 g，全蝎6 g，乌梢蛇12g。

案一

李某，男，7岁，1976年3月2日初诊。

患儿在半年前无明显原因出现挤眼、咽中偶有痰声，未予重视。平素喜食生冷、辛辣、味重，性格急躁，好斗，易与大两岁的兄长吵架。3个月前又出现不自主的甩头、甩手。就近诊疗，按“多发性抽搐症”，给予中西药治疗，无明显效果，又给予氟哌啶醇片，每日3次，症状渐少，停药1个月后症状反复，且频率增多。症见：挤眼，喉中发声，不自主的甩头、甩手，性情急躁，心烦易怒，躁动不安，睡眠不宁，注意力不集中。舌红，苔黄腻，脉弦滑数。

辨证：心肝火旺。

治法：平肝泻火。

处方：自拟养肝健脾祛风汤加减。

太子参 15 g	竹茹 10 g	酸枣仁 15 g	炒白芍 15 g
钩藤 10 g（后下）	菊花 10 g	黄连 3 g	浙贝母 5 g
制远志 6 g	甘草 3 g		

6 剂，水煎，日 1 剂，分 2 次口服。

二诊（1976 年 3 月 9 日）：服上方后，挤眼、喉中发声以及不自主的甩头、甩手症状减少，心烦易怒减轻，躁动不安改善，睡眠较安，时有性情急躁。舌淡红，苔薄黄，脉弦滑。按上方加夏枯草 10 g，石菖蒲 10 g。服 2 周后，症状消失，但休息不好时有个别症状出现，守上方随症加减继服 2 个月，诸症消失。1 年后随访未见复发，已恢复上学。

按：本案患儿性情急躁，为“肝常有余”，肝体阴而用阳，为风木之脏，主疏泄，性喜条达，争吵好斗，情绪不悦，使肝气不畅，郁久化火，引动肝风，发为抽动；加之喜食生冷、辛辣、味重，脾失健运，水湿潴留，聚液成痰，故会出现喉中痰声，痰热互结，而见性情急躁。证属心肝火旺，治宜平肝泻火，方选自拟养肝健脾祛风汤，加菊花清肝柔肝，浙贝母清气化痰，远志化痰开窍、益智安神，甘草调和诸药。中医治疗可以较好地控制抽动症状，改善患儿生活质量，是治疗儿童多发性抽动症的有效方法之一。

案二

韩某，女，6 岁，1969 年 10 月 6 日初诊。

眨眼、抽鼻半年余，加重伴耸肩 2 周。半年前，患儿初现眨眼、抽鼻，确诊为“多发性抽动症”，经治疗症状时有反复。2 周前因患感冒后而致抽动突发加重。症见：频繁眨眼、耸肩，时有抽鼻，偶有清咽，随情绪波动加重，注意力不集中，烦躁，自汗出，恶热，食少便秘，舌红、苔薄黄，脉弦数。

辨证：痰火内扰。

治法：涤痰息风，清肝泻火。

处方：自拟养肝健脾祛风汤加减。

太子参 15 g	竹茹 10 g	酸枣仁 15 g	炒白芍 15 g
钩藤 10 g	柴胡 6 g	石菖蒲 12 g	黄芩 6 g
炙远志 10 g			

6 剂，水煎，日 1 剂，分 2 次口服。

二诊（1969 年 10 月 13 日）：服上方后，抽动频次明显减少，偶发耸肩，未见抽鼻、清咽，烦躁稍安，汗出减少，恶热消除，食量较前稍增，大便顺畅，但注意力仍不集中，舌红、苔薄黄，脉弦数。按上方 6 剂，服法同上。

三诊（1969 年 10 月 20 日）：服上方后，抽动发作消失，偶见眨眼，特意留意时略有加重，情绪烦躁大有改观，注意力较前集中。按上方 12 剂。嘱无明显抽动症状，可 2 天 1 剂中药，后复诊又按上方加减断续服药 3 个月后，无症状停药观察，2 年后随访，病情无反复，且正常上学，成绩中上等。

按：本案为痰火内扰，引动肝风所致，肝为阴中之阳，故抽动以上肢肌肉显著。痰火郁滞中焦，经络疏泄不通，无以滋养肌肉、目珠，则患儿出现耸肩、抽鼻、眨眼等不自主抽动。郁则为热，热易为风，风火发散，上窜咽喉，则出现咽部怪声、不适感。烦躁易怒，汗多恶热，为内火亢盛。口渴但不思饮水，为痰浊凝聚。证属痰火内扰，治宜涤痰息风，清肝泻火，方选自拟养肝健脾祛风汤加减，效果理想。

案三

吕某，男，10 岁，1992 年 9 月 3 日初诊。

反复不自主摇头、耸肩、伴大叫，时轻时重 1 年。1 年前因与同学打架，拒绝上学，休息 2 周，经家长劝说，勉强复学。但孩子很不乐意，持续 3

周后，发现不自主摇头、耸肩、伴大叫，心烦气躁，饮食不节，自觉腹胀，食少。舌红，苔黄，脉弦细数。

辨证：肝风内动，脾虚食积。

治法：平肝息风，健脾消食。

处方：自拟养肝健脾祛风汤加减。

太子参 15 g	竹茹 10 g	酸枣仁 15 g	炒白芍 15 g
钩藤 15 g	天麻 15 g	夏枯草 15 g	丝瓜络 12 g
蝉蜕 5 g	麦芽 20 g	甘草 5 g	

6 剂，水煎，日 1 剂，早晚分 2 次温服。

二诊（1992 年 9 月 10 日）：服上方后，大叫、摇头、耸肩减少，腹胀减轻，食量稍增，心烦急躁明显减轻。舌淡红，苔薄黄，脉弦细。按上方 6 剂，服法同上。

三诊（1992 年 9 月 17 日）：服药后摇头、心烦急躁、大叫均消失，耸肩次数明显减少，偶有清嗓。舌淡红，苔薄白，脉细。按上方加薄荷叶 10 g。后期随访已无明显抽动症状。

按：本案为肝风内动、脾虚食积所致，治宜平肝息风，健脾消食，方选自拟养肝健脾祛风汤加减。方中加天麻、夏枯草、蝉蜕等平肝息风，甘草、麦芽健脾消食。诸药合用以健脾化痰，平肝息风。注重化痰通络，使脾气得健，痰湿自化，肝木条达，抽动得以平复。在治疗过程中，根据“土虚木亢”治疗各有侧重，辨证施治过程中需细审肝实和脾虚之轻重。

案四

马超，男，8 岁，1975 年 6 月 7 日初诊。

因挤眼、鼻抽动、喉中发声反复发作半年。症见：挤眼，鼻抽动，耸肩，身体扭动，喉中痰鸣，间断发“吭吭”声，性情急躁易怒，体瘦，怕热，手足心多汗，食欲好，夜卧不安，大便干，2～3日一行。舌尖红、苔薄腻，脉细滑。平素性急易怒，稍有不遂，则哭闹不止。

辨证：肝郁化火，痰火扰心。

治法：平肝息风，清心除烦，化痰开窍，辅以活血通络。

处方：自拟养肝健脾祛风汤加减。

太子参 15 g	竹茹 10 g	酸枣仁 15 g	炒白芍 15 g
钩藤 15 g（后下）	黄芩 9 g	栀子 9 g	川芎 6 g
瓜蒌 10 g	僵蚕 9 g	地龙 9 g	

6剂，水煎，日1剂，分2次口服。

二诊（1975年6月14日）：服上方后，症状好转，挤眼、鼻抽动发作次数减少，无身体扭动，仍有多汗，胃口好，大便调。舌淡红，苔薄白，脉细滑，按上方加煅龙骨30 g，煅牡蛎30 g，以镇惊息风、安神，且可滋阴敛汗。14剂，煎服方法同上。

三诊（1975年6月28日）：服上方后，抽动症状消失，但注意力不集中，夜间多汗，心烦，夜卧不安。舌红，少苔，脉细数。按二诊方，14剂，服法同上。

四诊（1975年7月12日）：服上方后，未再出现抽动，汗出减少，能够集中精力完成作业，安静入睡，食量较前有减少。舌红，苔厚腻，脉滑。按二诊方去黄芩、栀子，加六神曲10 g，陈皮6 g，理气化滞消食助运，14剂。后继续在原方基础上加减治疗半年，停药后随访1年未再复发。

按：本案为肝郁化火、痰火扰心所致，治宜平肝息风，清心除烦，化痰开窍，辅以活血通络，方选自拟养肝健脾祛风汤加减。方中加黄芩、栀子清心除烦，川芎行气宽胸，疏肝解郁，瓜蒌化痰浊、开清窍、润肠通便，僵蚕、地龙平肝息风通络。标本兼治，疗效显著，停药后未再复发。

案五

米某，男，6岁，1968年2月2日初诊。

平素坐无定处，性格急躁，小动作频繁，易外感。症见：颈部不自主抽动，不自主眨眼、弄鼻、耸肩。舌红，苔黄稍厚，脉弦滑。

辨证：痰热内扰，肝经风热。

治法：清热涤痰，平肝息风。

处方：自拟养肝健脾祛风汤加减。

太子参 15 g	竹茹 10 g	酸枣仁 15 g	炒白芍 15 g
钩藤 15 g（后下）	法半夏 6 g	枳壳 6 g	全蝎 6 g
乌梢蛇 12 g			

6剂，水煎，日1剂，分2次口服。

二诊（1968年2月9日）：服上方后，症状较前均有减轻。舌尖稍红，苔微黄，脉弦，按上方7剂，服法同上。

三诊（1968年2月16日）：服上方后，不自主抽动、眨眼、弄鼻、耸肩症状明显缓解。舌淡红，苔薄白，脉滑。按上方去全蝎、乌梢蛇加生麦芽20 g，谷芽15 g，神曲15 g。7剂后随访，诸症皆消。

按：本案为痰热内扰，肝经风热所致，治宜清热涤痰，平肝息风，方选自拟养肝健脾祛风汤加减。方中加法半夏、枳壳理气健脾，祛除无形之痰，全蝎、乌梢蛇搜风化痰止痉。诸药合用有清热涤痰、平肝息风之效。

小结：谢老治疗小儿抽动症疗效肯定，但因其病因复杂，临床表现多样。因肝为风木之脏，容易出现眨眼、喉中发声、肢体抽动等症。脾虚风痰，夹有心肝火旺。风胜则动，皱眉、努嘴、摇头属风性的特点。风善行而数变，故见本病呈多样化、多变性，可以短暂消失，反复出现，游走全身，时轻时重，反复发作，缠绵难愈。脾胃为后天之本，气血生化之源。脾失健运，水不化津而聚为饮，饮凝为痰，故脾虚容易生痰。脾在体为肉，肝风夹痰上扰，故见肌肉抽动。本病多有心肝火旺之候，如心烦易怒、躁动不安、睡眠不宁等症。治宜健脾化痰，祛风，平肝泻火，方选自拟养肝健脾祛风汤，效果颇佳，值得临床研究推广。

三、注意力不集中

本病以动作过多，注意力不集中，冲动任性，自我控制能力差，情绪不稳，动作不协调和伴有不同程度学习困难，但智力正常为表现。本病可归入中医“脏躁”“躁动”等范畴。证属痰火内扰，治宜豁痰开窍，宁心安神，方选自拟益气宁神汤加减。处方：太子参 15 g，清半夏 6 g，柴胡 6 g，郁金 6 g，炙龟甲 15 g。

加减：

（1）痰火内扰者，加石菖蒲 12 g，远志 15 g，黄连 3 g，胆南星 6 g，野菊花 15 g，益智仁 6 g，甘草 3 g。

（2）脾虚肝旺，痰瘀互结者，加石菖蒲 10 g，醋五味子 10 g，枸杞子 10 g，炒酸枣仁 15 g，瓜蒌 15 g，远志 6 g。

（3）气阴两虚者，加石菖蒲 10 g，玉竹 6 g，石斛 6 g，枸杞子 10 g，茯神 10 g，谷芽 15 g，远志 6 g。

案一

王某，男，10 岁，1968 年 3 月 2 日初诊。

注意力不集中 2 年，老师多次向家长反映，上课不能久坐，小动作增多，课堂上跟同学们交头接耳，打断老师讲课，在上课期间随意走动，作业不做，成绩落后，脾气急躁，性情易怒，喜食味重，口苦，纳、眠差，大便黏滞，日 1 次，小便黄。舌红，苔黄腻，脉弦数。

辨证：痰火内扰。

治法：豁痰开窍，宁心安神。

处方：益气宁神汤加减。

太子参 15 g	清半夏 6 g	柴胡 6 g	郁金 6 g
炙龟甲 15 g（先煎）	石菖蒲 12 g	远志 15 g	黄连 3 g
胆南星 6 g	野菊花 15 g	益智仁 6 g	甘草 3 g

6 剂，水煎服，日 1 剂，早晚分 2 次温服。

二诊（1968 年 3 月 9 日）：服上方后，注意力仍不集中，但多动，脾气急躁易怒有所改善，口淡不苦，纳差，眠可，二便正常。舌红，苔黄腻，脉滑数。按上方去黄连，6 剂，服法同上。

三诊（1968 年 3 月 16 日）：服上方后，注意力稍有集中，多动症状较前明显缓解，情绪渐稳。按上方 6 剂，服法同上。

四诊（1968 年 3 月 23 日）：服上方后，注意力明显集中，按上方断续服药近 3 个月后，症状消除，停药观察，2 年后随访，未复发。

按：本案为痰火内扰所致，治宜豁痰开窍，宁心安神，方选自拟益气宁神汤加减。加石菖蒲味辛性温，归心、胃经，有开窍醒神，散肝舒脾、开心孔而利九窍、祛痰除湿，兼具化湿和胃、宁神益智。远志镇静抗惊厥，黄连清热泻火，胆南星化痰、息风定惊，野菊花清肝，益智仁温肾健脑，甘草补气益脾、和中缓急、调和诸药。诸药合用，共奏疏肝理气、宁心安神之功，疗效显著。

案二

雷某，男，9 岁，1967 年 2 月 3 日初诊。

注意力不集中近 1 年。老师反映上课注意力欠佳，小动作多，不能久坐，上课时经常跟同学说话，打断老师讲课，甚至在上课期间随意走动，不能主动完成老师布置的作业，学习成绩较落后，脾气急躁，性情易怒，盗汗，手足心热，喜食肉食，夜寐欠安，易翻身踢被，大便 1 ～ 2 日 1 次，质稍干。舌红胖大，有齿痕，苔黄腻，脉滑数略弱。

辨证：脾虚肝旺，痰瘀互结。

治法：扶土抑木，豁痰化瘀，调和脏腑阴阳。
处方：自拟益气宁神汤加减。

太子参 15 g	清半夏 6 g	柴胡 6 g	郁金 6 g
炙龟甲 15 g	石菖蒲 10 g	醋五味子 10 g	枸杞子 10 g
炒酸枣仁 15 g	瓜蒌 15 g	远志 6 g	

6 剂，水煎，日 1 剂，早晚分 2 次温服。

二诊（1967 年 2 月 10 日）：服上方后，注意力较前集中，可安静 15 ~ 25 分钟，盗汗较前好转，其他症状较前无明显改善。舌胖大而红，苔黄，脉滑数。上方加竹茹 10 g。14 剂，煎服方法同上。

三诊（1967 年 2 月 24 日）：服上方后，老师反映患儿上课期间注意力较前持久，学习兴趣增加，与人交流增多，打扰他人行为较前减少，但小动作仍多，晨起口中有异味，眠较安，大便日行 1 次，稍干，上方加黄连 5 g。14 剂，煎服方法同上。

四诊（1967 年 3 月 10 日）：服上方后，家长及老师反映患儿小动作明显减少，注意力集中较正常，学习成绩提高，睡眠偶翻身踢被，上方去炒酸枣仁，加胆南星、桃仁各 6 g。14 剂，煎服方法同上。

五诊（1967 年 3 月 24 日）：服上方后，症状减轻，注意力集中，学习成绩提升，偶有小动作可自控，冲动消失。复诊时，继予上方加减断续服药近 4 个月停药，2 年后随访孩子病情稳定。

按：本案为脾虚肝旺，痰瘀互结所致，治宜扶土抑木、豁痰化瘀，方选自拟益气宁神汤加减。加石菖蒲开窍醒神，散肝舒脾、开心孔而利九窍、祛痰除湿，化湿和胃、宁神益智。醋五味子性酸、甘、温，归肺、心、肾经，有收敛固涩，益气生津，补肾宁心之功。枸杞子益精、滋补肝肾，炒酸枣仁味甘酸、性平，归心、肝、胆经，有养肝、明心、安神、敛汗之功。瓜蒌清热化痰、宽胸散结、润燥滑肠，远志抗惊厥、镇静，诸药合用以健脾泻肝，调和阴阳，终获理想的效果。

案三

张某，男，8岁，1969年6月4日初诊。

上课小动作多，不集中精力听课1年。1年前发现孩子过于活泼好动，上课不集中注意力，不分场合、地点想说话、做事无任何约束，不能按时完成老师布置的作业，学习成绩差。最初未引起注意，近期出现厌学、逃课等。2个月前经河南省人民医院检查未见异常。症见：多动不宁，多言多语，经常打扰问诊，注意力不集中，对问题经常避而不答，睡眠少，多梦，磨牙，偶有手足心热，容易口干，面色少华，轻微活动后易汗出，纳食欠佳，易偏食挑食，便秘。舌红，少苔，脉细数。

辨证：气阴两虚。

治法：益气养阴，宁心安神。

处方：自拟益气宁神汤加减。

太子参 15 g	清半夏 6 g	柴胡 6 g	郁金 6 g
炙龟甲 15 g	石菖蒲 10 g	玉竹 6 g	石斛 6 g
枸杞子 10 g	茯神 10 g	谷芽 15 g	远志 6 g

6剂，水煎，日1剂，分2次口服。嘱家长多与孩子沟通。

二诊（1969年6月11日）：服上方后，分心走神、打闹情况有好转，老师反映患儿能坚持上课时不捣乱。按上方加夏枯草10 g，丝瓜络10 g以清肝通络，14剂，服法同上。

三诊（1969年6月25日）：服上方后，注意力较集中，与家长交流、沟通有改善，不听指令、粗心大意较前有进步，老师反映患儿上课时捣乱的次数减少。按上方加炙黄芪10 g。14剂，后跟踪随访1年，未诉特殊不适。

按：本案为气阴两虚所致，治宜益气养阴、宁心安神，方选自拟益气宁神汤加减。加玉竹养阴生津，石斛性味甘、淡、微咸，寒，归胃、肾，肺经，益胃生津，滋阴清热。枸杞子益精，滋补肝肾；茯神宁心，安神，治心虚惊悸，健忘，开心益智，养精神；谷芽甘、温，归脾、胃经，能消食和中，健脾开胃。诸药合用有益气养阴、宁心安神之功效，效果理想。

小结：注意力不集中与体内气血阴阳有关，谢老采用益气养脑、补肾醒窍法，疗效满意，值得深入研究。

四、痫病

谢老认为，痫病是一种反复发作的神志异常，亦称“癫痫”，属于中医学“癫疾”“痫证”范畴，俗称“羊癫疯”。临床以突然意识丧失，甚则扑倒，不省人事，强直抽搐，口吐涎沫，两目上视或口中怪叫，移时苏醒，一如常人为特征。发作前可伴眩晕、胸闷等先兆，发作后常有疲倦、乏力等症状。元代《活幼口议·痫疾证候》有言：“风痫有热生痰……食痫因食而致惊，食未克化，气伫关膈之间，生痰致风，由风成痫，善治惊痫者，化其痰，和其气。”其病多因先天不足，与气、痰、瘀、风有关，病机为气机逆乱，痰浊瘀阻，火炎风动，脉络不通，蒙蔽清窍，而致神明失守。治宜息风化痰、益气清热、开窍醒神，方选自拟痫愈汤加减。处方：人参15 g，胆南星 6 g，僵蚕 10 g，全蝎 5 g。

加减：

（1）脾虚痰盛者，加清半夏 10 g，茯苓 10 g，砂仁 6 g，龟甲 15 g（先煎）。

（2）痰火扰神者，加天然牛黄 2 g（另冲），天麻 10 g，钩藤 10 g（后下），地龙 10 g，蜈蚣 1 条，朱砂粉 0.2 g（另冲）。

（3）风痰闭阻、肝郁脾虚者，加龟甲 15 g（先煎），制天南星 6 g，竹茹10 g，柴胡 6 g，丝瓜络 10 g，钩藤 15 g（后下）。

案一

王苗，女，10 岁，1969 年 3 月 2 日初诊。

父母代诉：患儿 8 岁时，无热惊厥，每于熟睡时发作，发作时可见面色青紫，四肢抽搐僵直，每次持续 15 ～ 25 分钟，每月 2 ～ 3 次。经西医诊治，给予口服苯妥英钠、丙戊酸钠等药后，精神不好，上课容易打瞌睡，饮食量减少，整天无精打采，学习退步，自动减药至停服西药半年。停药后痫病发作频数，时间延长，发作时意识丧失，瞪目直视，口周可见白沫，四肢抽搐僵硬，醒后如常。症见：神志清晰，精神一般，面色发暗，部分有浅白色斑，食少。舌淡，边有齿痕，苔白腻，脉滑。

辨证：脾虚痰盛。

治法：健脾化痰。

处方：自拟痫愈汤加减。

人参 15 g	胆南星 6 g	僵蚕 10 g	全蝎 5 g
清半夏 10 g	茯苓 10 g	砂仁 6 g	龟甲 15 g（先煎）

6 剂，水煎，日 1 剂，分 2 次口服。

二诊（1969 年 3 月 9 日）：服上方后，父母代诉，患儿服药后精神可，纳食量增加，面部白斑色稍有变淡。舌淡胖，脉稍弦滑。按上方 14 剂，服法同上。复诊多次按上方加减，服药近半年，抽搐未作。后随访 1 年，病情稳定。

按：本案多因先天禀赋不足，痰瘀互结，二者互为因果。痰为阴邪，性质黏腻而胶着，不易速消，重用益气健脾、化痰开导，方能取得满意的疗效。谢老从健脾入手，重在豁痰，恢复脾胃运化功能，消除内生痰湿之源，使痰无以生。治宜健脾化痰，方选自拟痫愈汤加减，使脾健痰化，清升浊降，加清半夏、茯苓、砂仁健脾益胃。龟甲滋阴潜阳，息肝风，补肾健骨，养血补心。《本草通玄》有云：“龟甲咸平，肾经药也。大有补水制火之功，故能强筋骨，益心智。”诸药合用以健脾豁痰，暖肝镇潜，降浊止痉，收效良好。

案二

赵某，男，16 岁，1974 年 3 月 2 日初诊。

发作性意识丧失，口吐涎沫3年余。3年前患者于洗澡时无诱因出现活动突然停止，意识丧失，四肢抽搐，口吐涎沫，持续数秒后缓解。半年后上述症状再次出现，当地医院诊断为癫痫病，给予左乙拉西坦等抗癫痫药物治疗，效果不佳，此后发作频率增多，约每月四五次，症状加重伴有口吐白沫，小便失禁，狂躁不安等，持续3～15分钟可自行缓解。症见：情绪烦躁、易怒，记忆力减退，胸部憋闷，头晕，纳差，夜寐欠安。舌深红，苔黄厚腻，左脉弦细数，右脉细滑。

辨证：痰火扰神。

治法：化痰解郁，息风开窍。

处方：自拟痫愈汤加减。

人参15g	胆南星6g	僵蚕10g	全蝎5g
天然牛黄2g（另冲）	天麻10g	钩藤10g（后下）	地龙10g
蜈蚣1条	朱砂粉0.2g（另冲）		

14剂，水煎，日1剂，分2次口服。

二诊（1974年3月9日）：服上方后，心慌、胸闷、头晕等症状明显减轻，出现小发作一次，持续约2秒自行缓解，纳食稍差。舌淡、苔薄，脉细无力，痰火渐平，上方去朱砂粉，加砂仁6g，谷芽15g，14剂。煎服方法同上。复诊多次，上方断续服药近6个月后停药，1年后随访，病情稳定，无发作。

按： 本案为痰火扰神所致，治宜化痰解郁，息风开窍，方选自拟痫愈汤加减。加天然牛黄清心、凉肝、息风、解毒、豁痰、开窍，治疗痰迷、惊痫抽搐、癫痫发狂。天麻、钩藤息风止痉，平抑肝阳，祛风通络，治疗惊痫抽搐。地龙、蜈蚣属虫药，有性猛、灵动善走窜的特点，透络搜风、化除顽痰，同时给予朱砂粉加大镇痉安神之力。因本案患者痰火之象极重，谢老选择了加天然牛黄以清心化痰，收效显著。

案三

黄某，男，9岁，1973年2月2日初诊。

发作性意识丧失伴四肢抽搐半年余。半年前无明显诱因出现发作性意识丧失，伴四肢抽搐，两目上视，牙关紧闭，两手握固，发作前多有双目通红，喉中痰鸣，持续1～2分钟，症状可自行缓解，醒后如常。现口服丙戊酸钠片、卡马西平片。效果差，每周发作3～4次，伴智力减退，平素急躁易怒，不善与人沟通，口黏，纳呆，乏力，眠可，二便可。舌淡红，舌体胖，苔白，脉弦。

辨证：风痰闭阻，肝郁脾虚。

治法：豁痰息风，疏肝健脾。

处方：自拟痫愈汤加减。

人参15g	胆南星6g	僵蚕10g	全蝎5g
龟甲15g	制天南星6g	竹茹10g	柴胡6g
丝瓜络10g	钩藤15g		

6剂，水煎，日1剂，分2次口服。西药逐渐减量。

二诊（1973年2月9日）：服上方后，发作次数减少，本周发作1次，发作症状较前减轻，频率明显减少，时间较前明显缩短，无四肢抽搐，自感头晕。上方加天麻10g，14剂，服法同上。西药渐减。

三诊（1973年2月23日）：服上方后，癫痫未再发作，头晕症状明显减轻，纳、眠可，二便正常。按上方14剂，服法同前，西药逐渐停服。

四诊（1973年3月9日）：服上方后，癫痫未作，按上方断续服药近8个月后，停药观察。2年后随访，病情未反复。

按：本案痫病半年，证属风痰闭阻、肝郁脾虚，平素急躁易怒，发作前面红目赤，不善与人沟通，加之食少、口黏、乏力，脉弦。治宜豁痰息风、疏肝健脾，方选自拟痫愈汤加减。加龟甲味咸、甘，性微寒，归肝、肾、心经，滋阴潜阳，益肾强骨，养血补心，治疗虚风内动，筋骨痿软，心虚健忘。制天南星、竹茹涤痰开窍，理气降逆，柴胡疏肝解郁行气，丝瓜络活血化瘀通络，钩藤清热息风、定惊平肝，治疗惊痫抽搐。诸药合用则风息痰除，肝疏脾健，疗效显著。

小结：谢老治疗癫痫善从肝脾论治，强调中西医结合并重，当患者久服西药产生依赖时，可在有效的基础上逐渐减西药，待中药发挥作用。谢老还注重发挥中医药特色，在无毒、有效的基础上加减治疗，善用经方、验方和时方为一体的自拟方，药味少、作用强，远期疗效好。

五、汗 证

汗证是指在安静状态下，正常环境中，以自汗、盗汗为主诉的病证。多因阴阳失调、腠理不固，而致汗液外泄，治宜益气固表，方选自拟固表益气汤加减。处方：西洋参 15 g，黄芪 15 g，白术 10 g，桂枝 6 g，炙甘草 6 g。

加减：

（1）脾胃失调，肺卫不固者，加六神曲 15 g，炒山药 12 g，砂仁 6 g（后下）。

（2）卫气不固，阴虚腑实者，加枸杞子 10 g，石斛 6 g，莱菔子 15 g，槟榔 10 g，火麻仁 15 g。

（3）脾肾气阴两虚者，加山药 15 g，山茱萸 10 g，枸杞子 15 g，菟丝子 15 g，麦冬 6 g。

案一

周某，女，11 岁，1968 年 6 月 5 日初诊。

反复头身汗出月余，加重 5 日。症见：患儿无明显诱因出现头身汗出，且汗出不定时，呈突然发作，日 10 余次，偶有鼻衄，面色不华，神倦乏力，食少，便溏。舌淡，苔薄白，脉细弱。

辨证：脾胃失调，肺卫不固。

治法：健脾益气固表。

处方：自拟固表益气汤加减。

西洋参 15 g	黄芪 15 g	白术 10 g	桂枝 6 g
炙甘草 6 g	六神曲 15 g	炒山药 12 g	砂仁 6 g（后下）

6 剂，水煎，日 1 剂，早晚分 2 次温服。

二诊（1968 年 6 月 12 日）：服上方后，汗出较前减少，日五六次，纳食增，大便成形。舌淡，苔薄白，脉细。效不更方，6 剂，煎服方法同上。

三诊（1968 年 6 月 19 日）：服上方 2 剂时，汗出消失，纳食增，大便日 1 次，成形。舌淡红、苔薄白，脉浮。家长诉患儿服药后身体舒服，气力增加，面色转润。继予上方加减，以巩固疗效。复诊时，患儿汗出未作，余无不适，停药观察，半年后随访，汗出无反复。

按： 本案为脾胃失调，肺卫不固，治宜健脾益气、固表，方选自拟固表益气汤加减。加六神曲健脾和胃，消食调中，炒山药甘、平，健脾胃、益肺肾、补虚羸，治疗食少、便溏。《本草纲目》记载，山药“健脾补益、滋精固肾，治诸百病，疗五劳七伤”。砂仁味辛，性温，归脾、胃、肾经，有化湿开胃、温脾止泻之功。诸药合用，意在健脾养胃、益气固表，使脾胃得健，肺卫得固，汗出自止，收效良好。

案二

苗某，女，8 岁，1968 年 7 月 6 日初诊。

盗汗 2 年余。2 年前开始入睡后汗出较多，以刚入睡时为主，常在入睡后 2 小时左右大汗淋漓，浸湿衣服与枕套，后半夜则无明显出汗，伴磨牙、躁动不安，平素易感冒、咳嗽，大便难解，质干硬，呈羊屎状，食少，小便黄，面色萎黄。舌尖红，苔薄黄，脉数。

辨证：卫气不固，阴虚腑实。

治法：养阴清热，益气固表。

处方：自拟固表益气汤加减。

西洋参 15 g	黄芪 15 g	白术 10 g	桂枝 6 g
炙甘草 6 g	枸杞子 10 g	石斛 6 g	莱菔子 15 g
槟榔 10 g	火麻仁 15 g		

6 剂，水煎，日 1 剂，分 2 次口服。

二诊（1968 年 7 月 12 日）：服上方后，夜间汗出较前减少，大便好转，日一行，质软，纳食有增。舌红，苔薄，脉细数。继按上方 6 剂。服法同上。复诊时诉汗出消失，停药观察，半年后随访，汗出未反复。

按：本案初因卫表不固，阴不内守而汗出，病久耗伤津液，津血同源，故阴虚无以润养肠腑。看似腑实，实则因虚致实。采用益气养阴为本，清热通便，标本同治，补虚祛实，方选自拟固表益气汤加减。加枸杞子滋肾，润肺，补肝血，《食疗本草》："坚筋耐老，除风，补益筋骨，能益人，去虚劳。"石斛味甘，性微寒，归胃、肾经，益胃生津，滋阴清热。《本草通玄》："石斛，甘可悦脾，咸能益肾，故多功于水土二脏。但气性宽缓，无捷奏之功，古人以此代茶，甚清膈上。"莱菔子辛、甘，平，归肺、脾、胃经，消食除胀，润肠通便。火麻仁对血虚津亏之肠燥便秘有特效。诸药合用则益气养阴、清热润便，辨证施治，效如桴鼓。

案三

赵某，男，6 岁，1969 年 3 月 2 日初诊。

自汗、盗汗齐作 2 个月。症见：面色萎黄，喜动，动辄汗出，夜晚盗汗，不欲衣被，饮食较前减少，大便 2 日一行。舌红，苔薄白滑润，脉细。

辨证：脾肾气阴两虚。

治法：滋阴补肾，健脾益气，调和营卫。

处方：自拟固表益气汤加减。

西洋参 15 g	黄芪 15 g	白术 10 g	桂枝 6 g
炙甘草 6 g	山药 15 g	山茱萸 10 g	枸杞子 15 g
菟丝子 15 g	麦冬 6 g		

6 剂，水煎，日 1 剂，分 2 次口服。

二诊（1969 年 3 月 9 日）：服上方后，盗汗、自汗稍有好转，饮食增加，二便正常。舌红，苔薄白滑润。予上方加乌梅 10 g。12 剂，服法同上。

三诊（1969 年 3 月 23 日）：服上方后，自汗、盗汗明显减轻。舌红，苔白，脉略细。予二诊方加石斛 6 g。12 剂，煎服法同前。继服 7 剂后症状消失，半年后随访未见复发。

按： 本案为气阴两虚所致，因小儿脏腑娇嫩，形气未充，易阴阳失调。治宜滋阴补肾，健脾益气，调和营卫，方选自拟固表益气汤加减。加山药健脾胃、益肺肾、补虚弱。山茱萸补益肝肾，收涩固脱，益元阳，补元气，固元精，壮元神。枸杞子滋肾，润肺，补肝，明目。菟丝子补益肝肾，固精。麦冬养阴生津，益气。诸药合用气阴双补，取效较佳。

小结： 汗证多因体虚卫外不固。如“汗者，精气也”“阳加于阴谓之汗”“五脏化液，心为汗”“夺汗者无血”等。谢老治疗汗证，采用益气固表，自拟固表益气汤加减，效果良好。

第四节 脾胃病篇

小儿脾胃发育未臻完善，成而未全、全而未壮，一旦饮食失节、喂养不当、冷暖不调、用药不当，易损伤脾胃，引起受纳、腐熟以及精微化生转输等方面的异常，产生脾胃疾病。另外，还可造成对他脏的濡养不足，衍生多种相关疾病，使原有疾病发作、加重，如呕吐、腹痛、泄泻、厌食、积滞、疳证等。

一、呕 吐

呕吐是指饮食物、痰涎从胃中上涌，由口中吐出的症状。其主要病机为胃失和降，胃气上逆所致，治宜和胃降逆，自拟降胃饮加减，处方：太子参 10 g，黄连 3 g，枳壳 6 g，姜竹茹 6 g。

加减：

（1）胃气上逆者，加莱菔子 10 g，清半夏 6 g，生姜 5 g，吴茱萸 6 g，公丁香 2 g。

（2）脾胃虚寒者，加干姜 6 g，砂仁 6 g（后下），吴茱萸 5 g，麸炒白术 20 g。

（3）食滞内阻者，加莱菔子 15 g，全瓜蒌 15 g，生姜 5 g。

（4）食滞中阻，脾胃蕴热者，加广藿香 10 g，枳实 10 g，生姜 6 g，大黄 5 g。

（5）食滞胃脘者，加莱菔子 12 g，神曲 15 g，麦芽 20 g，谷芽 20 g，砂仁 6 g（后下）。

案一

王某，男，10 岁，1968 年 3 月 5 日初诊。

食后呕吐 2 年，加重 2 周。曾按“慢性胃炎、幽门梗阻”长期治疗，效果不佳。症见：面黄肌瘦，胸中自觉满闷，肠鸣腹胀，不思饮食，食后吐势徐缓，声音微弱，吐物清稀，有时伴有食物残渣，呕吐物时多时少，最近纳食必吐，便秘。舌淡，苔薄白，脉细弱。

辨证：脾胃虚寒。

治法：温中降逆。

处方：自拟降胃饮加减。

太子参 10 g	黄连 3 g	枳壳 6 g	姜竹茹 6 g
莱菔子 10 g	清半夏 6 g	生姜 5 g	吴茱萸 6 g
公丁香 2 g			

6 剂，水煎，日 1 剂，分 2 次口服。

二诊（1968 年 3 月 12 日）：服上方后，食后呕吐、胸中满闷均减，呕吐量、次均减少。脉细微弦，苔白微黄。胃阳之气得通，冲逆之气略平，按上方加广木香 6 g。6 剂，服法同上。

三诊（1968 年 3 月 19 日）：服上方后，呕吐明显好转，大便顺畅，时有饭后呕吐，量少，腹部微胀。按二诊方继服 6 剂，服法同上。

四诊（1968 年 3 月 26 日）：服上方后，呕吐已愈，腹胀消失，面稍转红润，能正常上学。嘱注意饮食，忌生冷、辛辣刺激。随访半年未复发。

按：本案为脾胃虚寒所致。经久不愈，多因胃阳耗损，胃失和降，治宜温中散寒，和胃降逆，方选自拟降胃饮加减。方中加莱菔子消食除胀、降胃气。清半夏燥湿化痰，降逆止呕。生姜、吴茱萸、公丁香温中助阳、降逆、止呕。《本草纲目》："茱萸，辛热能散能温，苦热能燥能坚，故所治之证，皆取其散寒温中，燥湿解郁之功而已。"

案二

张某，女，8 岁，1968 年 4 月 5 日初诊。

呕吐时作时止 2 个月，加重 2 周。吐出物清稀，面色㿠白，倦怠乏力，口干而不欲饮，食入即吐，四肢不温，大便溏薄。舌淡，脉濡弱。

辨证：脾胃虚寒。

治法：温中健脾，和胃降逆。

处方：自拟降胃饮加减。

党参 15 g	黄连 3 g	枳壳 6 g	姜竹茹 6 g
干姜 6 g	砂仁 6 g	吴茱萸 5 g	麸炒白术 20 g

6 剂，水煎，日 1 剂，分 2 次口服。

二诊（1968 年 4 月 12 日）：服上方后，呕吐停止，大便成形，但仍感倦怠乏力，不思饮食，四肢不温，党参改为人参 20 g，6 剂，服法同上，复诊得知疾痊愈。

按：本案为脾胃虚寒所致，治宜温中健脾，和胃降逆，方选自拟降胃饮加减，加干姜温中散寒化饮。砂仁有化湿开胃，温脾止呕之功。《本草汇言》："温中和气之药也。若上焦之气梗逆而不下，下焦之气抑遏而不上，中焦之气凝聚而不舒，用砂仁治之，奏效最捷。"吴茱萸温中降逆，止呕。麸炒白术能缓和燥性，借麸入中，增强健脾作用。全方契合病机，每获良效。

案三

陈某，男，8 岁，1968 年 7 月 3 日初诊。

纳呆泛恶 2 周，3 日前开始间断性呕吐，2 日前因食杏过多呕吐。就近诊疗，按急性胃炎治疗，口服西药 3 日，效果欠佳。症见：胸中痞闷，口气秽臭，呕吐酸腐，夹稠厚痰涎，嗳气不能进食，食则更甚，便秘，溲黄赤，上腹部压痛。舌红，苔薄黄腻，脉滑数。

辨证：饮食失节，食滞内阻。

治法：宽胸散结，和胃降逆。

处方：自拟降胃饮加减。

太子参 15 g	黄连 3 g	枳壳 6 g	姜竹茹 6 g
莱菔子 15 g	全瓜蒌 15 g	生姜 5 g	

6 剂，水煎，日 1 剂，分 2 次口服。

二诊（1968 年 7 月 10 日）：服上方后，呕吐停止，能食少量稀粥，胸中痞闷大减，上腹部压痛除，大便畅，按上方加谷芽 15 g。6 剂，服法同上。

按： 本案为饮食失节，食滞内阻，胃失和降而致浊气上逆发为呕吐，因胃不腐熟，郁而化热则呕吐酸腐，脾失运化，宿食停滞，聚而为痰，痰食停滞中焦，气机不利则见胸脘满闷，嗳气食少，舌红、苔薄黄腻，脉滑数为痰滞内停。治宜宽胸散结，和胃降逆，方选自拟降胃饮加减，加莱菔子消食降胃，全瓜蒌清热，降气宽胸，生姜和胃降逆。谢老从整体调治，疗效独特。

案四

王某，男，6 岁，1969 年 4 月 3 日初诊。

恶心欲吐 1 周，进食即吐 2 日，曾服庆大霉素、多酶片等未见缓解。呕吐酸腐，口渴喜饮，唇干面赤，烦闹不休，大便秘结，4 日未排，小便黄少。舌红，苔黄腻厚，脉滑数。

辨证：食滞中阻，脾胃蕴热。

治法：消食化滞，清热和胃。

处方：自拟降胃饮加减。

太子参 15 g	黄连 3 g	枳壳 6 g	姜竹茹 6 g
广藿香 10 g	枳实 10 g	生姜 6 g	大黄 5 g

3 剂，水煎，2 日 1 剂，分 4 次口服。

二诊（1969 年 4 月 10 日）：服上方后，呕吐止，口渴除，欲饮食，大便亦解，按上方去大黄加莱菔子 15 g，3 剂，服法同上。

按： 本案为食积内蕴化热，患儿先恶心欲吐 1 周，继则进食则吐，呕吐酸臭，大便秘结 4 日未解。口渴，喜冷饮，唇干面赤，便秘，小溲黄少，舌红苔黄，脉滑数，为热结胃中，“诸热冲上，皆属于火”“诸呕吐酸，皆属于热”。证属胃热，治宜消食化滞，清热和胃，方选自拟降胃饮加减，加广藿香芳香化食，健脾止呕。枳实、大黄调和胃气，涤肠通腑，生姜寒热并用，清热泻火，和降止呕。标本兼治，效果显著。

案五

苏某，女，7岁，1969年3月3日初诊。

呕吐，时作时止月余。1个月前因饱食未发酵的油饼后，始出现呕吐，脘腹胀满，嗳腐吞酸，不欲饮食，时有恶寒发热，大便溏泄。舌红，苔黄厚腻，脉滑数。

辨证：食滞胃脘。

治法：消食化积。

处方：自拟降胃饮加减。

太子参 15 g	黄连 3 g	枳壳 6 g	姜竹茹 6 g
莱菔子 12 g	神曲 15 g	麦芽 20 g	谷芽 20 g
砂仁 6 g			

6剂，水煎，日1剂，分2次口服。

二诊（1969年3月10日）：服上方后，呕吐次数减少，脘腹胀满、嗳腐吞酸、不欲饮食较前均有改善，食量稍增，寒热未作，大便成形。舌淡红，苔白，脉细。按上方加乌梅10 g，6剂，服法同上。

三诊（1969年3月17日）：服上方后，呕吐停止，其他症状消除，别无不适，饮食增加，精神转佳，面色转红润，四肢温和，大便成形，日行1次。舌红，苔薄，脉细有力。按上方6剂，2日服1剂，以巩固疗效。

按：本案为儿科较为常见的食滞胃脘证，多因饮食过度，伤及脾胃，脾虚不运，胃有停食，食积不化，故胃脘饱闷，胀满疼痛，嗳气似败卵，呕吐。脾气虚弱，胃中停食，饮食不化，故大便溏泻，内虚易感寒邪，恶寒发热，呕吐吞酸。胃实阳明燥热，食滞胃脘，胃的消化功能受阻。治宜消食化积，方选自拟降胃饮加减。诸药合用，有消食导滞，理气和胃之功。

小结：总之，呕吐是中医的一个常见症状，与脾胃有关。谢老对本证的治疗，体现了中医辨证施治的特点，运用脾胃升降相因的理论，辨证施治，可使脾胃气机顺畅，升降有序。

二、小儿泄泻

小儿泄泻是以大便次数增多，粪质稀薄如水样为特征的一类疾病。四季均可发病，夏秋季节发病率较高。但泄泻病很多，本篇不多涉及，只谈儿科泄泻，亦就是急慢性胃肠炎症。病位在脾胃，多与外感寒湿、内伤饮食、脾胃虚弱有关。治宜温中散寒，健脾止泻，方选自拟脾胃康加减。处方：红参 10 g，茯苓 15 g，炒枳壳 6 g，干姜 6 g，炒白术 15 g，炒山药 20 g，乌梅炭 6 g。

加减：

（1）脾胃虚弱者，加煨木香 6 g，焦神曲 10 g，炒麦芽 15 g。

（2）中焦虚寒者，加炮姜 2 g，炒白扁豆 10 g，炒麦芽 10 g。

（3）暑热者，加生石膏 30 g，寒水石 30 g，滑石 30 g（包煎）。

（4）脾肾阳虚者，加炮附片 3 g，煨肉豆蔻 3 g，补骨脂 10 g，诃子 10 g，肉桂 3 g，赤石脂 10 g。

案一

孟某，女，7 岁，1969 年 3 月 2 日初诊。

腹泻 20 余日，加重 3 日。20 日前因食凉后泄泻不止，日数次，呈稀水样便，就近诊治，按胃肠炎治疗 3 日，症状减轻。但大便次数仍是每日 3 次。最近 3 日因食剩饭，大便溏薄，每日五六次，夹有食物残渣，面色萎黄，纳食差，汗出，四肢欠温，小便可。舌淡，苔薄白，脉细缓。

辨证：脾胃虚弱。

治法：温中补虚，健脾止泻。

处方：自拟脾胃康加减。

红参 10 g	茯苓 15 g	炒枳壳 6 g	干姜 6 g
炒白术 15 g	炒山药 20 g	乌梅炭 6 g	煨木香 6 g
焦神曲 10 g	炒麦芽 15 g		

6 剂，水煎，日 1 剂，分 2 次口服。

二诊（1969 年 3 月 9 日）：服上方后，大便次数减少，每日两三次，大便糊状，纳食可，四肢转温。舌淡红，苔薄白，脉细稍有力。按上方 6 剂，服法同上。

三诊（1969 年 3 月 16 日）：服上方 3 剂时大便日 1 次、成形，别无不适，舌淡红，苔薄白，脉细有力。上方 6 剂，2 日 1 剂，日 1 次，以巩固疗效。复诊时泄泻痊愈，食凉未作。

按：本案为脾胃虚弱所致。因小儿脾常不足，易为饮食所伤，腹泻不愈，易伤脾阳。患儿便溏，夹有食物残渣，面色萎黄，容易汗出，肢冷，乃脾胃虚弱累及脾阳。无湿不成泻，湿能致泻多因脾失健运。治宜温中补虚，健脾止泻，方选自拟脾胃康加减，加木香、炒麦芽，炒神曲理气健脾助运。诸药合用则清阳上升，浊阴下降，泄泻自止。

案二

周某，男，2 岁，1969 年 11 月 2 日初诊。

腹泻半月余。症见：大便溏薄，日行 4 ～ 5 次，时发时止，呈黄白色，夹有食物残渣，面色萎黄，胃纳不香，平素易汗出，四肢欠温，小便可。舌淡红，苔薄白，指纹淡红，隐于风关。

辨证：中焦虚寒。

治法：温中散寒，健脾止泻。

处方：自拟脾胃康加减。

红参 10 g	茯苓 15 g	炒枳壳 6 g	干姜 6 g
炒白术 15 g	炒山药 20 g	乌梅炭 6 g	炮姜 2 g
炒白扁豆 10 g	炒麦芽 10 g		

2 剂，3 日 1 剂，水煎，日数次口服。

二诊（1969 年 11 月 8 日）：服上方后，大便次数减少，日行 2 ～ 3 次，呈糊状，胃纳可，四肢转温。舌淡红，苔薄白，指纹淡红，隐于风关。效不更方，原方去炒白扁豆，加炒防风 5 g，赤石脂 6 g。3 剂，煎服法同前。2 个月后因咳嗽前来就诊，询问得知服上药后，泄泻即愈，至今未发。

按：小儿脾常不足，易为乳食所伤，而致泄泻。若久泻不愈，伤及脾阳，而成中焦虚寒之泄泻。患儿便溏，夹有食物残渣，面色萎黄，易汗出肢冷，舌淡，苔薄，指纹淡红，隐于风关，乃脾胃虚寒，累及肾阳之证。治宜温中散寒，健脾止泻，方选自拟脾胃康加减，加炮姜温补脾肾。李中梓《医宗必读》曰："无湿不成泻。"泄泻与脾关系密切，"脾为后天之本，肾为先天之本"。湿能致泻，多以脾失健运为前提。如《景岳全书·泄泻》："泄泻之本，无不由于脾胃。"故加炒白扁豆健脾燥湿，用炒麦芽理气消导、健运脾胃，共成温中散寒、健脾止泻之剂。

案三

季某某，男，1 岁 3 个月，1969 年 7 月 12 日初诊。

腹泻 3 日。稀水样便 3 日，始起高热、大便质稀，就近诊疗，按"急性肠炎"，输液 2 日，热退，腹泻仍作，日行 10 余次，暴注下迫，状如蛋花汤，腹胀，烦躁不安，口渴多饮，小便量少、色黄，口唇干红。舌红，苔黄腻，指纹淡紫，隐于风关。

辨证：暑热。

治法：清肠泻热，利湿止泻。

处方：自拟脾胃康加减。

红参 10 g	茯苓 15 g	炒枳壳 6 g	干姜 6 g
炒白术 15 g	炒山药 20 g	乌梅炭 6 g	生石膏 30 g
寒水石 30 g	滑石 30 g（包煎）		

1 剂，煎水代茶频服。

二诊（1969 年 7 月 13 日）：服上方后，大便转调，日行 3 次，口渴好转，小便量多。按上方 3 剂，2 日 1 剂，服法同上。

按：本案为暑热所致，治宜清肠泻热、利湿止泻 . 方选自拟脾胃康加减，加生石膏性味甘寒，善走肺胃经，能清阳明实热，除烦止渴。寒水石味咸性寒，咸能降火，助生石膏清热，且寒水石善止吐泻，与生石膏同用，清热止泻更强，滑石性味甘寒，善清暑除热、利尿止泻。三药相配，药力专攻，对暑邪湿热所致的暴泻疗效显著。

案四

马某，女，6 岁，1969 年 8 月 10 日初诊。

腹泻反复发作半年余，半年前因受凉后发热、腹泻、腹痛，就近住院按胃肠型感冒输液 3 日后，发热、腹痛消失，但腹泻反复发作半年余，屡经中西医治疗，未愈。症见：大便日行 3 ～ 5 次，时而腹痛，以脐周为主，痛则泻下黄色稀便，夹有完谷不化之物。舌淡红，苔薄白，脉细。

辨证：脾肾阳虚。

治法：温补脾肾，涩肠止泻。

处方：自拟脾胃康加减。

红参 10 g	茯苓 15 g	炒枳壳 6 g	干姜 6 g
炒白术 15 g	炒山药 20 g	乌梅炭 6 g	炮附子 3 g
煨肉豆蔻 3 g	补骨脂 10 g	诃子 10 g	肉桂 3 g
赤石脂 10 g			

6 剂，水煎，日 1 剂，分 2 次口服。

二诊（1969 年 8 月 17 日）：服上方后，大便转稠，色黄，日行两三次，腹痛好转。舌淡红，苔薄白。效不更方，原方加炒防风 6 g，6 剂，煎服法同前。

1 个月后随访，患儿服完上方后大便成形，日行一两次，精神、胃纳如常。

按：本案腹泻半年有余，完谷不化，乃命门之火不能上温脾土，以致运化无力，故见久泻不愈。证属脾肾阳虚，治宜温补脾肾，涩肠止泻，方选自拟脾胃康加减。加炮附子、煨肉豆蔻、肉桂、补骨脂温肾暖脾，补元阳以补脾土，诃子、赤石脂涩肠止泻。诸药合用则能温阳补虚、涩肠止泻，养已伤之脏气。《医方集解》记载“久泻皆由命门火衰，不能专责脾胃”“大补下焦元阳，使土旺火强，则能制水而不复妄行矣”。

小结：总之，泄泻病机的关键为中焦脾胃虚弱、湿盛。《症因脉治·脾虚泄泻》云：“脾虚泄泻之证，身弱怯冷，面色萎黄……时时泻薄。”谢老重视主症，结合四诊，能审证求因，明辨主次，谨守病机，重视病证结合，从脾胃着手治疗，以健脾益气、温中化湿为法，视病机之主次灵活选方用药，尊古而不泥古，更不偏执一家之言。

三、积 滞

积滞是小儿内伤乳食，停聚中焦，积而不化，气滞不行所形成的一种胃肠疾病。各年龄段均可发病，但以婴幼儿最为多见。以不思饮食，食而不化，脘腹胀满或疼痛，嗳气酸腐或呕吐，大便酸臭溏薄或秘结为临床特点。多因禀赋不足、脾胃素虚、喂养不当以及病后失调者发病。治宜消乳化食，和中行滞，方选消积化食饮加减。处方：太子参 10 g，麸炒枳壳 6 g，焦三仙各 15 g，鸡内金 10 g。

加减：

（1）食滞胃脘者，加茯苓 10 g，连翘 3 g，香附 6 g，炙甘草 3 g。

（2）积滞内停者，加炒莱菔子 10 g，槟榔 10 g，乌梅 10 g。

（3）脾胃气虚者，加乌梅 10 g，炒山药 10 g，炒白术 8 g，炙甘草 8 g。

案一

李某，女，3 岁，1968 年 3 月 3 日初诊。

不思饮食 10 余日。10 日前因家里老人住院，孩子不能正常饮食，饥饿过度，又食些剩饭出现腹胀、不思食。症见：不思乳食，脘腹胀满，疼痛拒按，大便酸臭，2 日 1 次，哭闹不宁，夜间尤甚。舌红，苔白厚腻，指纹紫滞。

辨证：食滞胃脘。

治法：消积化食，和中行滞。

处方：消积化食饮加减。

太子参 10 g	麸炒枳壳 6 g	焦三仙各 15 g	鸡内金 10 g
茯苓 10 g	连翘 3 g	香附 6 g	炙甘草 3 g

3 剂，日 1 剂，水煎，早晚分 2 次口服。

二诊（1968 年 3 月 7 日）：服上方后，大便日行 1 次，脘腹胀痛减轻，饮食稍有增加，夜间不再哭闹。舌淡红，苔厚腻，指纹紫滞。按上方炒枳壳改为枳实 6 g，加木香 6 g，藿香 10 g，佩兰 10 g，3 剂，服法同上。

三诊（1968 年 3 月 11 日）：服上药后，诸症明显好转，饮食已基本恢复正常，效不更方，继服 3 剂，嘱 2 日 1 剂。后随访患儿痊愈。

按： 本案患儿不思饮食，脘腹胀满，疼痛拒按，大便酸臭，多因饮食不节，脾胃受损，受纳运化失职，升降失调，宿食停聚，积而不化，则成积滞。证属食滞胃脘，治宜消积化食，和中行滞。方选消积化食饮加减，加茯苓健脾益气，香附行气理滞，连翘消解食积所生之热，炙甘草健中兼以调和诸药。调养胃气、和中消食，病遂痊愈。

案二

张某，女，5岁，1968年10月2日初诊。

喜食甜食、零食，近2个月胃纳渐减，胃脘作胀，强迫进食则易呕吐，大便夹有不消化食物，口臭。舌边红，苔黄腻，脉滑数。

辨证：积滞内停。

治法：消食化滞，健脾和胃。

处方：消积化食饮加减。

太子参 10 g　麸炒枳壳 6 g　焦三仙各 15 g　鸡内金 10 g
炒莱菔子 10 g　槟榔 10 g　乌梅 10 g
6剂，水煎，日1剂，分2次口服。

二诊（1968年10月8日）：服上方后，症状减轻，守方继进，继服6剂，饮食恢复正常。

按： 本案为饮食偏嗜致肠胃积滞，久之脾气亦虚，属虚中夹实，治宜消补兼施，予健脾兼以燥湿，消食兼以和胃，使脾健胃和而无留滞之弊。若只健脾而不消滞，则已滞之积不得去；若只消滞而不健脾，即使积滞暂去，犹有再积之虞。因此，患儿用药大多宜轻剂，中病即止。

案三

陈某，男，7岁，1969年10月7日初诊。

不欲食月余，加重5日。平时喜欢食生冷，近1个月不思饮食、时有拒食，强进食则干呕，体瘦，面色无华，大便溏。舌淡，苔薄，脉细。

辨证：脾胃气虚。

治法：益气健脾和胃。

处方：消积化食饮加减。

太子参10g	麸炒枳壳6g	焦三仙各15g	鸡内金10g
乌梅10g	炒山药10g	炒白术8g	炙甘草8g

6剂，水煎，日1剂，分2次口服。

二诊（1969年10月14日）：服上方后，能进少量饮食，精神好转。继服6剂，纳可，精神转佳，大、小便调。后又再服6剂，患儿胃纳正常，诸症悉除。

按：本案因过食生冷，脾胃受损，运化失职。治宜补运兼施，运脾健胃，健中有消，消不伤正。脾健则运，脾运则健，气虚宜补，食滞宜消，治宜益气健脾和胃，方选消积化食饮加减。加乌梅生津、疗虚热呕吐，炒山药、炒白术健脾益气，炙甘草和中调和诸药。

小结：积滞多与饮食不节、生冷伤及脾胃有关，与西医的功能性消化不良相类似，谢老以益气健脾消积之法治疗，效果显著，值得研究。

四、厌 食

厌食是以厌恶进食、食量减少为特点的一种小儿常见病证。文献无小儿厌食记载，但“不思食”“不嗜食”“恶食”等病证表现与本病相似。证多脾胃虚弱，治宜健脾益气，佐以助运，方选自拟食欲香加减。处方：太子参 15 g，莱菔子 5 g，砂仁 3 g，焦三仙各 12 g。

加减：

（1）脾胃阴虚者，加乌梅 6 g，炒谷芽 15 g，竹茹 6 g，石斛 6 g。

（2）脾胃湿热者，加藿香 10 g，连翘 10 g，白蔻仁 6 g。

（3）脾胃气虚者，加白术 6 g，茯苓 6 g，连翘 6 g，甘草 3 g。

（4）肝脾气郁者，加芍药 6 g，甘草 5 g。

（5）痰湿蕴结化热者，加乌梅 10 g，竹茹 6 g，紫苏子 6 g。

案一

李某，男，4 岁，1969 年 3 月 2 日初诊。

不欲食 2 个月。吃饭即哭，时有拒食，家长就近诊疗，按厌食服药后，效果不佳。症见：面色不华，形体消瘦，头发稀疏，腹凹如舟，纳食极少，便艰涩，盗汗。舌红，苔薄腻，脉沉细数。

辨证：脾胃阴虚。

治法：健脾益气养阴，佐以助运。

处方：自拟食欲香加减。

太子参 15 g	莱菔子 10 g	砂仁 3 g	焦三仙各 12 g
乌梅 6 g	炒谷芽 15 g	竹茹 6 g	石斛 6 g

3 剂，水煎，2 日 1 剂，分 4 次口服。

二诊（1969 年 3 月 9 日）：服上方后，喜食稀粥，大便日行 1 次、顺畅，按上方加五味子 3 g，木香 6 g。3 剂，服法同上。

三诊（1969 年 3 月 16 日）：服上方后，夜间盗汗消失，食欲较前大增，大便日 1 次，按上方继服 2 周后痊愈。

按：本案为脾胃阴虚，运化失职，故不思进食。脾主肌肉，脾胃阴虚则形体失养，久则面色不华，形体消瘦，治宜健脾益气养阴，佐以助运，方选自拟食欲香加减。加乌梅生津，疗虚热。炒谷芽消食和中，健脾开胃，疗宿食不化，不思饮食。竹茹清热除烦、止呕。石斛益胃生津，滋阴清热。《本草通玄》：“石斛，甘可悦脾。”诸药合用，疗效显著。

案二

张某，女，7岁6个月，1967年7月5日初诊。

患儿食少5年余。家长代诉，患儿自从断奶后食少，从不吃馒头、米饭，夏季暑令之时更甚，食欲差，食量少，挑食，嗜冷饮、零食，面色少华，困倦嗜睡，伴形体偏瘦、面部白斑、口臭，眠尚可，大便两三日一行，质稍干，有便不尽感，小便色黄。舌红，苔黄腻，脉滑数。平素有慢性湿疹病史。

辨证：脾胃湿热。

治法：运脾开胃，清热化湿。

处方：自拟食欲香加减。

太子参 15 g　莱菔子 10 g　砂仁 3 g　焦三仙各 12 g
藿香 10 g　连翘 10 g　白蔻仁 6 g
6剂，水煎，日1剂，分2次口服。

二诊（1967年7月12日）：服上方后，家长代诉，患儿早餐仍不欲食，食量少，中晚餐食欲、食量均有增加，面色欠华，毛发稍枯，余无不适，眠尚可，大便2日一行，小便可。舌红，苔黄稍腻，脉滑。按上方6剂，服法同上。

三诊（1967年7月19日）：服上方后，家长代诉，患儿纳食较前明显好转，食欲改善明显，面色渐润，白斑渐淡，眠可，二便调，患儿精神也有所好转，自愿规律一日三餐饮食。舌红，苔淡黄，脉滑。仍以上方7剂以巩固疗效。

按：本案患儿为脾胃虚弱厌食，处于夏季暑令之时，又有湿邪困遏脾阳，证属本虚标实，治当先消后补。治宜运脾开胃，清热化湿，方选自拟食欲香加减。藿香微温味辛，归脾胃肺经，芳香醒脾，化浊开胃，“为湿困脾阳、倦怠无力、饮食不好、舌苔浊垢之最捷之药”（《本草正义》）。连翘可用以清食积之热，白蔻仁芳香化湿、化食消痞、行气温中、开胃消食，对湿浊中阻、不思饮食、不饥、寒湿呕逆、胸腹胀痛、食积不消者效佳。全方消补兼施，湿滞得去，脾胃得健，则病自除。

案三

党某，女，4岁，1969年3月3日初诊。

自幼饮食不佳。形体消瘦，面色萎黄，夜间盗汗，眠可，二便调。舌淡胖嫩，苔薄白。多次按营养不良治疗，效果不佳。

辨证：脾胃气虚。

治法：健脾益气。

处方：自拟食欲香加减。

太子参 15 g	莱菔子 10 g	砂仁 3 g	焦三仙各 12 g
白术 6 g	茯苓 6 g	连翘 6 g	甘草 3 g

6剂，水煎，日1剂，分2次口服。

二诊（1969年3月10日）：服上方后，食欲有所改善，盗汗减轻，按上方6剂，煎服方法同上。

三诊（1969年3月17日）：服上方后，食欲明显好转，余无不适。

按：本案患儿厌食，形体消瘦，面色萎黄，饮食欠佳，盗汗，证属脾胃气虚，运化乏力，胃纳减少，治宜健脾益气，方选自拟食欲香加减。加白术、茯苓、甘草健脾益气，行气化滞。连翘味苦微寒，既可散结以助消积，又可清解食积所生之热。诸药合用，相辅相成，健脾益气、消食行滞，使脾胃功能恢复。

案四

王某，男，6岁，1996年2月6日初诊。

不思饮食1个月余。月前患儿与大两岁的哥哥玩耍时，不小心跌倒后哭闹不宁，始现不思饮食，嗳气呕恶，面色黄，形体偏瘦，烦躁易怒，夜寐不宁，大便干燥。舌偏红，苔薄黄，脉弦。

辨证：肝脾气郁。

治法：疏肝理脾和胃。

处方：自拟食欲香加减。

太子参 15 g　莱菔子 10 g　砂仁 3 g　焦三仙各 12 g
芍药 6 g　甘草 5 g
6剂，水煎，2日1剂，日2次，分4次口服。

二诊（1996年2月20日）：服上方后，食欲增加，大便改善。继服6剂，煎服方法同上。后随诊患儿痊愈。

按：患儿不思饮食，嗳气呕恶、烦躁易怒、夜寐不宁、大便干燥、舌红苔黄、脉弦，属情绪抑郁、郁久生热，肝郁犯胃，胃气阻滞，治宜疏肝理脾和胃。方选自拟食欲香加减，加芍药、甘草透邪解郁、疏肝理气，效果理想。

案五

李某某，男，9岁，1968年2月3日初诊。

食少半年，加重2周。半年前因食烙饼过多，始现食少，胃脘胀满，反酸，恶心，呕吐，大便干结。舌红，苔黄，脉弦滑数。

辨证：痰湿蕴结化热。

治法：化湿行滞，消食和中。

处方：自拟食欲香加减。

太子参 15g	莱菔子 10g	砂仁 3g	焦三仙各 12g
乌梅 10g	竹茹 6g	紫苏子 6g	

6 剂，水煎，日 1 剂，分 2 次口服。

二诊（1968 年 2 月 10 日）：服上方后，胃脘胀满、反酸、恶心、呕吐、大便干结等症状改善，食量增加，继服 6 剂，服法同上。

按： 本案为湿热蕴结，阻滞胃脘，而现胃脘胀满，反酸，恶心，呕吐，大便干结。舌红，苔黄，脉弦滑数。治宜化湿行滞，消食和中，方选自拟食欲香加减。加乌梅生津，竹茹清热除烦止呕，紫苏子降气、润肠以通便。诸药合用则湿热清，蕴结散，胃降脾升，纳运正常，脾胃功能恢复。

五、口 疮

口疮（口腔溃疡），是临床常见病证，形成机制复杂，尤其是复发性口疮（口腔溃疡），治疗尚无有效方法。口疮的命名始见于《黄帝内经》。《素问·气交变大论》曰“岁金不及，炎火上行……民病口疮，甚则心痛”，指出口疮以火热为邪。谢老认为口疮主要由心脾有热、气冲上焦而致。《圣济总录》谓：“口疮者由心脾有热，气冲上焦熏发口舌，故作疮也。”治宜清热解毒，通腑泻热，方选自拟口疮停加减。处方：太子参 12g，连翘 10g，淡竹叶 10g，金银花 6g，灯心草 0.1g。

加减：

（1）脾胃积热者，加山药 10g，薄荷 6g（后下），栀子 5g，甘草 5g。

（2）心脾积热者，加焦栀子 6g，生地黄 10g，胖大海 6g，甘草 3g。

（3）气阴亏虚者，加黄连 2g，麦冬 6g，谷芽 10g。

案一

李某，女，7岁，1968年3月3日初诊。

口疮反复发作半年，加重2日。半年前因感冒时，就近诊疗，按炎症给予静脉滴注抗生素3日，续以口服抗生素以巩固，感冒痊愈，之后口疮反复发作，前几个月发作时，口服抗生素与外用药有效。最近反复发作频繁，且口腔疮面增多、增大，用药效果不佳。此次发病与上次仅隔3日，近2日口疮反复更重。症见：唇内、舌体两侧，疼痛剧烈，口臭，流涎，口疮中间白、周围红，伴有咽痛，左右颈侧有压痛，食少便秘，3日未排。舌红，苔黄腻，脉弦数。

辨证：脾胃积热。

治法：清热解毒，通腑泻热。

处方：自拟口疮停加减。

太子参 12 g	连翘 10 g	淡竹叶 10 g	金银花 6 g
灯心草 0.1 g	山药 10 g	薄荷 6 g（后下）	栀子 5 g
甘草 5 g			

6剂，水煎，日1剂，分2次口服。

二诊（1968年3月10日）：服上方后，口疮疼痛较前好转，大便顺畅，继服上方6剂痊愈。后以上方加减以巩固，断续服药，周1剂，连服3个月后，症状消除，停药观察。1年后随访，病情稳定，未复发。

按：患儿起病急，疼痛剧烈、口臭、流涎，因脾胃积热、火热上攻。治宜清热解毒，通腑泻热，方选自拟口疮停加减。山药强身健体，补脾胃、生津、补肾。薄荷升散郁火，取“火郁发之”之意，栀子泻火除烦，清热利湿，凉血解毒。甘草解毒，调和诸药。诸药合用，故能诸症皆除。

案二

李某，男，5岁，1969年10月2日初诊。

口疮5日。5日前口腔内两颊部、上腭有散在溃疡，疼痛较剧烈，影响饮食，时有吵闹，无发热，偶咳嗽，曾自服抗生素效不佳。纳差，口臭，大便干，每3～5日一行，小便黄。查体：咽红，扁桃体Ⅱ度肿大，双侧颊黏膜、上腭、咽峡部及上唇内侧可见大小不等的溃疡点。舌红，苔黄厚腻，脉弦数。

辨证：心脾积热。

治法：清心泻脾。

处方：自拟口疮停加减。

太子参 12g	连翘 10g	淡竹叶 10g	金银花 6g
灯心草 0.1g	焦栀子 6g	生地黄 10g	胖大海 6g
甘草 3g			

6剂，水煎，日1剂，分2次口服。

二诊（1969年10月8日）：服上方后，口疮渐愈，按上方加芦根10g以增滋阴清热之力，6剂，服法同上，病愈。

按：本案为急性火邪上攻，表现为口臭、大便干、舌红、苔黄厚腻，证属心脾有热，上炎口窍，治宜清心泻脾，方选自拟口疮停加减。加焦栀子凉血，生地黄清热、养阴生津，胖大海用于热结便闭，甘草清热解毒、补脾益气，诸药合用则热清脾健，口疮痊愈。

案三

王某某，男，3岁，1967年3月2日初诊。

口疮3日。5日前发热、咳嗽，给予抗生素对症治疗，咳嗽发热消退。症见：拒食啼哭，烦躁不安，口唇干燥，流涎，口腔舌面及咽峡有类似小米饭式小疮，呈灰白色小点。舌红，苔薄黄，脉细数。

辨证：气阴亏虚。

治法：益气养阴生津，清热。

处方：自拟口疮停加减。

太子参 12 g	连翘 10 g	淡竹叶 10 g	金银花 6 g
灯心草 0.1 g	黄连 2 g	麦冬 6 g	谷芽 10 g

3 剂，水煎，2 日 1 剂，分 4 次口服。

二诊（1967 年 3 月 9 日）：服上方后，口唇红润，口腔咽峡舌面疮疡消失，留有红色疮底。苔薄黄，脉细数。效不更方，原方又进 3 剂，煎服方法同上。复诊时诸症皆消，追访 2 年未见复发。

按：本案由火热之邪循经上行，熏灼口腔咽舌。小儿脏腑娇嫩，形气未充，抗病能力低弱，卫外功能不固，易感受毒邪侵袭，入里化热伤阴，损及脾胃，纳运失调，水谷停聚。火热炽盛，伤精夺液，两邪相合上行，邪热阻滞气血，腐蚀口腔形成黏膜溃疡糜烂，舌咽生疮。治宜益气养阴生津、清热，方选自拟口疮停加减。加黄连清解余热，麦冬生津，谷芽健脾和胃，消食行滞。诸药合用，调理升降诸法于一方，主次兼顾，切中病机，口疮自愈。

小结：小儿口疮多与火、热、湿有关。脾开窍于口，舌为心之苗，其病多由心火、脾胃湿热熏蒸于口舌所致，治宜清解、通腑泻热，方选自拟口疮停加减。谢老还认为口疮属表象，临床要以表知里，洞悉疾病本质。用巧妙之法合平常之方，圆机活法，直达病之巢穴。

第五节 肾病篇

小儿“气血未充，肾气未固”，因此“肾常虚”是小儿的病理特点。因肾为“先天之本”“生命之源”，其生理功能是藏精、主水、主纳气、主骨、生髓，与小儿骨骼、脑、发、耳、齿的形态发育及功能成熟有关。常见的病证有水肿、五迟、五软等。

一、水肿

水肿是以小儿头面、眼睑、四肢，甚至全身浮肿及小便短少为特点，有阳水、阴水之分。一般阳水病程短，预后较好；阴水病程长，且反复发作，预后较差。中医辨证重点着眼于气、血，与脾肾有关，治疗采用益气血、补脾肾的方法，方选自拟益肾健脾培元汤加减。处方：黄芪 15 g，人参 10 g，炒白术 15 g，茯苓 15 g，莲子肉 6 g。

加减：

（1）脾胃气虚者，加砂仁 3 g，薏苡仁 5 g，生甘草 3 g。

（2）脾肾气虚者，加山药 15 g，土茯苓 15 g，金荞麦 15 g，金银花 15 g，连翘 10 g，甘草 6 g。

（3）肝郁乘脾，水湿不化者，加当归 6 g，白芍 6 g，柴胡 6 g，薄荷 6 g，炙甘草 5 g。

（4）风束太阳，湿阻膀胱者，加蜜麻黄 6 g，杏仁 10 g，连翘 20 g，赤小豆 15 g，猪苓 15 g。

（5）寒湿伤于脾肾，阳虚不运者，加炮附子 10 g，桂枝 10 g，猪苓 9 g。

案一

武某，男，6 岁，1969 年 3 月 5 日初诊。

眼睑及双下肢轻度水肿、少尿 3 个月余，加重 1 周。曾因眼睑及双下肢水肿，少尿伴低热，于当地县医院就诊，诊断为“尿路感染”，初用抗生素静脉滴注有效，继用效果不显，又试其他抗生素 1 个月无效。后改用中药知柏地黄汤、左归饮等治疗 1 个月余而症状不减。症见：眼睑（尤以下眼睑为甚，色紫暗）及双下肢轻度水肿，小便短少不利，食少便溏，面色萎黄不华，易乏力，身体消瘦。舌淡，苔少，脉细缓。平素喜食生冷，易感冒。辅助检查提示：血常规、尿常规等均未见异常。

辨证：脾胃气虚。

治法：补益脾胃，渗湿消肿。

处方：自拟益肾健脾培元汤加减。

黄芪 15 g	人参 10 g	炒白术 15 g	茯苓 15 g
莲子肉 6 g	砂仁 3 g	薏苡仁 5 g	生甘草 3 g

6 剂，水煎，日 1 剂，早晚分 2 次温服。

二诊（1969 年 3 月 12 日）：服上方后，症状减轻，按上方 6 剂，2 日 1 剂，水煎服，早晚分 2 次温服。2 周后诸症消失而告愈，随访 1 年健康状况良好。

按：本案素食生冷，久用性寒之抗生素，伤及脾胃阳气，久则脾胃气虚，致使机体抗病能力下降，全身气机运行失调继则水失转输，上下泛溢，发于眼睑、双下肢，则为水肿。证属脾胃气虚，治宜补益脾胃，渗湿消肿，方选自拟益肾健脾培元汤加减。加砂仁、薏苡仁行气健脾化湿；甘草调和诸药。诸药合用则健脾益气、化浊消肿，效果良好。

案二

李某，女，14 岁，1975 年 4 月 3 日初诊。

腿痛，下肢水肿 10 个月，就近诊治，按急性肾炎，给予青霉素对症治疗，未用激素，出院时检查尿蛋白（++），病情反复，时好时坏，西药治疗效果不佳。症见：下肢、颜面水肿，扁桃体肿大伴咽痛，腰膝酸软，自汗出，饮食尚可，大便稀，小便黄。舌红，苔白略干，脉细数。晨尿检查提示：尿蛋白（+++），隐血（+++），红细胞升高。

辨证：脾肾气虚。

治法：益肾健脾，渗湿。

处方：自拟益肾健脾培元汤加减。

黄芪 15 g	人参 10 g	炒白术 15 g	茯苓 15 g
莲子肉 6 g	山药 15 g	土茯苓 15 g	金荞麦 15 g
金银花 15 g	连翘 10 g	甘草 6 g	

14 剂，水煎，早晚分 2 次温服。

二诊（1975 年 4 月 19 日）：服上方后，晨起眼睑水肿，傍晚时下肢轻度水肿，咽痛消失，咽干，腰膝酸软好转，自汗，饮食尚可，大便稀，小便黄。舌红，苔白，脉细数。按上方 15 剂，服法同上。

三诊（1975 年 5 月 6 日）：服上方后，水肿消失，偶有咽干，腰膝酸软消失，饮食可，二便正常。舌淡，苔白，脉细。按一诊方继服 14 剂。

尿检提示：尿蛋白（–），尿隐血（–）。嘱其注意休息，避免劳累，不适随诊。

按：本案患儿为全身气化功能障碍，涉及脏腑较多，但其病本在肾。饮食起居失常，导致脾失转输，肾失开阖，终致膀胱气化无权，水液停聚，泛滥肌肤，而成水肿。谢老认为，急慢性肾小球肾炎初起多属气虚、阳虚，日久演变为气阴俱虚，阴阳互根，阳伤日久必损阴液，即“阳损及阴”。治宜益肾健脾渗湿，方选自拟益肾健脾培元汤加减，加山药益气健脾，土茯苓淡渗利湿，金荞麦解毒、活血化瘀、健脾利湿，金银花清热解毒、消炎退肿，连翘解毒利尿，甘草补脾益气，调和诸药。诸药合用则益肾健脾，渗湿。脾肾功能正常，积水自然顺流而下，水肿消，诸症除。

案三

朱某，男，1 岁半，1972 年 9 月 3 日初诊。

两眼胞肿大如桃 20 余日，尤以上眼睑为甚，色泽光亮，呈水样肿，两眼睁开困难，疼痛，哭叫不止，服眼科药无效。

辨证：肝郁乘脾，水湿不化。

治法：条达肝木，健脾祛湿。

处方：自拟益肾健脾培元汤加减。

黄芪 15 g	人参 10 g	炒白术 15 g	茯苓 15 g
莲子肉 6 g	当归 6 g	白芍 6 g	柴胡 6 g
薄荷 6 g	炙甘草 5 g		

6 剂，水煎，早晚分 2 次温服。

二诊（1972 年 9 月 10 日）：服上方后，目肿消退大半。上方加生麦芽 10 g，继进 6 剂，煎服方法同上。后随诊眼肿消退，疾病痊愈。

按：经有“肝气通于目”，又云“目者，肝之官也”。目为肝之窍。然目之眼胞则为“肉轮”，为脾所主。肝气郁结，失其条达之性，乘侮脾土，则脾不能运化津液，致水湿结聚，症见在窍为脾所主之目胞水肿光亮。阴湿壅塞，气机不通，故睁眼困难而疼痛。证属肝郁乘脾，水湿不化。自选方加当归养血和肝，白芍除痹平肝，柴胡疏肝以利气机，薄荷辛散以遂肝条达之性，炙甘草以缓肝之急迫。全方主以条达肝木，健脾祛湿，收效良，且远期疗效甚好。

案四

杨某某，男，13 岁，1977 年 8 月 3 日初诊。

眼睑水肿 2 个月。2 个月前因发热、咽痛后出现眼睑水肿，就近诊疗尿常规提示：红细胞（+），西医利尿及中药治疗后未见明显疗效，症状反复。症见：眼睑水肿，目下如卧蚕，按之成凹，晨起尤甚，纳、寐可，小便短赤，大便调。舌尖红，苔薄白，脉弦浮。尿液化验：红细胞（++），尿蛋白（++），白细胞（++），血压 140/86 mmHg。

辨证：风束太阳，湿阻膀胱。
治法：解表散邪，清热利湿。
处方：自拟益肾健脾培元汤加减。

黄芪 15 g	人参 10 g	炒白术 15 g	茯苓 15 g
莲子肉 6 g	蜜麻黄 6 g	杏仁 10 g	连翘 20 g
赤小豆 15 g	猪苓 15 g		

6 剂，水煎服，日 1 剂，早晚分 2 次温服。

二诊（1977 年 8 月 9 日）：服上方后，诸症已缓，遂以此方继予 2 周，水肿皆消，未再出现，复查尿常规一切正常。

按：水不自行，赖气以动。水肿一证，是全身气化功能障碍所致。本案感受外邪，太阳表邪未解，毒邪内侵脾肺，脾失健运，致津液气化失常，肺失宣畅，水道不能通调，三焦气化不利，发为水肿。证属风束太阳，湿阻膀胱，治宜解表散邪，清热利湿，方选自拟益肾健脾培元汤加减。方中加蜜麻黄、杏仁辛散表邪，开提肺气，以利水湿，麻黄蜜用以敛其辛温之性，伍以杏仁取其"辛开苦降"之意，使宣肺之力更强，水道通调，则水肿可消。连翘、赤小豆清泄湿热。猪苓导水下行，通利小便。诸药合用，外解表邪，内通水腑，清热利湿，表里双解，效如桴鼓。

案五

刘某某，男，11 岁，1968 年 10 月 3 日初诊。

恶寒发热、咳嗽 10 日。自服西药、中成药等，症状好转。3 日前出现眼睑、面肢水肿，以下肢较甚，伴足冷，小溲短少，胃纳不佳，大便溏薄。症见：精神不振，舌淡胖、苔白腻，脉沉濡。尿液检查提示：蛋白（++），红细胞（+++）。

辨证：寒湿伤于脾肾，阳虚不运。

治法：温阳利水消肿。

处方：自拟益肾健脾培元汤加减。

黄芪 15 g	人参 10 g	炒白术 15 g	茯苓 15 g
莲子肉 6 g	炮附子 10 g	桂枝 10 g	猪苓 9 g

6 剂，水煎服，日 1 剂，早晚分 2 次温服。

二诊（1968 年 10 月 10 日）：服上方后，小溲增多，水肿已消大半，便溏亦止。按上方 6 剂，煎服方法同上。

三诊（1968 年 10 月 17 日）：服上方后，患儿水肿全消，神情转佳，纳可，苔腻已化，转为薄白，大便正常。

按：本案患者阳气不足，加之外感，自服中西药，伤及脾肾之阳，而致水液运化失调。证属寒湿伤及脾肾，阳虚不运，治宜温阳利水消肿，方选自拟益肾健脾培元汤加减。加炮附子"益火之源，以消阴翳"。辅以桂枝、猪苓温阳健脾、利水。诸药合用则健脾肾、温寒湿，水肿自去。

小结：水肿一证，多因小儿"肺、脾、肾"三脏阳气不足为特点。治疗采用温阳化湿之法，效果显著。《景岳全书》云："凡水肿等症，乃肺脾肾三脏相干之病，盖水为至阴，故其本在肾……"扼要阐述了水肿发生的病机。又云："夫水虽制于脾，而实主于肾，气与水本为同类，但在化与未化耳，故阳旺则化精即是气，阳衰则不化，水即是邪。"该论述再次强调了阳气在水肿发生过程中的重要性。

二、五迟、五软

五迟是指立迟、行迟、齿迟、发迟、语迟；五软是指头项软、口软、手软、足软、肌肉软。五迟、五软诸症既可单独出现，也可同时存在，是小儿生长发育障碍的病证。谢老认为，本病多源于先天禀赋不足，古代归属于“胎怯”“胎弱”。西医学中的大脑发育不全、脑性瘫痪、智能低下等病证。

医案

许某，女，5岁，1972年3月2日初诊。

母亲代诉：患儿出生后抬头、坐、走路、说话、出牙均较晚。现心智发育落后，表现为善忘，学习、沟通、理解、注意、运动、自理能力均差，精神不集中，手脚心冰凉，汗出，易感冒发热，纳差，食后腹胀，夜寐欠安，易惊易哭，大便3日一解，呈羊屎状，色深褐，小便正常。舌红，苔薄白，脉沉细无力。

辨证：肝肾亏虚证。

治法：补肾填髓，开窍，养肝柔筋。

处方：自拟益精填髓汤加减。

西洋参15g	天然牛黄1.5g（另冲）	麝香1.5g（另冲）	龟甲15g
枸杞子15g	山茱萸10g	砂仁6g（后下）	炒鸡内金10g
神曲10g	炒麦芽10g	全蝎6g	紫河车6g

12剂，水煎服，日1剂，分2次温服。

二诊（1972年3月18日）：服上方后，家长诉患儿精神明显好转，体力增强，注意力较前集中，食欲明显好转，纳食量较前增多，大便转为1～2日一解，色转黄，羊屎状，睡眠亦有好转，夜哭消失。舌尖红，苔薄白，脉沉细。守上方继服12剂，煎服方法同上。

三诊（1972年4月2日）：服上方后，母亲诉说患儿思维进步、情感表达能力增强，运动增强，气力大增，可连续跳绳20下，能推开大玻璃门，但学习能力仍较差。大便2日一行，色黄褐，羊屎状，纳、眠佳。舌红，苔薄白，脉细。仍按上方12剂，服法同上。

四诊（1972年4月16日）：服上方后，精神转佳，自控力、注意力、言语表达等均明显增强，按上方加减做蜜丸。处方：西洋参15g，天然牛黄 1.5 g，麝香 1.5 g，龟甲 15 g，枸杞子 15 g，山茱萸 10 g，砂仁 6 g，全蝎 6 g，紫河车 6 g。2 剂，1 个月量。共研细粉，做大蜜丸，日 2 次。复诊时患儿表现均可，继以上方加减服药近半年，症状稳定，各方面能力均与同龄儿相似。后停药观察，2 年后随访，学习成绩有所好转，注意力、精神情感表达等方面均达到同龄儿童水平，家长满意。

按： 本案患儿因先天禀赋不足，致先天肾气（精）与后天脾胃亏虚，治宜益元补肾填髓，开窍，养肝柔筋，方选自拟益精填髓汤加减。患儿坚持服药近 1 年，效果显著。

三、尿频

尿频指小便频数为主症，是儿科常见病证。本病可归属中医学“淋证”范畴。其病位在肾与膀胱，病因为肺脾肾气虚，病机为肾与膀胱气化功能失常。因此，治宜益肾健脾、缩尿，方选自拟益肾健脾缩尿汤加减。处方：太子参 12 g，酒山茱萸 10 g，覆盆子 10 g，桑螵蛸 10 g，益智仁 10 g。

加减：

（1）脾肾（精）气虚者，加山药 15 g，炒六神曲 12 g，炒莱菔子 10 g，火麻仁 10 g。

（2）脾肾阳虚者，加熟地黄 12 g，桂枝 10 g，炒麦芽 10 g，砂仁 6 g，炙甘草 6 g。

（3）肝胆气郁者，加柴胡 6 g，白芍 6 g，炒枳壳 6 g，甘草 5 g。

（4）热结膀胱，气化失宣者，加萹蓄 10 g，瞿麦 10 g，炒栀子 6 g，白茅根 15 g，石韦 10 g。

（5）肺脾气虚者，加猪苓 10 g，桂枝 5 g，萹蓄 6 g，瞿麦 6 g，石韦 6 g，泽泻 6 g。

案一

李某某，女，5 岁，1973 年 5 月 2 日初诊。

尿频 2 个月，日 10 余次，每次排尿量少，夜间排尿 1 次，尿量正常，无尿急、尿痛，无发热、寒战、腹痛等症。患儿身高较同龄儿童矮，面色不华，有白斑，手足心热，食欲缺乏，纳食少，大便偏干。舌稍红，苔白腻。

辨证：脾肾（精）气虚。

治法：健脾补肾（精），固肾缩尿。

处方：自拟益肾（精）健脾缩尿汤加减。

太子参 12 g	酒山茱萸 10 g	覆盆子 10 g	桑螵蛸 10 g
益智仁 10 g	山药 15 g	炒六神曲 12 g	炒莱菔子 10 g
火麻仁 10 g			

6 剂，水煎服，日 1 剂，早晚分 2 次温服。

二诊（1973 年 5 月 9 日）：服上方后，家长诉患儿排尿次数明显减少，日行五六次，纳食增，大便日一行，不干。舌淡红，苔薄白，按上方 6 剂，巩固疗效。因患儿食少，面色少华，发育较慢，与后天脾胃有关，复诊侧重以调理。2 年后随访，尿频未作，身体强壮，发育与同龄相等。

按：本案为脾肾（精）气虚，治宜健脾补肾（精），固肾缩尿，方选自拟益肾（精）健脾缩尿汤加减。加山药补精助肾，培本固元；炒六神曲、莱菔子消食化积，使胃气得降；再以火麻仁润肠通便，大便下则小便有约，此取“脾约”之大便硬小便数之意。诸药合用，使中气得健，气血化生充足、运行顺畅，肾精得充，肾气蒸化复常，则诸症悉除。

案二

黄某，男，6 岁，1969 年 2 月 2 日初诊。

尿频 3 个月，白天每 5 分钟排尿 1 次，每次排尿极少，夜间排尿 1 次，尿量正常。舌淡红，苔白略厚。

辨证：脾肾阳虚。

治法：温肾健脾，缩尿。

处方：自拟益肾健脾缩尿汤加减。

太子参 12 g	酒山茱萸 10 g	覆盆子 10 g	桑螵蛸 10 g
益智仁 10 g	熟地黄 12 g	桂枝 10 g	炒麦芽 10 g
砂仁 6 g	炙甘草 6 g		

6 剂，水煎服，日 1 剂，早晚分 2 次温服。

二诊（1969 年 2 月 9 日）：服上方后，家长诉患儿诸症悉减，每日小便 5 ～ 6 次，尿量正常。予上方 6 剂以巩固疗效。

按： 本案为脾肾阳虚，治宜温肾健脾，缩尿，方选自拟益肾健脾缩尿汤加减。加熟地黄滋养肾阴；桂枝温肾阳、助膀胱气化；炒麦芽健胃消积，砂仁化湿行气，脾气运化之力得以健全；甘草调和诸药。病证结合，诸药并用，补泻兼施，有益肾健脾缩尿之功。肾气充盛，蒸化复常，膀胱开阖有权，脾胃健运，制约水之泛滥，水液代谢正常，则尿频自止。

案三

王某，女，7 岁，1976 年 8 月 2 日初诊。

母亲代述：患儿素来胆小，10 日前受到惊吓后，开始出现尿频，每过 10 分钟则欲解，量少、小便清、色淡黄，无尿痛，纳可，夜多噩梦。舌红，苔薄白。住院治疗 1 周后效果不明显。

辨证：肝胆气郁。

治法：透邪解郁、疏肝。

处方：自拟益肾健脾缩尿汤加减。

太子参 12 g	酒山茱萸 10 g	覆盆子 10 g	桑螵蛸 10 g
益智仁 10 g	柴胡 6 g	白芍 6 g	炒枳壳 6 g
甘草 5 g			

6 剂，水煎服，日 1 剂，早晚分 2 次温服。

二诊（1976 年 8 月 9 日）：服上方后，排尿次数减少，但小便仍清长，且夜间做噩梦仍在，在上方基础上加炒酸枣仁 10 g，石菖蒲 10 g。12 剂，煎服方法同上。

三诊（1976 年 8 月 26 日）：服上方后，母亲代诉，患儿上述症状均消失，二诊方去酸枣仁，3 剂，2 日 1 剂，以巩固疗效。1 年后随访，患儿健康痊愈。

按： 本案患儿因受惊吓，胆气受损，而现小便频数，加之患儿素来胆小，波及于肝则魂不安，胆与肝相表里，关系密切。《类经·藏象论》云："肝胆相济，勇敢乃成。"《素问·宣明五气》云："肝藏魂。"《素问·六节脏象论》云："肝者，罢极之本，魂之居也。"因肝内舍魂，若胆气虚弱影响肝，使魂不得安而发生尿频。证属肝胆气郁，治宜透邪解郁，疏肝。方选自拟益肾健脾缩尿汤加减，加柴胡、白芍、枳壳透邪解郁，甘草调和诸药，对胆气受损之尿频有卓效。

案四

王某，男，8 岁，1976 年 3 月 3 日初诊。

20 余日前因患感冒后，始现尿频，日数次（达 20 多次）。症见：神清，咽稍红，舌红，苔薄黄，脉细数。

辨证：热结膀胱，气化失宜。

治法：清热利湿，通利膀胱。

处方：自拟益肾健脾缩尿汤加减。

太子参 12 g	酒山茱萸 10 g	覆盆子 10 g	桑螵蛸 10 g
益智仁 10 g	萹蓄 10 g	瞿麦 10 g	炒栀子 6 g
白茅根 15 g	石韦 10 g		

6 剂，日 1 剂，水煎服，早晚分 2 次温服。

二诊（1976 年 3 月 10 日）：服上方后，患儿尿频较前明显减轻，日 10 次，舌脉如前，按上方 6 剂，煎服方法同上。

三诊（1976 年 3 月 17 日）：服上方后，患儿尿频症状基本消失，日 2 ～ 3 次，继按上方 6 剂，日 1 剂，以巩固疗效。半年后随访患儿健康无复发。

按：本案为热结膀胱，湿阻热郁，气化不利，开阖失司，膀胱失约而致尿频。治宜清热利湿，通利膀胱，方选自拟益肾健脾缩尿汤加减。方中加萹蓄、瞿麦清利湿热，炒栀子、白茅根清热，石韦利尿通淋，解毒活血。全方清热利湿，热除湿去，则尿频消失。《诸病源候论·小儿杂病诸候》云："肾与膀胱为表里，俱主水，肾气下通于阴，此二经既受客热，则水行涩，故小便不快而起数也。"

案五

柳某，女，9 岁，1977 年 3 月 2 日初诊。

尿频 1 个月。患儿无明显诱因出现小便频数，渐至每日排尿 20 余次，无尿痛及发热，每次尿量少，尿液色清，严重影响生活及学习。就近诊疗，多次尿常规、尿培养检查，均未发现异常。口服西药、中成药疗效欠佳。症见：尿频，每日 10 余次，无尿急、尿痛，纳可，便调。舌红，苔白微腻，脉滑。

辨证：肺脾气虚。

治法：补肺益脾，淡渗利湿。

处方：自拟益肾健脾缩尿汤加减。

太子参 12 g　山茱萸 10 g　覆盆子 10 g　桑螵蛸 10 g
益智仁 10 g　猪苓 10 g　桂枝 5 g　萹蓄 6 g
瞿麦 6 g　石韦 6 g　泽泻 6 g
6 剂，水煎服，日 1 剂，早晚分 2 次温服。

二诊（1977 年 3 月 9 日）：服上方后，诸症明显减轻，排尿次数减为日 7 ～ 8 次，尿量亦有所增加。按上方加黄芪 15 g。6 剂，煎服方法同上。

三诊（1977 年 3 月 16 日）：服上方后，诸症减轻，小便渐趋正常，按上方继服 6 剂以巩固。1 年后随诊患儿痊愈。

按：本案为肺脾肾虚，膀胱气化失常。因小儿“脏腑娇嫩，形气未充”，治宜补肺益脾，淡渗利湿，方选自拟益肾健脾缩尿汤加减。方中加猪苓利水渗湿，治疗小便不利，桂枝通阳化气，萹蓄、瞿麦、石韦利尿通淋，解毒活血。诸药合用，对治疗尿频效果良好。

小结：谢老认为，小儿尿频多因肺、脾、肾俱虚为本，相互兼夹湿热为标。因小儿肾气不足，固摄无权，不能蒸腾气化，约束膀胱，而见多尿。脾职司转输水液，故有“中气不足，溲便之为变”之说。小儿禀赋虚弱，肺气虚损，治节能力差，易致膀胱气化失常，即“上虚不能制下者也”，故见小便频数，肺、脾、肾虚可致水液的传输、代谢、固摄失常而引发本病。谢老在治疗尿频时，重在辨证，采用益肾健脾补肺、缩尿，方选自拟益肾健脾缩尿汤为基础方加减，使中焦清升浊降，吸收、代谢正常。一开一阖，不偏不倚，互为相须，相得益彰，对小儿尿频效果显著。

第六节 小儿传染病篇

谢老治疗儿科常见传染病的内容包括痄腮、乙型脑炎、麻疹等。

一、痄 腮

痄腮也叫大头瘟，与西医学中的流行性腮腺炎相类似。谢老认为，本病与风热火毒有关，临床以发热、耳下腮部漫肿疼痛为主要特点。痄腮亦称为“时行腮肿”“温毒”“蛤蟆瘟”等。治宜清热解毒、平息肝风之法。方选自拟腮肿汤加减。处方：太子参 15 g，柴胡 10 g，黄芩 6 g，僵蚕 6 g，夏枯草 10 g，炒麦芽 15 g。

加减：

（1）邪犯少阳者，加金银花 10 g，板蓝根 15 g，连翘 12 g，生石膏 30 g（先煎），羚羊角粉 3 g（另冲），生甘草 6 g。

（2）气营两燔，热极生风者，加犀角粉 3 g（另冲），连翘 10 g，钩藤 15 g，全蝎 6 g，蜈蚣 2 条。

（3）外感风温，内蕴痰热者，加犀角粉 3 g（另冲），穿山甲 6 g，防风 6 g，连翘 15 g，牛蒡子 6 g，金银花 10 g。

（4）风温邪毒者，加金银花 10 g，板蓝根 10 g，连翘 10 g，杏仁 10 g，桑叶 10 g，黄连 3 g，生甘草 5 g。

（5）湿热遏阻者，加金银花 15 g，连翘 15 g，薄荷 10 g，大青叶 10 g，苦杏仁 10 g，藿香 10 g。

案一

张某，男，4 岁，1972 年 4 月 5 日初诊。

家属代诉：患儿 2 日前无明显诱因出现腮肿，高热，体温持续在 39℃左右，静脉滴注抗生素等药物治疗 3 日，症状无明显改善。症见：体温 39.2℃，无恶寒，双耳下肿胀，肿势延及下颌、颈部，皮肤微红，触痛明显，张口疼痛，不思饮食，大便干，小便可。舌红，苔薄黄，脉弦滑数。

辨证：邪犯少阳。

治法：清热解毒，化痰散结。

处方：自拟腮肿汤加减。

太子参 15 g	柴胡 10 g	黄芩 6 g	夏枯草 10 g
僵蚕 6 g	炒麦芽 15 g	金银花 10 g	板蓝根 15 g
连翘 12 g	生石膏 30 g（先煎）	羚羊角粉 3 g（另冲）	生甘草 6 g

3 剂，水煎服，日 1 剂，少量频服。

二诊（1972 年 4 月 9 日）：服上方后，体温降至正常，耳后及颌下、颈部肿势稍微减轻，触痛有所缓解，但饮食依旧欠佳，大便干。舌苔黄，脉弦滑。按上方 6 剂，水煎服，每日 1 剂，少量频服。后随访患儿痊愈。

按：本案患儿感受外邪后，痰热壅阻少阳经脉，邪毒循经上攻腮颊，阻滞经脉，故可见耳下腮部漫肿疼痛。证属邪犯少阳，治宜清热解毒，化痰散结，方选自拟腮肿汤加减。方中加金银花、板蓝根、连翘清热解毒，散结消肿；生石膏味甘、辛，大寒，清热泻火；羚羊角粉解热清肺肝；生甘草解毒调和诸药。诸药合用则清热解毒散结，诸症得愈。

案二

宁某某，男，8 岁，1976 年 8 月 6 日初诊。

高热，抽搐住院 16 日。入院时：意识朦胧，小便失禁，腮腺肿大，四肢运动障碍。神经系统检查均出现异常。西医按流行性腮腺炎、病毒性脑炎治疗。先后经抗生素、激素、能量合剂、抗惊厥药物、降颅内压药物等救治，病情无任何好转，仍高热、昏迷、抽搐。遂邀谢老会诊。症见：高热昏迷，四肢抽搐，面红唇干，脉数有力。

辨证：气营两燔，热极生风。

治法：清热解毒，平肝息风。

处方：自拟腮肿汤加减。

太子参 15 g	柴胡 10 g	黄芩 6 g	僵蚕 6 g
夏枯草 10 g	炒麦芽 15 g	犀角粉 3 g（另冲）	连翘 10 g
钩藤 15 g	全蝎 6 g	蜈蚣 2 条	

3 剂，水煎服，日 1 剂，少量频服。

二诊（1976 年 8 月 9 日）：服上方后，患儿意识逐渐清醒，但仍时有四肢抽搐。按上方 6 剂，服法同上。

三诊（1976 年 8 月 16 日）：服上方后，意识清楚，提问能回答。但四肢仍时有小抽搐，汗出较多，大便溏薄，日 2 ～ 3 次。按上方加黄芪 30 g 以益气固表。

四诊（1976 年 8 月 22 日）：服上方后，意识完全清楚，语言流利，记忆力恢复。大便正常，无汗出，四肢偶有小抽搐。按上方减去犀角粉，6 剂，服法同上。

五诊（1976 年 8 月 29 日）：服上方后，症状皆除，现能食，精神佳，最近 10 日未发生抽搐。舌淡，苔白，脉细数。按四诊方去全蝎、蜈蚣，10 剂，服法同上。复诊时患儿一切正常，无不适，停药观察。半年后随访，患儿健康，学习成绩仍靠前，疗效巩固。

按：本案为气营两燔，热极生风之危候，属中医学风温疫毒，邪陷心包，引动肝风。治宜清热解毒，透营凉血，平肝息风，方选自拟腮肿汤加减。方中加犀角清营凉血，醒脑开窍；连翘清热解毒，直折火势；钩藤、全蝎、蜈蚣息风定痉。三诊时，患儿多汗、大便溏薄，加大补元气之黄芪来益气健脾、固表止汗，终以益气养阴，善后而愈。

案三

范某某，男，15 岁，1976 年 10 月 6 日初诊。

两腮部肿胀作痛 5 日，伴高热（体温 39℃），头痛，恶心，面色苍白，右侧睾丸红肿疼痛，食欲缺乏。舌红，苔黄腻，脉弦数。

辨证：外感风温，内蕴痰热。
治法：疏风清热，解毒消肿。
处方：自拟腮肿汤加减。

太子参 15 g	柴胡 10 g	黄芩 6 g	僵蚕 6 g
夏枯草 10 g	炒麦芽 15 g	犀角粉 3 g（另冲）	穿山甲 6 g
防风 6 g	连翘 15 g	牛蒡子 6 g	金银花 10 g

6 剂，水煎服，日 1 剂，少量频服。

二诊（1976 年 10 月 13 日）：服上方后，两腮、睾丸疼痛减半，红肿大减，体温降至 37.8℃，大便 4 日未更。舌红，苔黄，脉数。按上方 6 剂，服法同上。

三诊（1976 年 10 月 20 日）：服上方后，发热已退（体温 36.2℃），睾丸肿痛消失，大便通畅，食欲好转。舌红，苔淡黄，腮肿渐消。按上方 6 剂以巩固，服法同上。药尽，复诊时，病告痊愈。半年后随访，患儿健康，无不适。

按：天时不正，外感风温，内蕴痰热。治宜疏风清热，解毒消肿，方选自拟腮肿汤加减。方中加犀角清营凉肝；穿山甲消肿散结；防风祛风解表，胜湿止痛；连翘清热、解毒、散结、消肿，李杲谓连翘“散诸经血结气聚，消肿”。牛蒡子疏散风热、消肿，金银花清热解毒。诸药合用则疏风清热，获效满意。

案四

王某，男，8 岁，1976 年 8 月 3 日初诊。

双耳下肿胀痛，伴发热（体温 38.8℃）1 周。就近诊治，效果不佳。近 3 日又增咳嗽流涕，用氨苄西林、地塞米松等静脉滴注后，症状不减。昨天耳后至胸腹出现红疹，门诊按“流行性腮腺炎合并麻疹”收治入院 3 日，经用青霉素、庆大霉素及氢化可的松静脉滴注，柴胡针肌内注射，仍高热不退，特请谢老会诊。症见：患儿两侧腮部肿胀，身热面赤，气粗，红疹膝以上分布较密，足底稀疏可见，咳嗽声重浊，纳呆，大便干，3日未更。体温39.6℃。舌红，苔薄黄，脉数。

辨证：风温邪毒。

治法：清热解毒，透疹。

处方：自拟腮肿汤加减。

太子参 15 g	柴胡 10 g	黄芩 6 g	僵蚕 6 g
夏枯草 10 g	炒麦芽 15 g	金银花 10 g	板蓝根 10 g
连翘 10 g	杏仁 10 g	桑叶 10 g	黄连 3 g
生甘草 5 g			

3剂，水煎服，日1剂，早晚分2次温服。

二诊（1976年8月6日）：服上方后，身热已退，体温36.7℃，腮肿明显减轻，头面部疹子开始消退，大便日1次，成形，咳嗽减轻。舌边红，苔薄，脉弦。按上方6剂，服法同上。

三诊（1976年8月13日）：服上方后，体温正常，腮肿已消除，麻疹全退，少有咳嗽。舌边稍红，脉弦。续以上方3剂，2日1剂，以善后。

按：本案痄腮合并麻疹，临床实属少见，患儿高热不退，痄腮风温邪毒、麻毒两邪侵犯肺胃，壅阻少阳之络，并移热大肠。证属风温邪毒，治宜清热解毒，透疹，方选自拟腮肿汤加减，顿挫病势。诸药合用则清宣益肺，解除余邪而收功，使正气恢复，痄腮、麻疹得以痊愈。

案五

张某，女，12岁，1975年7月3日初诊。

恶寒发热，周身酸困6日，就近诊治，按外感服药，病情不减，发现右侧耳下腮部酸胀，逐渐右腮部肿大，胀痛难忍，持续高热。症见：高热（体温 39.6℃），左右腮肿大，右腮肿更明显。舌红，苔黄厚腻，脉滑数。

辨证：湿热遏阻。

治法：清利湿热，软坚消肿。

处方：自拟腮肿汤加减。

太子参 15 g	柴胡 10 g	黄芩 6 g	僵蚕 6 g
夏枯草 10 g	炒麦芽 15 g	金银花 15 g	连翘 15 g
薄荷 10 g	夏枯草 10 g	大青叶 10 g	苦杏仁 10 g
藿香 10 g			

3 剂，水煎服，日 1 剂，早晚分 2 次温服。

二诊（1975 年 7 月 7 日）：服上方后，高热已退，腮部肿胀减轻，能进饮食。药已中病，按上方继服 3 剂。

三诊（1975 年 7 月 11 日）：服上方后，腮肿已消，按上方 3 剂，告愈。

按：本案为湿热遏阻痄腮重症，患者表现一派湿热熏蒸之象。谢老变易其法，治用清利湿热，软坚消肿之方药，切中病机，用药 9 剂而告愈。

小结：痄腮，属中医温病“风瘟”的范畴，即现代医学之“流行性腮腺炎”。谢老临证溯本求源，引经发义，宗古法辨证，颇获良效，值得后人深入研究。

二、流行性乙型脑炎

流行性乙型脑炎指感受乙型脑炎时邪（乙型脑炎病毒），临床以发病急骤、高热、头痛、呕吐、项强，重者神昏、抽搐，甚至内闭外脱为特征。中医称为“小儿暑温”，据其临床表现，尚有“暑风”“暑痉”“暑厥”等名，“暑风”者手足搐搦而动，“暑痉”以项强或角弓反张为名，“暑厥”必见手足逆冷。谢老认为，六淫“风、寒、暑、湿、燥、火”中的“暑”是感染本病的主要原因，采用“辛凉透表”之治法，方选暑温清加减。处方：鲜竹叶 10 g，粉葛根 10 g，金银花 10 g，连翘 10 g，鲜荷梗 10 g。

加减：

（1）热郁卫分者，加水牛角 25 g（先煎），知母 10 g，黄芩 10 g。

（2）湿热相合者，加生大黄 6 g（后下），羚羊角粉 3 g（另冲），杏仁 6 g，白蔻仁 3 g，藿香梗 6 g，佩兰叶 6 g，白莲子 6 g。

（3）寒痰闭阻清窍者，加淡干姜 5 g，炙附子 10 g，党参 10 g，炙甘草 5 g，茯苓 15 g，谷芽 10 g。

案一

张某，女，10 个月，1969 年 8 月 2 日初诊。

精神萎靡 3 日，不肯吮乳，今早突然高热（体温 40.5℃），无汗，伴呕吐，腹泻，惊跳不宁，瞳孔散大，颈项稍强。舌苔薄白，指纹紫暗。

辨证：热郁于卫分。

治法：辛凉透表，驱邪外出。

处方：方选暑温清加减。

鲜竹叶 10 g	粉葛根 10 g	金银花 10 g	连翘 10 g
鲜荷梗 10 g	水牛角 25 g（先煎）	知母 10 g	黄芩 10 g

3 剂，水煎服，日 1 剂，频服。

二诊（1969 年 8 月 5 日）：服上方后，30 分钟后遍体微汗，随之发热、呕吐、腹泻均减。体温 38.7℃，舌苔微黄，指纹犹紫。按上方 3 剂，服法同上。

三诊（1969 年 8 月 8 日）：服上方后，热退身凉，吐泻俱止，惊跳已平，唯胃纳不开，精神不振。上方加养阴益胃以善后而愈。

按：本案为热郁于卫分，不得外越，内激心肝则惊跳不宁，波及胃肠则吐泻交作。抓住暑邪在卫这一病机重点，急予鲜荷梗、葛根、竹叶、金银花、连翘辛凉透表、驱邪外出，并佐水牛角、知母、黄芩清里撤热。因药中病机，故服后遍体微汗，使热随汗解，呕吐、腹泻、惊跳皆平。经云："体若燔炭，汗出而散。"张凤逵："暑病首用辛凉。"这都说明热病初起，邪在卫表，治宜汗法。

案二

徐某，男，3岁，1968年8月6日初诊。

发热恶寒，神困嗜卧，渴不引饮，大便干结2日。体温40.2℃，舌暗红，苔白厚而腻。

辨证：湿热相合，邪犯上焦。

治法：清热增液，泻热。

处方：暑温清加减。

鲜竹叶 10 g	粉葛根 10 g	金银花 10 g	连翘 10 g
鲜荷梗 10 g	生大黄 6 g（后下）	羚羊角粉 3 g（另冲）	杏仁 6 g
白蔻仁 3 g	藿香梗 6 g	佩兰叶 6 g	白莲子 6 g

3剂，日1剂，频服。

二诊（1968年8月9日）：服上方后，渴饮渐多，舌尖红，舌苔转黄。湿已化而热尚存。按上方2剂，服法同上。

三诊（1968年8月11日）：服上方后，热仍未退，舌苔干黄，指纹紫暗，时有谵语，大便3日未行，腹痛拒按灼手，属阳明热结，釜底抽薪不足济事。上方加麦冬10 g，细生地黄10 g。2剂，水煎服，频服。

四诊（1968年8月13日）：服上方后，解大便2次，有燥粪数枚，体温降至37.5℃，知饥欲食，但舌色未纯，时有渴饮。须防余焰复燃，按三诊方去大黄，3剂，服法同上。药后体温正常，眠、食俱佳。

按：本案为湿热相合，体内无形之热与有形之食相搏，结聚于肠胃。加之小儿阴常不足，且发热多日，故虽是热食相结，却又兼无水舟停。治宜清热增液、泻热，方选暑温清加减，滋阴养液，清热润肠。全方和合，通下泻热，药后大便通，高热顿降。

案三

郭某，男，4岁，1967年8月10日初诊。

身热头痛10余日，曾服解表清热中药2剂无效，西医用抗生素治疗1周。昨晚突然病情恶化，头痛，呕吐，神志模糊，时有谵语，烦躁不安，坐卧不宁，狂叫不休，夜间尤甚，渴欲引饮，饮一二口，呕吐清水频见。舌淡，苔薄白，脉沉细无力。

辨证：寒痰闭阻清窍。

治法：豁痰开窍。

处方：暑温清加减。

鲜竹叶10g	粉葛根10g	金银花10g	连翘10g
鲜荷梗10g	淡干姜5g	炙附子10g	党参10g
炙甘草5g	茯苓15g	谷芽10g	

2剂，1日量，频服。

二诊（1967年8月11日）：服上方后，夜安眠，饮食略进，按上方3剂，日1剂，频服。

三诊（1967年8月15日）：服上方后，夜晚稍显不安，舌苔似有腻滞。按上方加朱茯神10g，炒酸枣仁10g。3剂，煎服法同上。

四诊（1967年8月18日）：药后饮食转佳，精神转旺，舌苔尚觉微腻，按三诊方加麦芽巩固疗效。服3剂后，一切正常，已能下床活动，治愈。

按：本案为乙型脑炎的变证，所谓“热中”变为“寒中”。呕吐清水是胃阳不足，狂叫夜甚是阴邪旺于阴分，烦躁是肾水凌心，逼迫心阳不安其位，脉、舌皆为阴霾肆虐。证属寒痰闭阻清窍，以豁痰开窍，方选暑温清加减，加干姜、附子以回阳，党参、茯苓益气和中，扶正匡邪。药证相符，效若桴鼓，犹如离照当空，阴霾自散。

小结：乙型脑炎属中医的暑温（温疫）范畴，随着人们生活水平、卫生条件的改善，发病率明显下降，多以散发为主。感染后可获得较持久的免疫力，再次患病者甚少。

三、麻 疹

麻疹是儿科急性出疹性传染性疾病，以发热恶寒，咳嗽，咽痛，鼻塞流涕，泪水汪汪，畏光羞明，口腔两颊可见“麻疹黏膜斑”为临床特征。麻为阳毒，以透为顺，以清为要，治宜清热透疹、养阴。方选五味透疹饮加减。处方：芦根 15 g，竹叶 10 g，蝉蜕 6 g，杏仁 6 g，甘草 3 g。

加减：

（1）热毒炽盛者，加生石膏 20 g，大青叶 10 g，连翘 10 g，玄参 10 g，紫草 10 g，知母 6 g，粳米 5 g，生大黄 5 g。

（2）邪毒郁肺者，加薄荷 10 g（后下），川贝母 5 g（冲服），金银花 15 g，牛蒡子 10 g。

案一

向某，男，1 岁 5 个月，1975 年 5 月 6 日初诊。

发热 4 日，出疹 3 日。神疲，眼结膜稍充血，伴咳嗽，喉中痰鸣，鼻翼扇动，流涕，纳差，小便色偏黄，大便 3 日未行。体温 38.5℃，形体偏瘦，皮疹满布于躯干，色红，面部及四肢少见。咽红，舌红，苔薄黄，两颊可见麻疹黏膜斑。

辨证：热毒炽盛。

治法：泻热透疹，宣肺解毒。

处方：五味透疹饮加减。

芦根 15 g	竹叶 10 g	蝉蜕 6 g	杏仁 6 g
甘草 3 g	生石膏 20 g	大青叶 10 g	连翘 10 g
玄参 10 g	紫草 10 g	知母 6 g	粳米 5 g
生大黄 5 g			

2 剂，水煎服，2 日量，频服。

二诊（1975 年 5 月 7 日）：服上方后，大便通。上方去大黄。2 剂，服法同上。

三诊（1975 年 5 月 9 日）：服上方后，头面疹退，躯干疹色偏紫暗，热势渐退，咳喘气逆明显缓解。按上方续服 3 剂，服法同上。

四诊（1975 年 5 月 11 日）：服上方后，疹色减退、偏淡紫，热退、咳减气缓，舌色红润。按上方加太子参 10 g，山药 10 g，石斛 8 g。3 剂后，诸症消失而痊愈。2 个月后随访未见复发。

按：本案为麻毒炽盛内陷于肺。正不胜邪，无力托疹外出，麻毒内陷于肺而见肺气郁闭，进而热毒内盛，煎熬津液成痰。疹毒之发，与血分关系密切。心主血，肺主气，气行则血行，血滞则气亦滞，治宜泻热透疹，宣肺解毒。方选自拟五味透疹饮加减，为毒邪打开出路，使正胜邪却，麻毒得除。

案二

杨某，女，11 岁，1973 年 6 月 3 日初诊。

发热 1 日，今晨头面及胸腹部可见红色疹点，大小不一，皮肤灼热，咳嗽，咽痛，体温 39.1℃。舌偏红，苔黄，脉滑数。

辨证：邪毒郁肺。

治法：宣毒透疹，疏风宣肺。

处方：自拟五味透疹饮加减。

芦根 15 g　竹叶 10 g　蝉蜕 6 g　杏仁 6 g
甘草 3 g　薄荷 10 g（后下）　川贝母 5 g（研末冲服）　金银花 15 g
牛蒡子 10 g
2 剂，水煎服，日 1 剂，分 2 次温服。

二诊（1973 年 6 月 5 日）：服上方后，患儿麻疹已出至足，体温 37.6℃，咽微痛，进食呕吐，偶咳，口干欲饮，大便稀溏，日行数次。舌红，苔薄黄，脉滑稍数。证为湿热内侵，升降失常。上方加黄连 6 g，茯苓 15 g。3 剂，服法同上。

三诊（1973 年 6 月 9 日）：服上方后，患儿麻疹消退，皮肤稍痒，发热退，咽不痛，不咳，泄止，纳少。舌红，苔薄黄，脉滑。按二诊方去川贝母，加麦冬 6 g。6 剂，痊愈。

按：麻本火候，疹毒属阳，解毒务尽，以免遗留后患。本案为邪毒郁肺，治宜宣毒透疹，疏风宣肺，方选自拟五味透疹饮加减。方中加薄荷、牛蒡子宣毒透疹，川贝母化痰止咳，金银花清热解毒。全程三诊，共服药 11 剂，疹透邪却，正气得以恢复，疗效巩固。

小结：在临床治疗小儿麻疹的过程中，分初热期、见疹期、收没期。采用宣毒透疹，疏风宣肺，自拟五味透疹饮加减，据不同时期，灵活选药，效果满意。

第七节 小儿其他疾病篇

本节包括紫癜、夏季热、湿疹等病证。

一、紫癜

紫癜也称紫斑，是小儿时期常见的出血性疾病之一，临床以血液溢于皮肤、黏膜之下，出现瘀点瘀斑、压之不褪色为特征，常伴有鼻衄、齿衄、尿血、呕血、便血等症状。紫癜属于中医学血证的范畴，其临床表现与西医学的过敏性紫癜和免疫性血小板减少症有相似之处。

证属气血不足，风热伤络，治宜疏风清热，凉血消斑，方选自拟过敏饮加减。处方：太子参 15 g，紫苏叶 10 g，蝉蜕 6 g，防风 6 g，紫草 10 g。

加减：

（1）风热伤络者，加金银花 12 g，连翘 10 g，荆芥 10 g，薄荷（后下）10 g，桔梗 6 g，牡丹皮 6 g，甘草 6 g。

（2）外感风热，血热妄行者，加黄芪 15 g，白术 10 g，槐花炭 15 g，小蓟 10 g。

（3）湿热胶着者，加生麻黄 6 g，杏仁 10 g，生薏苡仁 15 g，生甘草 6 g，连翘 10 g。

（4）中焦虚寒，肝脾不和者，加桂枝 10 g，白芍 20 g，生甘草 5 g，干姜 5 g，大枣 30 g，生麦芽 20 g，麦芽糖两大汤匙冲入。

案一

余某，女，5 岁，1969 年 3 月 6 日初诊。

四肢及臀部紫癜 2 周。2 周前食自捕河塘小鱼（油炸）过量，始发现四肢及臀部皮肤出现红色皮疹，呈点状，突出皮肤，双侧对称分布。左侧膝关节有肿痛。就近诊疗，按“过敏性紫癜”住院 1 周余，各项检查均未发现异常。给予抗过敏、抗炎等疗效不佳。症见：四肢及臀部皮肤散在红色皮疹，舌红，苔黄，脉浮数。

辨证：风热伤络。

治法：疏风清热，凉血消斑。

处方：自拟过敏饮加减。

太子参 15 g	紫苏叶 10 g	蝉蜕 6 g	防风 6 g
紫草 10 g	金银花 12 g	连翘 10 g	荆芥 10 g
薄荷 10 g（后下）	桔梗 6 g	牡丹皮 6 g	甘草 6 g

6 剂，水煎，日 1 剂，分 2 次温服。

二诊（1969 年 3 月 13 日）：服上方后，皮疹明显消退，无新的皮疹出现，按上方继服 3 剂后痊愈。半年后随访，未再复发。

按： 该案属阳证发斑，但小儿形体不足，气血未充，卫外不固，易受外邪入侵，外感风热后再兼饮食不当，贪食炸鱼，热毒内蕴郁于血分，灼伤络脉，血不循经，溢于脉外，积于皮下。证属风热伤络，治宜疏风清热、凉血消斑，方选自拟过敏饮加减。诸药合用则清热凉血，宣气透营，清解气分而收效。

案二

吴某，男，11 岁，1965 年 2 月 2 日初诊。

双下肢对称性皮下出血 3 个月余。3 个月前因患扁桃体发炎，即出现双下肢散在性皮下出血点，两侧对称，色鲜红，呈渐进性加重。就近诊疗，按过敏性紫癜治疗近 3 个月，疗效不佳。症见：扁桃体Ⅱ度肿大，流清涕，咽痛，偶有咳嗽，双下肢大片皮下出血点，色鲜红，无水肿，尿蛋白（++）。舌红，苔薄黄，脉弦。

辨证：外感风热，血热妄行。

治法：疏风散热，清热凉血。

处方：自拟过敏饮加减。

太子参 15 g	紫苏叶 10 g	蝉蜕 6 g	防风 6 g
紫草 10 g	黄芪 15 g	白术 10 g	槐花炭 15 g
小蓟 10 g			

6 剂，水煎服，日 1 剂，分 2 次温服。

二诊（1965 年 2 月 9 日）：服上方后，紫癜面积较前明显减小，色变浅，蛋白尿（＋）。按上方增至黄芪 20 g，白术 12 g。以扶正固本。6 剂，服法同上。

三诊（1965 年 2 月 16 日）：服上方后，紫癜、尿蛋白皆消除，按二诊方，6 剂，服法同上。复诊时，上方又续服 1 个月，以巩固疗效。半年后随访，症状无复发。

按： 本案为外感风热，血热妄行所致，治宜疏风散热，清热凉血，方选自拟过敏饮加减。方中加黄芪、白术补脾胃而助运化，使气血生化有源，防风走表，兼顾祛风邪，得黄芪则祛邪不伤正。槐花炭、小蓟凉血止血以消斑。全方标本兼治，气血同调，散收结合，攻补兼施，服药近 2 个月，症状消失，效果理想。

案三

解某，女，6 岁，1976 年 7 月 6 日初诊。

前臂及小腿皮肤散在出血点半个月。半个月前，患儿无明显诱因出现前臂及小腿散在针尖状出血点，色红，伴轻度瘙痒、膝关节肿痛。就近诊疗，按过敏性紫癜中西医治疗，效果不佳。喜食味重、香腻食物。症见：前臂及小腿散在针尖状紫癜，分布较密，色红，皮肤瘙痒，膝关节肿痛。舌红，苔黄腻厚，脉细。

辨证：湿热胶着。

治法：开表透热，利湿化浊。

处方：自拟过敏饮加减。

太子参 15 g	紫苏叶 10 g	蝉蜕 6 g	防风 6 g
紫草 10 g	生麻黄 6 g	杏仁 10 g	生薏苡仁 15 g
生甘草 6 g	连翘 10 g		

6 剂，水煎服，早晚分 2 次温服。

二诊（1976年7月13日）：服上方后，紫癜颜色变淡，且未有新发紫癜，膝关节肿痛明显减轻。舌暗红，舌尖红，苔腻略厚。上方加苍术6g，6剂。每剂服2日停服1日，即3日服1剂。半年后随访，患儿膝关节肿痛消失，紫癜未再发作。

按：本案患儿膝关节肿痛、舌红、苔黄腻厚，且喜食味重、香腻食物，证为表里郁闭、湿热胶着，治宜开表透热，利湿化浊，方选自拟过敏饮加减。方中加麻黄、连翘开表透热，利湿化浊；生薏苡仁健脾、补肺、清热、利湿；生甘草益气补中，调和诸药。首诊取效，二诊续用前方，并加苍术以增强化湿之效。曾予糖皮质激素口服治疗，但皮下紫癜仍有增加，遂停用该药。

案四

胡某，女，6岁，1976年7月5日初诊。

双下肢紫癜3周。3周前始现双下肢皮下紫斑、腹痛，伴双膝关节疼痛，按“过敏性紫癜”住院中西医治疗，症状减轻。但停药后病情反复加重。症见：面色无华，形体偏瘦，神疲乏力，虚怯少气，臀部至足踝皮肤满布大小不一的紫癜，汗出怕冷，特喜甜食，大便干结如羊屎状。舌淡暗，苔白，脉细弦。

辨证：中焦虚寒，肝脾不和。

治法：温中补虚，调和营卫。

处方：自拟过敏饮加减。

太子参 15g	紫苏叶 10g	蝉蜕 6g	防风 6g
紫草 10g	桂枝 10g	白芍 20g	生甘草 5g
干姜 5g	大枣 30g	生麦芽 20g	

6剂，水煎服，麦芽糖两大汤匙冲入，日1剂，早晚分2次温服。

二诊（1976年7月12日）：服上方后，皮下紫癜颜色变淡，无新发紫癜，大便变软，胃纳可。舌暗红。按上方6剂，服法同上。

三诊（1976年8月19日）：服上方后，紫癜消退，3日前外出活动过多，又现少量紫癜，2日后自行消退，患儿食欲佳，肤色转华，服药不言苦。按原方加减断续服药又3个月，巩固疗效。

按：本案为中焦虚寒，肝脾不和，治宜温中补虚，调和营卫，方选自拟过敏饮合小建中汤加减。经云："虚劳里急，悸，衄，腹中痛，梦失精，四肢酸疼，手足烦热，咽干口燥，小建中汤主之。"描述了"衄"引申为瘦弱体质的出血证。小建中汤辨证要点为体形偏瘦，肤色白或黄，缺乏光泽，易伤风，易疲劳，易腹中痛，舌淡暗、柔软而娇嫩，舌苔不厚。全方注重温中补虚，调和营卫，疗效显著。

案五

陈某，男，8岁，1976年8月6日初诊。

患儿经常鼻衄，双下肢布满斑疹已3个月，就近诊治，按过敏性紫癜服用中西药，症状未见好转。症见：两下肢斑疹较多，腹痛，口唇红赤。舌红，苔黄腻。检验：血小板计数205×10^9/L。

辨证：风热伤络。

治法：祛风清热，凉血止血。

处方：自拟过敏饮加减。

太子参15g	紫苏叶10g	蝉蜕6g	防风6g
紫草10g	乌梅炭10g	生地黄10g	牡丹皮10g
白芍10g			

6剂，水煎服，日1剂，早晚分2次服。

二诊（1976年8月13日）：服上方后，紫色斑疹渐减少，未见新生紫癜，口唇干红。舌红，苔薄黄腻。按上方10剂，服法同上。复诊得知，紫癜基本消退。继按上方加减断续服药近3个月，病情稳定，停药观察，半年后随访，一切正常，患儿健康上学。

按：本案因风热伤络，治宜祛风清热，凉血止血，方选自拟过敏饮加减。方中加乌梅炭味酸性敛，酸敛能止血缓解腹痛，且有抗过敏作用。生地黄、牡丹皮、白芍滋阴凉血，与紫草炭相伍，加强凉血止血作用。治疗3个月后紫色斑疹减少，2个疗程后紫癜消除。为防止复发，又以巩固治疗，终获痊愈，且远期疗效好。

小结：过敏性紫癜，与中医的气血不足，风热伤络，营卫不和有关，属常见病，宜用疏风清热，凉血消斑。方选自拟过敏饮加减，疗程短，见效快，且远期疗效更理想。

二、夏季热

谢老认为，本病多因小儿脏腑柔弱，稚阴未充，稚阳未长，骨气未成，致使腠理闭塞而热邪蕴郁，所以病情往往缠绵反复。临床以患儿消瘦，入夏反复发热，无汗或少汗，烦渴多饮，多尿。治宜清暑生津，自拟清暑生津饮加减。处方：西洋参10 g（清水另炖服），麦冬6 g，石斛6 g，淡竹叶10 g。

加减：

（1）暑伤肺卫者，加金银花10 g，连翘10 g，薄荷10 g，羚羊角粉3 g（另冲），鲜荷叶10 g。

（2）暑伤肺卫、气阴两虚者，加黄芪12 g，百合10 g，青蒿10 g，知母10 g，胡黄连6 g，地骨皮10 g，丹参10 g，赤芍10 g。

（3）暑伤肺胃者，加生怀山药20 g，茯苓15 g，麸炒白术15 g，炙甘草3 g。

案一

王某，女，4岁，1971年7月2日初诊。

发热，日热夜凉，午后更显，体温在39～40℃，历时10余日。口渴欲饮，溲多汗少，躁扰不安，饮食减少。血化验：白细胞计数4.9×10^9/L，中性粒细胞百分比50%，淋巴细胞百分比48%，嗜酸性粒细胞百分比2%。门诊给予抗病毒、退热治疗，无效。舌淡，苔薄白，指纹紫暗，脉细数。

辨证：暑伤肺卫。

治法：清暑泻热，养阴固卫。

处方：自拟清暑生津饮加减。

西洋参10g（清水另炖服） 麦冬6g 石斛6g 淡竹叶10g
金银花10g 连翘10g 薄荷10g 羚羊角粉3g（另冲）
鲜荷叶10g
3剂，水煎服，日1剂，少量频服。

二诊（1971年7月5日）：服上方后，体温下降，能进少量稀粥，较前安静。但汗出不多，尿黄。按上方6剂，服法同上。

三诊（1971年7月12日）：服上方后，发热渐平，汗出沾衣，口中微渴。嘱家长自取鲜荷叶一张煮粥，熟毕去荷叶，饮粥，如此调服2周而痊愈。

按：本案为暑气熏蒸，肺胃阴伤，治宜清暑泻热，养阴固卫，方选自拟清暑生津饮加减。金银花、连翘清肺散热，薄荷、荷叶清热解暑，羚羊角粉清泄肝热而凉血以退热。选荷叶煮粥，取其清香之气味，既可解暑，又能醒脾，且随手可取，堪称上法。经云："先夏至日者为病温，后夏至日者为病暑。"《温热经纬》中指出："暑伤气阴，以清暑热而益元气，无不应手取效。"

案二

黄某某，女，2岁。1976年8月2日初诊。

发热反复发作2个月余。起初经常服用解热剂，汗出热则退。但1.5～2小时后体温复升。血培养2次阳性，按败血症治疗3周，用多种抗生素，发热如旧。查各项指标均正常。症见：食少体倦，微渴，夜里烦躁，盗汗，小便频数，便秘，面白无华，唇红而干。舌红，脉细数。

辨证：暑伤肺卫，气阴两虚。

治法：清暑益气，养阴生津。

处方：自拟清暑生津饮加减。

西洋参10g（清水另炖服）　麦冬6g　石斛6g
淡竹叶10g　黄芪12g　百合10g　青蒿10g
知母10g　胡黄连6g　地骨皮10g　丹参10g
赤芍10g
6剂，水煎服，日1剂，早晚分2次温服。

二诊（1976年8月9日）：服上方后，体温降至37.5℃，口干好转，小便次数减少，仍体倦。按上方再进6剂，服法同上。

三诊（1976年8月16日）：服上方后，已连续5日体温降至36.3℃，小便正常，精神好转，但消瘦，纳呆。舌淡红，脉缓。上方加六神曲、鸡内金各15g。1个月后随诊，体温一直正常。

按：本例发热2个月余，证属暑伤肺卫，气阴两虚，治宜清暑益气，养阴生津，方选自拟清暑生津饮加减。方中加黄芪益元气固卫表，百合养阴清热，青蒿、知母、胡黄连、地骨皮退低热。由于热久伤津易瘀塞，故加丹参、赤芍化瘀滞而行血气。诸药合用，芳香化浊，益气生津，暑热得除。

案三

郑某，女，5个月，1976年7月5日初诊。

其母代诉：2个月前天气转热后，遍身生满痱子，数日后，则出现发热，体温波动在38～40℃。晨起稍低，上午10：00左右体温逐渐上升至39～40℃，持续到深夜不退，伴口渴多饮，尿清长，少汗。经西医各项检查均正常，但其间口服多种抗生素、退热药，亦服过清暑益气汤、生脉饮、紫雪丹等均无效。症见：体温39.5℃，前囟平坦，颈软，神倦疲乏，面色苍白无华，口唇干燥，形体消瘦，口渴多饮，皮肤灼热，无汗，遍身生满痱子，小便多而清长，便秘。舌红，少苔，指纹红，现于气关。

辨证：暑伤肺胃。

治法：益气养阴，扶正清热。

处方：自拟清暑生津饮加减。

西洋参10g（清水另炖服） 麦冬6g 石斛6g
淡竹叶10g 生怀山药20g 茯苓15g 麸炒白术15g
炙甘草3g
3剂，日1剂，煎水代茶频饮。

二诊（1976年7月9日）：服上方后，体温37.5℃，口渴、多尿之症均减，效不更方，继服上方10剂，扶助正气，巩固疗效。后其母转告患儿不但热已退，且面色红润，体胖。次年夏季来临，患儿又复发热，其证同上，仍按上方服10余剂痊愈。来年夏季幼儿无再发热。至今幼儿4周岁，身体健康。

按：本案为暑伤肺胃，气阴不足。治疗重在扶正，方选自拟清暑生津饮加减，加健脾益气之怀山药、茯苓、麸炒白术可补肺脾肾之阴。本案独特之处是未在方中加入退热解暑之药物，仍能达到退热之目的，乃中医“治病必求于本”之真谛。经曰：“正气存内，邪不可干。”

小结： 夏季热大多长期低热，“久病必虚”。临床多以气阴两虚，暑伤肺胃为主，切忌滥用苦寒清热泻火之药，以免损伤小儿清灵的脏腑，有必用者当中病即止。谢老主张“补虚者不应腻滞，消导者不能太过，清热者不要过凉，祛湿者适可而止”。治宜清暑生津，方选自拟清暑生津饮加减，疗效甚佳。

三、慢性湿疹

湿疹是常见皮肤病，临床多以皮肤漫肿、瘙痒，皮损呈丘疹、丘疱疹或红斑，且反复发作。其病机多为脾失健运、湿热内生兼耗血伤阴、血虚风燥，治宜健脾化湿，养血祛风，方选自拟湿疹汤加减。处方：桂枝 6 g，白芍 12 g，黄芩 6 g，甘草 3 g。

加减：

（1）胃热脾虚，营卫不和者，加大枣 6 g，生姜 6 g，大黄 3 g，白鲜皮 10 g。

（2）湿热化风者，加麻黄 6 g，连翘 10 g，蝉蜕 10 g，白鲜皮 10 g，防风 10 g，全蝎 5 g。

（3）营卫不和、湿热偏盛者，加荆芥穗 10 g，防风 10 g，紫草 10 g，蝉蜕 10 g，白鲜皮 10 g，莱菔子 10 g。

（4）湿热俱盛者，加金银花 10 g，连翘 10 g，防风 10 g，牡丹皮 10 g，白鲜皮 10 g，蝉蜕 6 g，黄连 3 g。

案一

李某，男，9 个月，1977 年 3 月 3 日初诊。

皮肤湿疹 3 个月。3 个月来反复皮肤湿疹，于皮肤科就诊，每用激素外涂，湿疹退后几日反复。服清热利湿中药患儿腹泻，未再服用。症见：精神烦躁，易哭闹，面色黄，面部、躯干可见淡红色湿疹，汗出多，纳食少，易腹胀，大便干，排出不畅。舌淡、苔白厚腻稍黄，指纹淡红。

辨证：胃热脾虚，营卫不和。

治法：发汗解肌，通下导滞。

处方：自拟湿疹汤加减。

桂枝 6 g	白芍 12 g	黄芩 6 g	甘草 3 g
大枣 6 g	生姜 6 g	大黄 3 g	白鲜皮 10 g

2 剂，日 1 剂，水煎服，早晚分 2 次温服。

二诊（1977 年 3 月 6 日）：服上方后，皮肤瘙痒好转，湿疹减少、消散，纳食增加，汗出稍减，大便排出，仍稍干。按上方 3 剂，服法同上。

三诊（1977 年 3 月 10 日）：服上方后，湿疹消退，纳食可，汗出明显减少，大便正常。舌淡红，苔白。上方去大黄、黄芩，加太子参 10 g，3 剂。服药后，面部偶有少量湿疹，可自行消退，纳食、大便、出汗均正常。2 个月后因感冒复诊，家属诉中药难以服用，未再来诊。

按：本案患儿太阴脾虚为本，湿热积滞、营卫不和、卫表不固为标。治宜发汗解肌，通下导滞，方选自拟湿疹汤加减。方中加大枣内可和中健脾，补太阴之虚，外可调和营卫，解太阳之表。大黄可祛阳明积滞郁热，且有活血之功，加白鲜皮清热燥湿、祛风解毒、抗郁热以治其标。生姜解表散寒，温中解毒。方证对应，取得佳效。

案二

魏某，男，10 岁，1976 年 2 月 8 日初诊。

全身散在红色丘疹 4 年。症见：前胸、后背、双臂、臀部、大腿根部散在皮疹，抓破流黄脓水，瘙痒明显、遇热加重，纳可，大便干、3 日一行，小便黄。舌红，苔薄白，脉滑。

辨证：湿热化风。

治法：疏风清热，活血解毒。

处方：自拟湿疹汤加减。

太子参 15 g	桂枝 6 g	白芍 12 g	黄芩 6 g
甘草 3 g	麻黄 6 g	连翘 10 g	蝉蜕 10 g
白鲜皮 10 g	防风 10 g	全蝎 5 g	

10 剂，水煎服，日 1 剂，早晚分 2 次服。

二诊（1976 年 2 月 22 日）：服上方后，症状较前减轻，疹色变浅，部分结痂，未发新疹，仍瘙痒。舌红，苔薄白，脉细滑。按上方 10 剂，服法同上。

三诊（1976 年 3 月 6 日）：服上方后，全身皮疹减轻。舌淡红，苔薄白，脉细滑。按上方 12 剂，服法同上。

四诊（1976 年 3 月 20 日）：服上方后，皮疹全消。舌淡红，苔薄白，脉细。按上方去白鲜皮、防风、全蝎，加石斛、玉竹以养肺阴、健脾胃，皮疹消退。追访月余未复发。

按：本案为脾失健运，湿热内生，肺失宣降，复感风邪，风湿热浸淫肌肤而成，证属湿热化风，治宜疏风清热，活血解毒，方选自拟湿疹汤加减。方中加麻黄、蝉蜕、防风宣表透达、散风止痒，连翘内清其热，白鲜皮活血祛风、安神止痒，全蝎攻毒散结。诸药合用，使湿、热、毒之邪得祛，全方共奏疏风活血、清热解毒化湿、止痒透疹之功。如此则内外调和，气机通畅，营卫调和，肌肤濡润丰满，外不得侵，则皮肤安康无患矣。药证合拍，故屡奏佳效。

案三

郝某，女，8 岁，1976 年 3 月 3 日初诊。

周身散在红色皮疹 2 个月余。平素喜食味重、甜腻食物。颜面部皮疹较重、痒甚，时抓挠，部分皮疹溃破、有结痂，夜眠不安，偶流涕，便秘、三五天一行。舌淡红，苔厚，脉滑数。

辨证：营卫不和，湿热偏盛。

治法：调和营卫，清热祛风。

处方：自拟湿疹汤加减。

太子参 15 g	桂枝 6 g	白芍 12 g	黄芩 6 g
甘草 3 g	荆芥穗 10 g	防风 10 g	紫草 10 g
蝉蜕 10 g	白鲜皮 10 g	莱菔子 10 g	

6 剂，水煎服，日 1 剂，早晚分 2 次温服。

二诊（1976 年 3 月 10 日）：服上方后，颜面部皮疹较前减少、仍痒，大便下，1 ～ 2 日一行。舌淡红，苔厚腻，脉滑。按上方去白鲜皮加草决明 10 g。6 剂，服法同上。

三诊（1976 年 3 月 17 日）：服上方后，患儿无新皮疹出现，结痂脱落，瘙痒减轻，家长甚喜，但患儿食少。舌淡，苔厚，脉数，按上方去黄芩、紫草、白鲜皮，加焦三仙各 15 g。14 剂，服法同上。

四诊（1976 年 4 月 3 日）：服上方后，患儿周身皮疹基本消退，按上方 14 剂以巩固。半年后随访，湿疹未作。

按：本案患儿因脾失健运，湿邪内蕴化热，多与风、湿、热有关，证属营卫不和、湿热偏盛，方选自拟湿疹汤加减。方中加荆芥穗、防风解表散风、透疹，治疗湿盛化热、风疹瘙痒。紫草凉血，活血，解毒透疹；蝉蜕疏散风热，透疹。《本草纲目》：“蝉，主疗皆一切风热证，古人用身，后人用蜕，大抵治脏腑经络，当用蝉身；治皮肤疮疡风热，当用蝉蜕。”白鲜皮清热燥湿，祛风解毒，对湿热疮毒，黄水淋漓，湿疹有卓效。莱菔子消食，润肠降气。诸药合用，调和营卫、清热祛风，疗效显著。

案四

张某，女，2 岁，1986 年 4 月 1 日初诊。

出生后湿疹即作，加重 1 个月。症见：颈部、肘关节等皮肤皱褶处较重，瘙痒难忍，入夜尤甚，皮疹处可见鳞屑、结痂，部分有少量黄水流出，纳差，便秘，3 日 1 次。舌红，苔黄，指纹淡紫。

辨证：湿热俱盛。

治法：清热利湿，祛风止痒。

处方：自拟湿疹汤加减。

太子参 15 g	桂枝 6 g	白芍 12 g	黄芩 6 g
甘草 3 g	金银花 10 g	连翘 10 g	防风 10 g
牡丹皮 10 g	白鲜皮 10 g	蝉蜕 6 g	黄连 3 g

3 剂，水煎服，2 日 1 剂，早晚 2 次温服。

二诊（1986 年 4 月 6 日）：服上方后，大便顺畅，皮肤皱褶处湿疹渐干燥，颜色渐浅，按上方 3 剂，服法同上。

三诊（1986 年 4 月 13 日）：服上方后，湿疹消失，大便转调，继服 3 剂以巩固。半年后随访，湿疹未作。

按：本案多因先天禀赋不足，后天失调。风、湿、热等外邪趁势袭扰。风性轻扬，善行数变，搏于肌肤则呈多形性损害，瘙痒无度。自拟湿疹汤加减，加金银花、连翘清热解毒，牡丹皮、黄连凉血润燥。防风、白鲜皮、蝉蜕祛风止痒。诸药合用，可使风、湿、热之邪尽祛，湿疹得除。

小结：湿疹为临床常见病，其变化多端，形式多样，但在治疗上仍有一定的规律可循。其病位在上，以散风为要；病位在中，以清火为主；病位在下，以利湿为重。抓住湿热两端，治宜标本兼顾，以标为主，治本为辅。用药主以清热透疹通络，辅以养血滋阴生津。因脏腑安则津血充，津血充则肌肤润，用药得当，疗效才会显著。《黄帝内经》有云："少阳有余，病皮痹瘾疹。"《诸病源候论》言："肺主气，候于皮毛，脾主肌肉，气虚则肤腠开，为风湿所乘，内热则脾气温，脾气温则肌肉生热也，湿热相搏，故头面身体皆生疮。"

第五章 临床验方

谢老幼读经史、读私塾，16 岁学习中医，博览经史群书，17 岁参加乡试，后在固始沙河铺悬壶济世，已崭露头角，声名日噪，求治者踵趾相接，远近慕名延请者，十年如一日。他的临床验方除以上医案各科外，还有特色临床验方，亦整理如下：

一、祛湿茶

组成： 藿香、佩兰、荷叶、橘皮各 6 ～ 10 g。
功能： 行湿消积运脾。
主治： 腹胀，食少，便溏，乏力，舌苔厚等症。
用法： 上述为 1 日量，开水冲泡茶饮，频服。

二、痔疮康洗方

组成： 皂角刺、刺猬皮、艾叶、川椒、皮硝、甘草各 25 g。
主治： 内外痔及混合痔。
用法： 将上药放入盆中，加清水至大半盆烧开，先熏后洗再坐浴，同时做提肛动作，共交替 30 次，每日早、晚各熏洗坐浴 1 次。

三、青春痘饮

组成： 杏仁、桃仁、橘皮、荷叶、清茶各 6 g。
功能： 活血化瘀，消痰软坚。
主治： 治疗痰瘀互结型青春痘。
用法： 开水冲泡，频服。

四、癫痫散

组成： 珍珠粉 2 g，蜈蚣 2 g，全蝎 6 g，僵蚕 6 g。
功能： 镇静安神，解痉。
主治： 癫痫。

用法： 研细过箩，成人 1 日量，分 2 次开水冲服，晚饭晚睡各服 1 次，小儿减半。

五、镇痫散

组成： 全蝎 6 g，龟甲 6 g，天竺黄 3 g，胆南星 3 g，川贝母 3 g。
功能： 解痉，化痰。
主治： 癫痫大发作。
用法： 研细过箩，成人 1 日量，分 2 次开水冲服，晚饭晚睡各服 1 次，小儿减半。

六、牙痛灵

组方： 乌梅、细辛、高良姜、荜茇、白芷各 20 g，研细粉，备用。
功能： 消肿止痛，杀菌健齿，滋润口腔。
主治： 虫牙、风火牙痛。
用法： 加 120 g 高度白酒浸泡 7 日，过滤取酒液，将棉球蘸透药酒液，痛牙咬紧棉球约 6 分钟即可，日 1 ～ 2 次。

七、小儿尿床灵

组方： 熟地黄、山茱萸、炙麻黄、五味子、益智仁、生参片、桑螵蛸、金樱子各 10 g。
功能： 益肾固尿。
主治： 肾虚所致遗尿、尿频。
用法： 1 份药配 3.5 份水，浸泡 2 个小时，大火烧开后记时间，小火熬 20 分钟即可，日 1 剂，分 2 次温服。

八、脚气外洗方

组方： 艾叶 60 g，百部 60 g，苦参 60 g，黄柏 60 g，白鲜皮 60 g，蜂房

30 g。

功能：杀虫止痒。

主治：干湿脚气，瘙痒。

用法：1 份药配 5 份水，浸泡 2 小时，大火烧开后记时间，小火熬开 5 分钟即可，日 1 剂，熏洗。

九、感冒后咳嗽方

组方：生麻黄 6 g，杏仁 6 g，紫菀 6 g，细辛 3 g，生姜 3 片，黄芪 10 g，防风 6 g。

功能：宣肺止咳，益气。

主治：感冒后咳喘，久治不愈者。

用法：1 份药配 3.5 份水，浸泡 2 小时，大火烧开后记时间，小火熬 15 分钟即可，日 1 剂，早晚各 1 次温服。

十、口腔溃疡方

组方：珍珠粉 1 g，田三七 3 g，黄连 2 g。

功能：清热，消瘀。

主治：复发性口腔溃疡，久治不愈者。

用法：上药共为细粉，1 日量，含化。

十一、原发性痛经方

组方：小茴香 5 g，田三七 3 g，水蛭 2 g。

功能：温宫，活瘀，止痛。

主治：月经后错，经前腹痛。

用法：上药共为细粉，1 日量，分 2 次，温开水冲服。

十二、再生障碍性贫血方

组方： 黄芪 15 g，党参 12 g，山药 15 g，熟地黄 12 g，生白芍 10 g，枸杞子 15 g，枳壳 10 g，砂仁 6 g，何首乌 15 g，鹿角胶 15 g（烊化），阿胶 15 g（烊化），炒菟丝子 20 g，山茱萸 15 g。

功能： 补气益肾，养血。

主治： 慢性再生障碍性贫血。

用法： 1 份药配 3.5 份水，浸泡 2 小时，大火烧开后记时间，小火熬 50 分钟即可，日 1 剂，早晚各 1 次温服。

十三、腮腺炎外用方

组方： 生大黄、黄连、三七各等份。

功能： 清热，消肿。

主治： 腮腺炎。

用法： 上药共研细粉、调匀，鸡蛋清调为稀糊状，外敷患处，日换药 1 ～ 3 次。

后记

本书所载家父临床各科医案，是他丰富的中医药理论与实践经验相结合的结晶，也是中医药传承的宝贵财富。“求木之长者，必固其根本；欲流之远者，必浚其源泉；谋事之成者，必强本厚基”，正是因为有了历代名老中医经验的积累和传承，才使得中医学历久弥新，永葆活力。重视名老中医经验的传承、整理、研究与出版，必将对推动中医药的普及和发展产生强大的作用。近几十年来，子承父业的我，在长期的教学与临床工作中，不断将家父的经验心得运用于实践。如 20 世纪 90 年代我主持了“生血 1 号的研制”课题，通过科研验证了家父的临床经验。该课题经临床观察 89 例慢性再生障碍性贫血患者，结果有效率为 100%，治愈率为 86.7%，而且远期疗效稳定，这也是家父临床经验与现代科研相结合的阶段性成果。又如，21 世纪初“爱罗咳喘宁”的研制，也是受到家父临床经验的启发，经多年临床观察，发现其具有独特的临床疗效，先后在郑州市科技局、河南省科技厅、国家自然科学基金立项，受到省、市、国家层面的认可，“问渠那得清如许，为有源头活水来”，这些阶段性的成果源自家父诸多临床经验中的吉光片羽，更重要的是在这些“显性”知识和经验的背后，有着更深层次的“隐性”内容需要学习和继承。家父对于许多疑难杂症有独到的见解，疗效显著，受到诸多患者的称颂，原因在于他切实解决了临床患者的病痛，提高了患者的生活质量，其独特的学术经验背后所蕴涵的辨证思维更是值得大家学习。

家父常常提及，作为中医人，当有“中医之魂”。“中医之魂”是中医生生不息的不竭动力，是中医造福人类的财富之源。德是“中医之魂”的核心内容。家父对从医者反复强调：根深才能叶茂，大医必有大德，成名医，先修德。欲成大医者，必须先有大仁爱之心。厚德方能载物，术需要德来承载，只有以德为先，德术并重，才能成为患者信赖的大医。应先做人，再做事，做真事，方能成事。本色做人，角色做事。透彻、规范、平等地看问题，处理好自身与内心的关系，自身与自然的关系，自身与社会的关系，其中最重要的立足点是“仁”。“仁”是中医人立身之本，仁爱是“医乃仁术”思想的典型体现。仁者爱人，当以恻隐为端，慈悲为怀。有仁爱之心的人，才有仁爱之德，只有仁爱之德，才能修炼成仁爱之术。通过“仁”的修养，方可达到“和”的境界。“和”是中医的核心价值和终极目标。“和”是生命赖以形成、存在、运动的基础，是生命活动的最佳状态，是人与内心、自然、社会关系的理想境界，是中医临证追求的目标与治疗法度。为医者不仅要在诊断治疗上整体审查、四诊合参、辨证求本、调中致和，而且要在医患关系、同道关系上以和谐为目的，以诚信为原则，信和、谦和、温和，做到医者内在道德修养和外在行为规范的和谐统一。在工作中学会和患者和谐相处，加强医患之间的沟通，取得患者的信任，身心俱调，医患一体，只有如此，方能获得更好的疗效。

谢文英

2023 年 8 月于郑州